睡眠時無呼吸症候群
診療ハンドブック

■ **編集**
榊原博樹　　　藤田保健衛生大学教授・呼吸器内科学Ⅰ

■ **執筆**（執筆順）
榊原博樹　　　藤田保健衛生大学教授・呼吸器内科学Ⅰ
佐々木文彦　　医療法人SRA　たかおかクリニック院長
坂巻文雄　　　東京都済生会中央病院・呼吸器内科医長
井水ひろみ　　藤田保健衛生大学・呼吸器内科学Ⅰ
平田正敏　　　藤田保健衛生大学病院・臨床検査部
齊藤八千代　　医療法人SRA　たかおかクリニック
藤田志保　　　藤田保健衛生大学病院・臨床検査部
北島剛司　　　藤田保健衛生大学講師・精神科
冨田悟江　　　刈谷病院・精神科
今村基尊　　　藤田保健衛生大学准教授・歯科口腔外科学
中田誠一　　　藤田保健衛生大学坂文種報德會病院准教授・耳鼻咽喉科
三重野ゆうき　藤田保健衛生大学・呼吸器内科学Ⅰ

（肩書きは2010年7月時点）

医学書院

睡眠時無呼吸症候群診療ハンドブック

発　行	2010年7月1日　第1版第1刷©
	2019年9月1日　第1版第4刷

編　集　榊原博樹
　　　　(さかきばらひろき)

発行者　株式会社　医学書院
　　　　代表取締役　金原　俊
　　　　〒113-8719　東京都文京区本郷 1-28-23
　　　　電話 03-3817-5600 (社内案内)

印刷・製本　大日本法令印刷

本書の複製権・翻訳権・上映権・譲渡権・貸与権・公衆送信権 (送信可能化権を含む) は株式会社医学書院が保有します.

ISBN 978-4-260-01025-2

本書を無断で複製する行為 (複写, スキャン, デジタルデータ化など) は, 「私的使用のための複製」など著作権法上の限られた例外を除き禁じられています. 大学, 病院, 診療所, 企業などにおいて, 業務上使用する目的 (診療, 研究活動を含む) で上記の行為を行うことは, その使用範囲が内部的であっても, 私的使用には該当せず, 違法です. また私的使用に該当する場合であっても, 代行業者等の第三者に依頼して上記の行為を行うことは違法となります.

JCOPY 〈出版者著作権管理機構　委託出版物〉
本書の無断複製は著作権法上での例外を除き禁じられています. 複製される場合は, そのつど事前に, 出版者著作権管理機構 (電話 03-5244-5088, FAX 03-5244-5089, info@jcopy.or.jp) の許諾を得てください.

序

SASの社会的な影響とヘルスケア・プロフェッショナルの責任

　睡眠時無呼吸症候群（sleep apnea syndrome：SAS）の有病率は30〜60歳の男性の4％，女性の2％といわれ，ほとんど自覚症状のない症例を含めると無呼吸低呼吸指数（AHI）が5以上の睡眠呼吸障害（sleep disordered breathing：SDB）の有病率は男性の24％，女性の9％にも達する[1]。日本人の有病率も欧米と変わらないか，それ以上と推定されている[2-4]。肥満はSASやSDBの発症リスクになるが，日本人は欧米人と比べると肥満が軽い割にSASやSDBの有病率が高く，モンゴロイド特有の咽頭形態や顎顔面形態が発症に関与していると考えられている。残念ながら日本人はSASを発症しやすい民族のようである。日本には何らかの治療が必要なSAS患者が200万人は存在すると推定されているが，有効な治療である持続陽圧呼吸療法（CPAP）を受けている患者は10万人に満たない[5]。

　欧米を中心に行われた大規模な研究により，SASはもちろん，症状のないSDBでさえ高血圧症や冠動脈疾患（狭心症や心筋梗塞），脳血管障害（脳出血や脳梗塞）を合併する頻度が高く[6-9]，SDBが高血圧症やこれらの血管障害，糖代謝異常，インスリン抵抗性，メタボリックシンドロームの発症リスクになっている可能性も指摘されるようになった[10,11]。特にAHIが30以上のSASを放置すると致死的な心血管イベントの発生が3倍程度に高まり，平均50歳の患者を無治療で放置するとその後10年のうちに10％が死亡するとされる[12]。CPAPにより適切に治療するとその危険性を回避できることも明らかになった[12]。すなわち，重症SASは生命を脅かす重大なリスクであるが，適切な治療で回避できる。さらに，未治療のSASによる種々の合併症のために費やされる医療費は対照群の2倍に達するが，これも適切なCPAP治療により抑制できることが証明されている[13,14]。

　重症SASは昼間の眠気と集中力の低下から自動車運転中の交通事故を対照群の数倍は起こしやすく[15]，患者個人の身体的・経済的な損失にとどまらず，社会的な損害も甚大であると指摘されている。交通事故に関してもCPAPによる治療的介入が事故の件数を減らすことが明らかにされており[16]，一般市民を対象にした積極的なSAS検診とCPAP治療の導入は，それらにかかる経費を差し引いても社会的なメリットが大きいと試算されている[15]。さらにSASに罹患した勤労者は作業ミスが多くて作業効率が悪く[17]，勤務中に事故を起こしやすいという報告があり[18]，この分野でもCPAP治療の有効性が示されている[19]。このように，SASは個人の健康被害を越えた社会的な問題を抱えた疾患であり，CPAPにより長期の治療と管理が可能な疾患である。

　乳幼児や学童にもSASはまれではなく，欧米では有病率は1〜2％と推定されている[20]。乳幼児や学童のSASは成長障害や行動異常（多動，攻撃的，注意散漫，倦怠感など），夜尿，学習障害などの原因になると指摘されている[21]。その原因のほとんどはアデノイドや扁桃肥大であり，適切な時期に手術をすることで治療が可能である。アデノイドは思春期までには

序

消退して SAS もなくなるが，成長障害や行動異常，学習障害などは治療の時期を失するとその後の人生に重大な影響を残す可能性もある[22]。さらに，乳幼児期のアデノイドは顎顔面形態を変えてしまい（アデノイド顔貌＝ロングフェイス，下顎の後下方後退），成人した後のSAS の原因になる可能性がある[22]。日本では乳幼児の SAS に対する社会的な関心が低く，有病率をはじめとした実態はあまり明らかでない。

　SAS 患者は様々な愁訴をもっていろいろな診療科を受診する。また，有病率が高いために他疾患の合併症として病態を修飾することもある。SAS と鑑別を要する日中過眠や睡眠障害を呈する疾患も少なくない。医療機関のすべての診療科の医師およびヘルスケア・プロフェッショナルは，様々な愁訴に隠れた SAS を拾い出して簡易検査や終夜睡眠ポリグラフ検査（polysomnography：PSG）の舞台に乗せ，鑑別と確定診断のうえで必要な治療を提供する義務と責任を負う。

　健康管理や疾病予防上は，SAS は言うに及ばず，ほとんど自覚症状がない SDB を早期に発見して適切な治療と管理に導く必要がある。労働衛生や労務管理，社会安全の面からは，危険な存在になりかねない SAS を的確に診断して治療に導き，行き過ぎのない合理的な労務管理の下に置く必要がある。乳幼児保育や学童教育に当たる者は，両親とともに無垢な子どもたちを苛む SAS の影響の大きさや適切な対応の必要性を知るべきである。

　以上のように，SAS や SDB への対応は，診療の現場で働く医師や看護師，臨床検査技師だけでなく，企業の健康管理担当者，労働衛生や労務管理担当者，保健師，保育士，小中学校教師にも必要とされており，彼らの職務に含まれる義務と責任といえる。本書はそのような広義のヘルスケア・プロフェッショナルを対象にして，SAS と SDB を中心にした包括的な知識を提供するものである。表面的な解説書ではなく，記述内容はエビデンスに基づいたものとして引用文献を明示し，執筆者の単なる意見や経験に基づく記述は極力排除するように努めた。執筆は藤田保健衛生大学病院で SAS や関連疾患の診療に当たるチームで分担したが，一部は外部の方にお願いした。本書の企画の最初の段階から，いつの間にか 5 年が経過してしまった。この間，執筆者を忍耐強く見守り，励ましてくださった医学書院の青木大祐氏，洲河佑樹氏に深謝申し上げる。

2010 年 6 月

榊原博樹

■文献

1) Young T, Palta M, Dempsey J, et al: The occurrence of sleep-disordered breathing among middle-aged adults. N Engl J Med 328: 1230-1235, 1993
2) Hida W, Shindoh C, Miki H, et al: Prevalence of sleep apnea among Japanese industrial workers determined by a portable sleep monitoring system. Respiration 60: 332-337, 1993
3) Tanigawa T, Tachibana N, Yamagishi K, et al: Relationship between sleep-disordered breathing and blood pressure levels in community-based samples of Japanese men. Hypertens Res 27: 479-484, 2004
4) Nakayama-Ashida Y, Takegami M, Chin K, et al: Sleep-disordered breathing in the usual lifestyle setting as detected with home monitoring in a population of working men in Japan. Sleep 31: 419-425, 2008

5）厚生労働省統計表データベースシステムの社会保険診療行為別調査
6）Partinen M, Guilleminault C : Daytime sleepiness and vascular morbidity at seven-year follow-up obstructive sleep apnea patients. Chest 97 : 27-32, 1990
7）Olson LG, King MT, Hensley MJ, et al : A community study of snoring and sleep-disordered breathing. Am J Respir Crit Care Med 152 : 711-716, 1995
8）Duran J, Esnaola S, Rubio R, et al : Obstructive sleep apnea-hypopnea and related clinical features in a population-based sample of subjects aged 30 to 70 Yr. Am J Respir Crit Care Med 163 : 685-689, 2001
9）Redline S, Young T : Epidemiology and natural history of obstructive sleep apnea. Ear Nose Throat J 72 : 20-26, 1993
10）Peppard PE, Young T, Palta M, et al : Prospective study of the association between sleep-disordered breathing and hypertension. N Engl J Med 342 : 1378-1384, 2000
11）Shahar E, Whitney CW, Redline S, et al : Sleep-disordered breathing and cardiovascular disease : Cross-sectional results of the sleep heart health study. Am J Respir Crit Care Med 163 : 19-25, 2001
12）Marin JM, Carrizo SJ, Vicente E, et al : Long-term cardiovascular outcomes in men with obstructive sleep apnoea-hypopnoea with or without treatment with continuous positive airway pressure : an observational study. Lancet 365 : 1046-1053, 2005
13）Kapur V, Blough DK, Sandblom RE, et al : The medical cost of undiagnosed sleep apnea. Sleep 22 : 749-755, 1999
14）Albarrak M, Bannno K, Sabbagh A, et al : Utilization of healthcare resources in obstructive sleep apnea syndrome : a 5-year follow-up study in men using CPAP. Sleep 28 : 1306-1311, 2005
15）Sassani A, Findley LJ, Kryger M, et al : Reducing motor-vehide collisions, costs, and fatalities by treating obstructive sleep apnea syndrome. Sleep 27 : 453-458, 2004
16）George CF : Reduction in motor vehicle collisions following treatment of sleep apnoea with nasal CPAP. Thorax 56 : 508-512, 2001
17）Ulfberg J, Carter N, Talbuck M, et al : Excessive dytime sleepiness at work and subjective work performance in the general population and among heavy snorers and patients with obstructive sleep apnea. Chest 110 : 659-663, 1996
18）Lindberg E, Carter N, Gislason T, at al : Role of snoring and daytime sleepiness in occupational accidents. Am J Respir Crit Care Med 164 : 2031-2035, 2001
19）Krieger J, Meslier N, Lebrum T, et al : Accidents in obstructive sleep apnea patients treated with nasal continuos positive airway pressure : A prospective study. Chest 112 : 1561-1566, 1997
20）Lumeng JC, Chervin RD : Epidemiology of Pediatric Obstructive Sleep Apnea : The Proceedings of the American Thoracic Society 5 : 242-252, 2008
21）Guilleminault C, Lee JH, Chan A : Pediatric obstructive sleep aphea syndrome. Arch Pediatr Adolesc Med 159 : 775-785, 2005
22）Mathur R, Douglas NJ : Family studies in patients with sleep apnea-hypopnea syndrome. Ann Intern Med 122 : 174-178, 1995

本書で用いられる用語解説

　ここでは本書全体で使用されることの多い用語や略語を解説する。終夜睡眠ポリグラフ検査（PSG）に関係した用語は195頁に示したので，合わせて参照願いたい。各章に特有な略語は最初にフルスペルと日本語訳を示したが，ここに挙げた一般的な略語については各章で初出であってもフルスペルなしで用いることがある。ただし，読者の便宜のために適宜フルスペルと日本語訳を再掲した。

無呼吸（apnea）：成人では呼吸気流の停止〜基準振幅の10％未満が10秒以上持続したイベントをいう。乳幼児，小児では持続時間を2呼吸サイクル分の時間とする。

低呼吸（hypopnea）：換気量が規定以上に減少した状態であり，多くは3〜4％以上の酸素飽和度の低下か脳波上の覚醒反応を伴う。睡眠中の3つの病理現象である，①呼吸気流の振幅が30〜50％以上減少，②3〜4％の酸素飽和度の低下，③覚醒反応，の組み合わせにより様々に定義されている。research definition（Chicago criteria）およびclinical definition（medicare criteria）と呼ばれる2つの診断基準があり，用いる基準によって呼吸イベントの回数が異なるため，診断にも影響する。文献やレポートを読む際には，どのような基準を用いているのかに注意する必要がある。

research definition：Chicago criteria＝AASM task force reportともいわれる。3％以上の酸素飽和度低下あるいは覚醒反応を伴う呼吸気流の減少を低呼吸とするもの。15〜16頁参照。ほとんどの施設ではこの基準が採用されている。

clinical definition：medicare criteriaともいわれる。呼吸気流の30％以上の減少に4％以上の酸素飽和度低下を伴うイベントのみを低呼吸とするもの。覚醒反応の判定に再現性がないため，これを低呼吸の判定に用いないとする。大規模な疫学研究や米国の公的医療保険のCPAP適応基準に採用されている。15〜16頁参照。

呼吸努力関連覚醒（respiratory effort related arousals：RERA）：一見呼吸障害がないようにみえながらも高度の呼吸努力を強いられた状態で，そのために頻回の覚醒反応が出現する。Chicago criteriaでは無呼吸，低呼吸と同列の現象としてカウントすることになっている。ただし，この現象を正確に診断するためには食道内圧の連続モニターが必要とされ，日常臨床に用いることは困難である。

無呼吸指数（apnea index：AI）：全睡眠時間（total sleep time：TST）1時間当たりの無呼吸の回数。

無呼吸低呼吸指数（apnea hypopnea index：AHI）：TST 1時間当たりの無呼吸＋低呼吸の回数。

酸素飽和度低下指数（oxygen desaturation index：ODI）：動脈血酸素飽和度の1時間当

用語解説

たりの低下回数。低下の基準としては，3%あるいは4%とされることが多い(3%ODI, 4%ODI)。時間は全記録時間(total recording period：TRP)あるいは全就床時間(time in bed：TIB)が用いられることが多い。

呼吸障害指数(respiratory disturbance index：RDI)：AHIと同義の場合とTIBあるいは検査1時間当たりの無呼吸＋3～4%以上の酸素飽和度低下を伴う低呼吸の回数の場合がある。簡易モニターによる睡眠時の呼吸障害の指標として，後者の意味で使用されることが多い。最近ではTST 1時間当たりの無呼吸＋低呼吸＋RERAとする場合もある[1]。

睡眠呼吸障害(sleep disordered breathing：SDB)：睡眠時の無呼吸および低呼吸，あるいは酸素飽和度の低下を伴う呼吸異常のことで，症状の有無は問わない。AHIあるいはRDI，3～4%ODIの5/hをカットオフ値として，異常の有無を判定することが多い。

睡眠中の異常呼吸を表す用語として，以下の言葉が使用されることがある。

睡眠時無呼吸(sleep apnea：SA)：睡眠時の無呼吸。

閉塞型睡眠時無呼吸(obstructive sleep apnea：OSA)：睡眠時の閉塞型無呼吸で，上気道の閉塞(窒息)による。PSG上，呼吸気流の停止がみられるが，胸腹部の呼吸運動は残存しており，しばしば呼吸再開時に覚醒反応を伴う。

中枢型睡眠時無呼吸(central sleep apnea：CSA)：睡眠時の中枢型無呼吸で，呼吸中枢からの呼吸刺激出力の停止による。PSG上，呼吸気流の停止とともに胸腹部の呼吸運動も停止する。やはり呼吸再開時にはしばしば覚醒反応を伴う。

混合型睡眠時無呼吸(mixed sleep apnea：MSA)：中枢型無呼吸に続いて，呼吸気流は停止したままで呼吸運動がみられるようになる無呼吸であり，上気道の閉塞(窒息)によると考えられている。

睡眠時無呼吸症候群(sleep apnea syndrome：SAS)：AHI 5～10以上のSDBに昼間眠気や倦怠感などの自覚症状を伴う病態。

閉塞型(性)睡眠時無呼吸症候群(obstructive sleep apnea syndrome：OSAS)：1時間に5～10以上の閉塞型主体のSDBがみられるSAS。

中枢型(性)睡眠時無呼吸症候群(central sleep apnea syndrome：CSAS)：1時間に5～10以上の中枢型主体のSDBがみられるSAS。

睡眠呼吸異常症(sleep breathing disorder：SBD)：SASに加えて上気道抵抗症候群，いびき，肥満低換気症候群など，睡眠時の呼吸異常を広く組み入れた概念。

終夜睡眠ポリグラフ検査(polysomnography：PSG)：脳波，眼球運動，オトガイ筋筋電図，呼吸気流，心電図，経皮酸素飽和度(SpO_2)，呼吸運動，いびき音，前脛骨筋筋電図，体位，食道内圧などの生体現象を睡眠時に連続モニターする検査。

簡易モニター(portable monitoring device：PMD)：呼吸運動あるいは呼吸気流を含む4チャンネル以上の記録をとるタイプ3PMDと，呼吸気流あるいは酸素飽和度を中心にした1～2項目をモニタするタイプ4PMDに分類される。タイプ1検査は監視下で行

> われる PSG であり，タイプ 2 検査は在宅で限られた電極を用いて行われる簡易 PSG である。

　本書では PSG による無呼吸低呼吸指数を AHI と呼び，簡易モニターにより診断された無呼吸低呼吸指数を RDI と呼ぶ。睡眠時の呼吸障害を表す用語には SDB，SBD，SA，OSA，CSA，SAS，OSAS，CSAS などがあるが，それぞれの定義は上記のように異なる。今までの文献ではこれらの用語の使い分けが不十分であり，時に混乱をきたすことがあった。本書では引用した原著論文の意味するところを汲み取り，必要に応じて上記の定義に従い用語を統一した。同じ段落に SDB，SA，OSA，SAS，OSAS といった用語が混在することもあるが，これらにはそれぞれ独自の定義があることを意識して読み解いていただきたい。

■文献
1) Kushida CA, Littner MR, Morgenthaler T, et al : Practice parameters for the indications for polysomnography and related procedures : An update for 2005. Sleep 28 : 499-521, 2005

目 次

序 …………………………………………………………………………………………… iii
本書で用いられる用語解説 ……………………………………………………………… vii

第Ⅰ部　SASの概念・疫学・発症機序

1　睡眠障害の新しい分類とSAS　　　　　　　　　　　　　　　　　　（榊原博樹）　2

はじめに 2/睡眠障害の分類 2/睡眠障害のスクリーニング 2/睡眠関連呼吸障害の診断ガイドライン 5/睡眠関連運動障害の診断ガイドライン 7/過眠症の診断ガイドライン 8/睡眠時随伴症の診断ガイドライン 11/概日リズム睡眠障害の診断ガイドライン 11/不眠症の診断ガイドライン 11/おわりに 11

2　睡眠呼吸障害の分類と概念・診断基準　　　　　　　　　　　　　　（榊原博樹）　13

はじめに：SDBとSAS 13/閉塞型睡眠時無呼吸症候群（OSAS）13/中枢型睡眠時無呼吸症候群（CSAS）16/チェーン・ストークス呼吸症候群（CSBS）18/睡眠低換気症候群（SHVS）20/肥満低換気症候群（OHS）20

3　SDB・SASの疫学　　　　　　　　　　　　　　　　　　　　　　　（榊原博樹）　24

SDBおよびSASの有病率 24/SDBあるいはSASの有病率に影響する因子 27/過眠および不眠とOSAS 32

4　SASの発症機序　　　　　　　　　　　　　　　　　　　　　　　　（榊原博樹）　35

睡眠が呼吸に及ぼす影響 35/解剖学的異常 38/機能的異常 39/肥満 39/OSASの発症機序（まとめ）39

5　遺伝の関与　　　　　　　　　　　　　　　　　　　　　（榊原博樹・佐々木文彦）　43

はじめに 43/OSASは遺伝する疾患である 43/遺伝しうるOSASの危険因子 43/OSASの発症や病態に関係する可能性のある候補遺伝子 46/おわりに 47

第Ⅱ部　SASの病態と臨床的諸問題

1 SASと肥満・肥満症　　（榊原博樹）　50
肥満の判定基準 50/肥満症の診断基準 50/肥満・肥満症とSAS 51

2 SASと循環器疾患　　（榊原博樹）　53
合併症 53/高血圧 53/冠動脈疾患・心血管障害 54/不整脈 54/心不全 55/肺高血圧・右心不全 58

3 SASと脳血管障害　　（榊原博樹）　61

4 SASと糖代謝異常・糖尿病　　（榊原博樹）　63
はじめに 63/糖代謝異常およびインスリン抵抗性とSAS：疫学研究から 63/糖代謝異常およびインスリン抵抗性とSAS：臨床例に基づく研究から 64/CPAP治療が糖・インスリン代謝に及ぼす影響 64/OSASあるいはSDBと糖・インスリン代謝異常：発症機序 64/おわりに 67

5 SASと脂質代謝異常　　（榊原博樹）　71

6 SASとインスリン抵抗性およびメタボリックシンドローム　　（榊原博樹）　72
歴史的背景 72/概念・診断基準 72/OSASとインスリン抵抗性およびメタボリックシンドローム 73

7 SASから心血管障害・代謝障害へ　介在する機序　　（榊原博樹）　78
はじめに：オーバービュー 78/交感神経系の過剰反応 80/全身性炎症反応 80/酸化ストレス 81/血管内皮機能の障害 81/血液凝固異常 82

8 SASと心不全　　（坂巻文雄）　85
はじめに 85/OSAによる左心機能への影響 85/慢性心不全とCSA 86/おわりに 90

9 複合性睡眠時無呼吸症候群　　（榊原博樹）　93

10 上気道抵抗症候群　　（榊原博樹）　95

11 SASと日中過眠，精神生理機能，認知症，うつ症状　　（榊原博樹）　96
日中過眠（EDS）96/精神生理機能 97/認知症 97/うつ病・抑うつ症状 98

12 SASとQOL　　（榊原博樹）　100

13 SASと交通事故・産業事故　　（榊原博樹）　103
SASと交通事故 103/職業ドライバー管理指針 104/SASと産業事故 105

14 SASと医療経済 （榊原博樹）109

15 小児のSAS （榊原博樹）111
はじめに 111／疫学 111／症状・所見 112／診断 114／病態 117／治療 117

16 高齢者のSDB・SAS （榊原博樹・井水ひろみ）119
高齢者の睡眠 119／高齢者のSDBあるいはSAS 119

17 妊婦のSDB・SAS （榊原博樹）121

18 睡眠・SASとCOPD （榊原博樹）122
はじめに 122／睡眠がCOPDの呼吸に及ぼす影響 122／COPDとOSASの合併 123／睡眠時低酸素血症の影響 123／COPDに対するPSG検査の適応 125／酸素療法を実施する際の注意点 125／おわりに 125

19 睡眠・SASと内分泌異常 （榊原博樹）127
睡眠障害・睡眠呼吸障害と内分泌異常 127／内分泌疾患とSAS 128

20 睡眠・SASと消化器疾患 （榊原博樹）133
GERDと睡眠障害 133／GERDとOSAS 134／消化性潰瘍（胃潰瘍・十二指腸潰瘍）と睡眠障害 135／機能性消化管障害と睡眠障害 135／おわりに 136

21 健康診断で発見されるSDB・SASと医療機関で診断されるSAS （榊原博樹）138

22 各国のSAS診療の実態 （榊原博樹）140
英国 140／ベルギー 141／オーストラリア 141／米国 141／カナダ 141／PSG検査の需要 142

23 日本のSAS診療の実態と診療連携構築の必要性 （榊原博樹）143
日本のSAS診療の実態 143／睡眠（呼吸）障害を中心とした診療連携：提言を含めて 147

第Ⅲ部　SASの診断と治療

1　病歴・症状・身体所見　　　　　　　　　　　　　　　　　　　　　　　　（榊原博樹）154
SAS の発見・診断につながる症状 154／睡眠障害および日中過眠の評価 155／SAS らしさの判断基準（OSA 確率計算モデルの有用性）158／SAS の顎顔面および上気道形態 158

2　セファロメトリー　　　　　　　　　　　　　　　　　　　　　　　　　　（榊原博樹）164

3　上気道の閉塞部位や閉塞機序の解析に役立つ検査　　　　　　　　　　　　（榊原博樹）169
個別的治療，特に手術適応を決めるために

4　呼吸機能検査　　　　　　　　　　　　　　　　　　　　　　　　　　　　（榊原博樹）174

5　簡易モニターの役割　　　　　　　　　　　　　　　　　　　　（榊原博樹・平田正敏）175
はじめに 175／簡易モニターの有用性と限界 178／簡易モニターによる診療手順 180

6　終夜睡眠ポリグラフ検査（PSG）　　　　　　　（榊原博樹・齊藤八千代・平田正敏・藤田志保）183
記録と解析の概略
はじめに 183／PSG の適応基準 183／記録 184／解析の概略 185／cyclic alternating pattern（CAP）192

7　PSG 報告書の読み方　　　　　　　　　　　　　　　　　　　　（榊原博樹・齊藤八千代）194
報告書の作成・読み方 194／参考図書 194

8　PSG 検査を中心にしたクリニカルパスの実際　　　　　　　　　　　　　（佐々木文彦）197
外来における PSG 検査の予約 197／入院初日 200／PSG 結果解析と 2 日目検査内容の決定 200／退院時 201／症例カンファレンスと結果説明 201／クリニカルパスの導入と効能 201

9　日中過眠　　OSAS の鑑別疾患　　　　　　　　　　　　　　　　（北島剛司・冨田悟江）202
はじめに 202／OSAS が否定された場合に何を考えるべきか？ 202／過眠症鑑別のための手順 203

10　日中過眠と精神神経疾患　　　　　　　　　　　　　　　　　　（北島剛司・冨田悟江）206
むずむず脚症候群，周期性四肢運動障害 206／睡眠不足症候群（insufficient sleep syndrome：ISS）207／ナルコレプシー（narcolepsy）208／特発性過眠症（idiopathic hypersomnia）210／概日リズム睡眠障害（circadian rhythm sleep disorders：CRSD）212／反復性過眠症 213／気分障害 214／その他 215／おわりに 215

11 治療適応と治療方法の選択 （榊原博樹）217

12 OSASの治療：概観 （榊原博樹・佐々木文彦）219

13 CPAP療法 （佐々木文彦）221
適応 221／治療の実際 222／副作用とその対策 222／complex SASや中枢性無呼吸・チェーン・ストークス呼吸に対する治療 223

14 CPAPタイトレーションの実際 （佐々木文彦）226
CPAPと理論的背景 226／タイトレーションの前に 227／マニュアルタイトレーション 227／bilevel PAPタイトレーション 229／APAPタイトレーション 229／スプリットナイトPSG 231

15 口腔内装置によるOSASの治療　診療連携の立場から （榊原博樹）233
はじめに 233／OA治療効果に関するエビデンスと課題 233／睡眠呼吸障害の口腔内装置（OA）治療のための医療連携ガイドライン 234

16 口腔内装置によるOSASの治療の実際　歯科の立場から （今村基尊）239
口腔内装置の種類 239／口腔内装置によるOSAS治療の実際 241／口腔内装置の効果 243／口腔内装置装着後の管理 245／OSAS治療の今後 246

17 耳鼻咽喉科治療の適応と限界 （中田誠一）249
口蓋垂軟口蓋咽頭形成術（uvulopalatopharyngoplasty：UPPP）249／口蓋扁桃摘出術 252／鼻手術治療（鼻中隔矯正術，下鼻甲介切除術，内視鏡下鼻内副鼻腔手術）252／ラジオ波による軟口蓋形成術（radiofrequency palatoplasty）253／レーザーによる口蓋垂軟口蓋形成術（laser-assisted uvulopalatoplasty：LAUP）253／その他の手術 253

18 予後 （榊原博樹）256
SASの生命予後年齢および性差の影響 256／一般人口にみられるSDB・SASの生命予後 258／高血圧症および心血管障害，脳血管障害に合併するSDB・SASの影響 258／慢性心不全に合併するSDB・SASの影響 259

第Ⅳ部　症例から学ぶSAS

1. 典型的な重症OSASとCPAPの効果 　　　　　　　　　　　　　　　　　　　　（榊原博樹）262
2. REM関連睡眠呼吸障害 　　　　　　　　　　　　　　　　　　　　　（榊原博樹・平田正敏）264
3. 体位性睡眠時無呼吸と背枕の効果 　　　　　　　　　　　　　　　　（榊原博樹・平田正敏）266
4. 呼吸努力関連覚醒(RERA)の多いOSAS 　　　　　　　　　　　　　　　　　　　（榊原博樹）268
5. 口腔内装置(OA)が著効した重症OSAS 　　　　　　　　　　　　　　　　　　　（榊原博樹）272
6. 重症OSASを伴う肥満低換気症候群　減量と口腔内装置によりPSGが正常化した症例 　（榊原博樹）275
7. SASも低換気も発症しない高度の肥満症例 　　　　　　　　　　　　　　　　　（榊原博樹）279
8. 慢性心不全に合併するチェーン・ストークス呼吸(中枢型睡眠時無呼吸)
　　CPAPが無効でASVが著効した症例 　　　　　　　　　　　　　　　　　　　（榊原博樹）284
9. 複合性睡眠時無呼吸症候群(complex SAS)　中枢型無呼吸の出現機序の考察 　　（榊原博樹）287
10. SASとCOPDの合併(overlap syndrome) 　　　　　　　　　　　　　　　　　（榊原博樹）290
11. 甲状腺機能低下症 　　　　　　　　　　　　　　　　　　　　　　　　　　　（榊原博樹）293
12. ナルコレプシー 　　　　　　　　　　　　　　　　　　　　　　　（榊原博樹・藤田志保）296
13. 周期性四肢運動障害 periodic limb movement disorder：PLMD 　　（榊原博樹・藤田志保）299
14. 睡眠時無呼吸が診断の契機となった先天性ミオパチー(ネマリンミオパチー)
　　　　　　　　　　　　　　　　　　　　　　　　　　　　　　（榊原博樹・三重野ゆうき）301

索引 　　　　　　　　　　　　　　　　　　　　　　　　　　　　　　　　　　　　　　305

column

① 「ぐっすり」は「good sleep」? ─── 23
② 平成の二.二六事件：山陽新幹線運転士の居眠り事件 ─── 42
③ UARS論争 ─── 70
④ ヒトの顔をつくるのは何か(1)：人種・民族―縄文顔(薩摩顔)と弥生顔(長州顔) ─── 77
⑤ ヒトの顔をつくるのは何か(2)：遺伝―ハプスブルク家の顎(唇) ─── 94
⑥ ヒトの顔をつくるのは何か(3)：恐ろしい食習慣―L字顎から「くの字」顎,「しの字」顎へ ─── 102
⑦ ヒトの顔をつくるのは何か(4)：アデノイド―成人のOSASの遠因となる? ─── 120
⑧ OSASは21世紀の国民病か? ─── 126
⑨ 「寝る子は育つ」か? ─── 139
⑩ SASと交通事故(1)：不可解な判決 ─── 142
⑪ SASと交通事故(2)：SASは過失責任の免罪符か? ─── 152
⑫ 低呼吸とは何か? ─── 163
⑬ 長期断眠の帰結 ─── 205
⑭ 断眠の世界記録・日本記録 ─── 255

第Ⅰ部
SASの概念・疫学・発症機序

1 睡眠障害の新しい分類とSAS

はじめに

一般人口を対象とした日本の疫学調査によると，成人の21.4%は不眠を訴え[1]，14.9%が日中の眠気を自覚し[2]，男性の3.5%，女性の5.4%が過去1カ月間に睡眠薬を服用していた[2]と報告されている。睡眠障害は様々な形で罹患者の生活を障害するだけでなく，生活習慣病のリスクファクターとなり[3,4]，医療費の増大をはじめとする社会的な損失をもたらすことも明らかになっている[5,6]。適正な治療のためには正しい病態把握と診断が必要とされるが，これらの睡眠障害の原因となる病態や疾患は多種多彩であり，一筋縄ではいかないことも多い。

睡眠障害の分類

実地臨床上，睡眠障害の原因疾患をすべて包含し，妥当な診断基準を提示した疾患分類が必要である。そのような国際的にも妥当な分類として，米国睡眠医学会が2005年に出版した睡眠障害国際分類第2版（International Classification of Sleep Disorders, 2nd edition：ICSD-2）がある[7]。これは1990年に出版され，広く国際的に用いられてきた初版（ICSD）の改訂版として出版されたものである。ICSD-2では睡眠障害を8つのカテゴリーに分類し，その中で79の診断名をリストしている。さらに，睡眠障害を扱う際に鑑別診断として登場することの多い疾患群を付録A，付録Bにリストしている（表I-1）。特に付録Bに示された精神疾患は，種々の睡眠障害を発症させる基礎疾患として頻度の高いものであり，精神科以外の診療科でも留意すべき疾患群である。

睡眠障害のスクリーニング

睡眠障害を訴える患者は膨大な数に上り，患者は必ずしも睡眠障害を専門としない一般医療機関を受診することが多い。あるいは，糖尿病や高血圧症などの種々の基礎疾患の診療の中で睡眠障害を訴えることも多い。一般医療機関では睡眠障害を適切にスクリーニングし，必要なら専門医療機関と連携をとりながら診療を進めなければならない。厚生労働省精神・神経疾患研究委託費「睡眠障害医療における政策医療ネットワーク構築のための医療機関連携のガイドライン作成に関する研究（17公-3）」班（研究代表：清水徹男，平成17～19年度）は，主要な睡眠障害の診断手順を公表しており[8,9]，ここではそれに準じて解説する。この診断ガイドラインは一般医療機関を対象としたものと睡眠医療専門施設を対象としたものに分けて記載されており，適切な医療連携によりこれらを統合して質の高い睡眠医療を提供することを目指している。ここでは一般医療機関向けの診断ガイドラインを中心として，一部専門医療機関向けのものも紹介する。診断の入り口となるスクリーニングガイドラインは，上記のICSD-2の主要な疾患群であるカテゴリー分類I～IVをスクリーニングし，各カテゴリーの診断チャートに到達する

表Ⅰ-1 睡眠障害国際分類（ICSD-2, 2005）による睡眠障害の分類

Ⅰ．不眠症群　Insomnias
1. 適応障害性不眠症（急性不眠症）
2. 精神生理性不眠症
3. 逆説性不眠症
4. 特発性不眠症
5. 精神疾患による不眠
6. 不適切な睡眠衛生
7. 小児期の行動的不眠
8. 薬剤もしくは物質による不眠
9. 身体疾患による不眠
10. 物質あるいは既知の生理学的症状によらない，特定不能の不眠症（非器質性不眠症，非器質性睡眠障害）
11. 特定不能の生理的（器質的）不眠症

Ⅱ．睡眠関連呼吸障害群　Sleep Related Breathing Disorders
中枢性睡眠時無呼吸症候群
1. 原発性中枢性睡眠時無呼吸
2. チェーン・ストークス呼吸による中枢性睡眠時無呼吸
3. 高地周期性呼吸による中枢性睡眠時無呼吸
4. チェーン・ストークス以外の内科的疾患による中枢性睡眠時無呼吸
5. 薬剤もしくは物質による中枢性睡眠時無呼吸
6. 幼児の原発性睡眠時無呼吸（旧，新生児の原発性睡眠時無呼吸）

閉塞性睡眠時無呼吸症候群
7. 成人の閉塞性睡眠時無呼吸
8. 小児の閉塞性睡眠時無呼吸

睡眠関連低換気/低酸素血症候群
9. 特発性の睡眠関連非閉塞性肺胞低換気
10. 先天的中枢性肺胞低換気症候群
11. 内科的疾患による睡眠関連低換気/低酸素血症
　・肺実質もしくは血管病理による睡眠関連低換気/低酸素血症
　・下気道閉塞による睡眠関連低換気/低酸素血症
　・神経筋および胸壁疾患による睡眠関連低換気/低酸素血症

その他の睡眠関連呼吸障害
12. 特定不能の睡眠時無呼吸/睡眠関連呼吸障害

Ⅲ．中枢性過眠症群　Hypersomnias of Central Origin
概日リズム睡眠障害，睡眠関連呼吸障害あるいは夜間睡眠障害のその他の原因によらないもの
Not Due to a Circadian Rhythm Sleep Disorder, Sleep Related Breathing Disorder, or Other Cause of Disturbed Nocturnal Sleep

1. 情動脱力発作を伴うナルコレプシー
2. 情動脱力発作を伴わないナルコレプシー
3. 内科的疾患によるナルコレプシー
4. 特定不能のナルコレプシー
5. 反復性過眠症
　・クライネ-レビン症候群・月経関連過眠症
6. 長時間睡眠を伴う特発性過眠症
7. 長時間睡眠を伴わない特発性過眠症
8. 行動起因性の睡眠不足症候群
9. 内科的疾患による過眠症
10. 薬剤もしくは物質による過眠症
11. 物質もしくは既知の生理的疾患によらない過眠症（非器質性過眠症，NOS）
12. 特定不能の生理的（器質性）過眠症（器質性過眠症，NOS）

Ⅳ．概日リズム性睡眠障害群　Circadian Rhythm Sleep Disorders
1. 概日リズム性睡眠障害，睡眠相後退型（睡眠相後退障害）
2. 概日リズム性睡眠障害，睡眠相前進型（睡眠相前進障害）
3. 概日リズム性睡眠障害，不規則睡眠-覚醒型（不規則睡眠-覚醒リズム）
4. 概日リズム性睡眠障害，自由継続型（非同調型）
5. 概日リズム性睡眠障害，時差型（時差障害）
6. 概日リズム性睡眠障害，交替勤務型（交替勤務性障害）
7. 内科疾患による概日リズム性睡眠障害
8. その他の概日リズム性睡眠障害
9. 薬剤もしくは物質によるその他の概日リズム性睡眠障害

Ⅴ．睡眠時随伴症群　Parasomnias
（ノンレム睡眠からの）覚醒障害
1. 錯乱性覚醒　2. 睡眠時遊行症　3. 睡眠時驚愕症

通常レム睡眠に関連する睡眠時随伴症
4. レム睡眠行動障害（睡眠時随伴症が重複する障害と解離状態を含む）
5. 反復孤発性睡眠麻痺　6. 悪夢障害

その他の睡眠時随伴症
7. 睡眠関連解離性障害　8. 睡眠時遺尿症
9. 睡眠関連唸り（カタスレニア）　10. 頭内爆発音症候群
11. 睡眠関連幻覚　12. 睡眠関連摂食障害
13. 特定不能な睡眠時随伴症
14. 薬剤または物質による睡眠時随伴症
15. 内科疾患による睡眠時随伴症

Ⅵ．睡眠関連運動障害群　Sleep Related Movement Disorders
1. むずむず脚症候群　2. 周期性四肢運動障害
3. 睡眠関連下肢こむらがえり　4. 睡眠関連歯ぎしり
5. 睡眠関連律動性運動障害
6. 特定不能の睡眠関連運動障害
7. 薬剤または物質による睡眠関連運動障害
8. 身体疾患による睡眠関連運動障害

Ⅶ．孤発性の諸症状，正常範囲内と思われる異型症状，未解決の諸症状　Isolated Symptoms, Apparently Normal Variants and Unresolved Issues
1. 長時間睡眠者　2. 短時間睡眠者　3. いびき
4. 寝言　5. 睡眠時ひきつけ（睡眠時びくつき）
6. 乳児期の良性睡眠時ミオクローヌス
7. 入眠時足部震顫および睡眠時交代性下肢筋賦活
8. 入眠時固有脊髄ミオクローヌス
9. 過度断片的ミオクローヌス

Ⅷ．その他の睡眠障害　Other Sleep Disorders
1. その他の生理的（器質性）睡眠障害
2. 物質または既知の生理的病態によらない他の睡眠障害
3. 環境性睡眠障害

付録A．ほかの場所で分類できる諸病態に伴う睡眠障害
1. 致死性家族性不眠症
2. 線維性筋痛症
3. 睡眠関連てんかん
4. 睡眠関連頭痛
5. 睡眠関連胃食道逆流症
6. 睡眠関連冠動脈虚血
7. 睡眠関連異常嚥下，睡眠関連性窒息，睡眠関連性喉頭けいれん

付録B．精神疾患に伴う睡眠障害
1. 気分障害：大うつ病性障害，気分変調性障害，双極Ⅰ型障害，双極Ⅱ型障害
2. 不安障害：パニック障害，外傷後ストレス障害，急性ストレス障害，全般性不安障害
3. 身体表現性障害：身体化障害，心気症
4. 統合失調症とその他の精神病性障害：統合失調症
5. 幼児期，小児期または青年期に通常初めて診断される障害：精神遅滞
6. 広汎性発達障害：自閉性障害，アスペルガー障害，レット障害，注意欠陥/多動性障害
7. パーソナリティ障害

（文献7を翻訳した文献12に加筆）

ために利用するものである（図Ⅰ-1）。下記に手順を示す。

❶よい睡眠がとれているか必ず問診する。
　→睡眠障害は多くの身体疾患，精神疾患で惹起されるし，睡眠障害がこれらの疾患の増悪因子となることも多い。臨床現場では折に触れて睡眠に関する問診をするべきである。
❷よい睡眠がとれていない場合は，どのような睡眠の問題であるか特定し，以下の手順に従う。
❸不眠に加え，食欲低下，興味の減退がある。
　→うつ病の疑いがあるため，精神科あるいは心療内科に紹介する。
❹睡眠中に呼吸停止や強度のいびき，日中の過剰な眠気がある。
　→睡眠関連呼吸障害の疑いがあるため，睡眠関連呼吸障害の診断ガイドラインへ（図Ⅰ-2）。

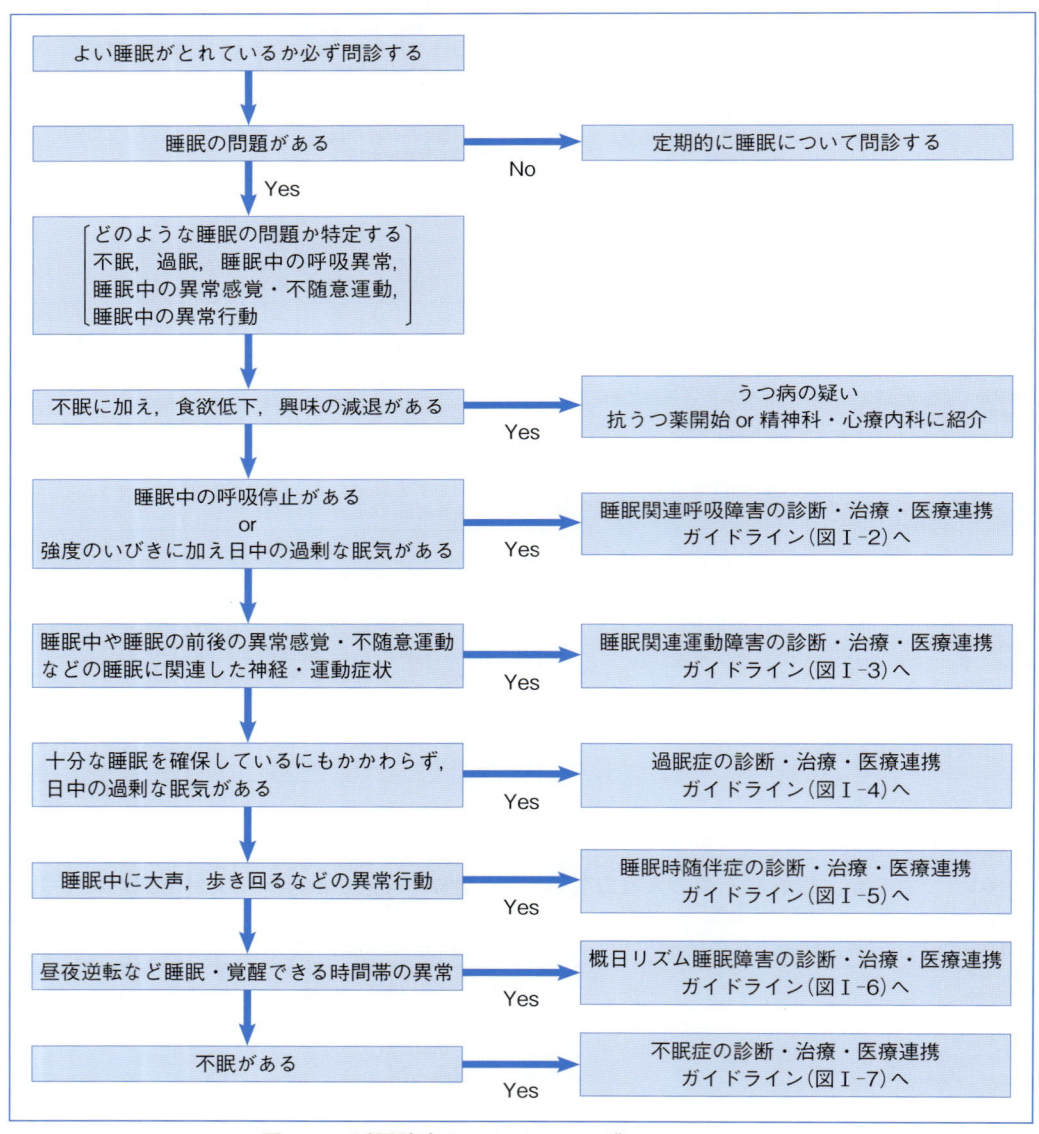

図Ⅰ-1　睡眠障害のスクリーニングフローチャート

（文献8，9より筆者作成）

❺睡眠中や睡眠の前後の異常感覚・不随意運動などの睡眠に関連した神経・運動症状がある。
　→睡眠関連運動障害の疑いがあるため，睡眠関連運動障害の診断ガイドラインへ（図Ⅰ-3）。
❻十分な睡眠を確保しているにもかかわらず，日中の過剰な眠気がある。
　→過眠症の診断ガイドラインへ（図Ⅰ-4）。
❼睡眠中に大声をあげたり，歩き回るなどの異常行動がある。
　→睡眠時随伴症の診断ガイドラインへ（図Ⅰ-5）。
❽昼夜逆転など睡眠・覚醒できる時間帯の異常がある。
　→概日リズム睡眠障害の診断ガイドラインへ（図Ⅰ-6）。
❾不眠がある。
　→不眠症の診断ガイドラインへ（図Ⅰ-7）。

睡眠関連呼吸障害の診断ガイドライン（図Ⅰ-2）

　この診断カテゴリーに含まれる主要な疾患は，中枢型睡眠時無呼吸症候群（central sleep apnea syndrome：CSAS；慢性心不全など内科疾患によるものが多い），チェーン・ストークス呼吸（Cheyne Stokes breathing：CSB；慢性心不全によるものが多い），閉塞型睡眠時無呼吸症候群（obstructive sleep apnea syndrome：OSAS），睡眠関連低換気/低酸素血症症候群（sleep related hypoventilation/hypoxemic syndrome：SHVS；閉塞性肺疾患や神経筋疾患などの内科疾患によるものが多い）であるが，慢性心不全のような特殊な集団を対象としない限り，98％以上はOSASである。睡眠呼吸障害（sleep disordered breathing：SDB）や睡眠時無呼吸症候群（sleep apnea syndrome：SAS）の診断手順に関しては他項で詳しく解説するが，ここでは厚労省研究班の示したガイドラインを簡単に紹介しておく。

■症状の確認

　激しいいびきや無呼吸の指摘があり，SDB関連症状〔日中過眠（excessive daytime sleepiness：EDS）あるいは睡眠中の窒息感やあえぎ，頻回の覚醒，起床時の爽快感欠如，日中の疲労感，集中力欠如のうち2項目以上〕があるときにはSDBを疑い，図Ⅰ-2に従って診断を進める。自覚的な昼間眠気の評価にはエプワース眠気尺度（Epworth sleepiness scale：ESS）を用いる。その他のSDB関連症状に関しては，自己記入式質問票を作成しておくとよい。高血圧症，心血管障害，脳血管障害，糖尿病などの合併症・既往症の有無を確認しておく。OSASの疑いが強ければ，顎顔面形態や咽頭形態について精査し，下顎後退・狭小，軟口蓋低位・舌肥大，口峡狭小化，扁桃肥大などの所見の有無を確認する。さらに必要に応じて頭部規格撮影，咽頭部分のCT，MRIなどを実施し，可能な限り上気道閉塞の責任病変を確定する。

■経皮的動脈血酸素飽和度測定装置（パルスオキシメーター）または簡易モニターによるスクリーニング

　EDSが強くてSDB関連症状がそろっている場合，終夜睡眠ポリグラフ検査（PSG）の実施が可能な状況ならば，スクリーニング検査を省略してPSGで診断を確定してもよい。スクリーニングの結果で以下の判断に従う。自施設でPSGができなければ，実施が可能な施設に紹介する。

❶無呼吸・低呼吸指数（apnea hypopnea index：AHI；1時間当たりの無呼吸＋低呼吸）または3％ oxygen desaturation index（3％ODI）が5未満かつESS＜11の場合→SDBがないか軽症と判断され，経過観察。
❷AHIまたは3％ODIが5以上15未満およびESS＜11の場合→
　a）心疾患，脳血管障害などの既往なし→SDBはないか軽症と判断され，経過観察。
　b）心疾患，脳血管障害などの既往あり→PSG

第Ⅰ部
SAS の概念・疫学・発症機序

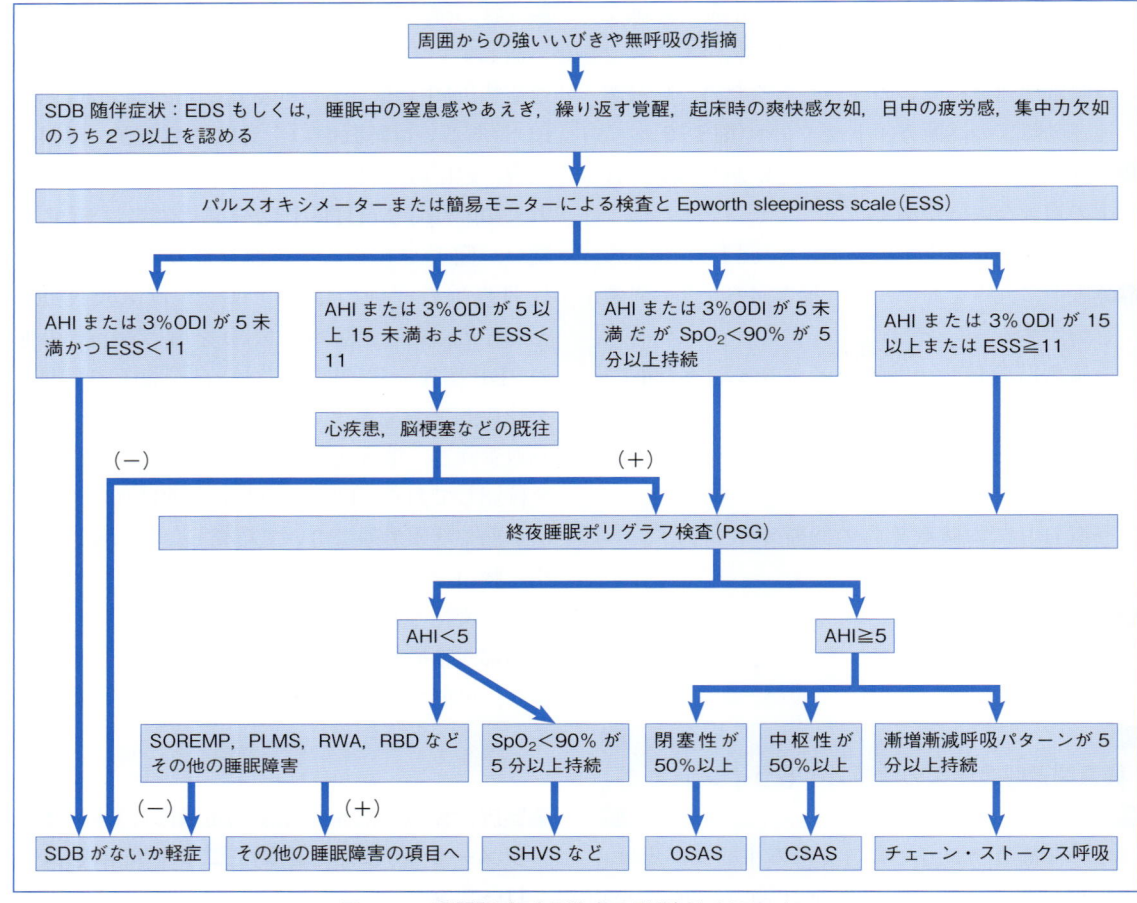

図Ⅰ-2　睡眠関連呼吸障害の診断ガイドライン

SDB(sleep disordered breathing)：睡眠呼吸障害，EDS(excessive daytime sleepiness)：日中過眠，AHI(apnea hypopnea index)：無呼吸低呼吸指数，3%ODI(3%oxygen desaturation index)：3%酸素飽和度低下指数，SpO_2：経皮的酸素飽和度，SOREMP(sleep onset REM period)：入眠時 REM 睡眠，PLMS(periodic limb movements during sleep：睡眠時周期性脚運動，RWA(REM sleep without atonia)：筋弛緩を伴わない REM 睡眠，RBD(REM sleep behavior disorder)：REM 睡眠行動異常症，SHVS(sleep related hypoventilation/hypoxemic syndrome)：睡眠関連低換気/低酸素血症症候群，OSAS(obstructive sleep apnea syndrome)：閉塞性睡眠時無呼吸症候群，CSAS(central sleep apnea syndrome)：中枢性睡眠時無呼吸症候群

(文献 8, 9 より筆者作成)

を行う。

❸AHI または 3%ODI が 5 未満だが $SpO_2<90\%$ が 5 分以上持続の場合→SHVS の疑いがあり，PSG を行う。

❹AHI または 3%ODI が 15 以上または ESS≧11 の場合→治療の必要な SDB あるいは過眠の原因となる睡眠障害が疑われるため，PSG を行う。

■PSG の実施

❶AHI が 5 未満で入眠時 REM 睡眠(sleep onset REM period：SOREMP)，周期性四肢運動障害(periodic limb movements during sleep：PLMS)，REM sleep without atonia(RWA)，REM 睡眠行動異常症(REM sleep behavior disorder：RBD)などが認められる→その他の睡眠障害

❷AHI が 5 未満で $SpO_2<90\%$ が 5 分以上持続→

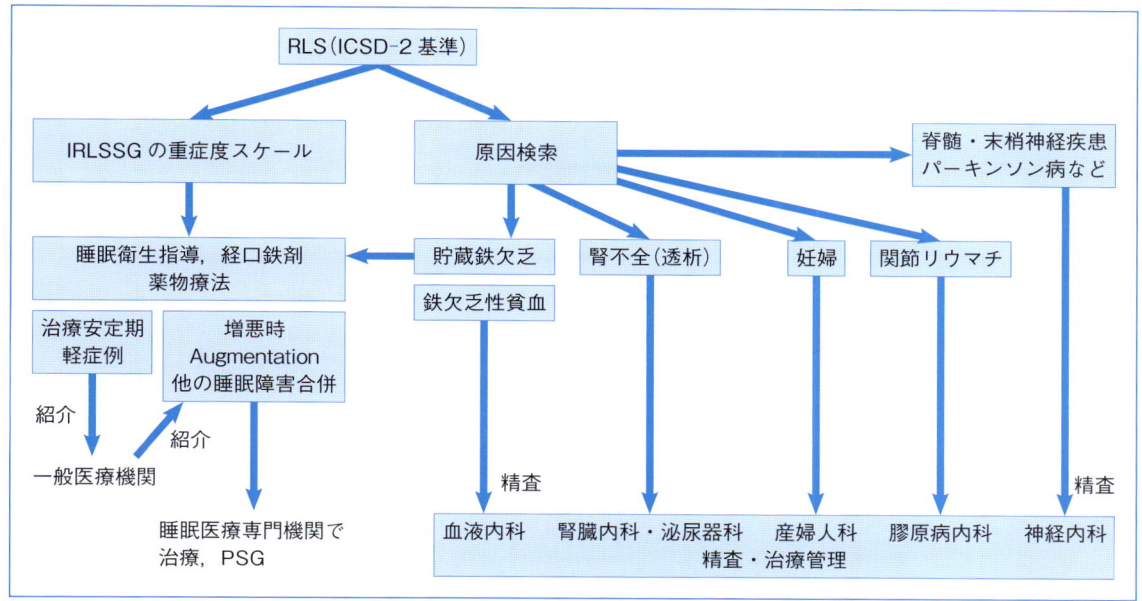

図I-3　睡眠関連運動障害の診断ガイドライン(睡眠医療専門施設)
RLS(restless legs syndrome)：むずむず脚症候群，IRLSSG(international restless legs syndrome study group)：むずむず脚症候群重症度スケール(文献9を参照)

(文献8，9より筆者作成)

SHVS
❸AHIが5以上で閉塞型の呼吸障害が50%以上→OSAS
❹AHIが5以上で中枢型の呼吸障害が50%以上→CSAS
❺AHIが5以上で漸増漸減呼吸パターンが5分以上持続→CSB

睡眠関連運動障害の診断ガイドライン(図I-3)

このカテゴリーには8診断名がリストされているが，むずむず脚症候群(restless legs syndrome：RLS)と周期性四肢運動障害(periodic limb movement disorder：PLMD)が主要な疾患であり，一般医療機関における診療ガイドラインを示す。

RLSの80〜90%にPLMSの合併がみられ，脳内のドパミン神経系の機能異常あるいは貯蔵鉄の欠乏が2大要因とされる。患者は睡眠時に耐え難い下肢の異常感覚(不快感)を覚え，それを払拭するための異常運動や難治性の不眠(RLSでは入眠障害，PLMDでは中途覚醒が多い)を訴えて受診する。RLSを疑ったら，ICSD-2の診断基準に従って臨床症状を評価する。RLSの診断基準によると，下記の4項目の中で3項目が該当すれば「疑い例」，すべてを満たすと「確定例」とされている[10]。

①脚を動かしたくてたまらない衝動感と不快感
②休んでいたり，じっとしているときに悪化
③脚の運動により軽減ないし消失
④夕方から夜に出現ないし悪化

RLSの診断基準を満たすか疑いが強い場合は，原則として睡眠医療専門機関に紹介して重症度判定や原因検索を進めるのがよい。原因としては，鉄欠乏性貧血や貧血を伴わない貯蔵鉄欠乏，末期腎不全(主に透析導入例)，妊娠，関節リウマチ，慢性神経疾患(脊髄・末梢神経障害，パーキンソン病)などが知られている。鑑別診断はアカシジア，sleep related leg cramps(睡眠関連下肢こむ

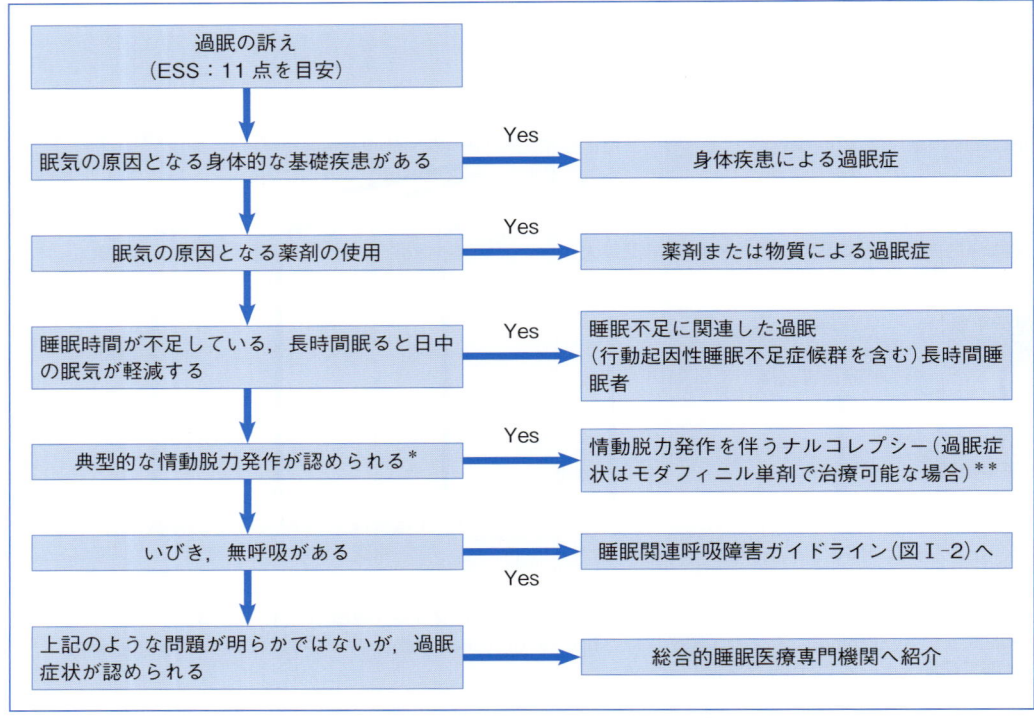

図Ⅰ-4a 過眠症の診断(1) 一般医療機関における診断ガイドライン
*笑ったり驚いたりといった強い感情の動きが契機となって引き起こされる，全身の抗重力筋の脱力である。眠気や倦怠感に伴う脱力感ではない。
**登録医であっても，メチルフェニデートの処方前にはMSLTによる確定診断を行う。

(文献8，9より筆者作成)

らがえり)，painful legs and moving toes，末梢神経障害・神経根症，肢端紅痛症，小児では注意欠陥・多動性障害(ADHD)，成長痛などが挙げられる。

RLSの診断のためにPSGは必須ではないが，PLMSの存在を確認してRLSの補助診断とする場合や他の睡眠障害の合併を疑う場合などには実施する。PLMDの診断にはPSGは必須であり，患者またはベッドパートナーから睡眠中の下肢の異常運動の訴えがあり，頻回の中途覚醒や日中の眠気を伴うときには実施を考慮する。

過眠症の診断ガイドライン(図Ⅰ-4)

過眠症(EDS)には脳内の覚醒維持機構に何ら

かの異常があるために生じる一次性過眠症(ナルコレプシー，特発性過眠症など)と，何らかの睡眠障害によって発生した睡眠不足の結果として過眠をきたす二次性過眠症(RLSやPLMD，OSASなど)がある。ICSD-2では12診断名がリストされているが，実際に頻度が最も高いのはOSASによる過眠症である。

❶過眠の訴えを確認し，その程度を評価する

発症時期と経過，眠気の性状と程度，平日だけか・週末や休暇でもあるのか，睡眠時間(平日，休日)，睡眠-覚醒パターン，いびきの有無，身体疾患・精神疾患の有無，使用薬剤の確認などを問診する。自覚的に眠気を評価する方法としてエプワース眠気尺度(ESS)が用いられることが多い。通常，11点以上を病的な眠気があると考える。

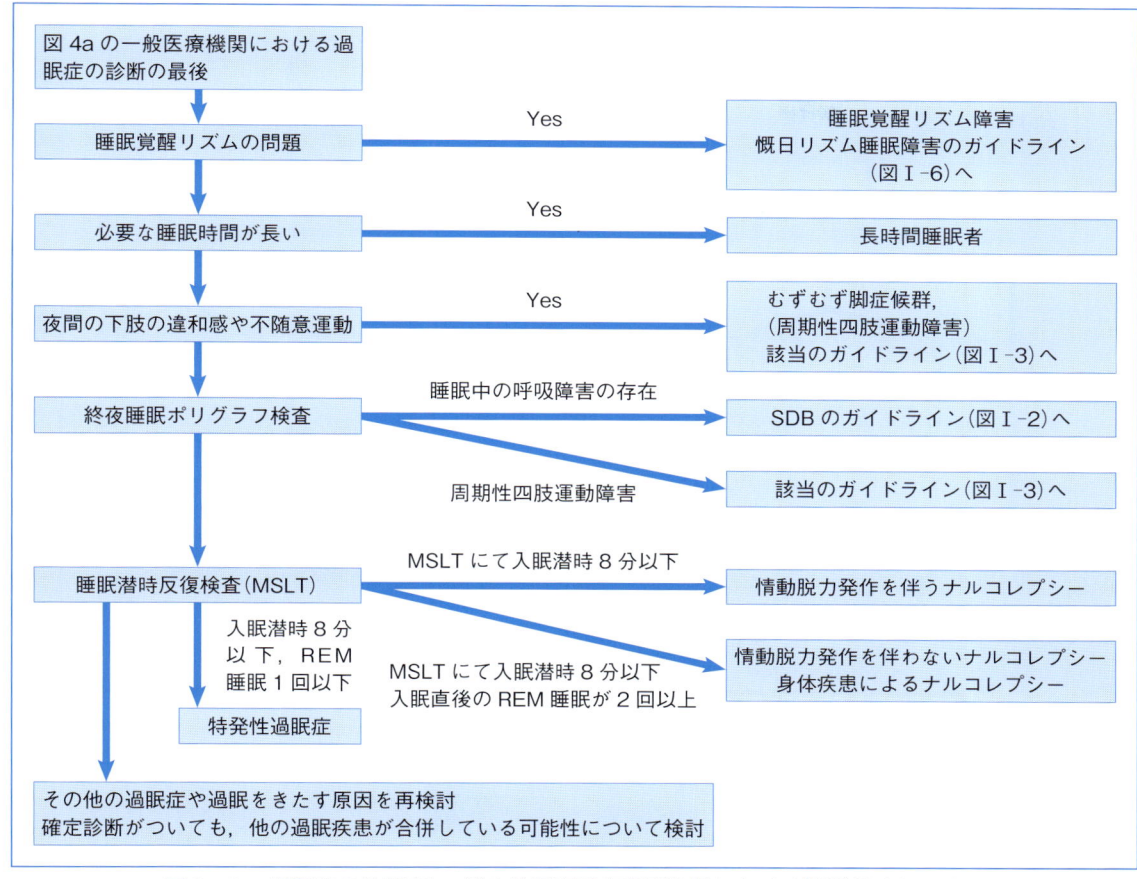

図Ⅰ-4b　過眠症の診断(2)　総合的睡眠医療専門施設における診断ガイドライン
(文献 8, 9 より筆者作成)

❷眠気の原因となる身体的な疾患の有無を確認する

　甲状腺機能低下症，てんかん，パーキンソン病，胃食道逆流症，うつ病など様々な身体的，精神的疾患で過眠が生じる。

❸眠気の原因となる薬剤の使用をチェックする

　抗ヒスタミン薬，ドパミンアゴニスト，総合感冒薬，鎮咳薬，吐き気止め，H_2ブロッカー，抗てんかん薬，睡眠薬，向精神薬などに注意する。不眠の原因となる薬剤（キサンチン製剤，甲状腺ホルモン，副腎皮質ステロイド薬など）により，二次的に過眠の生じることもある。

❹睡眠不足

　睡眠不足により，日中の過眠に加えて注意や集中困難，意欲低下，不機嫌などをきたしているにもかかわらず，睡眠不足が症状の原因であることを自覚・認識していない場合，行動起因性睡眠不足症候群と呼ぶ。

❺情動脱力発作を認める

　情動脱力発作とは，笑ったり驚いたりといった強い感情の動きが契機となって引き起こされる，全身の抗重力筋の脱力であり，眠気や倦怠感に伴う脱力感ではない。ナルコレプシーを確定するためにPSGを予定する。

❻いびき，無呼吸がある

　OSASの疑いがあるため，SDBガイドラインへ（図Ⅰ-2）。

　ここまでは一般医療機関における過眠症の診断手順である（図Ⅰ-4a）。これ以後は睡眠医療専門施設における診断手順となる（図Ⅰ-4b）。

第Ⅰ部 SASの概念・疫学・発症機序

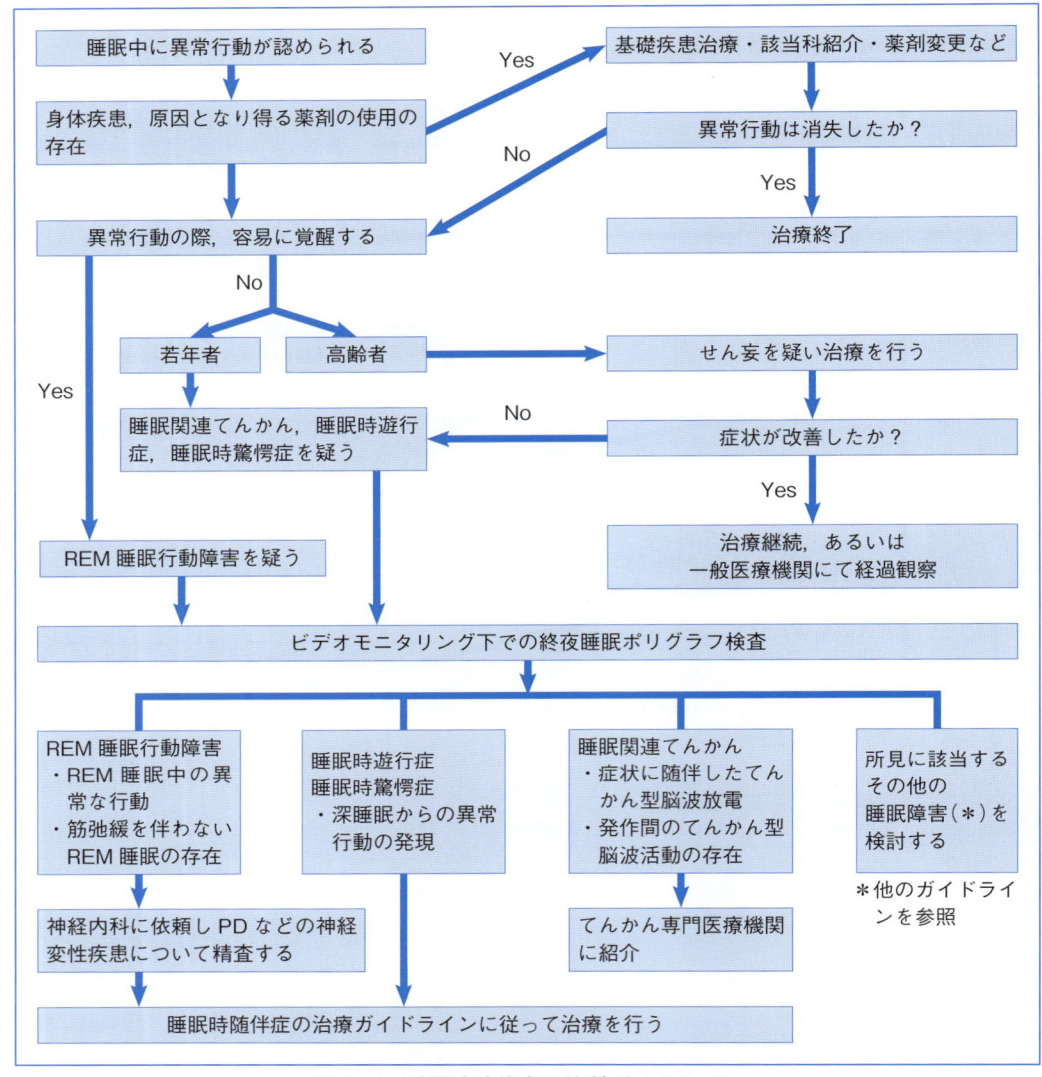

図Ⅰ-5 睡眠時随伴症の診断ガイドライン

(文献8, 9より筆者作成)

❼睡眠覚醒リズムに問題がある

患者が起きていられる時間帯と社会生活上起きていなければならない時間帯にずれが生じて過眠が出現する。問診や睡眠日誌が鑑別に役立つ。概日リズム睡眠障害の診断ガイドライン(図Ⅰ-6)へ進む。

❽必要な睡眠時間が長い

必要な夜間の睡眠時間には個人差があるが、10時間以上の睡眠時間が必要な場合、長時間睡眠者と呼ばれる。通常の生活で必要とされる睡眠時間が確保できずに過眠症状が出現する。

❾夜間の下肢の違和感や不随意運動

RLS, PLMDの疑いがあるため、睡眠関連運動障害の診断ガイドラインへ(図Ⅰ-3)。

❿PSG, 睡眠潜時反復検査(multiple sleep latency test:MSLT)

OSAS, PLMDの疑いが残ればPSGを実施する。

ナルコレプシー、特発性過眠症の疑いがあれば、PSGとMSLTを実施する。

睡眠時随伴症の診断ガイドライン(図Ⅰ-5)

　REM睡眠行動障害，睡眠時遊行症，睡眠時驚愕症など，ICSD-2では15診断名がリストされている。このカテゴリーには属さないが，鑑別疾患として重要なのが睡眠関連てんかん(表Ⅰ-1の付録A参照)である。

❶異常行動の原因となる下記のような薬物を使用していないか確認する。
・炭酸リチウム，抗精神病薬，三環系抗うつ薬，SSRI…睡眠時遊行症，REM睡眠行動障害
・レボドパ…悪夢，睡眠時驚愕症，せん妄
・βブロッカー…悪夢
・睡眠導入薬…健忘，寝ぼけ行動
・ジギタリス，ステロイド，インターフェロン，αメチルドーパなど…せん妄，幻覚妄想

❷身体疾患の有無
・かゆみ，痛み，多尿…寝ぼけ行動
・肝性脳症，低血糖，高血糖，アルコール離脱症状…せん妄，睡眠時異常行動

❸以下，診断チャートに従い鑑別を進める。

概日リズム睡眠障害の診断ガイドライン(図Ⅰ-6)

　概日リズム睡眠障害(circadian rhythm sleep disorder：CRSD)は，体内時計の作り出す活動・休息の概日リズムが社会的スケジュールと一致しなくなるために，不眠，過眠，自律神経症状などを生じるものである。ICSD-2では睡眠できる時間帯が極端な早寝早起きで固定してしまう睡眠相前進障害，極端な遅寝遅起きで固定してしまう睡眠相後退障害，睡眠覚醒に全く概日リズムがみられない不規則睡眠・覚醒リズムなど9診断名がリストされている。

　概日リズム睡眠障害の診断ガイドライン(図Ⅰ-6)に従って診断を進める。

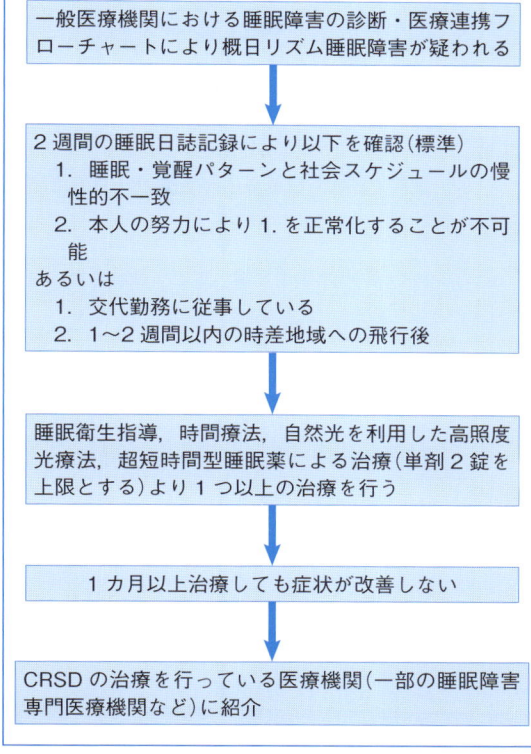

```
┌─────────────────────────────┐
│ 一般医療機関における睡眠障害の診断・医療連携フ │
│ ローチャートにより概日リズム睡眠障害が疑われる │
└─────────────┬───────────────┘
              ↓
┌─────────────────────────────┐
│ 2週間の睡眠日誌記録により以下を確認(標準)     │
│  1. 睡眠・覚醒パターンと社会スケジュールの慢 │
│     性的不一致                               │
│  2. 本人の努力により1.を正常化することが不可 │
│     能                                       │
│ あるいは                                     │
│  1. 交代勤務に従事している                   │
│  2. 1～2週間以内の時差地域への飛行後         │
└─────────────┬───────────────┘
              ↓
┌─────────────────────────────┐
│ 睡眠衛生指導，時間療法，自然光を利用した高照度│
│ 光療法，超短時間型睡眠薬による治療(単剤2錠を │
│ 上限とする)より1つ以上の治療を行う           │
└─────────────┬───────────────┘
              ↓
┌─────────────────────────────┐
│ 1カ月以上治療しても症状が改善しない           │
└─────────────┬───────────────┘
              ↓
┌─────────────────────────────┐
│ CRSDの治療を行っている医療機関(一部の睡眠障害 │
│ 専門医療機関など)に紹介                      │
└─────────────────────────────┘
```

図Ⅰ-6　概日リズム睡眠障害の診断ガイドライン
CRSD(circadian rhythm sleep disorder)：概日リズム睡眠障害

(文献8, 9より筆者作成)

不眠症の診断ガイドライン(図Ⅰ-7)

　ICSD-2では11診断名がリストされている。不眠症の診断ガイドライン(図Ⅰ-7)に従って鑑別を進める。頻度の高いのはDSM-Ⅳ-TR[11]の原発性不眠症であり，ICSD-2の精神生理性不眠症と逆説性不眠症，特発性不眠症を包含する概念と思われる。

おわりに

　ICSD-2による睡眠障害の分類と厚生労働省精神・神経疾患研究委託費による研究班で作成された，主要な睡眠障害の診断手順を紹介した。個々

第Ⅰ部
SASの概念・疫学・発症機序

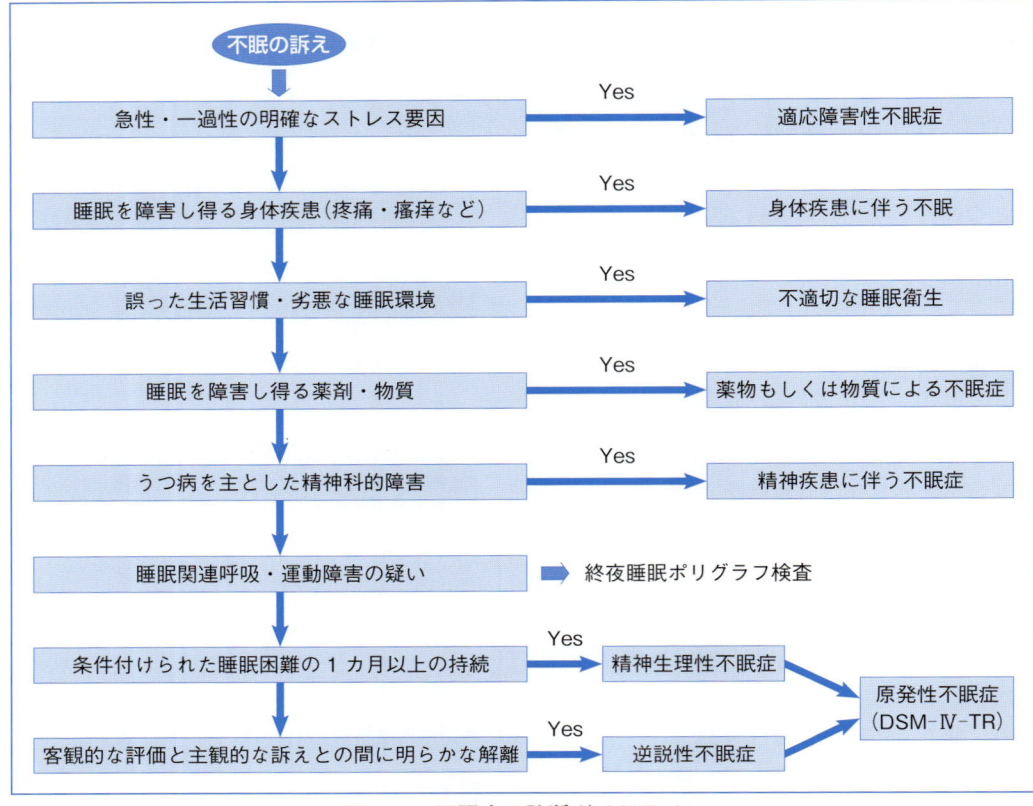

図Ⅰ-7 不眠症の診断ガイドライン

(文献8, 9より筆者作成)

の疾患の診断基準に関しては, 本書の次項(Ⅰ.2)を参照していただきたい。

(榊原博樹)

■文献

1) Liu X, Uchiyama M, Kim K, et al: Sleep loss and daytime sleepiness in the general adult population of Japan: the national epidemiological survey. Psychiatry Res 93: 1-11, 2000
2) Doi Y, Minowa M, Okawa M, et al: Prevalence of sleep disturbance and hypnotic medication use in relation to sociodemographic factors in the general Japanese adult population. J Epidemiol 10: 79-86, 2000
3) Spiegel K, Kuntson K, Leproult R, et al: Sleep loss: a novel risk factor for insulin resistance and type 2 diabetes. J Appl Physiol 99: 2008-2019, 2005
4) Martikainen K: The impact of somatic health problems on insomnia in middle age. Sleep Med 4: 201-206, 2003
5) Leger D, Guilleminault C, Bader G, et al: Medical and socio-professional impact of insomnia. Sleep 25: 625-629, 2002
6) Walsh JK, Engelhardt CL: The direct economic costs of insomnia in the United States for 1995. Sleep 22: S386-S393, 1999
7) American Academy of Sleep Medicine: The international classification of sleep disorders, 2nd ed: Diagnostic and coding manual. American Academy of Sleep Medicine, Westchester, 2005
8) 睡眠障害医療における政策医療ネットワーク構築のための医療機関連携のガイドライン作成に関する研究(17公-3)班(平成17〜19年度): 睡眠障害医療における政策医療ネットワーク構築のための医療機関連携のガイドライン作成に関する研究. 平成17〜平成19年度総括研究報告書, 2009
9) 睡眠障害医療における政策医療ネットワーク構築のための医療機関連携のガイドライン作成に関する研究(17公-3)班(平成17〜19年度): 睡眠障害の診断・治療ガイドライン. 睡眠医療2: 261-336, 2008
10) 宮本雅之, 宮本智之, 井上雄一, 他: 睡眠関連運動障害(SRMD)の診断・治療・連携ガイドライン. 睡眠医療2: 290-295, 2008
11) American Psychiatric Association: Diagnostic and statistical manual of mental disorders, 4th ed. Text Revision (DSM-Ⅳ-TR). American Psychiatric Association, Washington DC, 2000
12) 粥川裕平: 睡眠障害診断の進め方(国際診断分類に準拠して), 第一回 睡眠障害分類の歴史とICSD-2の特徴. 睡眠医療1: 94-97, 2006

2 睡眠呼吸障害の分類と概念・診断基準

はじめに：SDBとSAS

　睡眠呼吸障害(SDB)と睡眠時無呼吸症候群(SAS)は異なった概念であり，両者を意識して使い分ける必要がある。SDBは自覚症状の有無に関わらず，AHIが5以上であることを指す。SASはAHI5以上のSDBに日中傾眠，中途覚醒，倦怠感などのSAS関連症状を伴うときに診断される。ただし，2005年に改訂された国際睡眠障害分類第2版ではAHI15以上のSDBに関しては症状の有無に関わらずSASと診断することを提唱しており，今後この基準が用いられることになるであろう。この際のSASとは咽・喉頭の狭窄・閉塞(窒息)によって起こる閉塞型睡眠時無呼吸症候群(OSAS)のことを指し，中枢型睡眠時無呼吸症候群(central sleep apnea syndrome：CSAS)は慢性心不全のような特殊なグループを対象としない限り，全体の1～2%に過ぎない。

　アメリカ睡眠医学会(American Academy of Sleep Medicine：AASM)は1999年のタスクフォース・レポートでSDBを以下の4つに分類した[1]。すなわち，①OSAS，②CSAS，③チェーン・ストークス呼吸症候群(Cheyne-Stokes breathing syndrome：CSBS)，④睡眠低換気症候群(sleep hypoventilation syndrome：SHVS)，である。その後，2005年のICSD-2では前項で紹介したように睡眠関連呼吸障害を12の診断カテゴリーに分類しているが，前記の4疾患以外はきわめてまれな疾患や病態であるため，ここでは1999年のタスクフォース・レポートに

したがって各々の疾患概念と診断基準を解説する。さらに，SHVSに分類されている肥満低換気症候群(OHS)を本項で解説し，慢性閉塞性肺疾患(COPD)とOSASの合併(overlap syndrome)に関しては別項(Ⅱ.18の123頁)で解説する。さらに，CPAPの導入により中枢型SDBが発生する複合性睡眠時無呼吸症候群(complex sleep apnea syndrome)という新しい概念に関しても別項(Ⅱ.9の93頁)で解説する。

　AASMはOSAS，CSASの代わりにOSAHS(obstructive sleep apnea hypopnea syndrome)，CSAHS(central sleep apnea hypopnea syndrome)という言葉を使用しているが，ここではOSAS，CSASという用語を用いる。

閉塞型睡眠時無呼吸症候群(OSAS)

■概念

　睡眠中に繰り返し発生する部分的あるいは完全な上気道の閉塞によって特徴づけられ，それは吸気努力にもかかわらず呼吸流量の減少(低呼吸)あるいは停止(無呼吸)という形で表れる。肺胞換気量の減少は酸素飽和度の低下をもたらし，長時間続くと徐々に$PaCO_2$が上昇する。これらの呼吸イベントは普通覚醒反応によって終了する。日中過眠のような症状は睡眠の分断(頻回の覚醒反応)によるが，反復する低酸素血症も関与している可能性がある。

第Ⅰ部 SASの概念・疫学・発症機序

■診断基準

❶ Guilleminault の診断基準（表Ⅰ-2）[2]

従来，日本で引用されることが多かったが，今となっては問題があり，これを用いるべきでない。というのも，この基準は低呼吸に関して全く触れられていないし，症状の有無についても配慮されていないためである。低呼吸は低酸素血症や覚醒反応を伴い，無呼吸と同じ程度に病的な意義をもつというのが現在の一般的な考えである。また，無症状で潜在的に SDB をもつ健常人はきわめて多く，PSG 所見のみで診断すると中高年の男性の 1/4 は SAS になってしまう[2]。この基準はもはや歴史的な意味しかない。

❷ AASM（1999 年）の診断基準[1]（表Ⅰ-3）

臨床症状と PSG 所見を併せて診断するものであり，妥当な診断基準と考えられる[1]。現在，日本を含む世界の多くの研究・検査施設でこの基準が使われている。ただし，この診断基準の問題は，閉塞性呼吸イベントとして無呼吸，低呼吸の他に呼吸努力関連覚醒イベント〔respiratory effort related arousal（RERA）event〕という新しい概念を取り入れている点である。RERA イベントに関しては後に解説する。

❸ 睡眠障害国際分類改訂版第 2 版（International Classification of Sleep Disorders 2：ICSD-2）

AASM は 15 年ぶりに改訂した ICSD-2 の中で OSAS の新しい診断基準を示した[3]。これは，従来の「AHI 5 以上＋日中過眠などの臨床症状をも

表Ⅰ-2 Guilleminault C（1976 年）による睡眠時無呼吸症候群の診断基準

- 無呼吸は鼻腔および口のレベルでの 10 秒以上の気流の停止とする。
- 睡眠時無呼吸症候群（SAS）は 7 時間の睡眠中に少なくとも 30 回（1 時間に 5 回以上）の無呼吸が REM 睡眠期だけでなく non-REM 睡眠期にも認められるときに診断される。

注）古い基準であり，現在ではこの基準を用いるべきでない。

表Ⅰ-3 アメリカ睡眠医学会（AASM, 1999 年）による OSAS の診断基準および重症度分類

1. 診断基準：以下の A＋C あるいは B＋C を要する。
   A．日中傾眠があり，他の因子で説明できないこと
   B．下記のうち 2 つ以上があり，他の因子で説明できないこと
      睡眠中の窒息感やあえぎ呼吸
      睡眠中の頻回の覚醒
      熟睡感の欠如
      日中の倦怠感
      集中力の欠如
   C．PSG で睡眠中に 1 時間に 5 回以上の閉塞型呼吸イベントがあること。閉塞型呼吸イベントは閉塞型無呼吸/低呼吸あるいは呼吸努力関連覚醒（RERA）のいずれかの組み合わせによる。
2. 重症度の定義
      A か B で重症なほうを採用する。
   A．眠気による
   1）軽症：あまり集中力を要しない活動中（テレビ鑑賞，読書，乗客など）に眠ってしまう。社会的，職業的に障害はわずか。
   2）中等症：多少集中力を要する活動中（コンサート，会議，発表など）に眠ってしまう。社会的，職業的に中等度の障害となる。
   3）重症：より集中力を要する活動中（食事中，会話中，歩行中，運転中など）に眠ってしまう。社会的，職業的に著明な障害となる。
   B．閉塞型呼吸イベントによる
   1）軽症：1 時間に 5～15 イベント
   2）中等症：1 時間に 15～30 イベント
   3）重症：1 時間に 30 イベントより大

（文献 1 より転載・和訳）

I.2
睡眠呼吸障害の分類と概念・診断基準

表 I-4 ICSD*(2005年，ICSD-2)が提示したOSASの診断基準

診断基準　A＋B＋D or C＋D
A．少なくとも以下の1項目
　1．覚醒時の睡眠発作，昼間の眠気，熟睡感欠如，倦怠感，不眠
　2．呼吸停止，あえぎ，あるいは窒息感とともに覚醒
　3．ベッドパートナーによる大きないびき，あるいは/および呼吸停止の報告
B．PSGによる以下の所見
　1．1時間に5回以上の呼吸イベント(無呼吸，低呼吸，あるいはRERAs)**
　2．各呼吸イベントのすべてあるいは一部で呼吸努力が確認される。
C．PSGによる以下の所見
　1．1時間に15回以上の呼吸イベント(無呼吸，低呼吸，あるいはRERAs)
　2．各呼吸イベントのすべてあるいは一部で呼吸努力が確認される。(RERAsの場合は食道内圧の測定がベスト)
D．他の睡眠障害，医学的あるいは神経学的異常，治療薬や薬物と関係した異常では説明できない。

*ICSD：International Classification of Sleep Disorders, American Academy of Sleep Medicine
**RERAs(respiratory effort related arousals)：呼吸努力関連覚醒

(文献3より転載・和訳)

つもの」だけでなく，「症状の有無に関わらずAHI 15以上のSDB」をOSASと診断するものである(表 I-4)。症状の乏しいSDBであっても高血圧症や心血管障害，脳血管障害，心不全の発症リスクになる可能性が指摘されており[4,5]，特にAHIが15以上になるとこれらのリスクが高くなることから，OSASの中に組み入れたのである。AHI 15以上のSDBを心血管障害の一次予防の対象にするべきであるというメッセージが込められているが，その方策や有効性に関するデータは少ない。

■呼吸イベントの診断基準
❶無呼吸および低呼吸

　PSGや簡易モニターで睡眠中の呼吸障害を評価する際には，低呼吸をどのように定義して解析するのかをしっかりと決めておく必要がある。低呼吸の定義によっては，AHIが数倍から十倍以上も違ってしまうことが明らかにされている[6]。サーミスタやサーモカップル，圧力センサなどのエアーフローセンサによる呼吸気流の変化は換気量とは相関しないことが明らかになっており[7]，低呼吸は少なくとも酸素飽和度の低下との組み合わせで定義するべきである。さもないと，意味のない呼吸イベントを多数拾ってしまうことにな

る。酸素飽和度が低下しなくても，脳波上の覚醒反応を伴う場合には低呼吸とすることが多いが，覚醒反応には判定者の主観が入り込みやすく，再現性に乏しいといわれている。これらを踏まえて，無呼吸あるいは低呼吸の診断基準としては，現在 research definition(Chicago criteria＝AASM task force report)[1,8] および clinical definition (Medicare criteria)[8,9] と呼ばれる2つの診断基準がある(表 I-5)。わが国ではほとんどの施設が research definition を用いている。しかし，clinical definition はスコアリングの再現性がよく，米国の多施設共同大規模疫学研究(sleep heart health study)ではこの基準が採用され，AHIと心血管障害との関連性が明らかにされたのである[4,5]。米国の保険医療制度(Medicare, Medicaid)でもこの基準が採用され，AHI 5以上でSAS関連症状を伴うときにはCPAPの適応とされている。AASMの新しいPSGスコアリングマニュアルでも clinical definition が推奨されており，その際の無呼吸はサーミスターセンサ，低呼吸は圧センサを用いることが推奨されている[10]。

　生命予後や治療あるいは研究対象とする臨床症候と関連性の深い診断基準を用いるべきであろう。research definition で診断された AHI は，

15

第Ⅰ部　SASの概念・疫学・発症機序

表Ⅰ-5　無呼吸および低呼吸の定義：research definition および clinical definition

1. research definition (Chicago criteria)
   以下の A＋C あるいは B＋C を要する。無呼吸と低呼吸を区別する必要はない。
   A．呼吸振幅がベースラインから50％より大きく減少する。
   B．呼吸振幅の低下が50％未満であっても，3％より大きい酸素飽和度の低下か覚醒を伴う。
   C．イベントの持続は10秒以上。
2. clinical definition (Medicare criteria)
   1）無呼吸
      10秒以上の呼吸気流の停止で，その間に呼吸努力がみられる。
   2）低呼吸
      呼吸運動あるいは呼吸気流がベースラインから30％以上減少し，4％以上の酸素飽和度の低下を伴う。イベントの持続は10秒以上であること。胸腹部の奇異性運動，呼吸気流曲線の形，いびき音の増強などで閉塞性イベントであることを推定できる。

（文献1，8，9より転載・和訳）

表Ⅰ-6　呼吸努力関連覚醒(RERA)イベントの定義

呼吸努力の増加により覚醒をきたすが無呼吸や低呼吸の基準を満たさないもので，以下の A＋B を要する。
A．徐々に食道内圧が低下し，突然陰圧の程度が小さくなり，覚醒とともに終了する。
B．イベントの持続は10秒以上。

（文献1より転載・和訳）

心血管障害との間に関連性があるか否かに関してデータがない。また，2つの診断基準のうちで，どちらが昼間眠気や認知機能，QOL と関連性が強いのかは明らかにされていない。一般的には30～50％以上の呼吸気流か呼吸運動の低下と3～4％以上の酸素飽和度の低下（あるいは覚醒反応）の組み合わせで低呼吸と診断する。覚醒反応のみを伴う呼吸イベントを加えても加えなくてもよいが，用いた基準を明確にしておくべきである。近い将来，日本でも関連学会により無呼吸および低呼吸の診断基準が示されるべきである。

❷ **呼吸努力関連覚醒(respiratory effort related arousals：RERA)**[1]

RERA イベントの定義は表Ⅰ-6 に示したとおりで，一見呼吸障害がないようにみえながらも高度の呼吸努力を強いられた状態で，そのために頻回の覚醒反応が出現するものである（図Ⅰ-8）。症例はⅣ.4（268～271頁）を参照されたい。これを診断するためには食道内圧をモニターする必要がある。多分に上気道抵抗症候群[11]を意識し，こ

れを OSAS と同じ病態としてその中に組み入れるための基準と思われるが，そのことが AASM の診断基準の汎用性の障害になっている。実務的には，現在多くの施設で行っているように食道内圧モニターを努力目標として，AASM の診断基準を用いるのがよいと考えられる。

■ **重症度**

重症度に関しては，眠気の程度，あるいは PSG による AHI によって判定し，いずれか重症なほうをとることになっている（表Ⅰ-3）[1]。

中枢型睡眠時無呼吸症候群(CSAS)

中枢型の無呼吸～低呼吸はいろいろな状況で発生する。健常人でも入眠期や REM 睡眠中に認められることがある。肺胞低換気，高炭酸ガス血症を伴う多くの病態でもみられるが，AASM の分類によるとこれらは睡眠低換気症候群(sleep hypoventilation syndrome：SHVS)に包括される。ここでは特発性の CSAS のみを対象としている。患者は炭酸ガスに対する換気応答が亢進しており，結果として過換気→低炭酸ガス血症となる。睡眠により呼吸刺激閾値が上昇する（$PaCO_2$ のセットポイントが高値となる）と $PaCO_2$ がそのレベルに達するまで呼吸は停止する。有病率はきわ

I.2
睡眠呼吸障害の分類と概念・診断基準

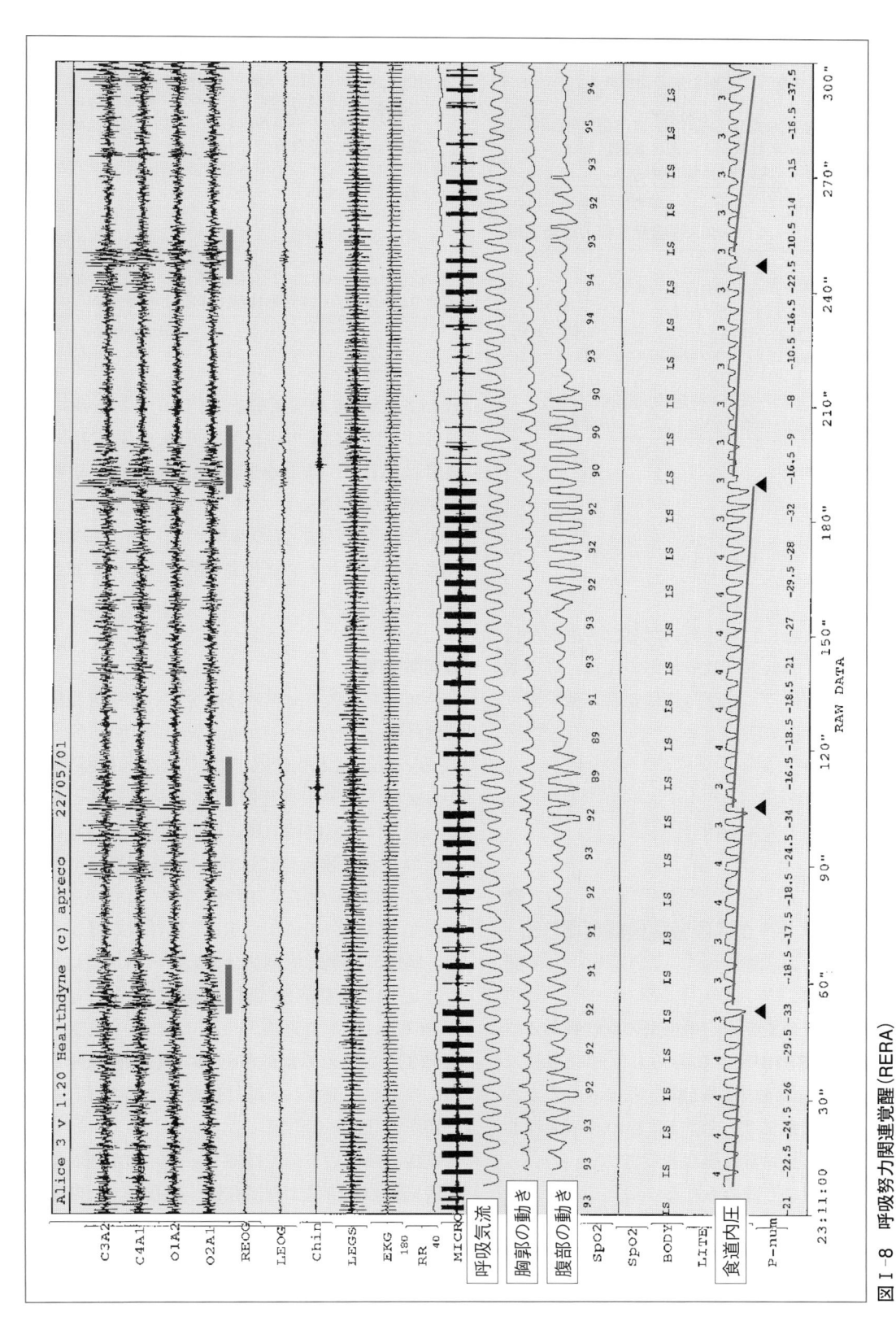

図 I-8 呼吸努力関連覚醒（RERA）
急激な食道内圧の変化が4カ所（矢頭）でみられ、その直後に覚醒反応といびき音の軽減がみられている。呼吸気流はほとんど変化なく、無呼吸～低呼吸はない。呼吸運動は不規則・不安定であるが、酸素飽和度の変動はわずかである。典型的なRERAイベントである。

第Ⅰ部
SASの概念・疫学・発症機序

表Ⅰ-7 中枢型睡眠時無呼吸症候群の診断基準

以下のA，B，Cのすべてを満たす必要がある。
A．以下の症状の1つ以上
　　日中傾眠，頻回の覚醒反応あるいは完全覚醒
B．中枢型無呼吸・低呼吸が1時間に5回以上
C．覚醒時のPaCO$_2$は正常（＜45 Torr）

（文献1より転載・和訳）

表Ⅰ-8 チェーン・ストークス呼吸症候群の診断基準

以下のA，Bを満たす必要がある。
A．うっ血性心不全か中枢神経疾患の存在
B．呼吸モニターで以下が認められる。
1．呼吸振幅の周期的な増減が少なくとも3周期。周期は通常60秒程度だが，様々であってよい。
2．以下の1つ以上
1）中枢型無呼吸・低呼吸が1時間に5回以上
2）呼吸振幅の周期的な増減が少なくとも10分間持続

（文献1より転載・和訳）

表Ⅰ-9 チェーン・ストークス呼吸症候群の診断基準

A．PSG上，中枢型無呼吸＋低呼吸が睡眠1時間当たり，少なくとも10回以上みられ，呼吸振幅には周期的な増減パターンがみられ，頻回の覚醒反応と睡眠構築の改変を伴う。
B．呼吸障害は心不全，脳血管障害，腎不全のような重篤な病態に合併して発生する。
C．この障害は，今日知られている他の睡眠障害，薬物あるいは他の物質による障害では説明できない。

注：症状は診断に必須ではないが，患者はしばしば昼間過眠，頻回の覚醒反応，不眠，呼吸困難による完全覚醒を訴える。

（文献3より転載・和訳）

めて低い。

■**概念**

上気道の閉塞なしに無呼吸のエピソードが反復し，酸素飽和度の低下，覚醒反応の反復，日中傾眠などの症状を伴う。覚醒時には正常〜低炭酸ガス血症がみられる。

■**診断基準**

診断基準を表Ⅰ-7に示す[1]。

チェーン・ストークス呼吸症候群（CSBS）

■**概念**

周期的な呼吸の変動で，中枢型の無呼吸あるいは低呼吸と過呼吸が交互にみられ，呼吸振幅は徐々に増減する（waxing-waning pattern）のが特徴である。心機能障害（通常は重症のうっ血性心不全）や神経疾患（通常は脳血管障害）でみられる。重症では覚醒時にも認められる。

■**診断基準**[1]

AASMのタスクフォース・レポート（表Ⅰ-8）[1]

およびICSD-2の診断基準（表Ⅰ-9）[3]を提示する。前者はAHI 5以上の中枢型SDBを必要とするが，後者はAHI 10以上を基準にしている。その後AASMから出版されたスコアリングマニュアル（2007年）[10]では前者の基準が採用されており，AHI 5をカットオフ値とする基準でよいと思われる。

■**病態生理**

チェーン・ストークス呼吸を伴った中枢型睡眠時無呼吸（central sleep apnea with Cheyne-Stokes Respiration：CSA-CSR）は健常人の入眠時（覚醒からノンレム睡眠移行期）にもみられることがある。通常では覚醒時と睡眠時のPCO$_2$レベルには差がみられ，睡眠時には5 Torr程度高くセットされる。また，何らかの理由により換気が過剰になってPCO$_2$が下がりすぎると無呼吸が発生するが，睡眠時の無呼吸閾値は安定呼吸のPCO$_2$レベルと比べ，わずか2〜6 Torr程度低い値（覚醒時のPCO$_2$レベル付近）にセットされる。入眠時にはPCO$_2$のセットポイントが高い値に変化するために換気が抑制され，時に無呼吸が誘発されることがある（図Ⅰ-9）[12]。

重症の慢性心不全では肺うっ血・肺水腫と機能的残気量の減少により潜在性〜顕在性の低酸素血症が存在するうえ，左室充満圧の増加および拡張終末期容積の増大などにより肺迷走神経が刺激されて過換気状態（低炭酸ガス血症）にある[13,14]。ま

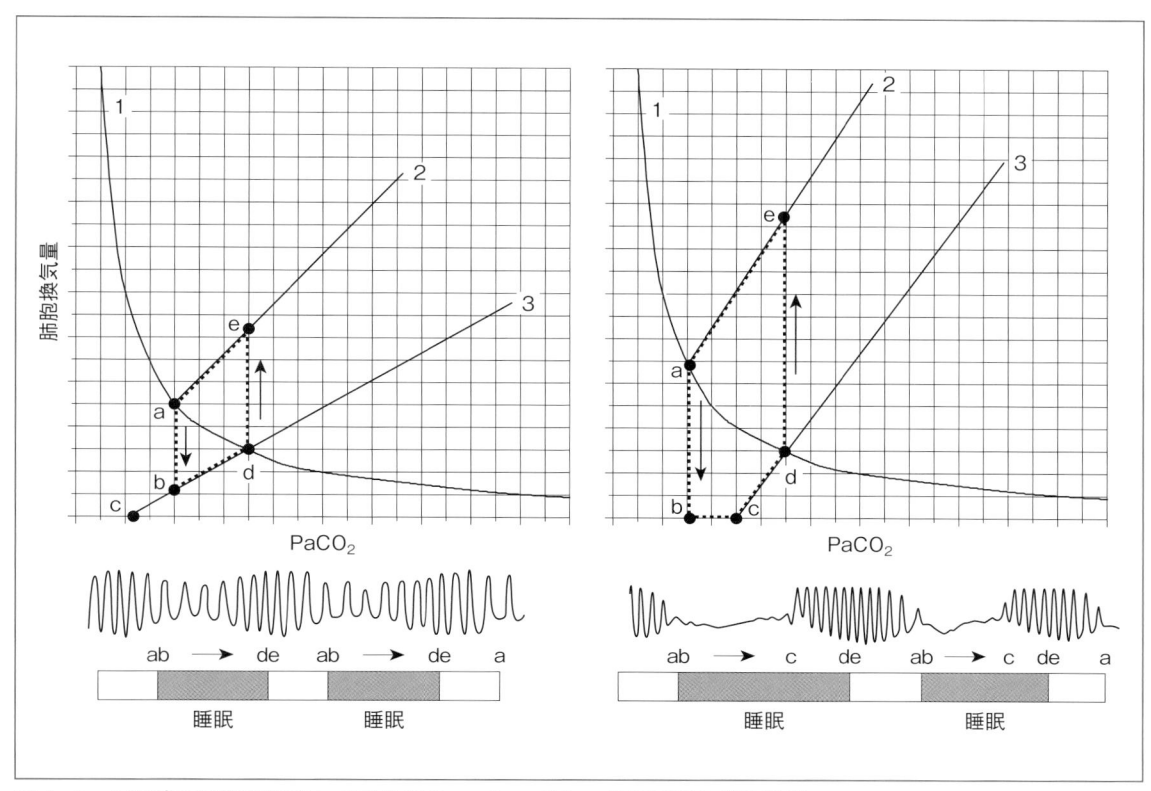

図Ⅰ-9 入眠時の周期性呼吸と心不全のチェーン・ストークス呼吸の発生機序
ライン1：代謝双曲線（炭酸ガス産生量を一定と仮定したときの肺胞換気量と動脈血炭酸ガス分圧の関係），ライン2：覚醒時の炭酸ガス換気応答，ライン3：睡眠時の炭酸ガス換気応答．
左図：覚醒時の定常状態はライン1と2の交点のa点であり，睡眠に入ると炭酸ガス分圧のセットポイントがやや上昇するため，換気量が減少してd点に落ち着く．睡眠に入ると覚醒時のa点は睡眠時のb点に相当するために換気量が減少する．炭酸ガス分圧の増加とともにライン3に沿って換気量が増えてd点に到達して安定する．ここで覚醒するとd点は覚醒時のe点に相当するために換気が増え，炭酸ガス分圧の低下とともにライン2に沿ってa点に収束する．このように，入眠時には睡眠の不安定さが周期性呼吸の原因となる．
右図：慢性心不全を想定して作図してある．心不全時には覚醒時，睡眠時ともに低炭酸ガス血症の状態にあり，a点，d点ともに左方に偏位する．さらに，炭酸ガス換気応答が亢進するためにライン2，3の傾きが大きくなる．ライン3とX軸の交点であるc点は無呼吸閾値を表し，動脈血炭酸ガス分圧がc点より小さければ無呼吸が発生する．心不全ではa点の左方への偏位とライン3の傾き増大により，c点の炭酸ガス分圧がa点より大きくなり，入眠時のa点からb点への変化で無呼吸が発生する．炭酸ガス分圧が大きくなってc点に達したところで呼吸が再開し，ライン3に沿って徐々に換気量が増えてd点に向かう．しかし，無呼吸のために発生した低酸素血症が覚醒反応を惹起し，d点あるいはc→d間のポイントは覚醒時のe点，あるいはe→a間のポイントに相当することになり，換気がさらに増大してa点に向かう．ここで睡眠に入ると上記が反復することになる．

（文献12より引用・改変）

た，低酸素血症と迷走神経反射により炭酸ガス換気応答，低酸素換気応答ともに増大し，呼吸中枢の反応性が過敏な状態にある[15]）．

臨床的にCSA-CSRのほとんどは心不全に合併してみられ（**表Ⅰ-10**），コントロール不良の慢性心不全の1/3はCSA-CSRを合併するといわれる．通常では睡眠時のPCO_2レベルは覚醒時より5 Torr程度高くセットされるが，心不全では元々のPCO_2が低いうえ，睡眠に入ってもPCO_2レベルの上がらないことがある．臥位による静脈還流の増加と肺毛細管圧の上昇が換気を刺激して生理的なPCO_2の上昇を阻止することによる．このような状況で睡眠に入ると，PCO_2が睡眠時の無呼吸閾値を超えて低下してしまうことがあり，無呼

表Ⅰ-10 慢性心不全でCSA-CSRが発生する要因

1) 過換気→慢性低炭酸ガス血症：左室充満圧の増加および拡張終末期容積の増大，肺うっ血が肺迷走神経(irritant receptor)を刺激して過換気を惹起する。
2) 炭酸ガス換気応答および低酸素換気応答の増大：肺うっ血・肺水腫による低酸素血症と迷走神経呼吸反射による。
3) 循環時間の延長：肺うっ血，心拍出量の減少などによる。
4) 機能的残気量の減少→低酸素血症：胸水，心拡大，肺うっ血・肺水腫などによる。低酸素血症を増幅して換気を刺激し，過換気につながる。
5) 覚醒反応の反復：いったん無呼吸サイクルに陥ると覚醒反応が反復する。覚醒時と睡眠時ではCO_2のセットポイントと換気応答のレベルが異なるが，これが頻回に変動することになる。

表Ⅰ-11 睡眠低換気症候群の診断基準

以下のA，Bを満たす必要がある。
A．以下の症候の1つ以上
　肺性心，肺高血圧症，日中傾眠，多血症，覚醒時の高炭酸ガス血症($PaCO_2$＞45 torr)
B．終夜モニターで以下の1つ以上
1．睡眠中の$PaCO_2$上昇が覚醒時仰臥位の値の10 Torr以上
2．無呼吸や低呼吸では説明できない酸素飽和度の低下

(文献1より転載・和訳)

吸が発生する[16]。いったん無呼吸が発生すると低酸素血症が増悪して覚醒反応が惹起され，睡眠と覚醒が反復することになる。覚醒時と睡眠時ではCO_2のセットポイントと換気応答のレベルが異なるため，これが頻回に変動することになる。さらに，心拍出量の低下から循環時間が延長しており，PCO_2の情報が呼吸中枢に伝わるまでに時間がかかり，換気刺激・換気抑制ともにオーバーシュートしてしまう。実際にCSA-CSRの呼吸周期の長さは循環時間と相関する[17]。このようにして，無呼吸と漸増・漸減する呼吸が形成されることになる。

睡眠低換気症候群(SHVS)

■概念

睡眠中の$PaCO_2$の異常な増加であり，高度の低酸素血症をきたす。低酸素血症は多血症，肺高血圧症，肺性心，呼吸不全をもたらす。睡眠中の高度の低酸素血症は持続的にみられ，明らかな無呼吸や低呼吸を伴わずに起こる。酸素飽和度の低下は長時間(1分以上)にわたり，REM睡眠で最も高度となる。

■診断基準

AASMのタスクフォース・レポートによる診断基準(表Ⅰ-11)を示す[1]。

■重症度

以下の1つ以上がみられるときに重症と判断する。
①睡眠時間の50％以上で酸素飽和度85％以下
②肺性心あるいは両心不全

■基礎疾患

①高度の肥満(BMI≧35，日本ではBMI≧30)：肥満低換気症候群，Pickwick症候群
②胸壁の拘束性障害
③神経筋疾患
④脳幹あるいは高位脊髄障害
⑤原発性中枢性肺胞低換気症候群
⑥慢性閉塞性肺疾患(COPD)：睡眠が呼吸に及ぼす影響に関しては別項(Ⅱ.18の122頁)で解説する。
⑦甲状腺機能低下症(Ⅱ.19の130頁)

以上のうち，肥満低換気症候群を次に簡単に述べ，甲状腺機能低下症を別項(Ⅱ.19の130頁)で解説する。

肥満低換気症候群（OHS）

■概念

OHS は高度の肥満に日中高炭酸ガス血症，低酸素血症，多血症，日中過眠，右心不全を伴う症例として 1955 年に報告された[18]。翌年，Burwell らにより Pickwick 症候群として報告され[19]，臨床医の注目を集めてきた。ほとんどの OHS 症例は閉塞型の無呼吸・低呼吸を伴うため，現在では Pickwick 症候群を含めて OHS は肥満を伴う重症型の OSAS であると考えられている。しかし，一部に無呼吸を伴わない OHS もある[20]。

■診断基準

日本には厚労省の班会議が作成した OHS の診断基準がある（表Ⅰ-12）[21, 22]。下記の Pickwick 症候群を含んでよい。

Pickwick 症候群は 8 項目の臨床所見[19]（表Ⅰ-13）により診断されるが，今日では高度の肥満と

表Ⅰ-12　肥満低換気症候群の診断基準

1) 高度の肥満（BMI≧30）
2) 日中の高度の傾眠
3) 慢性の高炭酸ガス血症（$PaCO_2$≧45 Torr）
4) 睡眠呼吸障害の重症度が重症以上（AHI≧30，SaO_2 最低値≦75%，SaO_2<90% の時間が 45 分以上または全睡眠時間の 10% 以上，SaO_2<80% の時間が 10 分以上等を目安に総合的に判定する）

これらすべてを満たす場合に OHS と診断できる。

（文献 18 より転載・和訳）

表Ⅰ-13　Pickwick 症候群の 8 徴候

1) 高度の肥満
2) 昼間の傾眠
3) 周期性呼吸
4) チアノーゼ
5) 筋攣縮
6) 二次性多血症
7) 右室肥大
8) 右心不全

Burwell の 8 徴候ともいわれる。ディケンズ（Dickens C）の小説の中の『ピックウィック・クラブ』に登場する肥満児ジョーの性格に因んで命名された。

表Ⅰ-14　高度肥満者（BMI 40 以上）の呼吸障害

	単純肥満	OSAS	OHS	p 値
N	24(27%)	41(46%)	24(27%)	―
Age	45.5	45.9	49.4	ns
Sex(M/F)	4/20	17/24	15/9	<0.01
Weight(kg)	124	130	132	ns
BMI(kg/m^2)	45.1	50.4	49.5	ns
Neck(cm)	42.5	44.8	47.4	<0.05
Waist(male)(cm)	137.6	142.7	138.4	ns
Waist(female)(cm)	128.5	120.5	125.3	ns
%FVC(%)	87.5	82.4	73.3	<0.05
%FEV1(%)	93.5	85.8	74.6	<0.01
FEV1/FVC(%)	89.2	89.6	88.2	ns
%TLC(%)	87.0	79.1	63.8	<0.05
PaO_2(Torr)	85.0	77.0	68.0	<0.0001
$PaCO_2$(Torr)	36.5	38.1	47.7	<0.0001
pH	7.40	7.39	7.38	ns
RDI	5.0	31.8	46.3	<0.0001
Nadir(%)	87	77	75	<0.0001
TST SaO_2<90%(%)	8.2	26.0	63.4	<0.0001
SE(%)	72.0	70.0	64.8	ns
REM(%)	17.1	14.0	9.5	<0.05
Smoking(yes/no)	11/13	16/25	12/12	ns

BMI 40 以上の高度肥満者の約 1/4 が単純肥満，約 1/2 が OSAS，約 1/4 が OHS であった。

（文献 23 より転載・和訳）

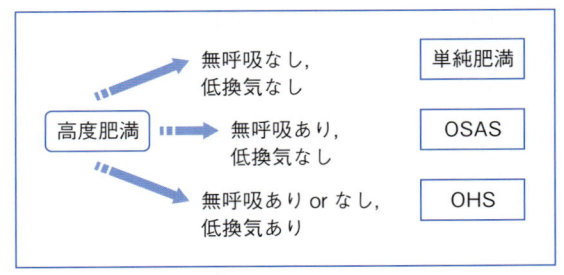

図Ⅰ-10 肥満による睡眠呼吸障害の発生
肥満者のすべてがOSAS，OHSを発症するわけではない。

低換気を伴ったOSAS，すなわちOHSの重症型がその本態であり，過眠や低酸素血症，高炭酸ガス血症による症状と右心不全が明らかになった症例である。

■肥満からOSAS，さらにOHSへ：関与する因子は何か？

肥満者にはOSASの有病率が高く，そのうちの一部がOHSを発症する。しかし，中には無呼吸さえ発症しない高度肥満者も存在する。合併症をもたないBMI 40以上の高度の肥満者(89名)を対象にすると，約1/4は単純肥満，約1/2はOSAS，約1/4はOHSであったという(表Ⅰ-14)[23]。

肥満からOSAS，さらにOHSへと導く因子は何であろうか(図Ⅰ-10)。肥満者をOSASに導く要因としては，その患者が元々もつ上気道や顎顔面の形態異常が重要と思われるが，体重が同じでもOSAS患者は上気道への脂肪沈着が高度でその分布にも特徴があるという。すなわち，軟口蓋への脂肪沈着はOSASのみにみられ，舌や中咽頭後部から側面への脂肪沈着はOSASで有意に高度であったという[24]。このような脂肪沈着部位の差異には何らかの液性因子が関与している可能性があるが，詳細は明らかでない。

OHSの発症要因としては，以下のようなものが考えられている。①SDBがより高度であること，②肥満がより高度であること，③閉塞性換気障害の合併，④高度の飲酒，⑤換気応答の低下。

OHSでは低酸素換気応答，高炭酸ガス換気応答ともに抑制されているが[25]，気管切開やCPAPなどの治療により正常化することから，低酸素血症や高炭酸ガス血症，呼吸筋疲労などが関与して二次的に発生したものと考えられている[25]。

(榊原博樹)

■文献
1) The Report of an American Academy of Sleep Medicine Task Force : Sleep-related breathing disorders in adults : Recommendations for syndrome definition and measurement techniques in clinical research. Sleep 22 : 667-689, 1999
2) Guilleminault C, Tilkian A, Dement WC : The sleep apnea syndromes. Annu Rev Med 27 : 465-484, 1976
3) American Academy of Slep Medicine : The international classification of sleep disorders, second edition. American Academy of Sleep Medicine, Westchester, 2005
4) Peppard PE, Young T, Palta M, et al : Prospective study of the association between sleep-disordered breathing and hypertension. N Engl J Med 342 : 1378-1384, 2000
5) Shahar E, Whitney CW, Redline S, et al : Sleep-disordered breathing and cardiovascular disease. Cross-sectional results of the sleep heart health study. Am J Respir Crit Care Med 163 : 19-25, 2001
6) Sleep heart Health Research Group : Effect of varying approaches for identifying respiratory disturbances on sleep apnea assessment. Am J Respir Crit Care Med 161 : 369-374, 2000
7) Redline S, Sanders M : Hypopnea, a floating metric : implications for prevalence, morbidity estimates, and case finding. Sleep 10 : 1209-1217, 1997
8) Kushida CA, Littner MR, Morgenthaler T, et al : Practice parameters for the indications for polysomnography and related procedures : an update for 2005. Sleep 28 : 499-521, 2005
9) Clinical Practice Review Committee : Hypopnea in sleep-disordered breathing in adults. Sleep 24 : 469-471, 2001
10) Iber C, Ancoli-Israel S, Chesson AL, et al : The AASM manual for the scoring of sleep and associated events : Rules, terminology and technical specifications. AASM, Westchester, 2007
11) Guilleminault C, Stoohs R, Clerk A, et al : A cause of excessive daytime sleepiness : The upper airway resistance syndrome. Chest 104 : 781-787, 1993
12) Bradley TD, Phillipson EA : Central sleep apnea. Clin Chest Med 13 : 493-505, 1992
13) Naughton M, Benard D, Tam A, et al : Role of hyperventilation in the pathogenesis of central sleep pneas in patients with congestive heart failure. Am Rev

Respir Dis 148 : 330-338, 1993
14) Lorenzi-Filho G, Azevedo ER, Parker JD, et al : Relationship of $PaCO_2$ to pulmonary wedge pressure in heart failure. Eur Respir J 19 : 37-40, 2002
15) Solin P, Roebuck T, Johns DP, et al : Peripheral and central ventilatory response in central sleep apnea with and without congestive heart failure. Am J Respir Crit Care Med 162 : 2194-2200, 2000
16) Xie A, Skatrud JB, Puleo DS, et al : Apnea-hypopnea threshold for CO_2 in patients with congestive heart failure. Am J Respir Crit Care Med 165 : 1245-1250, 2002
17) Hall MJ, Xie A, Rutherford R et al : Cycle length of periodic breathing in patients with and without heart failure. Am J Respir Crit Care Med 154 : 376-381, 1996
18) Achincloss JHJr, Cook E, Renzetti AD : Clinical and physiological aspects of a case of polycythemia and alveolar hypoventilation. J Clin Invest 34 : 1537-1545, 1955
19) Bickelmann AG, Burwell CS, Robin ED, et al : Extreme obesity with alveolar hypoventilation : A Pickwickian syndrome. Am J Med 121 : 811-818, 1956
20) Berger KI, Ayappa I, Chatr-Amontri B, et al : Obesity hypoventilation syndrome as a spectrum of respiratory disturbances during sleep. Chest 120 : 1231-1238, 2001
21) 栗山喬之：総括報告．厚生省呼吸不全系疾患調査研究班，呼吸不全調査研究班平成9年度研究報告書，pp1-11, 1998
22) Akashiba T, Akahoshi T, Kawahara S et al : Clinical Characteristics of obesuty-hypoventilation sybdrome in Japan : A multi-center study. Intern Med 45 : 1121-1125, 2006
23) Resta O, Foschino-Barbaro MP, Bonfitto P, et al : Prevalence and mechanisms of diurnal hypercapnia in a sample of morbidly obese subjects with obstructive sleep apnoea. Respir Med 94 : 240-246, 2000
24) Horner RL, Mohiaddin RH, Lowell DG, et al : Sites and sizes of fat deposits around the pharynx in obese patients with obstructive sleep apnoea and weight matched controls. Eur Respir J 2 : 613-622, 1989
25) Lopata M, Onal E : Mass loading, sleep apnea, and the pathogenesis of obesity hypoventilation. Am Rev Respir Dis 126 : 640-645, 1982

column① 「ぐっすり」は「good sleep」?

「ぐっすり眠る」の「ぐっすり」は英語の「Have a good sleep!」の「good sleep」に由来するのではないか，というお話である．テレビの某バラエティ番組で，雑学として放送されて話題になったようだが，発端（原典）は脚本家の三谷幸喜氏のエッセイ『オンリー・ミー』（幻冬舎文庫，1997年）の中にあるようだ．そのエッセイの中で彼の叔父の大発見として紹介されている．そうかもしれないと思わせる愉快な話であり，インターネットで紹介されて真偽のほどが議論されている．しかし，語源由来辞典（http://gogen-allguide.com/）によれば，「ぐっすり」という言葉は，江戸時代（寛政2年，1790年）に出版された「黄表紙・即席耳学問」〔作者：市場通笑（1732～1812年），勤勉，正直，倹約の精神を勧めた教訓書〕という書物の中で，「すっかり」，「十分に」の意味として使われているという．鎖国時代に出版された書物に使われている言葉の語源が英語にあるとは考えがたく，三谷幸喜氏あるいは彼の叔父の駄洒落であったようだ．

第Ⅰ部
SASの概念・疫学・発症機序

3　SDB・SASの疫学

SDBおよびSASの有病率

　SDBやSASの有病率に関しては，世界的に評価の高いいくつかの研究がある。中でもWisconsin Sleep Cohort Study（1993年）[1]は世界で初めての大規模な疫学研究であり，30〜60歳の男性のSDB有病率はAHI 5以上を基準とすると24.0％，AHI 15以上では9.1％と報告された。同年代の女性のSDB有病率は9.0％（AHI 5以上）と4.0％（AHI 5以上）であった。AHI 5以上で昼間の眠気を伴う症例をSASと診断すると，男性の4％，女性の2％がこれに相当した。これは当時としては予想外に高い有病率であったが，その後欧米で行われた類似の研究により成績の正しいことが確認された。すなわち，米国のSouthern Pennsylvania Cohort Study（2001年）[2,3]は1,741名（男性741名，女性1,000名）を対象にして，AHI 15以上の男性は7.2％，女性は2.2％と報告した。米国ではSASと高血圧症や冠動脈疾患，脳血管障害との関係を明らかにするために，予めPSGでSDBの有無と程度を確認した一般住民約6,000名を対象とした大規模な前向き疫学研究（Sleep Heart Health Study：SHHS）が行われたが，その基礎データからもSDBの有病率の高さが明らかにされている[4]。すなわち，40歳以上の男性（2,648名）の58％，女性（2,967名）の47％はAHIが5以上のSDBをもっていた。

　さらに，SDBの頻度を年代別，人種別，いびきの頻度と強さ別，睡眠時の呼吸停止の頻度別，肥満度別，ウエスト-ヒップ比別，頸囲別にみたのが表Ⅰ-15である。以下，ここではAHIが15以上のものを病的なSDBとして，その頻度について見ると，男性の25％，女性の11％に達した。年代別では40歳代10％，50歳代16％，60歳代19％と増加し，以後は20％程度で一定であった。習慣性にいびきをかく人の28％がAHI 15以上であったが，いびきを指摘されない人の9％にも認められた。肥満が高度になるに従い病的SDBの頻度は増すが，BMIが30以上でも32％であり，逆にBMIが25以下でも10％にみられる。

　ヨーロッパからの報告として，Spain Cohort Study（2001年）は2,148名（男性1,050名，女性1,098名）を対象として2段階法で調査を行い，AHI 5以上の有病率は男性26.2％，女性28.0％，AHI 15以上の有病率は男性14.2％，女性7.0％と報告している[5]（表Ⅰ-16）。

　アジア人を対象とした研究としては，韓国と香港からの報告がある[6-8]。韓国の報告は欧米の成績と類似していたが，香港のSDB有病率は他の報告と比べると明らかに低かった。ただし，この報告はわずか259名のPSGデータで母集団1,616名の推定をしており，しかもPSG検査の対象者を希望者にしている点，PSG未実施者をすべて「SDBなし」と判定するなど，バイアスのコントロールや解析方法に問題がある。

　いずれの報告もSDBの有病率はきわめて高いが，その値には少なからず差異がある。その差の一部は研究対象の性差や年齢構成に由来するものと考えられる。そこで，性別，年齢階層別にデータの呈示が可能な報告を比較すると表Ⅰ-16のようになり，その成績はきわめて類似していた。い

表 I-15 Sleep Heart Health Study(SHHS)の対象者にみる SDB の階層別頻度

	n	頻度(%) AHI≧5	頻度(%) AHI≧15
全体	5,615	47	18
性別			
男性	2,648	58	25
女性	2,967	37	11
年齢, 歳			
39〜49	519	29	10
50〜59	1,648	40	16
60〜69	1,668	51	19
70〜79	1,425	54	21
80〜99	355	56	20
人種			
白人	4,330	46	17
アフリカ黒人	418	46	20
アメリカインディアン	586	56	23
その他	281	38	13
いびきの頻度			
なし	632	30	9
週3夜未満	1,449	39	12
週3夜以上	1,897	61	28
不明	1,637	43	15
いびきの大きさ			
なし	632	30	9
わずか	825	37	11
大きい	2,048	53	21
きわめて大きい	427	71	38
不明	1,683	45	16
睡眠中の呼吸停止			
なし	2,205	43	15
週3夜未満	347	57	27
週3夜以上	181	78	49
不明	2,882	47	17
BMI[*1]			
I	1,403	32	10
II	1,403	39	13
III	1,405	49	17
IV	1,404	69	32
ウエスト-ヒップ比[*2]			
I	1,399	33	12
II	1,406	43	14
III	1,404	41	19
IV	1,406	60	26
頸囲[*3]			
I	1,230	31	10
II	1,353	38	12
III	1,405	49	18
IV	1,627	64	29

[*1] BMI(kg/m^2)
　女性　I：15.9〜<24.4　II：24.4〜<27.6　III：27.6〜<31.7　IV：31.7〜<58.9
　男性　I：16.7〜<25.4　II：25.4〜<28.0　III：28.0〜<30.9　IV：30.9〜<56.5
[*2] ウエスト-ヒップ比
　女性　I：0.53〜<0.82　II：0.82〜<0.89　III：0.89〜<0.96　IV：0.96〜<1.34
　男性　I：0.68〜<0.92　II：0.92〜<0.97　III：0.97〜<1.01　IV：1.01〜<1.05
[*3] 頸囲(インチ)
　女性　I：10.2〜<13.0　II：13.0〜<13.8　III：13.8〜<14.6　IV：14.6〜<19.5
　男性　I：11.8〜<15.4　II：15.4〜<15.9　III：15.9〜<16.9　IV：16.9〜<23.2

第Ⅰ部
SASの概念・疫学・発症機序

表Ⅰ-16 SDBの有病率：国別・性別・年代別比較

年齢	男性 n	男性 有病率(%) AHI≧5	AHI≧10	AHI≧15	BMI[*1]	女性 n	女性 有病率(%) AHI≧5	AHI≧10	AHI≧15	BMI[*1]
USA(Young T et al, 1993)[*2]										
30〜39		17.0	12.0	6.2			6.5	4.9	4.4	
40〜49		25.0	18.0	11.0			8.7	4.9	3.7	
50〜60		31.0	14.0	9.1			16.0	5.9	4.0	
Total	352	24.0	15.0	9.1	—	250	9.0	5.0	4.0	—
Spain(Duran J et al, 2001)[*3]										
30〜39		9.0	7.6	2.7			3.4	1.7	0.9	
40〜49		25.6	18.2	15.5			14.5	9.7		
50〜59		27.9	24.1	19.4			35.0	16.2	8.6	
60〜70		52.1	32.2	24.2			46.9	25.6	15.9	
Total	1,050	26.2	19.0	14.2	26.2(3.0)	1,098	28.0	14.9	7.0	25.1(4.2)
Korea(Kim J et al, 2004)[*4]										
30〜39		—	—	—			—	—	—	
40〜49		24.2	17.3	9.5			8.2	4.1	2.9	
50〜59		33.7	21.6	11.9			25.2	10.0	2.9	
60〜69		29.9	22.0	10.8			28.6	9.5	9.5	
Total	2,523	27.1	18.9	10.1	24.6(2.5)	2,497	16.8	6.7	4.7	24.8(3.0)

[*1]BMI：mean(SD)，[*2]Wisconsin sleep cohort study[1]，[*3]555名にPSG実施[5]，[*4]男性309名，女性148名にPSG実施[6]

ずれもWisconsin Sleep Cohort Study[1]に似た成績と考えてよい。一方，わが国にはSDBの有病率に関する信頼できる報告が少ない。今となっては信頼性に問題がある簡易モニター（初期のアプノモニター）を用いて無呼吸指数10以上の頻度が7.5％であったという報告（対象者は男性140名，女性19名）[9]，予め質問紙票により選別した習慣性いびき＋昼間過眠の一部をアプノモニター＋パルスオキシメーターで検査してAHI 10以上の頻度が男性で3.3％，女性で0.5％であったという報告（対象は1,199人の地域住民）[10]，パルスオキシメーターにより3％ODI（3% oxygen desaturation index：酸素飽和度が3％以上低下する1時間当たりの回数）5以上の頻度は40.5％，3％ODI 15以上は9.0％であったという報告（対象は男性地域住民1,424人）[11]である。これらの報告は，用いた検査機器の診断感度や信頼性に問題があったり，対象者の選択バイアスが十分にコントロールされていないため，信頼性には問題がある。

最近，簡易呼吸循環モニターを用いて，職域の男性従業員を対象としてSDBの有病率を調査した報告がある。PSGによる診断ではないが，可能な限りバイアスの混入を排除しており，信頼できるものと思われる。それらを年代別にYoungらの成績と比較して示した（表Ⅰ-17）。筆者らは某製造工場の男性従業員を対象にして対象者の選択に関わるバイアスを排除してほぼ全員（1,128名：平均年齢42±10歳；平均BMI 23.2±3.3）を簡易モニター（圧センサーによる呼吸気流と酸素飽和度）を用いて検査した。そのうち30〜60歳のデータを表Ⅰ-17に示す。AHI 5以上が25.4％，15以上が6.4％，30以上が1.8％という成績を得た[12]。Nakayamaらも同じ年代の職域の男性従業員を対象としているが，AHI 5以上が59.7％，15以上が22.3％，30以上が6.6％と，きわめて高い有病率を報告している[13]。日本人女性に関する信頼できる報告はない。

SDBの有病率には人種差があるともいわれるが，少なくとも男性に限っては，肥満が軽いにもかかわらず，日本人のSDB有病率は欧米並みかそれ以上と思われる。

表Ⅰ-17　男性の睡眠呼吸障害の有病率(%)：日米比較

	AHI or RDI			
	5以上	10以上	15以上	30以上
1. Young T, et al (1993)[1]				
男性　352名	24.0	15.0	9.1	
30～39歳	17.0	12.0	6.2	
40～49歳	25.0	18.0	11.0	
50～60歳	31.0	14.0	9.1	
2. Sakakibara H, et al (2006)[12]				
男性　1,007名	25.4	11.6	6.4	1.8
30～39歳	16.0	5.8	3.0	0.7
40～49歳	26.2	13.1	7.7	2.7
50～60歳	37.6	17.2	9.8	2.5
3. Nakayama AY, et al (2008)[13]				
男性　305名	59.7		22.3	6.6
20～39歳	40.6		13.5	5.2
40～49歳	64.5		23.4	4.0
50～59歳	74.1		30.6	11.8

SDB あるいは SAS の有病率に影響する因子

■性差

❶有病率の性差

1) 疫学調査にみられる有病率の性差

前述した一部の報告からも明らかなように，SDB（AHI≧15）の有病率の男女比は，広い年齢層を対象にした調査では2～3：1程度であるが[1-5]，65歳以上の年齢に限ると1.3～1.6：1程度となり[14-16]，男女差が小さくなる。一方，SDB（AHI≧15）に加えて昼間眠気や高血圧症あるいは心血管疾患を合併した，いわゆるSASの有病率の男女比は2～3：1となる[1,3,13,14]。

2) 受診患者にみられる有病率の性差

睡眠（呼吸障害）クリニックを受診してSASと診断される症例の男女比は8～10：1である[15,16]。臨床例では疫学調査と比べてさらに性差が顕著となり，これほど男女差の大きい疾患は珍しい。疫学調査では，軽症と比べて中～重症SDBの男女差が大きくなる傾向があり，女性は受診や治療が必要な重症例が少なく，これがクリニックにおける男女差の拡大に反映されている可能性はあるが，それだけでは説明が困難である。

3) SDB および SAS の男女別・年代別分布

一般にSDBの有病率は年齢とともに増大するが，男女とも60歳代で上限となる[17]。女性は閉経後に急に有病率が増える[3]。睡眠（呼吸障害）クリニックで診断される臨床症例（AHI≧15）に関しては，男性では40歳代から60歳代までの患者数がほぼ等しく，女性では50歳代，60歳代で増加する（図Ⅰ-11）。年代別の男女比は20歳代が5.5：1，30歳代が16.4：1，40歳代が17.8：1，50歳代が5.4：1，60歳代が4.6：1，70歳以上が5.5：1であり，30歳代，40歳代の男女差が著明である。疫学症例，臨床症例ともに閉経後の年代で男女差が小さくなることから，このような男女差の一部はホルモン環境の差に由来するものと思われる。

❷女性におけるホルモン環境の変化とSDB・SAS

1) 閉経の影響

Wisconsin Sleep Cohort study によると閉経後の女性は，年齢と体重をマッチさせた閉経前の女性と比べて，中等症・重症 OSAS の頻度が3倍になる[18]。その他の疫学研究も同様の成績を示している[3,19,20]。先に示した筆者らの臨床症例でも患者数（発症）に対する閉経の影響が明らかであっ

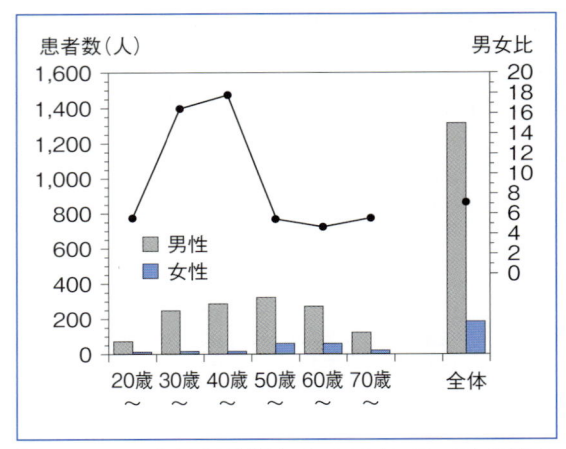

図Ⅰ-11 10年間に診断したSAS（AHI≧15）の男女別・年代別患者数と男女比

男性患者は30歳代から60歳代まで広く分布し，女性は50歳代・60歳代にピークがみられる。男女比は30歳代＝16.4，40歳代＝17.8だが，50歳代になると女性患者が増えて5.4となった。全体では男性1,314人，女性184人，男女比＝7.1であった。

（藤田保健衛生大学病院症例）

た（図Ⅰ-11）。

2）ホルモン補充療法の影響

　疫学調査（PSGにより診断した女性1,000名，男性741名）によると，閉経後にホルモン補充療法を受けている女性のSAS（AHI≧10＋臨床症状）の有病率（0.5％）は治療を受けていない女性の有病率（2.7％）よりも小さく，閉経前の女性のそれ（0.6％）と等しいことが明らかにされている（図Ⅰ-12）[3]）。305名の閉経前女性を対象にした前向き縦断研究でも，閉経後はSDB発症のリスクが19倍にも増加すると報告されている[21]。このようなホルモン補充療法の効果は，エストロゲンよりもプロゲステロン製剤で認められる[22]。

　プロゲステロンは炭酸ガス換気応答および低酸素換気応答ともに増大する[23]。したがって，中枢性無呼吸や肥満低換気症候群に対しては，プロゲステロンの呼吸中枢刺激作用が防御的に働く可能性がある。一方，プロゲステロンには上気道開大筋の筋活動を高める作用もある。すなわち，健康な女性を対象にして上気道開大筋の筋活動を調べると，プロゲステロンレベルの高い黄体期に最も

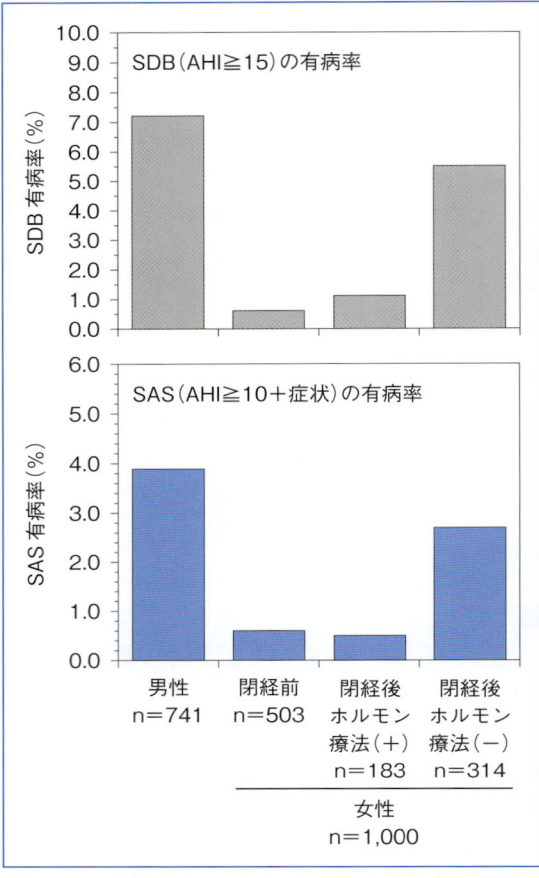

図Ⅰ-12 女性のSDBおよびSASの有病率：閉経とホルモン補充療法の影響

閉経後にホルモン補充療法を受けている女性のSDB（AHI≧15）の有病率（1.1％）は治療を受けていない女性の5.5％より小さく，閉経前の0.6％に近かった（図上）。同じく，閉経後にホルモン補充療法を受けている女性のSAS（AHI≧10＋臨床症状）の有病率（0.5％）は治療を受けていない女性の2.7％より小さく，閉経前の0.6％と等しかった（図下）。

（文献3のデータをもとに作図）

筋活動が高く，閉経後には低下し，ホルモン補充療法で筋活動が増大することが確かめられている[24]。したがって，疫学調査で明らかになっているSDB・SASの有病率の性差や閉経の影響に関しては，少なくともその一部がプロゲステロンの上気道開大筋への作用による可能性がある。

3）ホルモン環境と肥満・体内脂肪分布とSDB・SASの関係

　肥満がSDBやSASの発症危険因子であること

は多くの研究で明らかにされている．同程度のSDBをもつ男女を比較すると，女性のほうが男性よりも肥満しているという報告が多い[15,25,26]．ただし，脂肪分布に性差があり，男性は脂肪が上半身に分布する傾向がみられる[27]．さらに，BMIをマッチさせた健康な男女の比較によると，男性は頸部への脂肪の分布割合が女性よりも大きかったという[28]．内臓肥満は肥満とは独立したSDB・SASの危険因子となるが，女性は肥満が高度でその頻度が高くても多くは皮下脂肪型肥満であり，内臓肥満が少ないためにSDB・SASの有病率上昇に影響が少ないものと思われる．閉経によるホルモン環境の変化は，体内の脂肪分布に影響して内臓や上気道周囲への脂肪沈着を増やし，これがSDB・SASの発症を高める可能性がある．

❸ 男性ホルモンの影響

テストステロンは上気道の虚脱性を高めてSDBを増悪するという報告がある[29]．プロゲステロンと異なり，低酸素換気応答に対する影響に関しては成績が一致していない[30,31]．男性機能低下症の患者にテストステロン補充療法を行ったところ，AHIが倍以上に増加したという報告がある[32]．多嚢胞性卵巣症候群（PCOS）は女性におけるOSASの発症リスクになるが[33]，男性ホルモン上昇が介在しているものと考えられている．これらの報告から，テストステロンはSDB・SAS発症の危険因子となり，有病率の男女差の一因となる可能性がある．

❹ 上気道の解剖学的性差

SASのほとんどは，舌や咽頭軟部組織（軟口蓋や扁桃など），顎顔面形態などの異常による上気道（咽頭腔）の狭小化に基づいて発症する．頭部規格撮影（セファログラム）は大がかりな装置を必要とせず，顎顔面や上気道の種々の形態異常を定量化して評価することができ，特にデジタル撮影を用いると骨性構造だけでなく軟口蓋や舌などの軟部組織の形態についても定量的に評価できる優れた方法である．ほとんどのSASのセファログラムには以下のような異常のいくつかが確認できる[34,35]．すなわち，1)頭蓋底，上顎，下顎の各レベルでの顔面の前後径（奥行き）の減少，2)下顎骨の後退あるいは狭小化，3)舌面積，特に口腔外舌面積（舌下半分）の増大，4)軟口蓋面積の増大，5)下部鼻咽頭腔〜中咽頭腔に及ぶ上気道径の狭小化，6)中咽頭腔の過長，である．男女ともにこれらの異常が単独あるいは複合して認められる．SDB・SASの発症にはこのような解剖学的要因が重要であるため，男女の有病率の差異をこれらの解剖学的な因子の性差に求めようとするのは自然な成り行きであろう．

実際には健康人を対象にしたそのような試みは多くないが，以下のような報告がある．ダイナミックCTでは上気道の気道断面積に男女差はなかったという[36]．セファロメトリーによる検討では，男性のほうが舌骨と下顎底の距離が開大しており，舌低位あるいは舌の肥大傾向がみられた[37]．MRIによる検討では，男性は咽頭腔が延長しており，軟口蓋が大きかった[38]．筆者もセファロメトリーにより健康な男女の形態を比較したところ，男性は女性と比べて咽頭腔が長く，舌の下半分面積が大きく，頭蓋底が短く，後上部顔面高が長いという結果を得た[39]．これらはSASに特徴的な形態の一部であり，平均的な男性は女性と比べて潜在的にSASを発症しやすい咽頭および顎顔面形態を有しており，これがSDB・SASの有病率の性差の一因となっている可能性がある．

❺ 上気道の機能的性差

一般に覚醒時のOSAS患者の上気道開大筋の筋活性は健康人と比べて亢進しており，このことで辛うじて気道の閉塞を防いでいるものと考えられる[40]．このような防御作用が弱まれば閉塞を起こしやすくなり，実際に覚醒時のオトガイ舌筋の筋電図活性は，男性で減弱しているという報告がある[41]．一方，安静時にも低酸素負荷時にもそのような男女差は認めないという報告もある[42]．また，覚醒時の上気道抵抗は男性のほうが大きいと

いう報告[43]があるが，男女差を認めない報告もある[44]。

浅睡眠時の上気道抵抗は男性のほうが高くて気流制限を起こしやすいという報告がある[44]。一方，上気道の径や気道抵抗には男女差がないが，睡眠中の上気道に陰圧をかけると男性のほうが気道が虚脱しやすいという報告がある[45]。このような上気道の易虚脱性は咽頭の長さに関係があり，男性は咽頭が長いために虚脱しやすいと推定されている[45]。

以上のように上気道の易虚脱性に関する性差の研究は結論に達していないが，先に述べたようにプロゲステロンには上気道開大筋の筋活動を高める作用があり[24]，上気道の筋活動や気道抵抗に性差を認める報告はプロゲステロンの作用で説明できるかもしれない。

⑥ SDB・SAS の性差：まとめ

SDB・SAS の有病率の男女差には，顎顔面形態や咽頭軟部組織などの形態的な男女差，上気道開大筋による気道虚脱の防御作用といった機能的な男女差が関与している可能性がある。男女のホルモン環境の差，特にプロゲステロンは機能的な面での影響が大きいと思われるが，ホルモン環境は脂肪組織の分布や舌を含む咽頭軟部組織の形態にも影響する可能性があり，複数の機序でSDB・SAS の発症に影響を及ぼしているものと思われる。SDB・SAS はきわめて性差の大きい疾患であり，従来は罹患者の多い男性を対象にして病態研究が進められてきた。今後は性差を意識した研究から SDB・SAS の新しい病態が明らかになる可能性がある。特にプロゲステロンの上気道開大筋に対する作用は，OSAS の薬物療法への道を開く可能性が含まれているように思われる。

■加齢

加齢が肥満とは独立した SDB の危険因子になることは欧米やアジアのすべての報告で一致している。加齢に伴う SDB の増加は 60 歳頃まで認められ，以後はプラトーになり，そのまま高い有病率が持続する[17]。65 歳以上の高齢者の SDB や SAS は昼間眠気や高血圧の合併が少ないなど，中年のそれとは病態や臨床的な意義が異なる可能性があり，治療の介入の要否を明らかにするためにも高齢者を対象にした疫学研究が必要である。

このテーマについては別項（Ⅱ.16）で述べる。

■肥満

肥満により SDB の有病率が高まることも例外なくすべての疫学調査で認められている。

わが国においても OSAS には肥満者が多く，肥満は OSAS の第一の合併症ともいえる。少なくとも SAS 患者の 60〜70％は肥満であり，重症例ほど肥満者の割合が増える[46]。しかし，重症 OSAS のすべてが肥満なわけではなく，一部に非肥満者が存在する。一方，疫学調査によると BMI が増えるにつれて SDB の頻度は高まり，体重が 10％増えると AHI＞15 になるオッズ比が 6.0 となり，20％増えると 36.6 にも増大するという報告がある[47]。ただし，BMI が 40 以上と高度に肥満していても，4％ODI（4% oxygen desaturation index：動脈血酸素飽和度が 4％以上低下する 1 時間当たりの回数）が 20 以上になるのは 50％程度であり，全員が OSAS を発症するわけではない[48]。一般的には OSAS の発症には顎顔面形態や軟部組織の異常による咽頭腔の狭小化といった発症因子が必要であり，これに肥満が増悪因子として関与しているのである。

■頸囲，腹囲

一般的に頸囲や腹囲の増大は SDB の危険因子になるとされていた[1,7,8,49]。しかし，それらの報告は BMI の影響を考慮しておらず，BMI から独立した危険因子であるか疑問とする意見もあった。米国の大規模疫学研究 SHHS は，頸囲の 1.7 インチ増加は BMI や年齢で調整しても AHI 15 のリスクが 1.4 程度に増加すると報告している[4]。腹囲に関しても waist-to-hip ratio の増加は BMI や年齢で調整しても AHI 15 のリスクを有意に高

■咽頭軟部組織，顎顔面形態

前述したように，多くのOSASには舌や咽頭軟部組織の形態異常（巨舌や軟口蓋肥大，扁桃肥大，中咽頭過長など）や顎顔面形態異常（下顎の後退・狭小，上顎の狭小，顔面奥行きの短縮など）が，単独あるいは複合して認められる。筆者らのセファログラムによる研究では，肥満の有無に関わらず舌と軟口蓋の異常出現率が高く，顎顔面形態の異常は非肥満者に多い傾向がみられた。セファログラム上，全く異常の見つからなかった症例はOSASの10%に過ぎなかった[34,35]。OSASの上気道形態，およびセファログラムに関しては別項（Ⅲ.1の158〜162頁およびⅢ.2）で詳しく解説する。

■人種・民族，遺伝，食習慣

多民族国家である米国の成績によると，SDBの有病率には人種差があり，コーカサス系白人と比べて黒人やアジア人にはSDBが多いといわれる[47,50,51]。先に示した最近の日本の疫学研究の成績からも，欧米より有病率の高い可能性がある。アジア人に肥満者が少ない割にSDBが多いのは，その特有の顎顔面形態が原因になっているといわれる[35,47]。残念ながら，アジア人はOSASを発症しやすい顔つきをしているらしい。また，顔貌が似ることからOSASは親から子へと遺伝する[52]。さらに，固い食物を嫌う習慣は咬筋の発達を障害して下顎の矮小化と下方回転をもたらし，OSASの発症を助長する可能性がある[53]。食習慣の変化と肥満の増加から，今後ますますOSASの増える可能性がある。

■習慣性いびき

医療機関を受診してOSASと診断されたAHI 15以上の症例の約90%は習慣性いびきをもっている。一方，疫学調査で明らかになるAHI 5以上のSDBも習慣性いびきの有病率は高く，約80%に達する[1]。すなわち，SASの約10%およびSDBの約20%は習慣性いびきをもっておらず，習慣性いびきを手がかりにしてSASあるいはSDBの絞り込みをすると，約10%のSASと約20%のSDBを見落とすことになる。

習慣性いびきをもつ男性の約30%，女性の約20%がAHI 5以上のSDBをもっていた[1]。一方，習慣性いびきがなくても男性の15%，女性の5%がAHI 5以上のSDBであった[1]。したがって，SDBに関して習慣性いびきは男性では約2倍，女性では約4倍の危険因子といえる。

筆者らが健康診断受診者を対象に行った疫学調査の成績によると，男性（1,366名）の21.3%，女性（630名）の7.6%に習慣性いびき症を認めた[54]。男性では50歳代にピークがみられた。女性では40歳未満にはほとんどみられないが，40歳以後の更年期から閉経以後に増加するようであった（図Ⅰ-13）。

高度のいびきはOSAS以外にも高血圧症，心筋梗塞，虚血性心疾患，脳血管障害を合併する頻度が高く[55]，これらの疾患の危険因子とみなされている。

■日中過眠（excessive daytime sleepiness：EDS）

医療機関を受診したAHIが15以上のOSAS

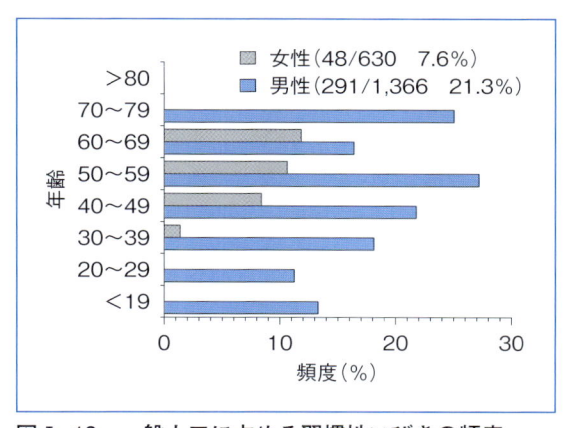

図Ⅰ-13 一般人口に占める習慣性いびきの頻度
(文献54より引用)

第Ⅰ部
SASの概念・疫学・発症機序

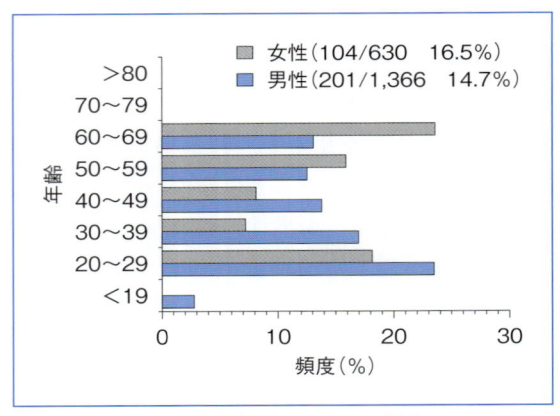

図Ⅰ-14 一般人口に占めるEDSの頻度
（文献54より引用）

表Ⅰ-18 過眠症の原因疾患

診断カテゴリー	N	%
SAS	857	43.2
ナルコレプシー	496	25.0
特発性過眠症	175	8.8
偽過眠症	108	5.4
その他の原因	99	5.0
精神科疾患	73	3.7
睡眠関連ミオクローヌス，RLS*	70	3.5
薬物，中毒，環境による	53	2.7
薬物・アルコール依存	30	1.5
心因性	22	1.1
合計	1,983	99.9

*RLS：むずむず脚症候群
過眠を訴えて北米の11カ所のSleep Disorders Centerを受診した患者の最終診断結果を示す。
（文献27より改変）

表Ⅰ-19 不眠症の原因疾患

診断カテゴリー	N	%
精神科疾患	424	34.9
精神生理性	186	15.3
薬物・アルコール依存	151	12.4
睡眠関連ミオクローヌス，RLS*	148	12.2
偽不眠症	112	9.2
SAS	75	6.2
その他の不眠	68	5.6
薬物，中毒，環境による	46	3.8
小児期発症の不眠症	4	0.3
合計	1,214	99.9

*RLS：むずむず脚症候群
不眠を訴えて北米の11カ所のSleep Disorders Centerを受診した患者の最終診断結果を示す。
（文献27より改変）

患者の約50％にはEDSが認められる。一方，疫学調査で明らかになるAHI 5以上のSDBに関しては，男性の約15％，女性の約20％に日常生活に支障をきたすほどのEDSがみられた[1]。すなわち，OSASの約50％およびAHIが5以上のSDBの75～80％にはEDSがみられない。したがって，EDSを手がかりにしてSASあるいはSDBの絞り込みをすると，きわめて多くのOSASやSDB症例を見落とすことになる。

日常生活に影響するほどのEDSをもつ男性の約40％，女性の約20％がAHI 5以上のSDBであった[1]。一方，EDSをもたない男性の25％，女性の10％がAHI 5以上のSDBであった[1]。したがって，EDSはSDBの有病率に関して男女とも約2倍の危険因子といえる。

筆者らが健康診断受診者を対象に行った疫学調査によると，男性（1,366名）の14.7％，女性（630名）の16.5％にEDSを認めた[54]。男性には年齢による差はみられなかったが，女性には20歳代と50～60歳代に2つのピークがみられた（図Ⅰ-14）。

過眠および不眠とOSAS

OSAS患者は過眠，まれに不眠を主訴の1つとして受診することが多い。これらの睡眠障害の原因としてはOSAS以外に多くの疾患があり，その種類と頻度を知ることはOSASの鑑別診断を進めるうえでも有用である。過眠あるいは不眠を訴えて北米の11カ所の睡眠障害センターを受診した患者の最終診断結果によると，過眠症患者の原因疾患としてはSAS（ほとんどOSAS）が最も多く43.2％を占める。続いてナルコレプシー（25.0％），特発性中枢神経性過眠症（8.8％）などとなっている（表Ⅰ-18）[28]。不眠症患者の原因疾患としては精神疾患（その半数は躁うつ病，残り約

32

半数は性格障害)が最も多くて 34.9% を占め，SAS は 6 番目で 6.2% を占める(表 I -19)[56]。これらの疾患頻度は診断施設の特性，特に運営の主体となる診療科(精神科，呼吸器科，耳鼻咽喉科など)や診療形態(総合病院のスリープラボか専門のスリープクリニックか)などに大きく影響を受ける。

(榊原博樹)

■文献

1) Young T, Palta M, Dempsey J, et al: The occurrence of sleep-disordered breathing among middle-aged adults. N Engl J Med 328: 1230-1235, 1993
2) Bixler EO, Vgontzas AN, Have TT, et al: Effects of age on sleep apnea in men: I. Prevalence and severity. Am J Respir Crit Care Med 157: 144-148, 1998
3) Bixler EO, Vgontzas AN, Lin HM, et al: Prevalence of sleep-disordered breathing in women: Effects of gender. Am J Respir Crit Care Med 163: 608-613, 2001
4) Young T, Shahar E, Nieto FJ, et al: Predictors of sleep-disordered breathing in community-dwelling adults. The sleep heart health study. Arch Intern Med 162: 893-900, 2002
5) Duran J, Esnaola S, Rubio R, et al: Obstructive sleep apnea-hypopnea and related clinical features in a population-based sample of subjects aged 30 to 70 yr. Am J Respir Crit Care Med 163: 685-689, 2001
6) Kim J, In K, Kim J, et al: Prevalence of sleep-disordered breathing in middle-aged Korean men and women. Am J Respir Crit Care Med 170: 1108-1113, 2004
7) Ip MSM, Lam B, Lauder IJ, et al: A community study of sleep-disordered breathing in middle-aged Chinese men in Hong Kong. Chest 119: 62-69, 2001
8) Ip MS, Lam B, Tang LC, et al: A community study of sleep-disordered breathing in middle-aged Chinese women in Hong Kong: Prevalence and gender differences. Chest 125: 127-134, 2004
9) Hida W, Shindoh C, Miki H, et al: Prevalence of sleep apnea among Japanese industrial workers determined by a portable sleep monitoring system. Respiration 60: 332-337, 1993
10) Kayukawa Y, Shirakawa S, Hayakawa T, et al: Habitual snoring in an outpatient population in Japan. Psychiatry and Clinical Neurosciences 54: 385-392, 2000
11) Tanigawa T, Tachibana N, Yamagishi K, et al: Relationship between sleep-disordered breathing and blood pressure levels in community-based samples of Japanese men. Hypertens Res 27: 479-484, 2004
12) Sakakibara H, Hirata M, Sasaki F, et al: Prevalence of sleep disordered breathing and sleep apnea syndrome in Japanese male industrial workers. Respirology 11: A198, 2006
13) Nakayama-Ashida Y, Takegami M, Chin K, et al: Sleep-disordered breathing in the usual lifestyle setting as detected with home monitoring in a population of working men in Japan. Sleep 31: 419-425, 2008
14) Ancoli-Israel S, Kripke DF, Kauber MR, et al: Sleep-disordered breathing in community-dwelling elderly. Sleep 14: 486-495, 1991
15) Philip P, Dealberto MJ, Dartigues JF, et al: Prevalence and correlates of nocturnal desaturation in a sample of elderly people. J Sleep Res 6: 264-271, 1997
16) Strohl KP, Redline S: Recognition of obstructive sleep apnea. Am J Respir Crit Care Med 154: 279-289, 1996
17) Young T, Blustein J, Finn L, et al: Sleep-disordered breathing and motor vehicle accidents in a population-based sample of employed adults. Sleep 20: 608-613, 1997
18) Young T, Finn L, Austin D: Menopausal status and sleep-disordered breathing in the Wisconsin Sleep Cohort study. Am J Respir Crit Care Med 167: 1181-1185, 2002
19) Ware JC, McBrayer RH, Scott JA: Influence of sex, and age on duration of frequency of sleep apnea events. Sleep 23: 165-169, 2000
20) Dancey RD, Hanly PJ, Soong C, et al: Impact of menopause on the prevalence and severity of sleep apnea. Chet 120: 151-155, 2001
21) Peterson AG, Young T, Palta M, et al: Population-based longitudinal study of menopause and sleep disordered breathing. Sleep 24: 300, 2001
22) Keefe DL, Watson R, Naftolin F: Hormone replacement therapy may alleviate sleep apnea in menopausal women: a pilot study. Menopause 6: 196-200, 1999
23) Regensteiner JG, Woodard WD, Hagerman DD, et al: Combined effects of female hormones and metabolic rate on ventilatory drives in women. J Appl Physiol 66: 808-813, 1989
24) Popovic RM, White DP: Upper airway muscle activity in normal women: influence of hormonal status. J Appl Physiol 84: 1055-1062, 1998
25) Vgontzas AN, Tan TL, Bixler EO, et al: Sleep apnea and sleep disruption in obese patients. Arch Intern Med 154: 1705-1711, 1994
26) Rajala R, Partinen M, Sane T: Obstructive sleep apnea syndrome in morbidly obese patients. J Intern Med 230: 125-129, 1991
27) Millman RP, Carlisle CC, McGarvey ST, et al: Body fat distribution and sleep apnea severity in women. Chest 107: 362-366, 1995
28) Whittle A, Marshal I, Mortimore I, et al: Neck soft tissue and fat distribution: comparison between nor-

29) Cistulli PA, Grunstein RR, Sullivan CE, et al: Effect of testosterone on upper airway collapsibility during sleep. Am J Respir Crit Care Med 149: 530-532, 1994
30) Matsumoto AM, Sandblom RE, Schoene RB, et al: Testosterone replacement in hypogonadal men: effects on obstructive sleep apnea, respiratory drives, and sleep. Clin Endocrinol 22: 713-721, 1985
31) White DP, Schneider BK, Santen RJ, et al: Influence of testosterone on ventilation and chemosensitivity in male subjects. J Appl Physiol 59: 1452-1457, 1985
32) Schneider BK, Pickett CK, Zwillich CW, et al: Influence of testosterone on breathing during sleep. J Appl Physiol 61: 618-623, 1986
33) Fogel RB, Malhotra A, Pillar G, et al: Increased prevalence of obstructive sleep apnea in obese women with polycystic ovary syndrome. J Clin Endocrinol Metab 86: 1175-1180, 2001
34) Sakakibara H, Tong M, Matsushita M, et al: Cephalometric abnormalities in non-obese and obese patients with obstructive sleep apnea. Eur Respir J 13: 403-410, 1999
35) Sakakibara H, Tong M, Hirata M, et al: Abnormal cephalometric findings in Japanese patients with obstructive sleep apnea. in Abe H, Nakashima Y (eds): Clinical and occupational medicine: A handbook for occupational physicians, pp195-207, Backhuys Publishers, Leiden, The Netherlands, 2004
36) Schwab RJ, Gefter WB, Hoffman EA, et al: Dynamic upper airway imaging during respiration in normal subjects and patients with sleep disordered breathing. Am Rev Respir Dis 148: 1385-1400, 1993
37) Lee JJ, Ramirez SG, Will MJ: Gender and racial variations in cephalometric analysis. Otolaryngol Head Neck Surg 117: 326-329, 1997
38) Malhotra A, Huang Y, Fogel RB, et al: The male predisposition to pharyngeal collapse: Importance of airway length. Am J Respir Crit Care Med 166: 1388-1395, 2002
39) 榊原博樹, Tong Maorong, 佐々木文彦, 他：閉塞型睡眠時無呼吸症候群（OSAS）の有病率の男女差は咽頭・顎顔面形態による―セファログラムによる検討. 日本呼吸器学会雑誌 42（増, 第44回日本呼吸器学会学術講演会抄録集）：90, 2004
40) Mezzanote WS, Tangel DJ, White DP: Waking genioglossal EMG in sleep apnea patients vs. normal controls（neuromuscular compensatory mechanisms）. J Clin Invest 89: 1571-1579, 1992
41) Popovic RM, White DP: Influence of gender on waking genioglossal electromyogram and upper airway resistance. Am J Respir Crit Care Med 152: 725-731, 1995
42) Jordan AS, Catcheside PG, O'Donoghue FJ, et al: Selected contribution: Genioglossus muscle activity at rest and in response to brief hypoxia in healthy men and women. J Appl Phsiol 92: 410-417, 2002
43) White DP, Lombard RM, Cadieux RJ, et al: Pharyngeal resistance in normal humans: influence of gender, age, and obesity. J Appl Physiol 58: 365-371, 1985
44) Trinder J, Kay A, Kleiman J, et al: Gender differences in airway resistance during sleep. J Appl Physiol 83: 1986-1997, 1997
45) Pillar A, Malhotra A, Fogel R, et al: Airway mechanics and ventilation in response to resistive loading during sleep: Influence of gender. Am J Respir Crit Care Med 162: 1627-1632, 2000
46) 榊原博樹：睡眠時無呼吸症候群の診断と治療―日本人の疫学. 日内会誌 93：1069-1076, 2004
47) Peppard PE, Young T, Palta M, et al: Longitudinal study of moderate weight change and sleep-disordered breathing. JAMA 284: 3015-3021, 2000
48) Kripke DF, Ancoli-Israel S, Klauber MR, et al: Prevalence of sleep-disordered breathing in ages 40-64 years: A population-based survey. Sleep 20: 65-76, 1997
49) Partinen M, Guilleminault C: Daytime sleepiness and vascular morbidity at seven-year follow-up obstructive sleep apnea patients. Chest 97: 27-32, 1990
50) Adornato BT, Li K, Harish KL, et al: High frequency severe sleep apnea in non-obese Asians: Clinical and cephalometric observations. Neurology 52: A111, 1999
51) Li KK, Powell NB, Kushida C, et al: A comparison of asian and white patients with obstructive sleep apnea syndrome. Laringoscope 109: 1937, 1999
52) Redline S, Tishler PV, Tosteson TD, et al: The familial aggregation of obstructive sleep apnea. Am J Respir Crit Care Med 151: 682-687, 1995
53) Hassan GS, Yamada K, Rakiba S, et al: Relationship between craniofacial morphology and occlusal force in adults with normal occlusion. J Jpn Orthod Soc 56: 348-361, 1997
54) 古川博史：睡眠呼吸障害の疫学―自作携帯型睡眠時呼吸障害検出装置を用いて. 藤田学園医会誌（臨増）12：213-239, 1993
55) Redline S, Young T: Epidemiology and natural history of obstructive sleep apnea. Ear Nose Throat J 72: 20-26, 1993
56) Coleman RM, Roffwarg HP, Kennedy SJ, et al: Sleep-wake disorders based on a polysomnographic diagnosis. JAMA 247: 997-1003, 1982

4 SASの発症機序

睡眠が呼吸に及ぼす影響

■呼吸調節系と睡眠[1,2]

睡眠は少なくとも呼吸調節系の4つの部位に抑制的な影響を及ぼす。すなわち，①動脈血ガスの変化に対応する中枢性，末梢性化学受容器および肺，気道系の機械的受容器，②延髄の呼吸中枢，③脊髄経路・呼吸筋の機能，④大脳皮質の行動調節系，である（図I-15）[2]。その結果，睡眠中の換気量は減少し，換気応答は低下する。

■上気道抵抗[3]

ノンレム（non-REM）睡眠中の上気道抵抗は覚醒時の2倍以上に増加する。抵抗の発生部位は軟口蓋と下部咽頭である。筋電図上，睡眠とともに口蓋帆張筋，オトガイ舌筋，オトガイ舌骨筋などのtonic activity（筋電図活性）が低下するため，これが上気道抵抗増大の原因と考えられている（図I-16, 17）[4,5]。レム（REM）睡眠ではこれらの筋活動はさらに減少するため，上気道抵抗もnon-REM睡眠より上昇する可能性がある。

■呼吸筋活動[3]

non-REM睡眠時には筋電図上の横隔膜の活動はほとんど変化しないが，肋間筋の活動は増大し，胸腔内陰圧の程度はかえって大きくなる。REM睡眠時には横隔膜の活動は残存するが，肋間筋の活動は他の骨格筋と同様に著しく低下する。COPDでは肺の過膨張によって横隔膜の呼吸筋としての機能が低下しているため，肋間筋などの補助呼吸筋の活動が低下すると換気量の減少が顕著となり，高度の低酸素血症が発生する。

■換気応答

低酸素換気応答および高炭酸ガス換気応答はと

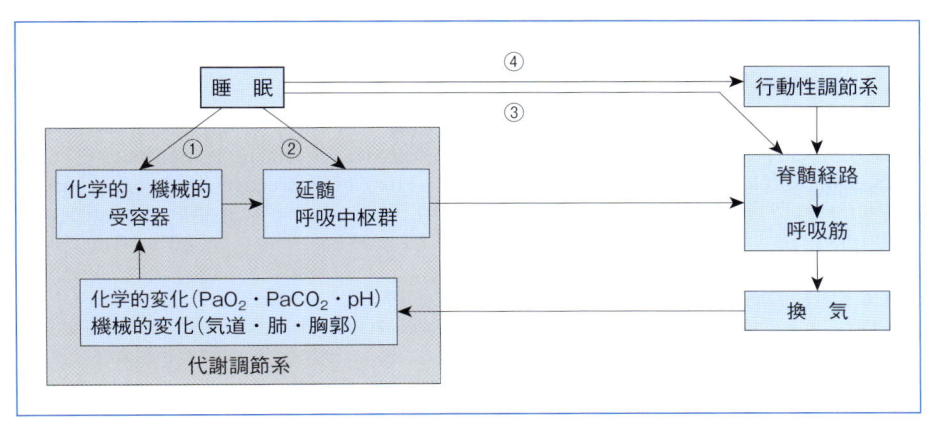

図I-15 睡眠の呼吸調節系への影響

（文献8の原図を改変した文献9より引用）

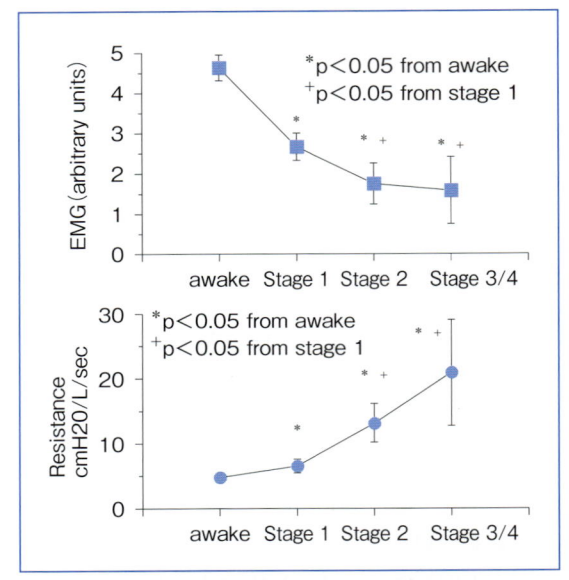

図Ⅰ-16 口蓋張筋の筋電図活性（上図）と上気道抵抗（下図）に及ぼす睡眠の影響
口蓋張筋の筋電図活性は，睡眠が non-REM stage 1，2，3/4 と深くなるのに従い低下する。一方，上気道抵抗は進行性に上昇し，stage 2 では覚醒時の2倍以上に達した。
（文献4より引用）

もに睡眠により低下し，その程度は non-REM 睡眠，REM 睡眠の順に高度となる。non-REM 睡眠における低酸素換気応答は覚醒時の50％に減少し，高炭酸ガス換気応答は28％にまで減少すると報告されている[6]。REM 睡眠ではこれらがさらに高度となる。ただし，女性に関しては non-REM 睡眠での換気応答低下は明らかでないという報告がある。吸気抵抗に対する換気応答は non-REM 睡眠で著しく低下し，睡眠時の低呼吸〜無呼吸の原因となる（図Ⅰ-18）[7]。

■ 換気量[3]

入眠直後で安定的な睡眠に入るまでの10〜20分から60分まで（non-REM 1期）は呼吸は不安定となり，時に中枢型無呼吸がみられる。この現象は，睡眠時の $PaCO_2$ レベルが覚醒時と比べて数 Torr 高く設定されていることに由来する[8,9]。睡眠に入ると $PaCO_2$ がこのレベルに達するまで換

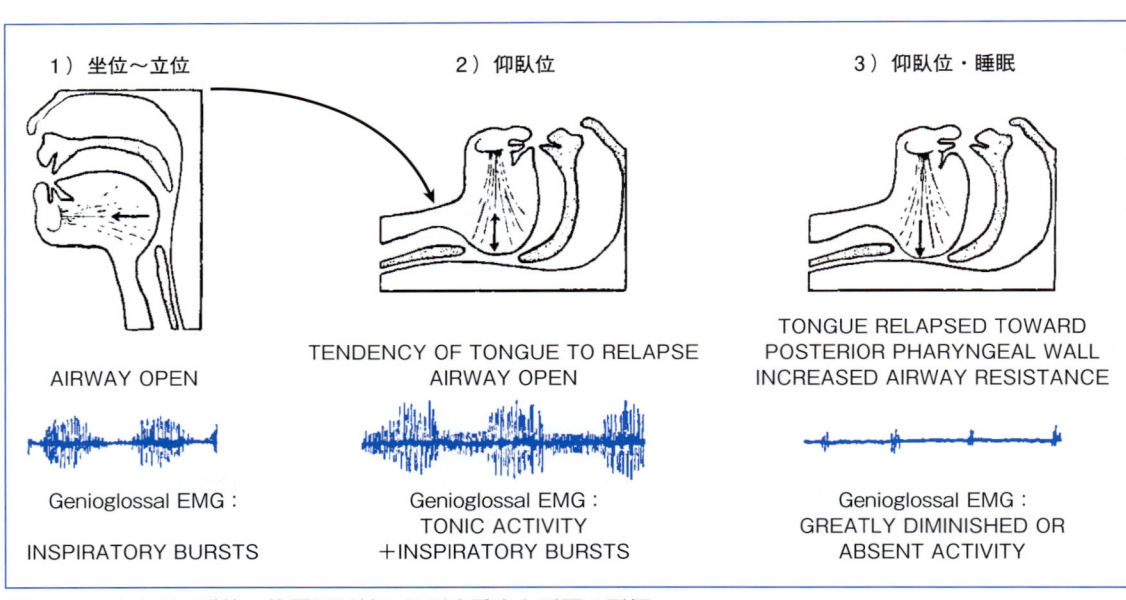

図Ⅰ-17 オトガイ舌筋の筋電図活性に及ぼす重力と睡眠の影響
1）坐位〜立位では，オトガイ舌筋から吸気に一致した筋電図活性がみられ，吸気時に気道の開大性を維持している。
2）仰臥位になると，おそらく重力の影響で舌が後方に落ち込むために，それを防いで気道の開大性を維持するために坐位〜立位のときよりも筋電図活性が高まり，呼気時にも認められる。
3）睡眠に入ると筋電図活性が低下し，特に REM 睡眠時にはそれが著しくなる。舌は後方に落ち込み，気道は狭小化して気道抵抗が高まる。

（文献5より引用）

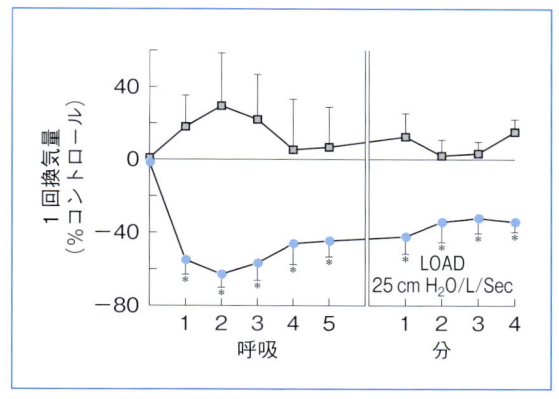

図Ⅰ-18 覚醒時(■)とnon-REM睡眠時(●)に吸気抵抗を負荷した際の1回換気量の変化

吸気抵抗(25 cmH₂O/L/sec)を負荷した直後の第1呼吸から第5呼吸までと1分後から4分後までの1回換気量(平均±標準誤差, n=7)が示されている。覚醒時には抵抗負荷の直後に一過性に換気量が増大するが，4〜5呼吸目には抵抗負荷前の基準値に戻り，1〜4分後も換気量は基準値と同じレベルに一定している。non-REM睡眠中は抵抗負荷直後に1回換気量が−60％まで減少し，その後徐々に回復するものの，4分後にも−20％程度に減少したままであった。
＊コントロールに対して $p<0.05$。

(文献6より引用)

気は減少する。しかし，入眠時は睡眠が不安定で，短い睡眠と覚醒の反復することがある。そのために $PaCO_2$ の閾値レベルが変動し，換気刺激も一定しないために呼吸のリズムや深さが不規則になる。

安定したnon-REM睡眠に入ると呼吸は振幅(換気量)，呼吸数とも安定する。主として1回換気量の減少から分時換気量はnon-REM 2期で覚醒時の13％，3〜4期で15％程度減少する。呼吸数に関しては変化が少ない。REM睡眠では全身の骨格筋の無緊張化に伴い肋間筋の活動が低下し，呼吸は横隔膜の活動のみで維持される。呼吸の振幅，回数とも不規則となり，平均すると1回換気量，呼吸数ともnon-REM睡眠より減少するが，これに反する報告もある[3]。

■**肺気量の変化**

健康人の仰臥位のnon-REM 3+4期およびREM期のFRCは，覚醒時に比べて約300 ml減少すると報告されている[10]。その機序としては，睡眠による呼吸筋緊張の低下，横隔膜の頭側への偏位，胸・腹腔中心部への血流のプールの可能性が考えられている。

■**覚醒反応**[3]

健康人にとっては低酸素は覚醒刺激としては弱いものであり，SaO_2 を70％程度に下げても覚醒反応は起こりがたく，non-REM睡眠とREM睡眠では覚醒閾値に差はないといわれる。ただし，高度の低酸素血症を合併するOSASではREM睡眠時の低酸素覚醒反応が低下しており，無呼吸や低呼吸が長引く一因となる。

高炭酸ガス血症はやはり覚醒刺激となり，呼気終末 CO_2 分圧が覚醒時よりも15 Torr上昇するまでにほとんどの被験者が覚醒する。男性の徐波睡眠における覚醒閾値はnon-REM睡眠2期やREM睡眠より6 Torr程度高値であるという報告がある。低酸素は炭酸ガスによる覚醒反応の感度を上げる。

吸気に抵抗を負荷したり気道を閉塞すると覚醒反応が起きる。一般にREM睡眠ではnon-REM睡眠よりもこの覚醒反応が起こりやすい。ただし，OSAS患者ではREM睡眠でかえって覚醒が遅れて無呼吸が延長する。上気道抵抗症候群では気道抵抗の増大に対する覚醒反応閾値が低下しており，低酸素血症や高炭酸ガス血症をきたさないレベルで容易に覚醒反応が起きてしまい，それが問題となる。

■**動脈血ガス**[3]

non-REM睡眠では肺胞換気量が減少するため，$PaCO_2$ が3〜7 Torr程度増加し，PaO_2 が3.5〜9.4 Torr程度，SaO_2 が2％までの範囲で低下する。これらの変化は睡眠により基礎代謝が低下し，酸素消費量と炭酸ガス産生量が10〜20％減少するにもかかわらず認められる。REM睡眠でも換気量の低下とともに SaO_2 の持続的な低下がみられる[11]。

第Ⅰ部
SASの概念・疫学・発症機序

表Ⅰ-20 睡眠による呼吸の変化

	non-REM睡眠	REM睡眠
口蓋張筋・オトガイ舌筋	↓↓	↓↓↓
上気道抵抗	↑↑	↑↑↑
横隔膜筋活動	→	↑
肋間筋筋活動	↑	↓↓
換気応答　低酸素	↓	↓↓
高炭酸ガス	↓	↓↓
吸気抵抗負荷	↓↓	
換気量	↓	↓
呼吸数	→	→
換気ドライブ（自然睡眠）	↓〜↑	↓〜↑
覚醒反応　低酸素[*1]	+	+
高炭酸ガス[*2]	++	++
吸気抵抗負荷[*3]	+	+

[*1] 健康人にとっては低酸素は覚醒刺激としては弱いものであり，SaO_2を70%程度に下げても覚醒反応は起こりがたく，non-REM睡眠とREM睡眠では覚醒閾値に差はないといわれる。高度の低酸素血症を合併するOSASではREM睡眠時の低酸素覚醒反応が低下しており，無呼吸や低呼吸が長引く一因となる。

[*2] 呼気終末CO_2分圧が覚醒時よりも15 Torr上昇するまでにほとんどの被験者が覚醒する。低酸素は炭酸ガスによる覚醒反応の感度を上げる。男性の徐波睡眠における覚醒閾値はnon-REM睡眠2期やREM睡眠より6 Torr程度高値であるという報告がある。

[*3] 吸気に抵抗を負荷したり気道を閉塞すると覚醒反応が起きる。一般にREM睡眠ではnon-REM睡眠よりもこの覚醒反応が起こりやすい。ただし，OSAS患者ではREM睡眠でかえって覚醒が遅れて無呼吸が延長する。上気道抵抗症候群では気道抵抗の増大に対する覚醒反応閾値が低下しており，低酸素血症や高炭酸ガス血症をきたさないレベルで容易に覚醒反応が起きてしまい，それが問題となる。

これに加えて，肥満者では仰臥位によりFRCが減少してクロージングキャパシティ（末梢気道閉塞が発生する肺気量位）を下回ることがあり，安静呼吸で末梢気道閉塞が発生して換気-血流比不均等による低酸素血症が発生する。

以上，睡眠による呼吸の変化をまとめると表Ⅰ-20のようになる。

解剖学的異常

OSASのほとんどは，舌や咽頭軟部組織（軟口蓋や扁桃など），顎顔面形態などの異常による上気道（咽頭腔）の狭小化に基づいて発症する。肥満はOSAS発症の危険因子であるが，肥満者のすべてがOSASを発症するわけではない。種々の要因によりもともと上気道の狭い人が肥満になるとOSASを発症するのである。CTやMRIはOSASの狭小化した上気道形態を印象的に表すことができる。さらに，ダイナミックMRIは睡眠による上気道閉塞の状態を動的に記録することができる。頭部規格撮影（セファログラム）は大がかりな装置を必要とせず，種々の形態異常を定量化して評価することができる。特にデジタル撮影を用いると骨性構造だけでなく軟口蓋や舌などの軟部組織の形態についても定量的に評価できる優れた方法である。

前述したとおり，OSASのセファログラムでは以下のような異常を確認できる[12,13]。すなわち，①頭蓋底，上顎，下顎の各レベルでの顔面の前後径（奥行き）の減少，②下顎骨の後退あるいは狭小化，③舌面積，特に口腔外舌面積（舌下半分）の増大，④軟口蓋面積の増大，⑤下部鼻咽頭腔〜中咽頭腔に及ぶ上気道径の狭小化，⑥中咽頭腔の延長，である。これらの異常が単独あるいは複合して認められる。一般に肥満患者は軟部組織の異常が主であり，非肥満患者は軟部組織の異常の他に頭蓋・顔面骨の骨格異常が認められる。

アジア人にOSASの有病率が高い[14]のは人種による顔貌の特徴に由来すると考えられている。また，顔貌が似ることからOSASは親から子へと遺伝する[15]。固い食物を嫌う習慣は咬筋の発達を障害して下顎の矮小化と下方回転をもたらし，OSASの発症を助長する可能性がある[16]。

機能的異常

上気道周囲には20対以上の筋肉群が存在し，嚥下・発声・呼吸などの複雑で錯綜した生理機能に関与している。神経・化学調節系の異常により，上気道を開大・維持する筋肉群の活動が低下すれば上気道は虚脱・閉塞しやすくなる。一方，横隔膜を主体とする呼吸筋活動は吸気時に上気道を陰圧化し，虚脱させる方向に作用する。すなわち，上気道の開存性は上気道筋活動と呼吸筋活動のバランスで規定される。これが，上気道開存性に関するバランス理論である[17]。生理的にも，睡眠時には上気道開大筋の活動性が著しく低下して気道抵抗が高まる[4]。これが病的に低下すればさらに虚脱性が高まり，閉塞（無呼吸）を起こすことになるが，神経・化学調節系の異常がOSASの一次的な原因となるのは特殊な一部の症例である。ほとんどのOSASは前述したような種々の解剖学的な要因に基づいて発症する。

肥満

■OSAS発症原因としての肥満

わが国においてもOSASには肥満者が多く，肥満はOSASの第一の合併症ともいえる。少なくともSAS患者の60〜70%は肥満しており（図Ⅰ-19），重症例ほど肥満者の割合が増える（図Ⅰ-20）[18]。しかし，重症OSASのすべてが肥満しているわけではなく，一部に非肥満者が存在する。一方，疫学調査によるとBMIが増えるにつれてSDBの有病率が高まることも明らかとなっている[19]。ただし，BMIが40以上と高度に肥満していても，治療の適応になるようなSDBは50％程度であり，全員がOSASを発症するわけではない[20]。肥満はOSASの発症にとって十分条件でも必要条件でもないのである。

OSASでは上気道への脂肪沈着部位や沈着の仕方が異なるという報告がある[21]。しかしながら，一般的にはOSASの発症には顎顔面形態や軟部組織の異常による咽頭腔の狭小化といった発症因子が必要であり，これに肥満が増悪因子として関与しているのである。

■呼吸機能障害の原因としての肥満

OSASの3/4はBMI 25以上の肥満者であり，30%近くがBMI 30以上の2度以上の肥満である（図Ⅰ-19）。したがって，OSASには肥満に基づく呼吸機能異常[22]のみられることが少なくない。機能的残気量（FRC），および呼気予備量（ERV）の減少は肥満に関連した変化として特に重要である。腹部臓器や胸郭への脂肪沈着によって発生するが，特に臥位で高度になる。FRCが減少すると肺内の予備酸素量が減少し，無呼吸・低呼吸が発生したときに低酸素血症が発生しやすくなる。さらにFRCが減少してクロージングキャパシティより少なくなると，安静呼吸時にも肺底部の末梢気道の閉塞が発生し，シャント血が増えて低酸素血症の原因となる（図Ⅰ-21）[23]。

以上のように，肥満はそれ自体が呼吸機能を障害して低酸素血症の原因となる。特に仰臥位ではその影響が強く現れ，無呼吸や低呼吸がなくても高度の低酸素血症の原因になることがある。

OSASの発症機序（まとめ）

以上をまとめると図Ⅰ-22のようになる。睡眠中には上気道を構成する筋肉の緊張性が低下し，上気道内腔は狭小化する。その結果，上気道抵抗

第Ⅰ部
SASの概念・疫学・発症機序

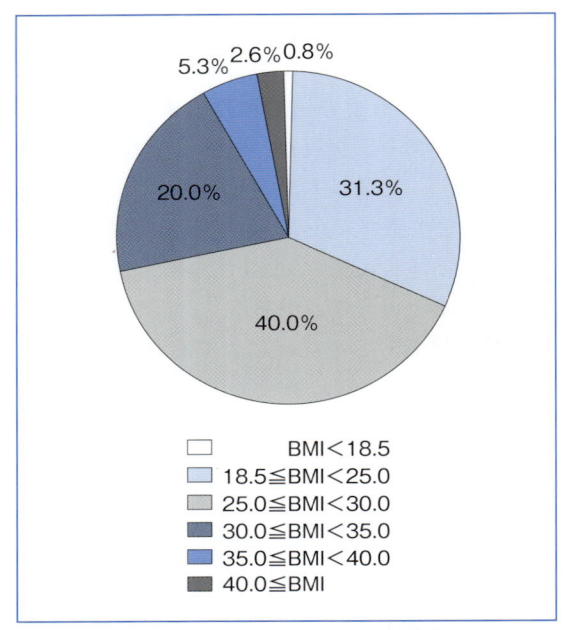

図Ⅰ-19 男性の中〜重症OSAS患者（AHI 15以上，380名）の肥満度分布
BMI 25.0未満の非肥満者が約1/3，1度肥満（25.0≦BMI＜30.0）が40％，2度肥満（30.0≦BMI＜35.0）が20％，3度以上の肥満（35.0≦BMI）が8％を占める。
（藤田保健衛生大学症例）

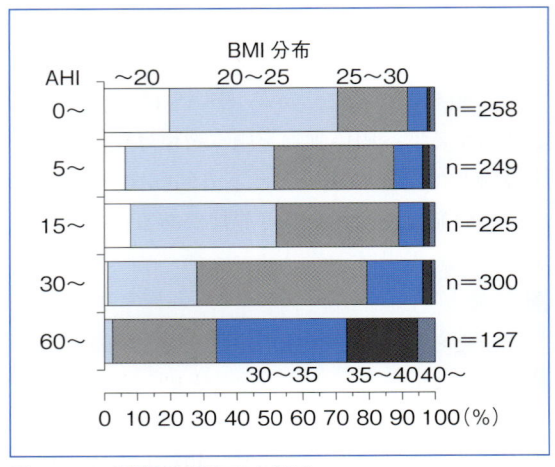

図Ⅰ-20 睡眠呼吸障害と肥満

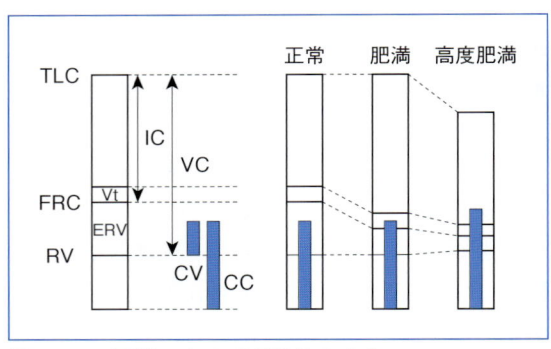

図Ⅰ-21 肥満による呼吸機能の変化

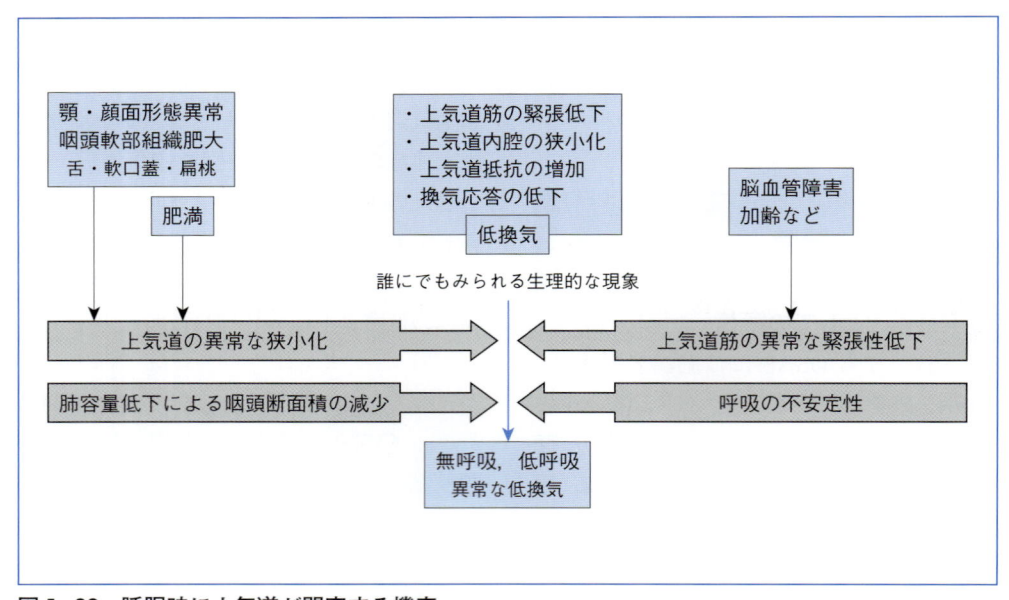

図Ⅰ-22 睡眠時に上気道が閉塞する機序

が増加するが，睡眠中は抵抗増大に対する換気応答が著しく低下しており，容易に低換気に陥る。ここまでは誰にでも生理的にみられる現象だが，何らかの原因で上気道が狭いか上気道の筋肉のトーヌス(緊張)が下がると気道狭窄が高度に，あるいは完全に閉塞してしまい，低呼吸や無呼吸が発生する。この際，特に解剖学的な異常が重要であり，肥満は主として気道の狭小化に関与していると考えられる。

肥満により肺容量が減少すると咽頭断面積も減少し，これも上気道の狭小化に関与している。呼吸中枢の不安定性があるとSDBが起きやすくなる。

ヒトはOSASの発症因子(顎顔面や上気道の形態異常)の程度によって3つのグループに分類できる(図I-23)。すなわち，AグループはOSASの発症因子が軽度で高度に肥満しても決してOSASを発症しない。Bグループはある程度の発症因子をもつために肥満するとOSASを発症し，肥満が高度になるにつれてOSASも重症化する。このグループはOSASの発症には肥満が必須となる。Cグループは発症因子が高度であるために，肥満がなくてもOSASを発症し，肥満はOSASを重症化させる。

(榊原博樹)

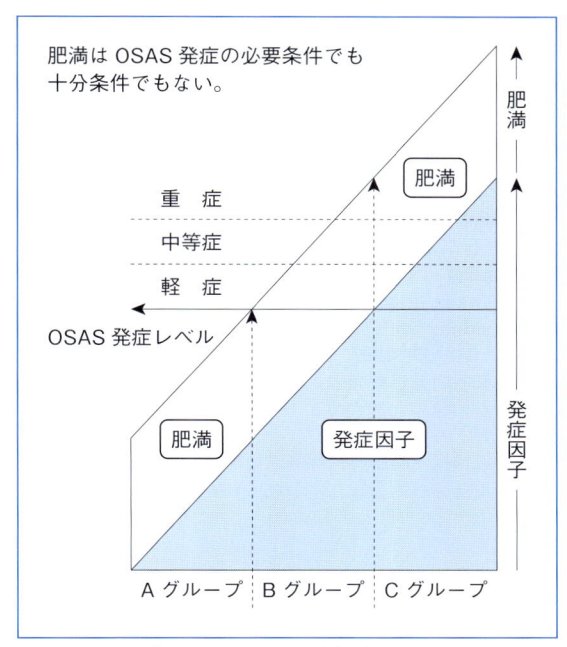

図I-23 肥満はOSASの発症規定因子か？
Aグループ：肥満であってもOSASは発症しない
Bグループ：肥満はOSASの発症に必須である
Cグループ：肥満がなくてもOSASを発症する
(肥満はOSASの重症度に影響する)

■文献
1) Phillipson EA, Bowes G : Control of breathing during sleep. in Cherniack NS, Widdicombe JG (eds) : Handbook of Physiology Sec.3, The Respiratory System vol II, Control of breathing Part 3, pp649-689, Amer Physiol Soc, Bethesda, 1986
2) 吉田 稔：睡眠と呼吸．臨床透析 18：153-159, 2002
3) Krieger J : Respiratory physiology : Breathing in normal subjects. in Kryger MH, Roth T, Dement WC (eds) : Principles and practice of sleep medicine, 3rd edition, pp229-241. WB Saunders, Philadelphia, 2000
4) Tangel DJ, Mezzanotte WS, White DP : Influence of sleep on tensor palatini EMG and upper airway resistance in normal men. J Appl Physiol 70 : 2574-2581, 1991
5) Sauerland EK, Harper RM : The human tongue during sleep : Electromyographic activity of the genioglossus muscle. Experimental Neurology 51 : 160-170, 1976
6) Douglas NJ, White DP, Weil JV, et al : Hypercapnic ventilatory response in sleeping adults. Am Rev Respir Dis 126 : 758-762, 1982
7) Wiegand L, Zwillich CW, White DP : Sleep and the ventilatory response to resistive loading in normal men. J Appl Physiol 64 : 1186-1195, 1988
8) Naifeh KH, Kamiyama J : The nature of respiratory changes associated with sleep onset. Sleep 4 : 49-59, 1981
9) Dempsey JA, Smith CA, Harms CA : Sleep-induced breathing instability. Sleep 19 : 236-247, 1996
10) Hudgel DW, Devadatta P : Decrease in functional residual capacity during sleep in normal humans. J Appl Physiol 57 : 1319-1322, 1984
11) Douglas NJ : Respiratory physiology : Control of ventilation. in Kryger MH, Roth T, Dement WC (eds) : Principles and practice of sleep medicine, 3rd edition, pp221-228, WB Saunders, Philadelphia, 2000
12) Sakakibara H, Tong M, Matsushita M, et al : Cephalometric abnormalities in non-obese and obese patients with obstructive sleep apnea. Eur Respir J 13 : 403-410, 1999
13) Sakakibara H, Tong M, Hirata M, et al : Abnormal cephalometric findings in Japanese patients with obstructive sleep apnea. in Abe H, Nakashima Y (eds) :

Clinical and occupational medicine: A handbook for occupational physicians. pp195-207, Backhuys Publishers, Leiden, 2004
14) Li KK, Powell NB, Kushida C, et al: A comparison of asian and white patients with obstructive sleep apnea syndrome. Laringoscope 109: 1937, 1999
15) Redline S, Tishler PV, Tosteson TD, et al: The familial aggregation of obstructive sleep apnea. Am J Respir Crit Care Med 151: 682-687, 1995
16) Hassan GS, Yamada K, Rakiba S, et al: Relationship between craniofacial morphology and occlusal force in adults with normal occlusion. J Jpn Orthod Soc 56: 348-361, 1997
17) 睡眠呼吸障害研究会：成人の睡眠時無呼吸症候群―診断と治療のためのガイドライン．pp4-8，メディカルレビュー社．2005
18) 榊原博樹：睡眠時無呼吸症候群の診断と治療―日本人の疫学．日内会誌 93：1069-1076，2004
19) Peppard PE, Young T, Palta M, et al: Longitudinal study of moderate weight change and sleep-disordered breathing. JAMA 284: 3015-3021, 2000
20) Kripke DF, Ancoli-Israel S, Klauber MR, et al: Prevalence of sleep-disordered breathing in ages 40-64 years: A population-based survey. sleep 20: 65-76, 1997
21) Horner RL, Mohiaddin RH, Lowell DG, et al: Sites and sizes of fat deposits around the pharynx in obese patients with obstructive sleep apnoea and weight matched controls. Eur Respir J 2: 613-622,1989
22) Luce JM: Respiratory complications of obesity. Chest 78: 626-631, 1980
23) Craig DB, Wahba WM, Don HF, et al: "Closing volume" and its relationship to gas exchange in seated and supine positions. J Appl Physiol 31: 717-721, 1971

column② 平成の二．二六事件：山陽新幹線運転士の居眠り事件

　2003年（平成15年）2月26日，山陽新幹線ひかりを運転中の運転士が居眠りをして最高時速280 kmで8分間走り続け，自動列車制御装置（ATC）が作動して列車が緊急停止した事件は，運転士が重症のOSASに罹患していたことが判明したことから社会的に高い関心を呼んだ．この事件で初めて多くの国民が，OSASは昼間眠気の原因になる疾患であり，交通事故との関係で社会的に大きな影響をもつ疾患であることを認識するに至った．また，不十分ながらも国土交通省がOSASの啓発と検診に力を注ぐようにもなった．これ以前にもOSASがマスコミで話題になることはあったが，肥満やいびきとの関係で語られることが多く，OSASのもつ重要な側面への認識が欠落していた．この事件は日本の睡眠医療にきわめて大きなインパクトを与え，睡眠医療の専門家の間では1936年（昭和11年）2月26日に起きた有名なクーデター未遂事件である二．二六事件になぞらえて「平成の二．二六事件」と呼ばれている次第である．

5 遺伝の関与

はじめに

OSASの発症には顎顔面・上気道軟部組織形態異常，肥満，上気道開大筋のコントロール不全，換気調節異常などの危険因子が，単独あるいは複数関与している。これらの危険因子にはいずれも遺伝傾向がみられ，したがってOSASは明らかに遺伝する。本項では，OSASの発症や病態に関係する遺伝的な要因に関して解説する。

OSASは遺伝する疾患である

日常臨床において，親子，兄弟など家族内でOSAS患者が複数存在することはよく経験する。1978年に最初に報告されたOSASの家族発症例では，39～44歳の3兄弟の発端者はいずれも肥満であり，彼らの父親は明らかな夜間の無呼吸を認め，強い日中の眠気を訴えていたという。さらに最近の再調査にて，発端者の息子らにもOSAS患者が複数認められている。また，別の報告では3世代にわたる7～64歳の9名の家族（男性8名，女性1名）において，肥満を伴わないOSASを認め，これらの症例では低酸素換気応答の低下と，セファロメトリー上に軟口蓋の延長や舌骨の下方偏位などを認めたとしている。すなわち，家族内発症するOSASに関しては，肥満，顎顔面形態・上気道軟部組織，換気調節異常などが遺伝しうる形質として重要であることが示唆される。

多数の集団を対象とした検討においても，OSASが遺伝しやすい疾患であることが明らかとなっている。すなわち，報告によって多少の差はあるが，OSAS患者の1親等の親族にOSASが存在する頻度は21～84%とされている[1,2]。双生児を対象とした研究では，いまだにPSGにより確定した呼吸障害を指標としたものがないが，いびきを指標とした2つの調査では，いずれも二卵性双生児よりも一卵性双生児のほうが，いびきの一致率が高いと報告されている[3,4]。

なお，OSASの遺伝性に人種差があるか否かについては，白人とアフリカ系米国人を比較した研究において人種差が認められているが，日本人を含む東洋人に関する大規模研究はなされていない。わが国における大規模な調査が待たれるところである。

遺伝しうるOSASの危険因子

前項で述べたように，OSASの発症や病態に関係する危険因子のうち，遺伝する形質であることが予想されるものとして，肥満，顎顔面形態・上気道軟部組織形態，換気調節異常などがある。これらの因子に関連する遺伝子について，現在の知見を以下に紹介する。

■肥満とメタボリックシンドローム

肥満は，OSAS発症の危険性を10～14倍増加させると報告されている[5,6]。実際に肥満を伴うOSAS患者が食事療法や運動療法によって減量に成功すると，OSASの重症度も改善することが多

43

い。肥満は，上気道の軟部組織への脂肪の沈着によって咽頭腔の狭小化をきたし，場合によっては胸壁のコンプライアンス（膨らみやすさ）を低下させて低換気を誘発し，OSASの重症化に寄与すると考えられる。同時に，高血圧，高脂血症，耐糖能異常のリスクファクターとなり，いわゆるメタボリックシンドロームとしてOSASの長期予後を悪化させる重要な因子でもある。ただし，日本人のOSASの約1/3は非肥満者であり，高度の肥満者がすべてOSASを発症するわけでもない。肥満はOSAS発症の必要条件でもなく，十分条件でもないが，何らかの発症因子をもつ人にとっては最も重要な増悪因子となる。その発症因子は，顎顔面形態異常や上気道軟部組織異常，上気道開大筋の易虚脱性などであり，やはり遺伝の関与が想定されている。

当然のことながら，肥満をきたす要因としては，遺伝以外に生活習慣や環境もきわめて重要である。しかし，双生児や家族を対象とした研究において，肥満に伴う体格指数（BMI），頸囲，体脂肪の分布様式，体脂肪率，レプチン値などが遺伝する形質であることが示されている[7]。また，人種の違いによって肥満の頻度が著明に異なることも，肥満に関連した特定の遺伝子が存在することを示唆する知見である。肥満関連遺伝子は，BMIを決定する要因の40％程度を占めるといわれる[8]。

このような肥満遺伝子に関する研究は近年数多く行われており，代表的な候補遺伝子はアドレナリンβ_2受容体，アドレナリンβ_3受容体，グルココルチコイド受容体，メラノコルチン3受容体，腫瘍壊死因子α（TNF-α），インスリン様成長因子1（IGF-1）およびその受容体（IGF-1 R），成長ホルモン分泌ホルモン（GHRH），レプチン，アディポネクチン，アデノシンデアミナーゼ，グレリン，レジスチンなどの多彩な物質の遺伝子であり，肥満を介してOSASの発症に関連する可能性がある（表I-21）[9]。これらの中でもレプチンは脂肪細胞から分泌されるアディポサイトカインの1つで，摂食調節やエネルギー消費に深く関与している。肥満者やOSAS患者ではレプチン濃度が上昇していると報告されており，肥満とOSASの双方に関連するメディエータとして現在最も注目されている因子の1つである。

■ 顎顔面形態・上気道軟部組織形態

顎顔面形態と上気道の軟部組織形態はOSASの発症に寄与する最も重要な因子である。セファロメトリーで明らかになる形態異常としては，舌面積，特に口腔外舌面積（舌下半部）の増大，軟口蓋面積，特に長さの増大，舌骨の前・下方偏位，頭蓋・顔面の奥行きの減少，上顎後部と頸椎間距離の短縮，下顎骨後退または下顎骨狭小，下部鼻咽頭腔～中咽頭腔～上部下咽頭腔の全域に及ぶ上気道径の狭小化，中咽頭腔の長さの延長，などが知られている[10]。わが国では肥満を伴わないOSAS患者の頻度が欧米よりも多いことが明らかになっており，顎顔面形態の異常がOSAS発症に関係する最も重要な因子である可能性が高い。

顎顔面形態の種々の指標が遺伝形質であることは，古くは1950年代にOsborneらによって，60例の一卵性双生児と40例の二卵性双生児を対象とした検討によって明らかにされている[11]。親子，兄弟・姉妹の顔が似ることに疑問の余地はない。OSAS患者の親族には，咽頭腔容積や声門部の上気道断面積の減少，上顎骨や下顎骨の後方偏位，軟口蓋の延長，上後方気道の狭小化など，OSASに特有な顎顔面形態および上気道軟部組織形態が認められると報告されている[12]。なお，顎顔面形態がOSASの重症度に及ぼす影響については，コーカサス系白人とアフリカ系米国人の間で差があり，前者は骨と軟部組織の形態の双方がAHIに影響を及ぼしていたのに対して，後者に関しては軟部組織のみが関係していたと報告されている[13,14]。以上のように人種によってOSASの発症に関与する形態因子が異なる可能性があり，日本人にとって，顎顔面形態や上気道軟部組織形態が，欧米人以上にOSASの発症に重要で

表 I-21 OSAS の発症危険因子に関連する可能性のある候補遺伝子

OSAS 発症危険因子	候補遺伝子
肥満	**Leptin** Pro-opiomelanocortin (POMC) Insulin growth factor Glucokinase Adenosine deaminase Melanocortin-3 receptor **Tumor necrosis factor α (TNF-α)** Glucose regulatory protein Agouti protein and protein related peptide Ghrelin Adiponectin Resistin β-3 Adrenergic receptor **Orexins**
換気調節	RET-proto-oncogene, receptor tyrosine kinase Neurotrophic growth factors (brain derived growth factor: glial derived growth factor) **Endothelin-1/Endothelin-3** Krox-20/Homeobox genes Nitric oxide synthetases Angiotensin converting enzyme **Retinoic acid** **Leptin** **Orexins**
顎顔面形態異常	Homeobox genes Growth hormone growth factors **Retinoic acid** **Endothelin-1** Collagen Type I and II **Tumor necrosis factor α (TNF-α)**
睡眠調節	**Orexins** **Leptin** **Tumor necrosis factor α (TNF-α)** Clock/timeless Melatonin Cortistatin Adenosine

(文献9より引用。太字は複数の危険因子との関連性が疑われるもの)

あると想定されているにもかかわらず，今のところそれを検証した研究は十分でない。

前述したように，顎顔面形態はOSASの危険因子の中でも最も遺伝形質として重要なものであるが，その多様性もあって関与する遺伝子の同定は完了していない。動物実験のレベルでは，レチノイン酸，エンドセリン1(ET-1)，TNF-α，成長ホルモン，いくつかの成長因子の遺伝子が顎顔面形態に影響を及ぼすことが報告されている(表 I-21)[9]。

■換気調節

中枢性無呼吸ほどではないが，OSASにおいても呼吸運動に関する神経調節の異常ないしアンバランスが発症の危険因子となる。呼吸中枢からの換気刺激は睡眠時に抑制されているが，その際に上気道の開大性を維持する筋群と呼吸筋群の活動性のバランスが崩れることにより，上気道が虚脱

しやすくなることが示唆されている。

低酸素や高炭酸ガス刺激に対する換気応答の異常が遺伝することは，いくつかの研究で示されている。OSAS患者の親族は低酸素換気応答や吸気抵抗負荷に対する換気応答が低下しているという報告があり[15,16]，このような例では顎顔面形態異常や肥満などの他の危険因子が複合した場合に，よりOSASが発症しやすくなる可能性がある。

以上のような換気調節に関与する遺伝子の同定は，ヒトにおいては未だになされていない。しかし動物モデルにおいては，グリシンレセプターやグルタミン酸レセプターなど呼吸調節に関与するレセプターや塩基性線維芽細胞成長因子（bFGF）など肺の成長に関与する物質の遺伝子が，呼吸調節異常の遺伝に寄与していることが報告されている。また，ノックアウトマウスやトランスジェニックマウスを用いた検討によって，ジンクフィンガー蛋白Krox-20，脳由来神経栄養因子（BDNF），RET癌原遺伝子，エンドセリン-1，レチノイン酸，レプチンなどの遺伝子が，低酸素や高炭酸ガス換気応答に関与するとされている（表Ⅰ-21）[9]。ただし，OSASの発症という観点から，換気調節を指標にしてこれらの遺伝子との関係を検討した報告はない。

■睡眠・覚醒リズム，昼間過眠

近年，突然の睡眠発作をきたす疾患であるナルコレプシーの原因が，脳内蛋白の1つであるオレキシンの遺伝的な欠乏によることが明らかとなり[17-19]，同じ眠気をきたす疾患であるOSASとの関連性も注目されている。OSAS患者における日中の眠気の訴えは，必ずしもOSASの重症度と相関しないことも多く，AHIの低い軽症例でも強い眠気を訴えるような場合には，オレキシンのような覚醒に関連する脳内物質の遺伝的な異常が関与している可能性もある。今後の検討が待たれるところである。

OSASの発症や病態に関係する可能性のある候補遺伝子

OSASの発症に関連する可能性があるとして報告された候補遺伝子の一部を紹介する。これらはOSASの発症や病態に関係があるとしても，そのごく一部を説明できるに過ぎないと考えられるが，このような知見の集積により，やがてはその全貌が明らかになることが期待される。

■アンジオテンシンⅠ変換酵素（ACE）の遺伝子多型

中国における予備的な研究により，ACEの遺伝子多型がOSASの重症度に関与しているとの報告[20]がある。ACEの遺伝子多型によって血中や組織中のACEが低下している例では，高地性の低酸素に対する耐性が強いと報告されているため，恐らくこのようなOSAS患者においては夜間の低酸素状態に対して覚醒反応が起こりにくく，OSASが重症化しやすいことが予想される。

■アポリポ蛋白Eの遺伝子多型

アポリポ蛋白E対立遺伝子（ε4アレル）の存在が心血管疾患やアルツハイマー病発症の危険性を増すという報告があることから，これらとOSAS重症度との関係を検討したところ，有意な関連がみられたという報告がある[21]。これには否定的な報告もあるが，米国の大規模疫学研究（The Sleep Heart Health Study：SHHS）では，65歳以下を対象とするとε4アレルの存在とOSAS発症との間に有意な関連がみられている[22]。アポリポ蛋白Eの遺伝子多型がどのような機序でOSASの発症を促すのかは明らかでないが，この報告ではε4アレルの存在と肥満に関連がないことから，アルツハイマー病と同様な神経細胞の変性が関係しているのではないかと推定されている。

■セロトニンに関連する遺伝子多型

　セロトニン（5-hydroxytryptamine：5-HT）は，中枢神経系における主要な神経伝達物質の1つであり，睡眠や上気道の筋緊張の調節に関与していると考えられている。Ylmazらは，5-HTトランスポータ（5-HTT）遺伝子の多型性がOSASの発症に関与していると報告している[23]。この遺伝子多型には，高変異反復列（VNTR）と5-HTT遺伝子結合域（5-HTTLPR）の2種があり，VNTRには10と12の2つの対立遺伝子が，5-HTTLPRにはS（short），L（long），XL（extra long）の3つの対立遺伝子がある。彼らは，27例のOSAS患者と162例の健常人においてこれらの遺伝子多型を検討し，男性のOSAS患者では，VNTRの10と5-HTTLPRのLをもつ割合が健常人にくらべて有意に多かったとしている。ただし，これらの遺伝子多型と肥満度や睡眠ポリグラフの種々の指標の間には明らかな関連はなく，この遺伝子多型がOSAS発症に及ぼす影響についてはさらなる検討が必要である。

　一方，Sakaiらは同様の観点からわが国のOSAS患者を対象として5-HT2Aレセプターおよび2Cレセプターの遺伝子多型について検討を行っているが，これらの遺伝子多型とOSAS発症の間には関連がみられなかった[24]。

■その他の候補遺伝子

　その他，アドレナリンβ_2受容体，アドレナリンβ_3受容体，TNF-α，ハプトグロビン，$GABA_B$受容体-1，エンドセリン-1，レプチン，レプチン受容体，プラスミノーゲン活性化阻害因子-1（PAI-1）が睡眠呼吸障害（多くはAHI≧5）に関連する候補遺伝子として検討されているが，強い関連性が証明されたものはない[25]。

■OSAS患者の全ゲノム解析

　OSASを対象とした全ゲノム解析に関する報告があり，白人のOSAS患者には染色体1p，2p，12p，19pにAHIと関連する遺伝子が発見されている[26]。一方，黒人のOSAS患者には染色体8qに同様の遺伝子が存在すると報告されている[27]。日本人に関する報告はない。

おわりに

　OSASは呼吸器疾患の中でも遺伝傾向の強い疾患の1つであると思われるが，その遺伝学的・分子生物学的研究はスタートしたばかりである。単塩基多型（SNP）やポジショナルクローニングなど新しい方法論を用いた研究報告も多くはない。OSASの発症や病態には多くの遺伝子が関与しているものと思われるが，その解明は本症の発症予防や予後の改善に寄与できる可能性があり，今後の研究の発展を期待したい。

（榊原博樹・佐々木文彦）

■文献

1) Redline S, Tishler PV, Tosteson TD, et al：The familial aggregation of obstructive sleep apnea. Am J Respir Crit Care Med 151：682-687, 1995
2) Guilleminault C, Partinen M, Hollman K, et al：Familial aggregates in obstructive sleep apnea syndrome. Chest 107：1545-1551, 1995
3) Ferini-Strambi L, Calori G, Oldani A, et al：Snoring in twins. Respir Med 89, 337-340, 1995
4) Carmelli D, Bliwise DL, Swan GE, et al：Genetic factors in self-reported snoring and excessive daytime sleepiness：a twin study. Am J Respir Crit Care Med 164：949-952, 2001
5) Redline S, Adams N, Strauss ME, et al：Improvement of mild sleep-disordered breathing with CPAP compared with conservative therapy. Am J Respir Crit Care Med 157：858-865, 1998
6) Redline S, Tishler PV, Schluchter M, et al：Risk factors for sleep-disordered breathing in children：Associations with obesity, race, and respiratory problems. Am J Respir Crit Care Med 159：1527-1532, 1999
7) Comuzzie AG, Allison DB：The search for human obesity genes. Science 280：1374-1377, 1998
8) Borecki IB, Blangero J, Rice T, et al：Evidence for at least two major loci influencing human fatness. Am J Hum Genet 63：831-838, 1998
9) Palmer LJ, Redline S：Genomic approaches to understanding obstructive sleep apnea. Respir Physiol Neurobiology 135：187-205, 2003

10) Sakakibara H, TongM, Matsushita M, et al: Cephalometric abnormalities in non-obese and obese patients with obstructive sleep apnea. Eur Respir J 13: 403-410, 1999
11) Osborne RH, De George FV: Genetic basis of morphologic variation: An evaluation and application of the twin study method. Harvard University Press, Cambridge, 1959
12) Mathur R, Douglas NJ: Family studies in patients with the sleep apnea-hypopnea syndrome. Ann Intern Med 122: 174-178, 1995
13) Redline S, Leitner J, Arnold J, et al: Ventilatory control abnormalities in familial sleep apnea. Am J Respir Crit Care Med 156: 155-160, 1997
14) Cakirer B, Hans MG, Graham G, et al: The relationship between craniofacial morphology and obstructive sleep apnea in whites and in African-Americans. Am J Respir Crit Care Med 163: 947-950, 2001
15) Pillar G, Schnall RP, Peled NIR, et al: Impaired respiratory response to resistive loading during sleep in healthy offspring of patients with obstructive sleep apnea. Am J Respir Crit Care Med 155: 1602-1608, 1997
16) El Bayadi S, Millman RP, Tishler PV, et al: A family study of sleep apnea: anatomic and physiologic interactions. Chest 98: 554-559, 1990
17) Nishino S, Mignot E: Pharmacological aspects of human and canine narcolepsy. Prog Neurobiol 521: 27-78, 1997
18) Chemelli RM, Willie JT, Sinton CM: Narcolepsy in orexin knockout mice: molecular genetics of sleep regulation. Cell 98: 437-451, 1999
19) Nishino S, Ripley B, Overcom S, et al: Hypocretin (orexin) deficiency in human narcolepsy. Lancet 355: 39-40, 2000
20) Xiao Y, Huang X, Qiu C, et al: Angiotensin-1 converting enzyme gene polymorphism in Chinese patients with obstructive sleep apnea syndrome. Clin Med J 112: 701-704, 1999
21) Kadotanj H, Kadotani T, Young T, et al: Association between apolipo-protein epsilon 4 and sleep-disordered breathing in adults. JAMA 285: 2888-2890, 2001
22) Gottlieb DJ, deStefano AL, Foley DJ, et al: APOE epsilon 4 is associated with obstructive sleep apnea/hypopnea: The Sleep Heart Health Study. Neurology 63: 664-668, 2004
23) Ylmaz M, Bayazit YA, Ciftci TU, et al: Association of serotonin tran-sporter gene polymorphism with obstructive sleep apnea syndrome. Laryngoscope 115: 832-836, 2005
24) Sakai K, Takada T, Nakayama H, et al: Serotonin-2 A and 2 C receptor gene polymorphism in Japanese patients with obstructive sleep apnea. Intern Med 44: 928-933, 2005
25) Riha RL, Gislasson T, Diefenbach K: The phenotype and genotype of adult obstructive sleep apnoea/hypopnoea syndrome. Eur Respir J 33: 419-425, 2005
26) Palmer LJ, Buxbaum SG, Larkin EK, et al: A whole genome scan for obstructive sleep apnea and obesity. Am J Hum Genet 72: 340-350, 2003
27) Palmer LJ, Buxbaum SG, Larkin EK, et al: Whole genome scan for obstructive sleep apnea and obesity in African American families. Am J Respir Clit Care Med 169: 1314-1321, 2004

第Ⅱ部
SASの病態と臨床的諸問題

第Ⅱ部
SASの病態と臨床的諸問題

1 SASと肥満・肥満症

肥満の判定基準

　肥満とは脂肪組織が過剰に蓄積した状態であり，BMIをもとに表Ⅱ-1のように判定する[1,2]。WHO基準ではBMI 25以上30未満をpre-obese（前肥満状態）としているが，日本人はBMI 25で高血圧の罹患率が2倍となり，高中性脂肪血症および低HDLコレステロール血症の罹患率も2倍に増える。日本人は欧米人と比べて肥満の影響を受けやすいと判断され，BMI 25以上を肥満とすることになった。BMI 25以上の肥満は日本人の約20％を占め，BMI 30以上は3％程度である[1]。年齢階層別の肥満者の割合を図Ⅱ-1に示した[1]。

　肥満を体脂肪の蓄積の分布によって分類すると主として腹部から上に脂肪がつく上半身肥満（男性型肥満，腹部肥満，リンゴ型肥満）と，主として臀部から下に脂肪のつく下半身肥満（女性型肥満，洋ナシ型肥満）に分けられ，前者のほうが生活習慣病合併の危険が高いことが明らかになっている。上半身肥満と下半身肥満の判定はウエストとヒップの比（W/H）を用いて，その値が0.8以上を上半身肥満としていたが，最近では腹囲のほうが合併疾患との相関が強いことが明らかになり，日本では男性85 cm以上，女性90 cm以上を上半身肥満（内臓脂肪型肥満）とすることになった。しかし，日本以外の国の基準ではすべて男性のカットオフ値のほうが大きいこともあり，この数値の妥当性に関しては疑問とする意見もある。上半身に蓄積した脂肪は，腹部CTスキャンで臍の高さで検査すると，腹腔内の内臓周囲に脂肪が蓄積する内臓脂肪型肥満と皮下に脂肪が蓄積する皮下脂肪型肥満に分けられ，前者のほうが生活習慣病の合併頻度が高いことも明らかになった。日本では内臓脂肪の面積が100 cm^{2}以上を内臓脂肪型肥満と判定することになっており，腹囲に換算すると前記のような値になった。

肥満症の診断基準（表Ⅱ-1）

　肥満症とは肥満に起因ないし関連する健康障害を合併するか，その合併が予測される場合で，医学的に減量を必要とする病態と定義され，疾患単位として取り扱われる。その診断基準は，肥満と判定されたもの（BMI 25以上）のうち，以下のいずれかの条件を満たすものとされる。すなわち，①肥満に起因ないし関連し，減量を要する（減量により改善する，または進展が防止される）健康被害を有するもの，②健康被害を伴いやすいハイリスク肥満：身体計測のスクリーニングにより上半身肥満を疑われ，腹部CT検査によって確定診断された内臓脂肪型肥満，である[3]。

　肥満症の98～99％は体質あるいは単なる過食による単純性肥満（原発性肥満）である。その他の原因による肥満〔症候性肥満（二次性肥満）〕の頻度はきわめて少ない。症候性肥満のうち，その大部分は内分泌性（インスリノーマ，Cushing症候群，甲状腺機能低下症など）であり，遺伝性および視床下部性はまれである。症候性肥満の成因別分類を表Ⅱ-2に示す[2]。主としてSASを扱う医療の現場では患者の70％が肥満者であることか

50

表Ⅱ-1 肥満の判定と肥満症の診断基準

肥満の定義：
　脂肪組織が過剰に蓄積した状態。

肥満の判定：
　身長あたりの体重指数；BMI(body mass index)：体重(kg)÷身長(m)^{2}をもとに下表のごとく判定する。

表　肥満度分類

BMI	判定	WHO 基準
＜18.5	低体重	Underweight
18.5≦～＜25	普通体重	Normal range
25≦～＜30	肥満（1度）	Preobese
30≦～＜35	肥満（2度）	Obese class Ⅰ
35≦～＜40	肥満（3度）	Obese class Ⅱ
40≦	肥満（4度）	Obese class Ⅲ

※ただし，肥満(BMI≧25)は，医学的に減量を要する状態とは限らない。
　なお，標準体重(理想体重)は最も疾病の少ないBMI 22を基準として，標準体重(kg)＝身長(m)^2×22で計算された数値とする。

肥満症の定義：
　肥満症とは肥満に起因ないし関連する健康障害を合併するか，その合併が予測される場合で，医学的に減量を必要とする状態をいい，疾患単位として取り扱う。

肥満症の診断：
　肥満と判断されたもの(BMI 25以上)のうち，以下のいずれかの条件を満たすもの
　　1）肥満に起因ないし関連し，減量を要する（減量により改善する，または進展が防止される）健康障害を有するもの
　　2）健康障害を伴いやすいハイリスク肥満
　　　　身体計測のスクリーニングにより上半身肥満を疑われ，腹部CT検査によって確定診断された内臓脂肪型肥満

肥満に起因ないし関連し，減量を要する健康障害：
　1）2型糖尿病・耐糖能障害
　2）脂質代謝異常
　3）高血圧
　4）高尿酸血症・痛風
　5）冠動脈疾患：心筋梗塞・狭心症
　6）脳梗塞：脳血栓症・一過性脳虚血発作
　7）睡眠時無呼吸症候群・Pickwick症候群
　8）脂肪肝
　9）整形外科的疾患：変形性関節症・腰椎症
　10）月経異常

※参考：肥満に関連する健康障害として考慮するが，診断基準に含めない項目
　1）扁桃肥大
　2）気管支喘息
　3）胆石
　4）膵炎
　5）蛋白尿・腎機能障害
　6）子宮筋腫
　7）悪性腫瘍
　　①乳癌
　　②胆嚢癌
　　③大腸癌
　　④子宮内膜癌(子宮体癌)
　　⑤前立腺癌
　8）偽性黒色表皮腫
　9）摩擦疹・汗疹などの皮膚炎

（文献2より引用）

ら，頻度は低いが症候性肥満を見落とさないことが肝要である。

　呼吸器系〔SAS，肺胞低換気，Pickwick(ピックウィック)症候群など〕の異常所見だけでなく，肥満に合併することの多い代謝系(糖尿病，高脂血症，痛風など)，循環器系(高血圧，虚血性心疾患，心不全など)，消化器系(脂肪肝，膵炎，痔核など)，婦人科系(月経異常，不妊症など)，整形外科系(変形性関節症，腰痛，頸腕症候群など)の疾患～病態を有していないかを診断する。

肥満・肥満症とSAS

　一般住民を対象にしてSDBの有病率を調べた米国の多施設共同研究(Sleep Heart Health Study：SHHS)によると，BMI 30以上になるとAHI 5以上の頻度は69%，AHI 15以上の頻度は32%にも達する[4]。肥満に起因ないし関連する健康障害としては，SDBは最も頻度の高い疾患の1つといえる。一方，日本人のOSASでも，その

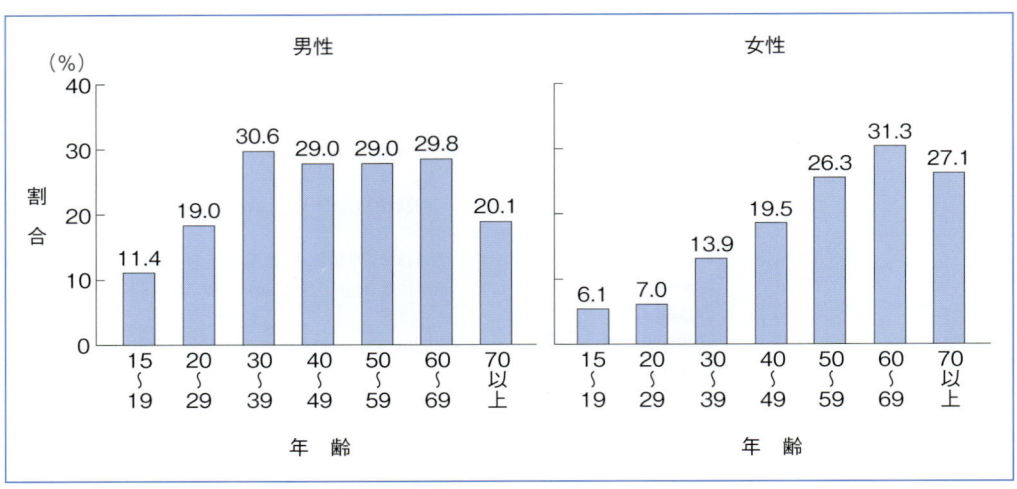

図Ⅱ-1 日本人の肥満者の性・年齢階級別頻度（1998年）
BMI 25以上を肥満とした。

（文献1より引用）

表Ⅱ-2 症候性肥満の成因別分類

1. 内分泌性肥満
    1) Cushing 症候群
    2) 甲状腺機能低下症
    3) 偽性副甲状腺機能低下症
    4) インスリノーマ
    5) 性腺機能低下症
    6) Stein-Leventhal 症候群
2. 遺伝性肥満（先天異常症候群）
    1) Bardet-Biedl 症候群
    2) Prader-Willi 症候群
    3) レプチン欠損症
    4) レプチン受容体異常症
    5) プロオピオメラノコルチン異常症
    6) メラノコルチン受容体異常症
3. 視床下部性肥満
    1) 間脳腫瘍
    2) Frolich 症候群
    3) empty sella 症候群
4. 薬物による肥満
    1) 向精神薬
    2) 副腎皮質ホルモン

70％はBMI 25以上の肥満であり，肥満症はOSASの最も多い合併症でもある。

OSASの肥満は脳・心血管障害や糖尿病，高血圧症，高脂血症，インスリン抵抗性との関連性が深い内臓脂肪型肥満といわれており，半年以上のCPAP治療により，OSAS患者の内臓脂肪はBMIの変化がなくても有意に減少するという[5]。睡眠呼吸障害自体が内臓脂肪型肥満の誘因となる可能性がある。

（榊原博樹）

■文献

1) 井上修二：肥満と肥満症の違いは．井上修二，大野誠，宗像伸子：肥満症テキスト（改訂第2版），pp9-14，南江堂，2004
2) 松澤佑次，井上修二，池田義雄，他：新しい肥満の判定と肥満症の診断基準（解説）．肥満研究 6：18-28，2000
3) 大野 誠：肥満症診療のすすめ方．井上修二，大野誠，宗像伸子：肥満症テキスト（改訂第2版），pp49-58，南江堂，2004．
4) Young T, Shahar E, Nieto J, et al：Predictors of sleep-disordered breathing in community-dwelling adults：The Sleep Heart Health Study. Arch Intern Med 162：893-900, 2002
5) Chin K, Shimizu K, Nakamura T, et al：Changes in intra-abdominal visceral fat and serum leptin levels in patients with obstructive sleep apnea syndrome following nasal continuous positive airway pressure therapy. Circulation 100：706-712, 2000

2 SASと循環器疾患

合併症

OSAS 患者には一般人口と比べて高血圧症（約2倍），虚血性心疾患（約2～3倍），脳血管障害（約3～5倍）の合併が多く[1]，これらの疾患にはOSAS を高頻度で認める．図Ⅱ-2 に高血圧および心臓・脳血管障害における AHI 10 以上の SDB（心不全を除いてほとんどが開塞型 SDB）の有病率をまとめたが，高血圧症の 37％[2]，薬剤耐性高血圧症の 80％[3]，狭心症の 31％[4]，冠動脈疾患の 31％[5]，心不全の 57％[6]，脳卒中の 72％[7]であった．勤労者における AHI>10 の有病率が男性 15.0％，女性 5.0％程度である[8]ことを考えると，これらの疾患の SDB・SAS 有病率がきわめて高いことがわかる．すなわち，SDB・SAS はこれらの生活習慣病のリスクファクターとしても重要な疾患であると考えられる．SDB・SAS とこれらの疾患との因果関係は必ずしも明らかではないが，Ⅱ.6～7 で述べるようにインスリン抵抗性という病態を介しているのではないかと考えられるようになった[9]．

高血圧

OSAS 患者の 50～60％ には高血圧症がみられ，高血圧症患者の 30～40％ は OSAS を合併する[10,11]．肥満や加齢，喫煙などの交絡因子の影響を考慮しても，なお OSAS が高血圧の発症原因になると結論している報告は多い[11,12]．特に勤労者を対象にした Wisconsin Sleep Cohort Study では，AHI が 5 未満であってもオッズ比 1.42（95％CI：1.13～1.78）程度の高血圧の危険因子に

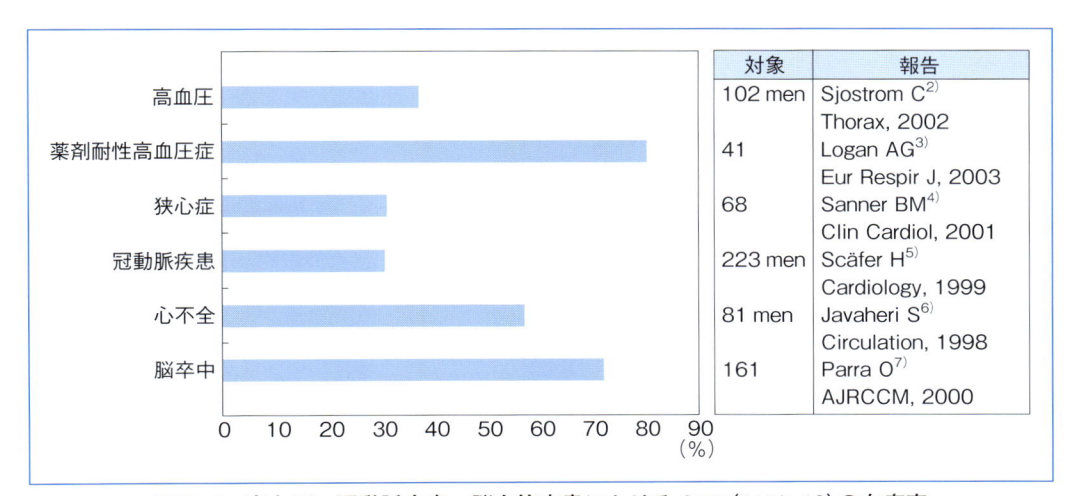

	対象	報告
高血圧	102 men	Sjostrom C[2] Thorax, 2002
薬剤耐性高血圧症	41	Logan AG[3] Eur Respir J, 2003
狭心症	68	Sanner BM[4] Clin Cardiol, 2001
冠動脈疾患	223 men	Scäfer H[5] Cardiology, 1999
心不全	81 men	Javaheri S[6] Circulation, 1998
脳卒中	161	Parra O[7] AJRCCM, 2000

図Ⅱ-2　高血圧，冠動脈疾患，脳血管疾患における SDB（AHI≧10）の有病率

なると報告され[13]，さらに大規模な疫学調査であるSHHS（Sleep Heart Health Study）でも，AHIが5～15のSDBはオッズ比1.20（1.01～1.42）の危険因子になるとされている[14]。スリープラボを受診した2,500名以上のデータを分析して，AHIが増加するに従い高血圧のリスクが直線的に増加することも明らかにされている[15]。

気管切開やCPAPなどでOSASの治療が成功すると，それだけで血圧も下がるという報告も多く[11]，OSAS自体が血圧上昇の原因になっている症例があることは間違いない。治療に抵抗性のある高血圧症の80％はAHI 10以上のSDBを合併していたという報告がある[3]。大まかにいって，AHIが10増加すると血圧は11％増加し，AHI 30以上のSDBは高血圧のリスクを2倍にする[15]。このような膨大な質の高いエビデンスから，「高血圧の予防，発見，診断，治療に関する米国合同委員会の第7次報告（2003年）」では，SASが診断可能な高血圧（二次性高血圧）の原因の1つとしてリストされている[16]。日本の「高血圧治療ガイドライン2009」でも二次性高血圧の原因としてSASがリストされている[17]。

一般に睡眠時の無呼吸あるいは低呼吸の直後の呼吸再開時には一過性に血圧が上昇する。SDBイベントにより血圧が上昇する機序としては，一過性の交感神経緊張状態によると考えられており，そのトリガーとしてはSDB→低酸素血症の他に覚醒反応も候補に挙げられている。犬を用いた実験的な閉塞型睡眠時無呼吸モデルにより，覚醒時にも持続する血圧上昇には覚醒反応ではなく無呼吸のみが関与していることが証明され[18]，介在する病態としてはやはり交感神経系の過緊張状態が重要であると考えられている。

冠動脈疾患・心血管障害

年齢と性を一致させた一般人口と比べてOSAS患者（平均年齢51.6歳，平均BMI 32.1，平均AI 52.3）は冠動脈疾患の合併率が2倍以上多く，それがその後の死亡原因としても重要である[19]。冠動脈疾患にRDI 10以上のSDBが合併すると，その後5年間の心血管死が明らかに多いと報告されている（9.3％対37.5％）[20]。日本からもAHI 10以上のOSAを合併する急性冠症候群の予後は不良であり，その調整リスクは11.6にもなると報告されている[21]。CPAP治療はOSASに合併した冠動脈疾患の予後を改善する[22,23]。

最近になって1,600名余を対象にして，12年間の心血管イベントの発生をみた大規模な研究成果が発表された[24]。すなわち，PSGで確定したAHI 30以上の無治療のOSAS患者は，OSASが否定されたコントロールと比べて3倍近い心血管イベントのリスクを負っており，10年間で10.6％が死亡した（コントロールの死亡は3.0％）。AHI 30未満の軽・中等症OSAS患者やCPAP治療を続けた重症OSAS患者のリスクはコントロールと変わらなかった（Ⅲ．18参照）。このような重症OSASの心血管イベントあるいは死亡のリスクは，高齢者よりもむしろ一般的な死亡率の低い50歳未満の患者で大きいことが知られている[25,26]。

CPAP治療を継続しているOSAS患者の死亡率は一般人口と変わらず[27]，CPAP治療を拒否した50歳未満に心血管死が多くみられている[27,28]。長期予後に影響するのはOSASの重症度ではなく，CPAP治療のアドヒアランスであるとされている[29]。

不整脈

初期の研究では，重症OSASの10％には脈拍数30/分以下の徐脈や2～13秒の洞停止が認められ，2度AVブロック（Mobitz type I）は4～8％の患者にみられると報告されている[30,31]。心室性期外収縮もOSA患者の57～74％という高頻度で認められると報告された[32]。そして，無呼吸に関

表Ⅱ-3　睡眠呼吸障害（AHI≧30）と対照群（AHI＜5）の夜間の不整脈の頻度（%）

	SDB群 n＝228	対照群 n＝338	p
心室性不整脈			
心室期外収縮≧5/h	35.1	21.3	0.0003
2段脈	14.0	8.0	0.02
3段脈	9.2	5.6	0.10
4段脈	11.8	5.9	0.01
非持続性心室頻拍	5.3	1.2	0.004
複雑性心室性期外収縮	25.0	14.5	0.002
上室性不整脈			
心房性期外収縮	33.8	24.3	0.001
心房細動	4.8	0.9	0.003
上室性頻拍	14.9	14.5	0.89
伝導遅延不整脈			
洞停止≧3s	11.0	8.6	0.34
1度房室ブロック	25.0	22.5	0.49
2度房室ブロック			
タイプ1	1.8	0.3	0.07
タイプ2	2.2	0.9	0.20
心室内伝導遅延	8.9	5.3	0.11

複雑性心室期外収縮は2段脈あるいは3段脈，4段脈，非持続性心室頻拍とした．

連して発生したこれらの不整脈がOSAS患者の睡眠中の突然死の原因になると考えられた[33]。しかし，その後の追試成績では，虚血性心疾患や呼吸器疾患などの合併症を除外すると，OSAS患者の致死的不整脈はそれほど多いものではなく，睡眠中に突然死する症例も多くはない[34]。ただし，SpO_2が60%以下に達するような重症の低酸素血症を伴うOSASは明らかに心室性期外収縮をもつことが多く[32]，AHIが60以上の重症OSASの20%は房室ブロックを伴うことも事実のようであり[35]，このような重症例には注意を要する。一般住民を対象にした大規模疫学研究（Sleep Heart Health Study：SHHS）では，AHIが30以上になると心室性期外収縮や心房細動，Ⅱ度房室ブロック（1型）の頻度が有意に増え，ペースメーカー植込み症例の頻度が高まると報告されている[36]。SHHSで明らかになったSDB（AHI 30以上）の不整脈の出現頻度を表Ⅱ-3にまとめた[36]。

心房細動の患者にはOSASの頻度が高いという報告がある[37,38]。一方，上記のSHHSではAHI 30以上になると心房細動の頻度が4倍に増えると報告されている[36]。重症OSASの心房細動はCPAPの導入で消失することがあり[39]，両者の関連性を示唆する報告は少なくないが，病態生理学的な説明はされていない。

QT dispersionは1分間の12誘導心電図記録の中でQT時間の最大値と最小値の差を表すが，心筋の電気的な不安定性を反映しており[40]，心臓死の独立した危険因子になることが示されている[41]。OSAS患者の夜間のQT dispersionは延長しており，CPAPでこれが改善するという報告がある[42]。OSASの心臓突然死は，一般人口では最も発症頻度の低い夜間睡眠中に起こることが多く[43]，夜間のQT dispersionの延長はこれと一致する所見である。

心不全

慢性心不全患者を対象にするとSDB，特にチェーン・ストークス呼吸を伴う中枢型SDBの頻度が著しく高い。すなわち，AHIが15以上の

第Ⅱ部　SASの病態と臨床的諸問題

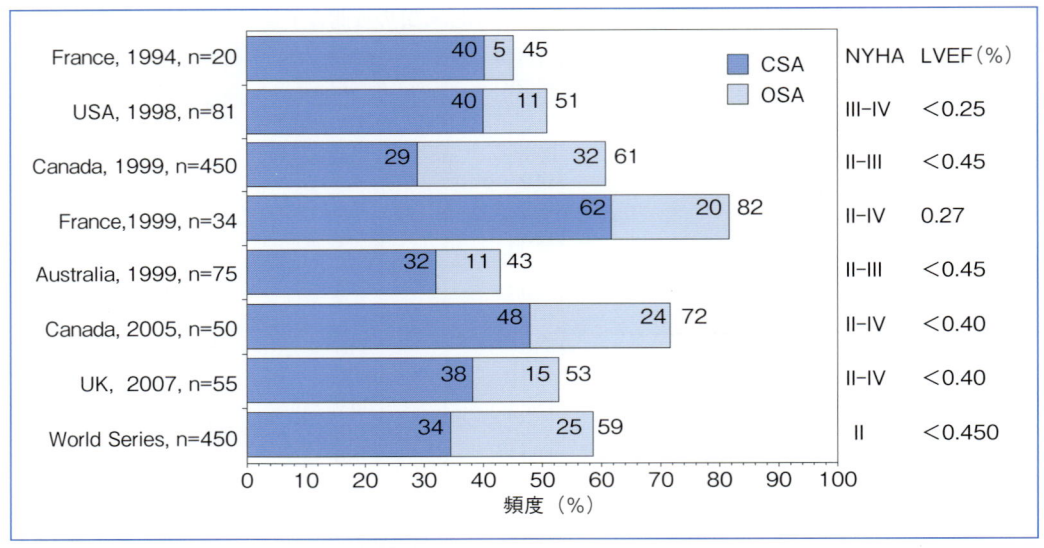

調査	CSA (%)	OSA (%)	合計 (%)	NYHA	LVEF(%)
France, 1994, n=20	40	5	45	III-IV	<0.25
USA, 1998, n=81	40	11	51	III-IV	<0.25
Canada, 1999, n=450	29	32	61	II-III	<0.45
France, 1999, n=34	62	20	82	II-IV	0.27
Australia, 1999, n=75	32	11	43	II-III	<0.45
Canada, 2005, n=50	48	24	72	II-IV	<0.40
UK, 2007, n=55	38	15	53	II-IV	<0.40
World Series, n=450	34	25	59	II	<0.450

図Ⅱ-3　慢性心不全における睡眠呼吸障害（AHI≧15）の頻度
CSA：中枢型無呼吸・呼吸障害，OSA：閉塞型無呼吸・呼吸障害
慢性心不全の約1/3にCSA，約1/4にOSAが合併する。

（文献44～50より著者が作成）

中枢型SDBは29～62％，全体では約1/3の症例にみられ，AHIが15以上の閉塞型SDBは5～32％，全体では約1/4の症例にみられる（図Ⅱ-3）[44-50]。一方，米国の大規模疫学研究SHHS（n＝6,089）によると，AHIが11以上になるとAHI 1.3以下の群と比べて心不全のリスクが2.38（95％CI：1.22～4.62）に高まることが示されている[51]。

■チェーン・ストークス呼吸，中枢型SDB
❶発症機序

重症の慢性心不全では肺うっ血・肺水腫と機能的残気量の減少により潜在性～顕在性の低酸素血症が存在するうえ，左室充満圧の増加および拡張終末期容積の増大などにより肺迷走神経が刺激されて過換気状態（低炭酸ガス血症）にある。また，低酸素血症と迷走神経反射により炭酸ガス換気応答，低酸素換気応答ともに増大し，呼吸中枢の反応性が過敏な状態にある。

通常では睡眠時のPCO_2レベルは覚醒時より数Torr高くセットされるが，心不全ではもともとのPCO_2が低いうえ，睡眠に入ってもPCO_2レベルが上がらないことがある。臥位による静脈還流の増加と肺毛細管圧の上昇が換気を刺激して生理的なPCO_2の上昇を阻止することによる。このような状況で睡眠に入ると，PCO_2が睡眠時の無呼吸閾値を超えて低下してしまうことがあり，無呼吸が発生する。いったん無呼吸が発生すると低酸素血症が増悪して覚醒反応が惹起され，睡眠と覚醒が反復することになる。覚醒時と睡眠時ではCO_2のセットポイントと換気応答のレベルが異なるため，これが頻回に変動することになる。さらに，心拍出量の低下から循環時間が延長しており，PCO_2の情報が呼吸中枢に伝わるまでに時間がかかり，換気刺激・換気抑制ともにオーバーシュートしてしまう。このようにして，中枢型無呼吸と漸増・漸減する呼吸が形成されることになる。

❷影響と治療

AHIが5程度であっても，中枢型SDBを合併すると心不全の予後は著しく悪化する[52]。中枢型SDBによる低酸素血症や酸化ストレス，交感神経緊張が心機能に悪影響を及ぼすものと考えられ

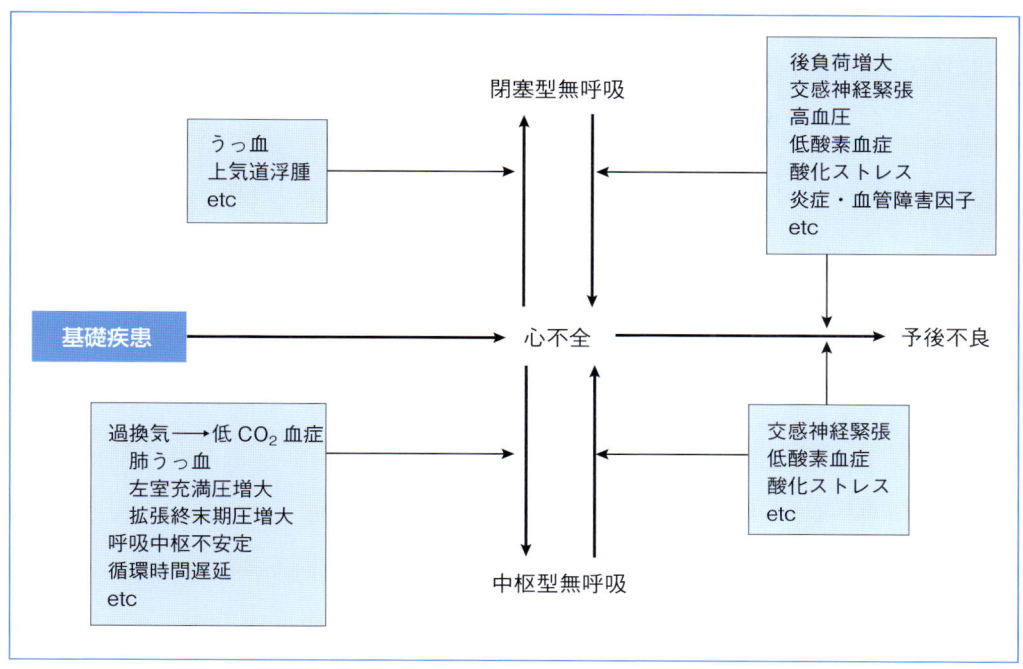

図Ⅱ-4 心不全と閉塞型無呼吸および中枢型無呼吸

る（図Ⅱ-4）。中枢型のSDBではあるが，以前からCPAP治療の有効性が報告されており[53,54]，カナダでCPAPの有効性（評価項目は心移植までの時間延長）を確認する多施設大規模研究（CAN-PAP study）が行われた[55]。一次解析ではCPAPアドヒアランス不良者やCPAPでSDBが改善しない症例もCPAP群に含めたため，CPAP使用群全体ではSDB改善が十分ではなく，予後改善効果が得られないばかりか，かえって2年以内の初期悪化が増える傾向がみられた。

それまでの研究により，CPAPが有効なのは心不全に伴う中枢型SDBの約半数であることが判明していた。そこで，CPAP使用群をCPAP使用下でAHIが15未満になった群とAHIが15以上に留まる群に分けて心不全の予後を比較したところ，AHIが十分に減少した群の予後が有意に改善した[56]。一連の研究による結論としては，慢性心不全に伴う中枢性SDBの約半数はCPAPで治療可能だが，有効性の評価は1～2カ月の早期に行うべきである，ということになる。さらに，

無効な症例にCPAP使用を続けるとかえって予後の悪化する可能性があるので注意を要する。

CPAPにより過換気が抑制されて$PaCO_2$が上昇すること，左室後負荷が軽減されて心拍出量が増大すること，機能的残気量が増えて酸素化が改善すること，などがCPAPの有効性の機序と考えられている。約半数のCPAP無効例には在宅酸素療法かadaptive servoventilation（ASV）を試みることになる。ASVは慢性心不全に伴う中枢型SDBに最も有効な治療法[57]だが，保険診療上はSASに適用がないのが問題である。

■閉塞型SDB
❶発症機序

中枢型SDBほどではないが，慢性心不全の約1/4にAHI 15以上の閉塞型SDBが合併しており（図Ⅱ-3），生命予後を悪くする（ハザード比2.81）[58]。心不全における閉塞型SDBの発症は，患者がもともともっている顎顔面形態や上気道軟部組織の形態異常，および（あるいは）肥満に加えて心不全

による静脈圧増大と静脈うっ血が上気道粘膜の浮腫とそれに伴う気道の狭小化をもたらすことによると考えられている。

❷影響と治療

閉塞型SDBは図Ⅱ-4に示すような機序で心不全の病態を悪化させる。すなわち，①胸腔内圧の高度の陰圧化が左室壁にかかる圧（transmural pressure）を増加させ，左室後負荷を増大する，②間歇的低酸素血症が心筋収縮力の障害，肺血管攣縮→肺動脈圧の増大→心拍出量低下，心筋虚血，酸化ストレス→炎症性サイトカインや血管障害性因子の発生をもたらす，③間歇的低酸素＋高炭酸ガスおよび覚醒反応の反復が交感神経活動の亢進をもたらし，血圧上昇，心筋細胞の壊死，不整脈を惹起すること，などである。

CPAP治療は1〜3カ月程度で左室機能を改善することが示されていたが[59,60]，最近長期予後を改善することも明らかにされた[61]。

肺高血圧・右心不全

重症のOSAS患者が慢性肺高血圧症や右心不全を起こすことはあるが，その頻度は12〜20%程度といわれている[62,63]。しかも肺高血圧や右心不全の発症は多くの場合，睡眠時無呼吸の重症度とは関係がなく，肥満や閉塞性肺疾患の合併によってもたらされたものと考えられている[62]。また，肺性心合併例にはCO$_2$換気応答の低下が認められることが多い[62]。

（榊原博樹）

■文献

1) Partinen M, Guilleminault C: Daytime sleepiness and vascular morbidity at seven-year follow-up in obstructive sleep apnea patients. Chest 97: 27-32, 1990
2) Sjostrom C, Lindberg E, Eimasry A, et al: Prevalence of sleep apnoea and snoring in hypertensive men: a population based study. Thorax 57: 602-607, 2002
3) Logan AG, Tkacova R, Perlikowski SM, et al: Refractory hypertension and sleep apnoea: effect of CPAP on blood pressure and baroreflex. Eur Respir J 21: 241-247, 2003
4) Sanner BM, Konermann M, Doberauer C, et al: Sleep-Disordered breathing in patients referred for angina evaluation-association with left ventricular dysfunction. Clin Cardiol 24: 146-150, 2001
5) Schäfer H, Koehler U, Ewig S, et al: Obstructive sleep apnea as a risk marker in coronary artery disease. Cardiology 92: 79-84, 1999
6) Javaheri S, Parker TJ, Liming JD, et al: Sleep apnea in 81 ambulatory male patients with stable heart failure: Types and their prevalences, consequences, and presentations. Circulation 97: 2154-2159, 1998
7) Parra O, Arboix A, Bechich S, et al: Time course of sleep-related breathing disorders in first-ever stroke or transient ischemic attack. Am J Respir Crit Care Med 161: 375-380, 2000
8) Young T, Palta M, Dempsey J, Skatrud J, et al: The occurrence of sleep-disordered breathing among middle-aged adults. N Engl J Med 328: 1230-1235, 1993
9) Brooks B, Cistulli PA, Borkman M, et al: Obstructive sleep apnea in obese noninsulin-dependent diabetic patients: effect of continuous positive airway pressure treatment on insulin responsiveness. J Clin Endocrinol Metab 79: 1681-1685, 1994
10) Podszus T, Greenberg H, Scharf SM: Influence of sleep state and sleep-disordered breathing on cardiovascular function. in Saunders NA, Sullivan CE (eds): Sleep and Breathing, pp257-310, Maecel Dekker, New York, 1994
11) Silverberg DS, Oksenberg A: Essential hypertension and abnormal upper airway resistance during sleep. Sleep 20: 794-806, 1997
12) Grote L, Ploch T, Heitmann J, et al: Sleep-related breathing disorder is an independent risk factor for systemic hypertension. Am J Respir Crit Care Med 160: 1876-1882, 1999
13) Peppard PE, Young T, Palta M, et al: Prospective study of the association between sleep-disordered breathing and hypertension. N Engl J Med 342: 1378-1384, 2000
14) Nieto FJ, Young TB, Lind BK, et al: Association of sleep-disordered breathing, sleep apnea, and hypertension in a large community-based study. JAMA 283: 1829-1836, 2000
15) Lavie P, Herer P, Hoffstein V: Obstructive sleep apnea syndrome as a risk factor for hypertension: populatin study. BMJ 320: 479-482, 2000
16) Chobanian AV, Bakris GL, Black HR, et al: Seventh report of the joint national committee on prevention, detection, evaluation, and treatment of high blood pressure. Hypertension 42: 1206-1252, 2003
17) 日本高血圧学会高血圧治療ガイドライン作成委員会：高血圧治療ガイドライン2009．ライフサイエンス出版，2009

18) Brooks D, Horner RL, Kozar LF, et al: Obstructive sleep apnea as a cause of systemic hypertension: Evidence from a canine model. J Clin Invest 99: 106-109, 1997
19) Partinen M, Guilleminault C: Daytime sleepiness and vascular morbidity at seven-year follow-up in obstructive sleep apnea patients. Chest 97: 27-32, 1990
20) Peker Y, Hender J, Loth S: Respiratory disturbance index: An independent predictor of mortality in coronary artery disease. Am J Respir Crit Care Med 162: 80-86, 2000
21) Yumino D, Tsurumi Y, Takagi A, et al: Impact of obstructive sleep apnea on clinical and angiographic outcomes following percutaneous coronary intervention in patients with acute coronary syndrome. Am J Cardiol 99: 26-30, 2007
22) Milleron O, Pilliere R, Foucher A, et al: Benefits of obstructive sleep apnoea treatment in coronary artery disease: a long-term follow-up study. Eur Heart J 25: 728-734, 2004
23) Peker Y, Carson J, Hedner J: Increased incidence of coronary artery disease in sleep apnoea: a long-term follow-up study. Eur Respir J 28: 596-602, 2006
24) Marin JM, Carrizo SJ, Vicente E, et al: Long-term cardiovascular outcomes in men with obstructive sleep apnoea-hypopnoea with or without treatment with continuous positive airway pressure: an observational study. Lancet 365: 1046-1053, 2005
25) He J, Kryger MH, Zorick FJ, et al: Mortality and apnea index in obstructive sleep apnea: Experience in 385 male patients. Chest 94: 9-14, 1988
26) Lavie P, Lavie L, Herer P, et al: All-cause mortality in males with sleep apnoea syndrome: declining mortality rates with age. Eur Respir J: 514-520, 2005
27) Vale D, Chailleux E, Hoorelbeke-Ramon A, et al: Mortality of sleep apnoea patients treated by nasal continuous positive airway pressure registered in the ANTADIR observatory. Eur Respir J 15: 326-331, 2000
28) Marti S, Sampol G, Munoz X, et al: Mortality in severe sleep apnoea/hypopnoea syndrome patients: impact of treatment. Eur Respir J 20: 1511-1518, 2002
29) Campos-Rodriguez F, Pena-Grinan N, Reves-Nunez N, et al: Mortality in obstructive sleep apnea-hypopnea patients treated with positive airway pressure. Chest 128: 624-633, 2005
30) Guilleminault C, Connolly SJ, Winkle RA: Cardiac arrhythmia and conduction disturbances during sleep in 400 patients with sleep apnea syndrome. Am J Cardiol 52: 490-494, 1983
31) Miller WP: Cardiac arrhythmias and conduction disturbances in the sleep apnea syndrome. Am J Med 73: 317-321, 1982
32) Shepard JW Jr, Garrison MW, Grither DA, et al: Relationship of ventricular ectopy to nocturnal O_2 desaturation in patients with obstructive sleep apnea. Chest 88: 335-340, 1985
33) Guilleminault C: Natural history, cardiac impact, and long-term follow-up of sleep apnea syndrome. in Guilleminault C, Lugaresi E (eds): Sleep/Wake Disorders: Natural History, Epidemiology, and Long-term Evolution, pp107-125, Raven Press, New York, 1983
34) Gonzales-Rothi RJ, Foresman GA, Block AJ et al: Do patients with sleep apnea die in their sleep? Chest 94: 531-538, 1988
35) Becker H, Brandenburg U, Peter JH, et al: Reversal of sinus arrest and atrioventricular conduction block in patients with sleep apnea during nasal continuous positive airway pressure. AM J Respir Crit Care Med 151: 215-218, 1995
36) Mlehra R, Benjamjin EJ, Shahar E, et al: Association of noctunal arrhythmias with sleep disordered breathing: the Sleep Heart Health Study. Am J Respir Crit Care Med 173: 910-916, 2006
37) Gami AS, Pressman G, CaPles SMI, et al: Association of atrial fibrihation and obstructive sleep apnea. Circulation 110: 364-367, 2004
38) Mooe T, Gullsby S, Rabben T, et al: Sleep-disordered breathing: a novel predictor of atrial fibrihation after coronary artery bypass surgery. Coron artery Dis 7: 475-478, 1996
39) Bridgman JC, Heddle WF: Severe noctunal bradycardia with daytime tachycardia in obstructive sleep apnoea. Med J Aust 184: 93-94, 2006
40) Malik M, Batchvarow VN: Measurement, interpretation and clinical potential of QT dispersion. J Am Coll Cardiol 36: 1749-1766, 2000
41) de Bruyne MC, Hoes AW, Kors JA, et al: QTc dispersion predicts cardiac mortality in the elderly: the Rotterdam Study. Circulation 97: 467-472, 1998
42) Nakamura T, Chin K, Hosokawa R, et al: Corrected QT dispersion and cardiac sympathetic function in patients with obstructive sleep apnea-hypopnea syndrome. Chest 125: 2107-2114, 2004
43) Gami AS, Howard DE, Olson EJ, et al: Day-night pattern of sudden death in obstructive sleep apnea. N Engl J Med 352: 1206-1214, 2005
44) Lofaso F, Verschueren P, Rande JL, et al: Prevalence of sleep-disordered breathing in patients on a heart transplant waiting list. Chest 106: 1689-1694, 1994
45) Javaheri S, Parker TJ, Liming JD, et al: Sleep apnea in 81 ambulatory male patients with stable heart failure: Types and their prevalences, consequences, and presentations. Circulation 97: 2154-2159, 1998
46) Sin DD, Fitzgerald F, Parker JD, et al: Risk factors for central and obstructive sleep apnea in 450 men and women with congestive heart failure. Am J Respir Crit Care Med 160: 1101-1106, 1999
47) Tremel F, Pépin JL, Veale D, et al: High prevalence and persistence of sleep apnoea in patients referred for acute left ventricular failure and medically treat-

ed over 2 months. Eur Heart J 20 : 1201-1209, 1999
48) Solin P, Bergin P, Richardson M, et al : Influence of pulmonary capillary wedge pressure on central apnea in heart failure. Circulation 99 : 1574-1579, 1999
49) Sériès F, Kimoff RJ, Morrison D, et al : Prospective evaluation of nocturnal oximetry for detection of sleep-related breathing disturbances in patients with chronic heart failure. Chest 127 : 1507-1514, 2005
50) Vazir A, Hastings PC, Dayer M, et al : A high prevalence of sleep disordered breathing in men with mild symptomatic chronic heart failure due to left ventricular systolic dysfunction. Eur J Heart Fail 9 : 243-250, 2007
51) Sahar E, Whitney CW, Redline S, et al : Sleep-disordered breathing and cardiovascular disease. Cross-sectional results of the Sleep Heart Health Study. Am J Respir Crit Care Med 163 : 19-25, 2001
52) Javaheri S, Shukla R, Zeigler H, et al : Central sleep apnea, right ventricular dysfunction, and low diastolic blood pressure are predictors of mortality in systolic heart failure. J Am Coll Cardiol 49 : 2028-2034, 2007
53) Naughton MT, Benard DC, Liu PP, et al : Effects of nasal CPAP on sympathetic activity in patients with heart failure and central sleep apnea. Am J Respir Crit Care Med 152 : 473-479, 1995
54) Tkacova R, Liu PP, Naughton MT, et al : Effect of continuous positive airway pressure on mitral regurgitant fraction and atrial natriuretic peptide in patients with heart failure. J Am Coll Cardiol 30 : 739-745, 1997
55) Bradley TD, Logan AG, Kimoff RJ, et al : Continuous positive airway pressure for central sleep apnea and heart failure. N Engl J Med 353 : 2025-2033, 2005
56) Arzt M, Floras JS, Logan AG, et al : Suppression of central sleep apnea by continuous positive airway pressure and transplant-free survival in heart failure : a post hoc analysis of the Canadian Continuous Positive Airway Pressure for Patients with Central Sleep Apnea and Heart Failure Trial (CANPAP). Circulation 115 : 3173-3180, 2007
57) Teschler H, Dohring J, Wang YM, et al : Adaptive pressure support servo-ventilation : a novel treatment for Cheyne-Stokes respiration in heart failure. Am J Respir Crit Care Med 164 : 614-619, 2001
58) Wang H, Parker JD, Newton GE, et al : Influence of obstructive sleep apnea on mortality in patients with heart failure. J Am Coll Cardiol 49 : 1625-1631, 2007
59) Kaneko Y, Floras JS, Usui K, et al : Cardiovascular effects of continuous positive airway pressure in patients with heart failure and obstructive sleep apnea. N Engl J Med 348 : 1233-1241, 2003
60) Mansfield DR, Gollogly NC, Kaye DM, et al : Controlled trial of continuous positive airway pressure in obstructive sleep apnea and heart failure. Am J Respir Crit Care Med 169 : 361-366, 2004
61) Kasai T, Narui K, Dohi T, et al : Prognosis of patients with heart failure and obstructive sleep apnea treated with continuous positive airway pressure. Chest 133 : 690-696, 2008
62) Bradley TD, Rutherford R, Grossman R, et al : Role of daytime hypoxemia in the pathogenesis of right heart failure in the obstructive sleep apnea syndrome. Am Rev Respir Dis 131 : 835-839, 1985
63) Weitzemblum E, Krieger J, Apprell M, et al : Daytime pulmonary hypertension in patients with obstructive sleep apnea. Am Rev Respir Dis 138 : 345-349, 1988

3 SASと脳血管障害

疫学データはOSASと脳血管障害の間に強い関係のあることを示している。いびき症患者は健康人と比べて約3倍の高頻度で脳血管障害に罹患しており，OSAS患者の直接死因の多くが脳血管障害であったという報告がある[1]。Partinenらも習慣性いびき症患者はコントロールと比べて10.3倍も脳梗塞を起こす相対的危険度が高いと報告している[2]。また，ThorpyらはOSAS患者269例を6.8年間追跡して43例の死亡例を認め，そのうちの71%が脳血管障害により死亡し，かつ死亡例の約半数は夜半から午前8時にかけての死亡であったと報告している[3]。

一方，脳卒中患者の44〜72%はSDBを合併しており，一般人口と比べると明らかに高頻度であった[4-7]。Wisconsin Sleep Cohortの4年間の前向き研究によるとAHI 20以上のSDBは脳卒中のリスクを4倍に高める[8]。

SDBは虚血性の脳卒中発作の再発リスクを高め[9]，AHI 30以上のSDBは脳卒中発作後の生命予後を悪くする（図Ⅱ-5）が[7,10]，CPAP治療をすることで生存率が高まることが明らかにされている（図Ⅱ-6）[11,12]。

（榊原博樹）

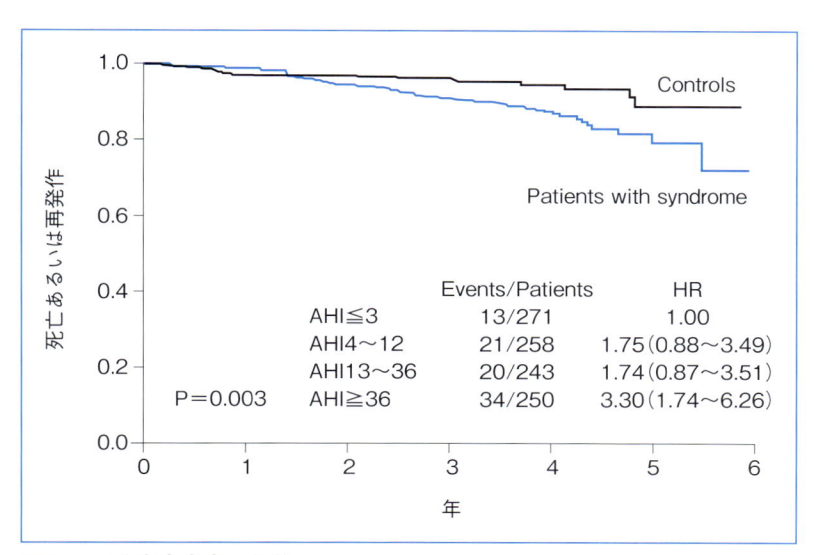

図Ⅱ-5 脳卒中患者の予後
1,022名の脳卒中患者の68%はAHI 5以上のOSAを合併していた。OSA合併例の予後（死亡あるいは再発作）は有意に悪化していた。特に，AHIが36以上の重症OSA合併例の予後はハザード比3.30ときわめて不良であった。

（文献7より引用）

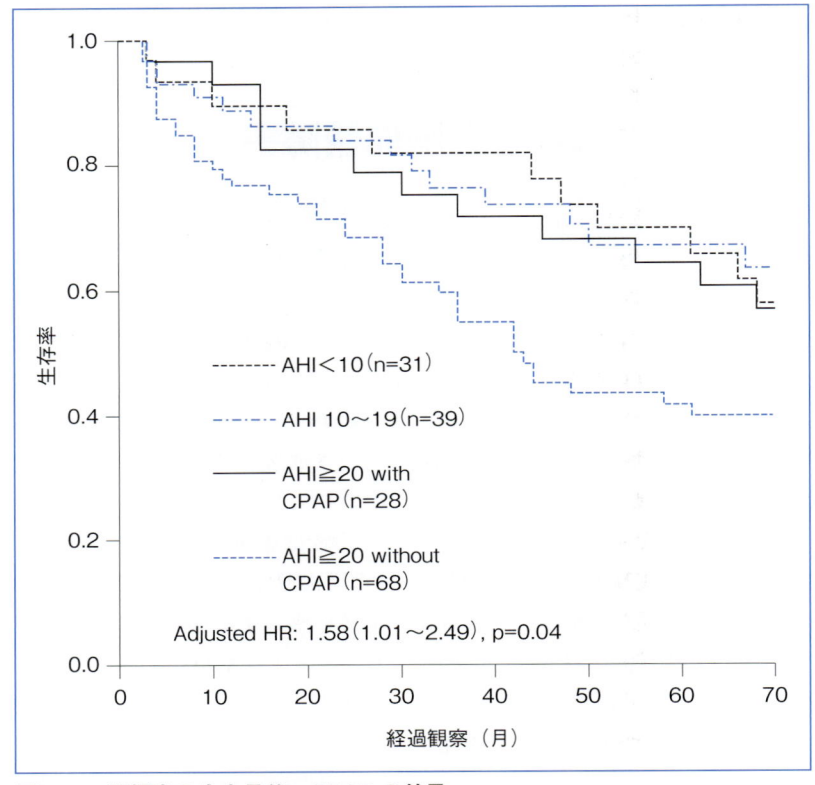

図Ⅱ-6 脳梗塞の生命予後：CPAPの効果
AHIが20以上のOSAを合併する脳梗塞の5年死亡率は明らかに高い。CPAP治療を行うとAHIが10未満のグループと同じになり，予後が改善する。
（文献12より引用）

■文献
1) Koskenvuo M, Kaprio J, Telakivi T, et al: Snoring as a risk factor for ischemic heart diseases and stroke in men. Br Med J 394: 16-19, 1987
2) Partinen M, Palomaki H: Snoring and cerebral infarction. Lancet 2: 1235-1236, 1985
3) Thorpy MJ, Ledereich PS, Burack B, et al: Death in patients with obstructive sleep apnea. Sleep Res 19: 301, 1990
4) Yaggi H, Nlohsenin V: Obstructive sleep apnoea and stroke. Lancet Neurol 3: 333-342, 2004
5) Turkington PM, Elliott MW: Sleep disordered breathing following stroke. Monaldi Arch Chest Dis 61: 157-161, 2004
6) Parra O, Arboix A, Bechich S, et al: Time course of sleep-related breathing disorders in first-ever stroke or transient ischemic attack. Am J Respir Crit Care Med 161: 375-380, 2000
7) Yaggi HK, Concato J, Kernan WN, et al: Obstructive sleep apnea as a risk factor for stroke and death. N Engl J Med 353: 2034-2041, 2005
8) Arzt M, Young T, Finn L, et al: Assodation of sleep disordered breathing and the occurrence of stroke. Am J Respir Crit Care Med 172: 1447-1451, 2005
9) Dziewas R, Humpert M, Humpmann B, et al: Increased prevalence of sleep apnea in patients with recurring ischemic stroke compared with first stroke victims. J Neurol 252: 1394-1398, 2005
10) Parra O, Arboix A, Montserrat JM, et al: Sleep-related breathing disorders: impact on mortality of cerebrovascular disease. Eur J Respir J 24: 267-272, 2004
11) Martinez-Garcia MA, Galiano-Blancart R, Roman-Sanchez P, et al: Continuous positive airway pressure treatment in sleep apnea prevents new vascular events after ischemic stroke. Chest 128: 2123-2129, 2005
12) Martnez-García MA, Soler-Cataluína JJ, Ejarque-Martinez L, et al: Continuous positive airway pressure treatment reduces mortality in patients with ischemic stroke and obstructive sleep apnea: a 5-year follow-up study. Am J Respir Crit Care Med 180: 36-41, 2009

4 SASと糖代謝異常・糖尿病

はじめに

最近の多くの疫学・臨床研究により，AHIが15以上に相当する中等症以上のSDBあるいはSASにはインスリン抵抗性や糖尿病の合併が多いことが示されている[1,2]。一方，糖尿病にはAHIが20以上の中等症～重症のSDBの有病率が高く[3,4]，両者の関係は年齢や肥満とは独立したものであることが示されている。2000年以降，SDBあるいはSASとⅡ型糖尿病，耐糖能異常，およびインスリン抵抗性との関係を検討した多くの論文があり，これらをレビューして現時点の知見をまとめる。

糖代謝異常およびインスリン抵抗性とSAS：疫学研究から

2000年以降2008年までに発表され，SDBをPSGにより評価した主要な報告8篇のすべてが，SDBの重症度を表す項目（AHI，あるいは低酸素曝露時間，動脈血酸素飽和度最低値）と糖代謝異常を評価する項目（空腹時あるいはブドウ糖負荷後の血糖値やインスリン値，HOMA指数）の間に肥満や年齢とは独立した関連性を認めている[5]。中でも米国で実施された一般住民を対象にした疫学研究SHHS（Sleep Heart Health Study）[1]は最も大規模で信頼できるものであり，空腹時血糖で診断した耐糖能異常と糖尿病はAHIが5未満（n＝1,389）で8.7％と4.0％，AHIが15以上（n＝465）で17.5％と8.8％であり，75gブドウ糖経口負荷試験の120分値に基づく耐糖能異常と糖尿病はAHIが5未満で29.1％と9.3％，AHIが15以上で36.0％と15.0％であった。ロジスティック回帰分析により，AHIが15以上のSDBは年齢や性，BMI，腹部肥満などの交絡因子とは独立した糖代謝異常のリスクファクターであることが証明された。睡眠中の動脈血酸素飽和度平均値や動脈血酸素飽和度が90％未満となる時間割合も糖代謝異常に関係する独立した要因であった。さらに，AHIが15以上になると，交絡因子で調整後もHOMA指数が有意に上昇していた。米国で実施されたもう1つの大規模な疫学研究であるWisconsin Sleep Cohort Studyからも，Ⅱ型糖尿病とSDBの関係に関する成績が発表されている[2]。この報告によるとAHIが15以上のSDB（n＝249）はⅡ型糖尿病の有病率が14.7％であり，AHIが5未満のグループ（n＝1,861）の2.8％と比較して有意に高頻度であり，交絡因子で調整後のオッズ比は2.30（95％信頼区間，1.28～4.11；p＝0.005）であった。この研究では4年間の縦断研究も行われており，この間に新たに発症したⅡ型糖尿病はAHIが15以上で6.9％，AHIが5未満で1.2％であったが，肥満や年齢などの交絡因子の影響を排除すると，Ⅱ型糖尿病の発症にSDBの関与は認められなかった。ただし，観察期間が4年間と短いことや糖尿病の診断が厳密でないことなどが問題とされている。

一方，糖尿病患者にOSASや病的なSDBが集積している可能性が指摘されている。すなわち，

Westら(2006年)は，男性糖尿病(n＝240)の17%が4%ODI(検査1時間当たりの4%以上の酸素飽和度低下回数)10以上のSDB(中等症以上のSDB)をもち，一般人口の6%と比べて明らかに高頻度であったと報告している[3]。高血圧症患者を対象にした臨床研究によると，糖尿病合併例ではAHIが20以上のSDBが36%であり，非合併例の14.5%と比べて有意に高頻度であり，SDBと空腹時インスリン値，空腹時血糖，HbA$_{1c}$の間に独立した相関が認められた[4]。しかし，Resnickら(2003年)はSHHSのデータを用いて解析し，RDIが15以上の頻度は糖尿病(n＝470)で23.8%，非糖尿病(n＝4,402)で15.6%と両群間に有意差を認めたが，年齢やBMIなどの多因子で調整したロジスティック回帰分析を行うと糖尿病はRDI 15以上のSDBのリスクファクターとはならないという報告もある[6]。

糖代謝異常およびインスリン抵抗性とSAS：臨床例に基づく研究から

医療施設を受診してPSGにより診断されたOSAS患者を対象にした研究報告は2000年から2008年までに10篇あるが，2篇を除いてはわずか数十例のOSASと年齢・BMIを一致させた対照群の比較研究である[5]。そこから得られるエビデンスレベルは低いといわざるを得ないが，そのうちの8篇はSDBと糖代謝異常の関連性を認めている[7]。最も多数例の研究はMeslierらによるものであり，AHIが10以上の男性OSAS(n＝494)とAHIが10未満の男性いびき症(n＝101)を比較している[8]。75gブドウ糖負荷試験によるOSAS群の糖尿病と耐糖能異常の頻度は30.1%と20.0%であるのに対して，いびき症群のそれらは13.9%と13.9%であり，両群間に有意差がみられた。さらに，AHIは負荷後の血糖値とインスリン感受性(G0/I0)の独立した決定因子であった。Makinoら213症例という比較的多数のOSAS患者を対象にした結果，AHIはBMIや血漿アディポネクチンとともにHOMA指数の独立した決定因子であることを示している[9]。

CPAP治療が糖・インスリン代謝に及ぼす影響

CPAP治療によるインスリン感受性(グルコースクランプ法による)やインスリン抵抗性(HOMA指数)，血糖値，血中インスリンレベルの変化などを検討した報告が十数篇あるが，いずれも50例未満(5～42例)の少数例の研究であり，CPAP治療期間も1夜～6カ月程度と短く，CPAPアドヒアランスに関する情報が欠落しているなど，ほとんどがエビデンスレベルの低いものといわざるを得ない[10]。

グルコースクランプ法を用いた研究は5報あり，そのうちの3報はCPAP治療(3～4カ月)でインスリン感受性の改善を認めているが[11,12]，2報では改善がみられなかった(CPAP治療期間は2～3カ月)[14,15]。HOMA指数を指標にした報告は4報あるが，1報(治療期間は4週間)[16]を除いて改善を認めていない[17-19]。一方，わずか4～5日間のCPAP治療により，BMIは変わらなくても内臓脂肪が減少して血清レプチンレベルが低下したという報告があり[7]，CPAP治療が代謝に及ぼす影響を考えると，きわめて興味深い。

以上のように，今のところCPAP治療が糖・インスリン代謝に及ぼす影響は明らかでないが，SDBと糖・インスリン代謝異常の因果関係を明らかにできる研究手法であり，解答を得るには多数例を対象にした長期的な前向き研究が必須である。

OSASあるいはSDBと糖・インスリン代謝異常：発症機序

臨床例の研究からは十分なエビデンスが得られ

ていないが，いくつかの大規模な疫学研究から，SDBと糖尿病・糖代謝異常およびインスリン抵抗性の間には独立した関係があることは間違いない．両者の間に存在する病態生理学的な機序としては，交感神経系の過緊張，間欠的低酸素，睡眠の断片化と睡眠不足，視床下部-下垂体系の調節障害，血管内皮障害，サイトカイン・アディポカインの分泌変化，などが推定されている．

■ 間欠的低酸素

OSASあるいはSDBは睡眠中に上気道の狭窄〜閉塞を反復し，低酸素血症とそこからの急激な回復を繰り返す．この間欠的低酸素血症が交感神経系の緊張をもたらすと同時に酸化ストレスとなり，活性酸素の産生と活性酸素感受性転写因子（nuclear factor-kB や hypoxia-inducible factor I）の活性化→TNF-α や IL-6 などの炎症性サイトカインの増加→インスリン抵抗性の発症，という機序が想定されている．一方，交感神経系の活性化は筋肉グリコーゲンの分解促進，肝臓からのブドウ糖遊離，脂肪の分解による脂肪酸の遊離，などを介してブドウ糖バランスに影響する．

OSASが酸化ストレスを負荷された状態にあることは，いくつかの臨床研究から推定されている[20,21]．さらに，酸化ストレスがインスリン抵抗性や糖尿病の発症に関与する可能性のあることも実験動物で確認されている[22,23]．

実際に肥満マウスを間欠的低酸素に晒すと空腹時血清インスリン値の著明な上昇，インスリン抵抗性が発症する[24]．非肥満マウスを用いた間欠的低酸素曝露でもグルコースクランプ法でインスリン感受性の低下が認められている[25]．この現象は薬理学的に自律神経系を遮断しても影響を受けないことから，交感神経系の関与なしに発症するものと推定されている．ヒトを対象にした急性の低酸素曝露実験でもグルコースクランプ法で耐糖能異常の発生が確認されているが[26]，この実験系では心拍数の増加と血漿エピネフリンレベルの上昇がみられており，交感神経系の関与も推定されている．

■ 睡眠障害

OSASは深睡眠の減少〜欠如，REM睡眠の減少，頻回の中途覚醒，睡眠の断片化などの睡眠障害を伴うが，近年これらの睡眠障害の一部が糖代謝異常の原因になるという報告が集積されている．OSASにおいては，これらが呼吸障害とは別の機序で糖代謝異常を発生させる可能性がある．

❶ 睡眠不足や睡眠障害の影響：前向き疫学研究

最近，大規模（600人〜7万人）で長期（8〜32年）にわたる前向き疫学研究の成果が複数の国から発表されている[27-33]．そのほとんど（7報中6報）は，5〜6時間以下の睡眠不足や入眠障害，中途覚醒が1.4〜3倍の糖尿病発症リスクになると報告している．

❷ 睡眠制限実験

睡眠制限（4時間の睡眠で6日間）はブドウ糖を静脈注射したときの糖クリアランスとインスリン反応性を低下させ，耐糖能を障害する[34]．さらに，睡眠制限で夕方の血清コルチゾールレベルが上昇し，交感神経系の活動性も亢進した．同じグループは同様の実験系で追加研究を行い，より短期間の睡眠制限（4時間睡眠2日間）でも同様の現象を認めるとともに摂食抑制作用をもつレプチンの血中レベルが低下し，食欲亢進作用をもつグレリンの血中レベルが上昇し，食欲が亢進することを見いだした[35]．彼らは睡眠不足はインスリン抵抗性やⅡ型糖尿病のリスクになるだけでなく，体重増加のリスクにもなりうることを指摘している．

以上のような報告から，特別な睡眠障害がなくても，短期間の睡眠不足だけで体内のホルモン環境や糖代謝が影響を受ける可能性があるが，このような現象が年余に及ぶOSASに当てはまるかどうかはわからない．

❸ 深睡眠の減少および睡眠断片化の影響

聴覚刺激で深睡眠を完全にとり去るとインスリン感受性が高度に低下し，耐糖能異常や糖尿病の

リスクにつながるという報告がある[36]。このインスリン感受性の低下は覚醒時の交感神経緊張の程度と相関していた。同様に深睡眠を聴覚刺激で除去すると血中のエピネフリンが上昇し，それは睡眠断片化の程度と相関した[37]。やはり聴覚刺激で睡眠の断片化を誘導すると代謝指数が増加するという報告もある[38]。

深睡眠の減少と微小覚醒反応の反復による睡眠の断片化は，ほとんどの重症OSAS患者にみられる睡眠障害である。呼吸障害とともにこのような睡眠障害が糖代謝異常の発症に関与している可能性がある。

■自律神経系や神経内分泌の関与

SAS患者は交感神経系の過緊張状態にあることが多くの研究から明らかにされている。先に述べたように，反復する低酸素血症は交感神経系の過緊張の原因となり，両者の程度はよく相関し，CPAPによる低酸素の解除で交感神経系の緊張も消失する[39,40]。SASの呼吸イベントの際には低酸素血症とともに高炭酸ガス血症や覚醒反応の反復もみられるが，これらも交感神経系の緊張状態をもたらす[41-43]。このような交感神経系の過剰刺激はグリコーゲン分解や糖新生の亢進によりブドウ糖バランスに影響する。

SASの睡眠障害は視床下部下垂体系を介して糖代謝に影響する可能性もある。すなわち，実験的な部分断眠あるいは全断眠は血漿コルチゾールレベルを40～45%増加すると報告されている[44]。実際にSAS患者の血中コルチゾールレベルが上昇しているという報告もある[45]。

SASではインスリン様成長因子-I(IGF-I)の血中レベルが低下しているという報告がある[46,47]。血中IGF-Iレベルの低下は耐糖能異常やⅡ型糖尿病の発症リスクになることが示されており[48]，これもSASの糖代謝異常に関与する可能性がある。

■炎症性サイトカインの役割

SASに関連した低酸素血症はtumor necrosis factor-α(TNF-α)とinterleukin-6(IL-6)の産生遊離を刺激する。実際にSAS患者の血中TNF-αとIL-6は高レベルであることが示されている[49,50]。TNF-αがインスリンのシグナルを遮断してインスリン抵抗性を誘導することは，多くの研究で支持されている[51]。IL-6もインスリン抵抗性とⅡ型糖尿病の発症に関与する可能性が指摘されている[52-54]。

■アディポカインの役割

脂肪細胞は前記のTNF-α，IL-6の他にレプチン，アディポネクチン，レジスチンといった糖代謝に影響するアディポカインを産生遊離するが，いずれもOSASとの関連性が推定されている。

レプチンは摂食抑制と交感神経活動の亢進を惹起してエネルギー代謝調節に重要な役割を担っている。糖代謝に関してはインスリン分泌を抑制し[55,56]，インスリン感受性を亢進させる[57]と報告されている。肥満者は，血中レプチンレベルが上昇しているにもかかわらず摂食が抑制されずに太り続け，レプチン抵抗性の状態にあるといわれている。OSASでは肥満とは関係なく血中レプチン濃度が上昇しており，CPAP治療で低下する[58,59]。最近，低酸素曝露がレプチンレベルを上昇させることが実験細胞[60,61]において認められており，これでOSASの高レプチン血症を説明できるかもしれない。しかし，レプチンがOSASの糖代謝に及ぼす影響に関しては，レプチン抵抗性との関係もあり，現時点では説明が困難な状況である。

血中アディポネクチン濃度は肥満やインスリン抵抗性とは反比例する[62]。OSASに関しては血中レベルが低下しているという報告[63,64]とそうでないという報告[65]があり，糖代謝への影響に関しても一致した見解が得られていない。

レジスチンは肝臓での糖新生を増加させることにより，インスリン抵抗性や耐糖能障害を発症さ

せると報告されている[66,67]。OSASでは血清レジスチンレベルが上昇しており，CPAP治療で低下するという報告があるが[68]，CPAPによるインスリン感受性の改善はレジスチンレベルとは無関係であったという報告もある[69]。したがって，OSASにおけるレジスチンとインスリン抵抗性の関係については結論に至っていない。

おわりに

以上のような報告から，OSASにおけるインスリン抵抗性，耐糖能異常，Ⅱ型糖尿病の発症機序をまとめると図Ⅱ-7のようになる。OSASは夜間に反復する低酸素血症と睡眠障害から交感神経系の緊張状態を強いられ，血中や尿中のカテコールアミンレベルも高まっている。また，睡眠制限（睡眠不足）は翌日夕方のコルチゾールの分泌レベルを増加させ，耐糖能を障害する。これらのインスリン作用に拮抗するホルモンの分泌増加はインスリン作用不全の一因となる。OSASのもう一方の病態である間歇的低酸素血症は酸化ストレスとして作用し，酸化ストレス感受性の転写因子であるNFκBやHIF-1を活性化し，TNF-α，IL-6の産生が高まる。両者はインスリン作用機構を障害してインスリン抵抗性が誘導される。レプチン，レジスチン，アディポネクチンも糖代謝に影響するが，OSASではこれらのアディポカインの分泌異常も指摘されている。インスリン抵抗性の結果，高インスリン血症がもたらされ，高血圧症や脂質代謝異常が発症する。一方，高インスリン状態が続くと膵臓のβ細胞が疲弊し，やがてインスリン分泌不全，インスリン作用不足から耐糖能異常，さらにⅡ型糖尿病へと進むことになる。高血圧，脂質代謝異常，糖代謝異常は血管障害を進め，やがて致死的な合併症である冠動脈疾患や脳血管障害を起こすことになる。

（榊原博樹）

■文献

1) Punjabi NM, Shahar E, Redline S, et al : Sleep-disordered breathing, glucose intolerance, and insulin resistance : the Sleep Heart Health Study. Am J Epidemiol 160 : 521-530, 2004
2) Reichmuth KJ, Austin D, Skatrud JB, et al : Association of sleep apnea and type II diabetes : a population-based study. Am J Respir Crit Care Med 172 : 1590-1595, 2005
3) West SD, Nicoll DJ, Stradling JR : Prevalence of obstructive sleep apnoea in men with type 2 diabetes. Thorax 61 : 945-950, 2006

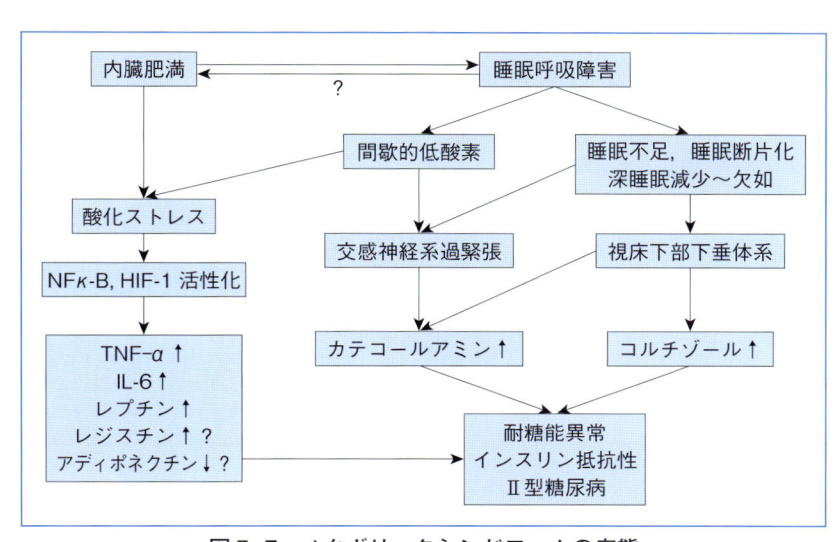

図Ⅱ-7 メタボリックシンドロームの病態

（文献19より引用・改変）

4) Elmasry A, Lindberg E, Berne C, et al: Sleep-disordered breathing and glucose metabolism in hypertensive men: a population-based study. J Intern Med 249: 153-161, 2001
5) Tasali E, Mokhlesi B, Van Cauter E: Obstructive sleep apnea and type 2 diabetes: Interacting epidemics. Chest 133: 496-506, 2008
6) Resnick HE, Redline S, Shahar E, et al: Diabetes and sleep disturbances: findings from the Sleep Heart Health Study. Diabetes Care 26: 702-709, 2003
7) Chin K, Shimizu K, Nakamura T, et al: Changes in intraabdominal visceral fat and serum leptin levels in patients with obstructive sleep apnea syndrome following nasal continuous positive airway pressure therapy. Circulation 100: 706-712, 1999
8) Meslier N, Gagnadoux F, Giraud P, et al: Impaired glucose-insulin metabolism in males with obstructive sleep apnoea syndrome. Eur Respir J 22: 156-160, 2003
9) Makino S, Handa H, Suzukawa K, et al: Obstructive sleep apnoea syndrome, plasma adiponectin levels, and insulin resistance. Clin Endocrinol (Oxf) 64: 12-19, 2006
10) Tasali E, Ip MS: Obstructive sleep apnea and metabolic syndrome: Alterations in glucose metabolism and inflammation. Proc Am Thorac Soc 5: 207-217, 2008
11) Brooks B, Cistulli PA, Borkman M, et al: Obstructive sleep apnea in obese noninsulindependent diabetic patients: effect of continuous positive airway pressure treatment on insulin responsiveness. J Clin Endocrinol Metab 79: 1681-1685, 1994
12) Harsch IA, Schahin SP, Radespiel-Troger M, et al: Continuous positive airway pressure treatment rapidly improves insulin sensitivity in patients with obstructive sleep apnea syndrome. Am J Respir Crit Care Med 169: 156-162, 2004
13) Harsch IA, Schahin SP, Bruckner K, et al: The effect of continuous positive airway pressure treatment on insulin sensitivity in patients with obstructive sleep apnoea syndrome and type 2 diabetes. Respiration 71: 252-259, 2004
14) Saarlainen S, Lahtela J, Kallonen E: Effect of nasal CPAP treatment on insulin sensitivity and plasma leptin. J Sleep Res 6: 146-147, 1997
15) Smurra M, Philip P, Taillard J, et al: CPAP treatment does not affect glucose-insulin metabolism in sleep apneic patients. Sleep Med 2: 207-213, 2001
16) Lindberg E, Berne C, Elmasry A, et al: CPAP treatment of a population-based sample-what are the benefits and the treatment compliance? Sleep Med 7: 553-560, 2006
17) Czupryniak L, Loba J, Pawlowski M, et al: Treatment with continuous positive airway pressure may affect blood glucose levels in nondiabetic patients with obstructive sleep apnea syndrome. Sleep 28: 601-603, 2005
18) Coughlin SR, Mawdsley L, Mugarza JA, et al: Cardiovascular and metabolic effects of CPAP in obese men with OSA. Eur Respir J 29: 720-727, 2007
19) West SD, Nicoll DJ, Wallace TM, et al: The effect of CPAP on insulin resistance and HbA1c in men with obstructive sleep apnoea and type 2 diabetes. Thorax 62: 969-974, 2007
20) Schulz R, Mahmoudi S, Hattar K, et al: Enharlced release of superoxide from polymorphonuclear neutrophils in obstructive sleep apnea. Am J Respir Crit Care Med 162: 566-570, 2000
21) Carpagnano GE, Kharitonov SA, Resta O, et al: Isoprostane, a marker of oxidative stress, is increased in exhaled breath condensate of patients with obstructive sleep apnea after night and is reduced by continuous positive airway pressure therapy. Chest 124: 1386-1392, 2003
22) Furukawa S, Fujita T, Shimabukuro M, et al: Increased oxidative stress in obesity and its impact on metabolic syndrome. J Clin Invest 114: 1752-1761, 2004
23) Laight DW, Desai KM, Gopaul NK, et al: Pro-oxidant challenge in vivo provokes the onset of NIDDM in the insulin resistant obese Zucker rat. Br J Pharmacol 128: 269-271, 1999
24) Polotsky VY, Li J, Punjabi NM, et al: Intermittent hypoxia increases insulin resistance in genetically obese mice. J Physiol 552: 253-264, 2003
25) Iiyori N, Alonso LC, Li J, et al: Intermittent hypoxia causes insulin resistance in lean mice independent of autonomic activity. Am J Respir Crit Care Med 175: 851-857, 2007
26) Oltmanns KM, Gehring H, Rudolf S, et al: Hypoxia causes glucose intolerance in humans. Am J Respir Crit Care Med 169: 1231-1237, 2004
27) Ayas NT, White DP, Al-Delaimy WK, et al: A prospective study of self-reported sleep duration and incident diabetes in women. Diabetes Care 26: 380-384, 2003
28) Kawakami N, Takatsuka N, Shimizu H: Sleep disturbance and onset of type 2 diabetes. Diabetes Care 27: 282-283, 2004
29) Nilsson PM, Roost M, Engstrom G, et al: Incidence of diabetes in middle-aged men is related to sleep disturbances. Diabetes Care 27: 2464-2469, 2004
30) Mallon L, Broman JE, Hetta J: High incidence of diabetes in men with sleep complaints or short sleep duration: a 12-year follow-up study of a middle-aged population. Diabetes Care 28: 2762-2767, 2005
31) Bjorkelund C, Bondyr-Carlsson D, Lapidus L, et al: Sleep disturbances in midlife unrelated to 32-year diabetes incidence: the prospective population study of women in Gothenburg. Diabetes Care 28: 2739-2744, 2005
32) Meisinger C, Heier M, Loewel H: Sleep disturbance as a predictor of type 2 diabetes mellitus in men and women from the general population. Diabetologia

48 : 235-241, 2005
33) Yaggi HK, Araujo AB, McKinlay JB : Sleep duration as a risk factor for the development of type 2 diabetes. Diabetes Care 29 : 657-661, 2006
34) Spiegel K, Leproult R, Van Cauter E : Impact of sleep debt on metabolic and endocrine function. Lancet 354 : 1435-1439, 1999
35) Spiegel K, Tasali E, Penev P, et al : Sleep curtailment in healthy young men is associated with decreased leptin levels, elevated ghrelin levels, and increased hunger and appetite. Ann Intern Med 141 : 846-850, 2004
36) Tasali E, Leproult R, Ehrmann DA, et al : Slow-wave sleep and the risk of type 2 diabetes in humans. Proc Natl Acad Sci USA 105 : 1044-1049, 2008
37) Tiemeier H, Pelzer E, Jonck L, et al : Plasma catecholamines and selective slow wave sleep deprivation. Neuropsychobiology 45 : 81-86, 2002
38) Bonnet MH, Berry RB, Arand DL : Metabolism during normal, fragmented, and recovery sleep. J Appl Physiol 71 : 1112-1118, 1991
39) Leuenberger U, Jacob E, Sweer L, et al : Surges of muscle sympathetic nerve activity during obstructive apnea are linked to hypoxemia. J Appl Physiol 79 : 581-588, 1995
40) Smith ML, Niedermaier ON, Hardy SM, et al : Role of hypoxemia in sleep apnea-induced sympathoexcitation. J Auton Nerv Syst 56 : 184-190, 1996
41) Somers VK, Dyken ME, Clary MP, et al : Sympathetic neural mechanisms in obstructive sleep apnea. J Clin Invest 96 : 1897-1904, 1995
42) Somers VK, Mark AL, Zavala DC, et al : Contrasting effects of hypoxia and hypercapnia on ventilation and sympathetic activity in humans. J Appl Physiol 67 : 2101-2106, 1989
43) Somers VK, Mark AL, Zavala DC, et al : Influence of ventilation and hypocapnia on sympathetic nerve responses to hypoxia in normal humans. J Appl Physiol 67 : 2095-2100, 1989
44) Leproult R, Copinschi G, Buxton O, et al : Sleep loss results in an elevation of cortisol levels the next evening. Sleep 20 : 865-870, 1997
45) Bratel T, Wennlund A, Carlstrom K : Pituitary reactivity, androgens and catecholamines in obstructive sleep apnoea. Effects of continuous positive airway pressure treatment (CPAP). Respir Med 93 : 1-7, 1999
46) Cooper BG, White JE, Ashworth LA, et al : Hormonal and metabolic profiles in subjects with obstructive sleep apnea syndrome and the acute effects of nasal continuous positive airway pressure (CPAP) treatment. Sleep 18 : 172-179, 1995
47) Saini J, Krieger J, Brandenberger G, et al : Continuous positive airway pressure treatment. Effects on growth hormone, insulin and glucose profiles in obstructive sleep apnea patients. Horm Metab Res 25 : 375-381, 1993
48) Sandhu MS, Heald AH, Gibson JM, et al : Circulating concentrations of insulin-like growth factor-I and development of glucose intolerance : a prospective observational study. Lancet 359 : 1740-1745, 2002
49) Liu H, Liu J, Xiong S, et al : The change of interleukin-6 and tumor necrosis factor in patients with obstructive sleep apnea syndrome. J Tongji Med Univ 20 : 200-202, 2000
50) Vgontzas AN, Papanicolaou DA, Bixler EO, et al : Sleep apnea and daytime sleepiness and fatigue : relation to visceral obesity, insulin resistance, and hypercytokinemia. J Clin Endocrinol Metab 85 : 1151-1158, 2000
51) Hotamisligil GS : Mechanisms of TNF : induced insulin resistance. Exp Clin Endocrinol Diabetes 107 : 119-125, 1999
52) Pickup JC, Chusney GD, Thomas SM, et al : Plasma interleukin-6, tumour necrosis factor and blood cytokine production in type 2 diabetes. Life Sci 67 : 291-300, 2000
53) Fernandez-Real JM, Vayreda M, Richart C, Gutierrez C, et al : Circulating interleukin 6 levels, blood pressure, and insulin sensitivity in apparently healthy men and women. J Clin Endocrinol Metab 86 : 1154-1159, 2001
54) Pradhan AD, Manson JE, Rifai N, et al : C-reactive protein, interleukin 6, and risk of developing type 2 diabetes mellitus. JAMA 286 : 327-334, 2001
55) Seufert J, Kieffer TJ, Habener JF : Leptin inhibits insulin gene transcription and reverses hyperinsulinemia in leptin-deficient ob/ob mice. Proc Natl Acad Sci USA 96 : 674-679, 1999
56) Seufert J, Kieffer TJ, Leech CA, et al : Leptin suppression of insulin secretion and gene expression in human pancreatic islets : implications for the development of adipogenic diabetes mellitus. J Clin Endocrinol Metab 84 : 670-676, 1999
57) Barzilai N, Wang J, Massilon D, et al : Leptin selectively decreases visceral adiposity and enhances insulin action. J Clin Invest 100 : 3105-3110, 1997
58) Chin K, Shimizu K, Nakamura T, et al : Changes in intraabdominal visceral fat and serum leptin levels in patients with obstructive sleep apnea syndrome following nasal continuous positive airway pressure therapy. Circulation 100 : 706-712, 1999
59) Ip MS, Lam KS, Ho C, et al : Serum leptin and vascular risk factors in obstructive sleep apnea. Chest 118 : 580-586, 2000
60) Guerre-Millo M, Grosfeld A, Issad T : Leptin is a hypoxia inducible gene. Obes Res 10 : 856, 2002
61) Grosfeld A, Andre J, Hauguel-de Mouzon S, et al : Hypoxia-inducible factor 1 transactivates the human leptin gene promoter. J Biol Chem 277 : 42953-42957, 2002
62) Trujillo ME, Scherer PE : Adiponectin-journey from an adipocyte secretory protein to biomarker of the metabolic syndrome. J Intern Med 257 : 167-175,

2005
63) Harsch IA, Wallaschofski H, Koebnick C, et al：Adiponectin in patients with obstructive sleep apnea syndrome：course and physiological relevance. Respiration 71：580-586, 2004
64) Zhang XL, Yin KS, Mao H, et al：Serum adiponectin level in patients with obstructive sleep apnea hypopnea syndrome. Chin Med J（Engl）117：1603-1606, 2004
65) Wolk R, Svatikova A, Nelson CA, et al：Plasma levels of adiponectin, a novel adipocyte derived hormone, in sleep apnea. Obes Res 13：186-190, 2005
66) Rangwala SM, Rich AS, Rhoades B, et al：Abnormal glucose homeostasis due to chronic hyperresistinemia. Diabetes 53：1937-1941, 2004
67) Rajala MW, Obici S, Sherer PE, et al：Adipo-derived resistin and gut-derived resistin-like molecule-beta selectively impair insulin action on glucose production. J Clin Invest 111：225-230, 2003
68) Yamamoto Y, Fujiuchi S, Hiramatsu M, et al：Resistin is closely related to systemic inflammation in obstructive sleep apnea. Respiration, June 25, 2008（http://www.karger.com/res）
69) Harsch IA, Koebnick C, Wallaschofski H, et al：Resitin level in patients with obstructive sleep apnoea syndrome：the link to subclinical inflammation？ Med Sci Monit 10：CR510-515, 2004

column③ UARS 論争

　UARS すなわち上気道抵抗症候群（upper airway resistance syndrome）を独立した疾患概念として認めるかどうかという論争である。UARS は本文 II. 10（95 頁）で紹介するように，①日中の眠気，②呼吸努力の増加による頻回の脳波上の覚醒（1 時間に 10 回以上），③AHI5 以下，で診断される。UARS 患者の平均年齢は 38 歳，男女ほぼ同数，平均 BMI は 23.2 と報告されている。OSAS と比べて 10 歳ほども若く，女性が多く，非肥満者が主体であり，OSAS とは臨床像が著しく異なっている。UARS は呼吸努力によって起こる覚醒反応の閾値が低い（過敏である）ために発症し，OSAS は逆にこの閾値が高いために気道が完全に閉塞して初めて覚醒に至るものであり，このような覚醒閾値という機能的な差異が背景にあるため，両症候群は区別するべきである，というのが UARS の提唱者である Guilleminault の主張である。これに対して，①眠気は女性の 20％，男性の 7％ に認められるありふれた症状である，②1 時間に 10 回程度の覚醒反応は第一夜目の PSG では普通にみられることであり，食道内圧を測定するためのセンサー挿入はそれを助長する，③一般的に呼吸のモニターとして使われるサーミスター・センサーでは換気量を定量的に評価できず低呼吸を過小評価している可能性がある，などとして UARS を認めない立場もある。AASM（American Academy of Sleep Medicine）はどちらかというと後者の立場をとっており，換気量の減少を伴わず，呼吸努力の増大により起こる覚醒反応を RERA として無呼吸や低呼吸と同じ睡眠関連の閉塞性呼吸イベントとした。

　頻回の覚醒反応は，昼間眠気や集中力の障害から OSAS 患者の QOL 障害につながる重要な病理現象である。無呼吸や低呼吸によって誘発される覚醒反応の原因には，低酸素血症，高炭酸ガス血症，呼吸努力の増大などが考えられるが，OSAS にとってどれが主体なのか，あるいは患者ごとに原因が異なるのか，明らかでない部分も多い。したがって，RERA の多い症例を OSAS に組み入れてしまうのではなく，UARS として別個に扱う意義は大きいと考える。CPAP 治療の導入が必要な際には，呼吸努力には関連するが酸素飽和度の低下を伴わない覚醒反応を RERA イベントとして閉塞型呼吸イベントに包含させて AHI を算定すればよい。

5 SASと脂質代謝異常

　最近のいくつかの大規模な疫学研究により，SDBと血中の脂質レベルの間には肥満や年齢などの交絡因子から独立した関連性のあることが示されている[1,2]。また，CPAP治療により，体重変化がないにもかかわらず，中性脂肪が有意に低下したという報告やHDLコレステロールのレベルが上昇したという報告もある[3,4]。

　非アルコール性脂肪肝（nonalcoholic steatohepatitis：NASH）は高度の脂肪肝に肝実質の炎症・壊死，線維化所見が加わったもので，しばしば肝硬変に進行して予後不良となることから注目されている。OSASは体重とは独立したNASHのリスクファクターであるとされている[5]。

　このようなOSASにみられる脂質代謝異常の原因の1つとして，間歇的な低酸素血症が注目されている。マウスを用いた実験によれば，間歇的低酸素曝露5日間でやせたマウスの血中総コレステロール，HDLコレステロール，リン脂質，中性脂肪が増加した[6,7]。この研究では，肥満マウスの脂質には変化がみられなかったが，間歇的な低酸素血症が脂質代謝に影響を及ぼす可能性が示された[7]。レプチン欠損肥満マウスを対象にして12週の間歇的低酸素曝露を繰り返すと肝臓の中性脂肪やリン脂質の含量が30%まで増加したという報告もある。

　OSASにはLDLコレステロールの酸化防止作用をもつHDLコレステロールに質的な異常があり，AHIがHDL機能異常の独立した因子の1つであるとする報告がある[8]。

（榊原博樹）

■文献
1) Newman AB, Nieto J, Guidry U, et al: For the Sleep Heart Health Study Research Group: Relation of Sleep-disordered Breathing to Cardiovascular Disease Risk Factors, The Sleep Heart Health Study. Am J Epidemiol 154: 50-59, 2001
2) Tishler PV, Larkin EK, Schluchter MD, et al: Incidence of Sleep-Disordered Breathing in an Urban Adult Population: The Relative Importance of Risk Factors in the Development of Sleep-Disordered Breathing. JAMA 289: 2230-2237, 2003
3) Ip MS, Lam KS, Ng MM, et al: Serum leptin and vascular risk factors in obstructive sleep apnea. Chest 118: 580-586, 2000
4) Chin K, Shimizu K, Nakamura T, et al: Changes in intra-abdominal visceral fat and serum leptin levels in patients with obstructive sleep apnea syndrome following nasal continuous positive airway pressure therapy. Circulation 100: 706-712, 1999
5) Tanne F, Gagnadoux F, Chazouilleres O, et al: Chronic liver injury during obstructive sleep apnea. Hepatology 41: 1290-1296, 2005
6) Li J, Grigoryev DN, Ye SQ, et al: Chronic intermittent hypoxia upregulates genes of lipid biosynthesis in obese mice. J Appl Physiol 99: 1643-1648, 2005
7) Li J, Thorne LN, Punjabi NM, et al: Intermittent Hypoxia Induces Hyperlipidemia in Lean Mice. Circ Res 97: 698-706, 2005
8) Tan KC, Chow WS, Lam JC, et al: HDL dysfunction in obstructive sleep apnea. Atherosclerosis 184: 377-382, 2006

第Ⅱ部
SASの病態と臨床的諸問題

6 SASとインスリン抵抗性およびメタボリックシンドローム

歴史的背景

　動脈硬化の進展に関与する危険因子である肥満，高血圧，耐糖能異常，脂質代謝異常は同一の個体に合併しやすいことが知られていた。このような危険因子が集積する現象の基盤にはインスリン抵抗性の存在することが明らかになり，1988年にReavenはこれをシンドロームXとして発表した[1]。その後，動脈硬化の危険因子が集積する病態に対して，死の四重奏[2]，インスリン抵抗性症候群[3]，内臓脂肪症候群[4]など，様々な名称が提唱された（表Ⅱ-4）。WHOはこのような病態の疾患概念を統一する目的で，1999年にメタボリックシンドローム（MetS）という名称と診断基準（WHO基準）を発表した[5]。その後，米国のNational Cholesterol Education Program第三次成人管理基準の改訂版で，より用いやすいMetSの診断基準（NCEP基準）が発表された[6]。わが国でもメタボリックシンドローム診断基準検討委員会による診断基準（日本基準）が発表され[7]，さらに国際糖尿病連合（International Diabetes Federation）からも診断基準（IDF基準）が発表された[8,9]。

概念・診断基準

　メタボリックシンドロームは動脈硬化の危険因子である高血圧，糖尿病（耐糖能異常），高脂血症（脂質代謝異常）が集積した状態のことをいう。これらの危険因子の背後にはインスリン抵抗性という共通の背景因子が存在するために同一の個体に集積しやすい。インスリン抵抗性の上流には腹部（内臓）肥満が存在し，さらにその上位には過食（特に動物性脂肪の過剰摂取）と運動不足といった生活習慣や加齢および遺伝的素因が関与している（図Ⅱ-8）。
　メタボリックシンドロームでは特に腹部肥満の役割が重要視されており，診断基準にも必須項目として反映されている。個々の危険因子の程度や影響は軽くても，同一の個体にこれらが集積することで，心血管疾患のリスクが著しく高くなることが明らかになっている（図Ⅱ-9）。個々の危険

表Ⅱ-4　マルチプルリスクファクター症候群の概念

シンドロームX (Syndrome X) Reaven, 1988	死の四重奏 (Deadly quartet) Kaplan, 1989	インスリン抵抗性症候群 (Insuline resistance syndrome) DeFronzo, 1991	内臓脂肪症候群 (Visceral fat syndrome) 松澤，1987
インスリン抵抗性 高インスリン血症 耐糖能異常 高トリグリセリド血症 低HDL-コレステロール血症 高血圧症	上半身肥満 耐糖能異常 高トリグリセリド血症 高血圧症	肥満 高インスリン血症 インスリン非依存型糖尿病 脂質代謝異常 高血圧症 動脈硬化性疾患	内臓脂肪蓄積 耐糖能異常 高トリグリセリド血症 低HDL-コレステロール血症 高血圧症

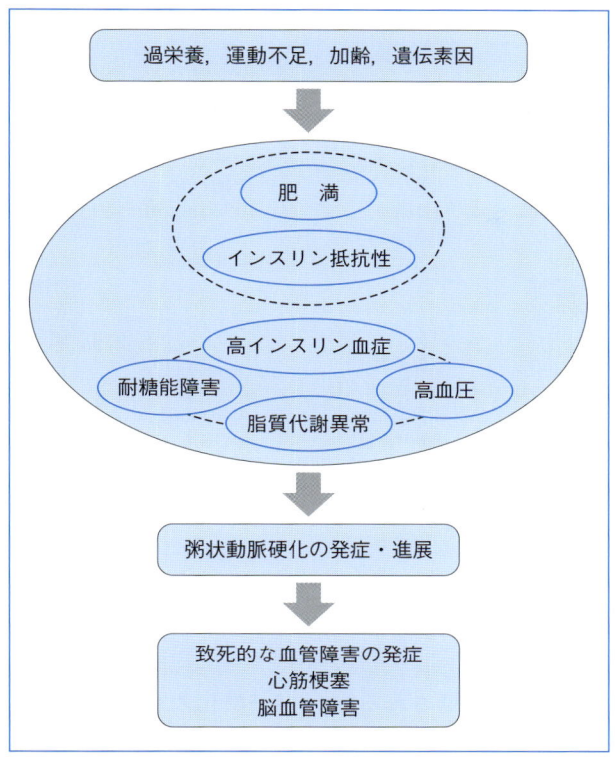

図Ⅱ-8　睡眠呼吸障害による糖代謝異常の発生機序

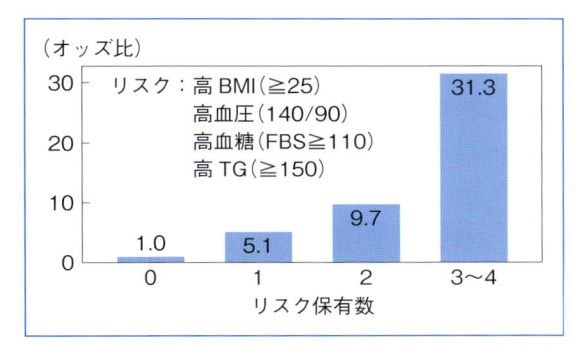

図Ⅱ-9　メタボリックシンドロームのリスク保有数と冠動脈疾患の発症
（文献19より引用・改変）

因子の治療にとどまらず，その上位にある病態，特に肥満やインスリン抵抗性に対する対策が必要とされる。

WHO基準の他，比較的用いられることの多いNCEP基準，IDF基準，および日本基準を表Ⅱ-5にまとめた。

OSASとインスリン抵抗性およびメタボリックシンドローム

OSASの生命予後と関連するのは脳血管障害・心血管障害である[10]。OSASには脳血管障害・心血管障害の危険因子として知られる肥満や高血圧，高脂血症，糖代謝異常などが集積している。特に重症OSASにはシンドロームX，死の四重奏，あるいは最近ではMetSと呼ばれる病態を合併する患者がきわめて多い。このように危険因子が集積するのは，OSASにはその根幹の病態であるインスリン抵抗性が発生しやすいためと考えられる。筆者らの症例でも，AHI 30以上の重症OSAS患者（264名）の77.6％は肥満であり，69.2％は高血圧症，52.6％は高トリグリセリド血症，48.9％は糖代謝異常をもっており，26.4％は非インスリン依存性糖尿病を合併していた（表Ⅱ-

表Ⅱ-5 メタボリックシンドロームの診断基準

NCEP*基準		日本基準		IDF**基準	
危険因子	カットオフ値	危険因子	カットオフ値	危険因子	カットオフ値
1. 腹囲 　　男性 　　女性	 >102 cm >88 cm	1. 腹囲 　　男性 　　女性	 ≧85 cm ≧90 cm	1. 腹囲 　　男性 　　女性	 ≧90 cm ≧80 cm
2. 中性脂肪	≧150 mg/dL	2. 中性脂肪 　　かつ/または 　　HDLコレステロール	≧150 mg/dL <40 mg/dL	2. 中性脂肪	≧150 mg/dL
3. HDLコレステロール 　　男性 　　女性	 <40 mg/dL <50 mg/dL			3. HDLコレステロール 　　男性 　　女性	 <40 mg/dL <50 mg/dL
4. 血圧 　　収縮期血圧 　　かつ/または 　　拡張期血圧	 ≧130 mmHg ≧85 mmHg	3. 血圧 　　収縮期血圧 　　かつ/または 　　拡張期血圧	 ≧130 mmHg ≧85 mmHg	4. 血圧 　　収縮期血圧 　　かつ/または 　　拡張期血圧	 ≧130 mmHg ≧85 mmHg
5. 空腹時血糖	≧110 mg/dL	4. 空腹時血糖	≧110 mg/dL	5. 空腹時血糖	≧100 mg/dL

＊NCEP：National Cholesterol Educatin Program
1〜5のうち少なくとも3つを満たす。日本では腹囲の基準を日本基準(男性85 cm, 女性90 cm)としたり、IDF基準のアジア人向け(男性90 cm, 女性80 cm)を用いたりすることがある。

1は必須。2〜4のうち少なくとも2つを満たす。

＊＊IDF：International Diabetes Federation
1は必須。2〜5のうち少なくとも2つを満たす。当初の腹囲の基準は日本基準と同一であったが、改訂版では日本人に対してもアジア人向けの基準を用いるように推奨している。

6)。メタボリックシンドロームと診断される症例はNCEP-ATP Ⅲ（Asia）基準で54.7%, IDF（Asia）基準で49.2%, 日本基準で50.2%にも達する。重症OSASの半数はMetSであり、生命予後が悪いのは当然と思われる。また、重症OSASの50〜60%には高インスリン血症（インスリン抵抗性）が認められた。このように危険因子が集積する病態（インスリン抵抗性）の発症には肥満の影響が大きいと考えられるが[11]、OSASに関してはSDBそのものがインスリン抵抗性の原因となる可能性が指摘されている[12-14]。米国で行われた2つの大規模な疫学調査でもSDBとインスリン抵抗性の関連性が証明された[15, 16]。

実際にOSASの生命予後は、気管切開をすると体重が変わらないにもかかわらず著しく改善することが知られていた[10]。すなわち、OSASの生命予後を決めるのは肥満ではなく、SDBそのものであり、これが肥満とは独立してインスリン抵抗性の原因になっている可能性がある。

OSASではカテコールアミンやおそらくコルチゾールといったインスリン作用に拮抗するホルモンの分泌増加と睡眠障害と反復性の低酸素血症（→酸化ストレス→酸化ストレス感受性転写因子の活性化→炎症性サイトカインの産生）によって誘導された過剰なTNF-α[17]、レプチン、IL-6といったインスリン抵抗性を誘導するアディポサイトカインのレベルが高まっている（図Ⅱ-10, 11）。OSASの70%に合併する肥満もインスリン抵抗性の発現に影響する。インスリン抵抗性の結果、高インスリン血症がもたらされ、高血圧症や脂質代謝異常が発症する。一方、高インスリン状態が続くと膵臓のβ細胞が疲弊し、やがてインスリン分泌不全、インスリン作用不足から耐糖能異常、さらに糖尿病へと進むことになる。高血圧、脂質代謝異常、糖代謝異常は血管障害を進め、やがて虚血性心疾患や脳血管障害を起こすことになる。

(榊原博樹)

■文献
1) Reaven GM：Role of insulin resistance in human disease. Diabetes 37：1595-1607, 1988
2) Kaplan NM：The deadly quartet：upper-body obesity, glucose intolerance, hypertriglyceridemia, and hypertension. Arch Intern Med 149：1514-1520, 1989
3) DeFronzo RA, Ferrannini E：Insulin resistance：A multifaceted syndrome responsible for NIDDM,

II.6 SASとインスリン抵抗性およびメタボリックシンドローム

表 II-6　OSAS に重積する危険因子（異常値の出現頻度を％表示）

	AHI <5 n=106	AHI 5～15 n=144	AHI 15～30 n=120	AHI 30～ n=264	p
肥満					
BMI≧25.0	33.3	52.4	47.5	77.6	<0.0001
BMI≧30.0	10.5	13.1	11.7	35.7	<0.0001
高インスリン血症					
FIRI	20.4	24.2	26.6	46.9	<0.0001
HOMA-IR	32.7	44.7	43.1	66.0	<0.0001
Insulin area	21.6	24.2	21.6	44.0	<0.0001
糖尿病	8.0	12.2	17.5	26.4	<0.001
耐糖能異常（糖尿病＋IGT）	25.3	37.8	39.5	48.9	<0.001
腹囲					
≧85 cm	44.7	64.7	66.5	85.9	<0.001
≧90 cm	30.6	43.6	46.5	67.5	<0.001
高血圧症（≧130 mmHg and/or ≧85 mmHg）	25.9	58.3	58.5	69.2	<0.001
空腹血糖高血糖					
≧100 mg/dL	24.7	30.8	45.5	47.0	<0.001
≧110 mg/dL	10.6	12.8	22.0	27.8	<0.001
高中性脂肪血症（≧150 mg/dL）	35.3	42.3	46.0	52.6	<0.001
低 HDL コレステロール血症（<40 mg/dL）	7.1	10.9	15.0	19.2	<0.01
メタボリックシンドローム					
NCEP-ATPIII（Asia）基準	14.1	25.0	40.0	54.7	<0.0001
IDF（Asia）基準	14.0	22.4	31.5	49.2	<0.0001
日本基準	10.6	26.9	32.0	50.2	<0.0001

PSG と 75 g 経口ブドウ糖負荷試験を実施した 634 名の男性患者のデータを用いた。FIRI：空腹時血中インスリン値，HOMA-IR：HOMA インスリン指数，Insulin area：75 g 経口ブドウ糖負荷試験（OGTT）時のインスリン前値，30 分値，60 分値，120 分値から求めた曲線下の面積。FIRI，HOMA-IR，Insulin area については，AHI 5 未満＋非肥満（BMI<25）＋75 gOGTT 正常，の 3 条件を満たす者から得た値の平均±2 SD を正常値とし，そこからはみ出る値を異常値とした。その他の項目については一般的な基準に従った。

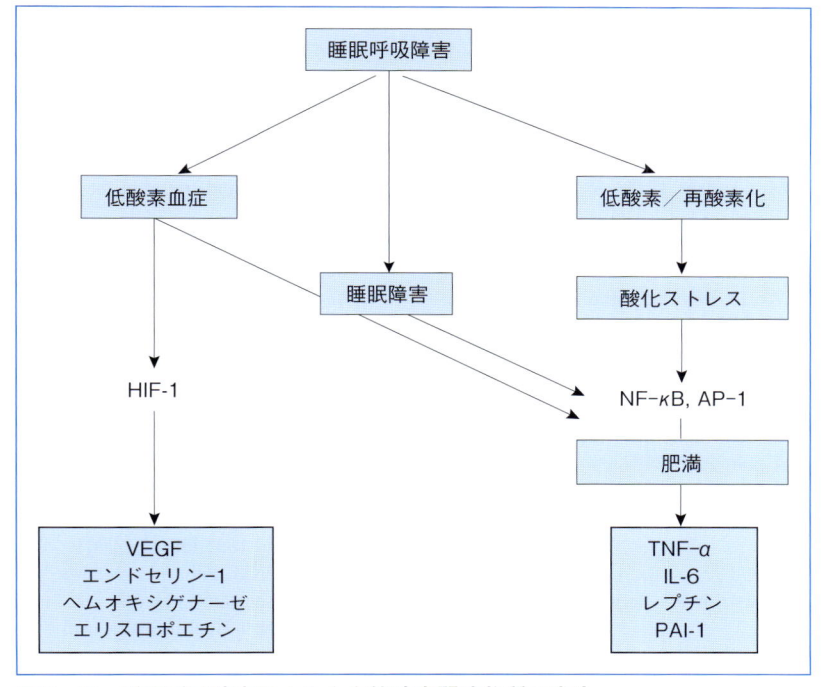

図 II-10　睡眠呼吸障害による心血管障害関連物質の産生

HIF-1：hypoxia-inducible factor-1，NF-κB：nuclear factor kappa B，AP-1：activator protein-1，VEGF：vascular endothelial growth factor

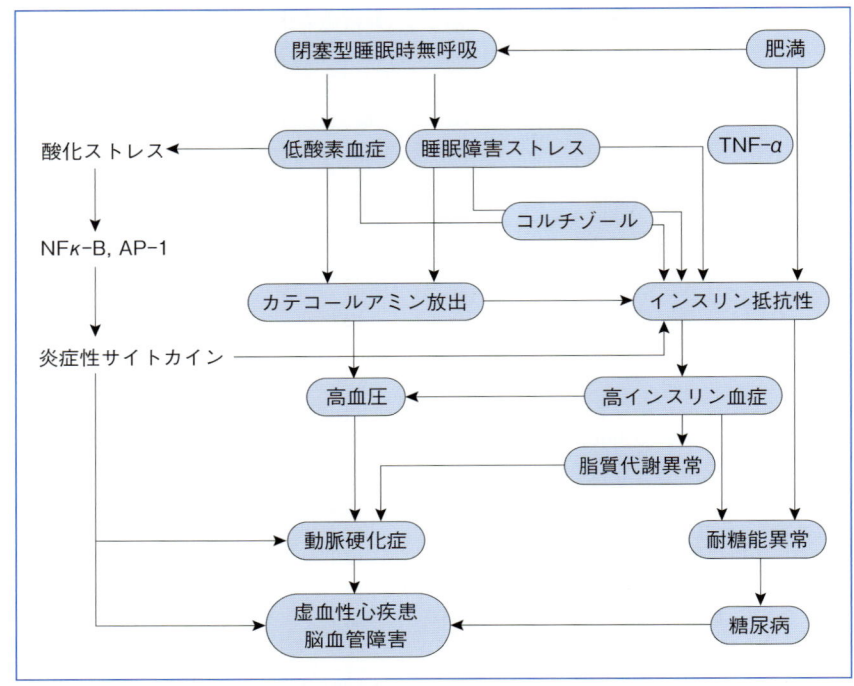

図Ⅱ-11 OSASのインスリン抵抗性—発症仮説
NF-κB：nuclear factor kappa B，AP-1：activator protein-1

obesity, hypertension, dyslipidemia, and atherosderotic cardiovascular disease. Diabetes Care 14：173-194, 1991
4) Fujioka S, Matsuzawa Y, Tokunaga K, et al：Contribution of intraabdominal visceral fat accumulation to the impairment of glucose and lipid metabolism in human obesity. Metabolism 36：54-59, 1987
5) World Health Organization：Definition, Diagnosis and Classification of Diabetes Mellitus and its Complications, Part 1：Diagnosis and Classification of Diabetes Mellitus. World Health Organization, Geneva, 1999
6) Executive summary of the third report of the National Cholesterol Education Program (NCEP)：Expert Panel on detection, evaluation, and treatment of high blood cholesterol in adults (Adult Treatment Panel III). JAMA 285：2486-2497, 2001
7) メタボリックシンドローム診断基準検討委員会：メタボリックシンドロームの定義と診断基準. 日内会誌 94：794-809, 2005
8) Alberti KG, Zimmet P, Shan J, et al：The metabolic syndrome：a new worldwide definition. Lancet 366：1059-1062, 2005
9) Alberti KG, Zimmet P, Shan J, et al：Metabolic syndrome：a new world -wide definition：A consensus statement from the International Diabetes Federation. Diabet Med 23：469-480, 2006

10) Partinen, M, Guilleminault, C：Daytime sleepiness and vascular morbidity at seven-year follow-up in obstructive sleep apnea patients. Chest 97：27-32, 1990
11) Olefsky JM, Reaven GM, Farquhar JW：Effects of weight reduction on obesity：studies of carbohydrate and lipid metabolism. J Clin Invest 53：64-76, 1974
12) Ip MS, Lam B, Ng MM, et al：Obstructive sleep apnea is independently associated with insulin resistance. Am J Respir Crit Care Med 165：670-676, 2002
13) Punjabi NM, Sorkin JD, Katzel LI, et al：Sleep-disordered breathing and insulin resistance in middle-aged and overweight men. Am J Respir Crit Care Med 165：677-682, 2002
14) Harsch IA, Schahin SP, Radespiel-Troger M, et al：Continuous positive airway pressure treatment rapidly improves insulin sensitivity in patients with obstructive sleep apnea syndrome. Am J Respir Crit Care Med 169：156-162, 2004
15) Punjabi NM, Sahar E, Redline S, et al：Sleep-disordered breathing, glucose, and insulineresitance：The Sleep Heart Health Study. Am J Epidemiol 160：521-530, 2004
16) Reichmuth KJ, Austin D, Skatrud JB, et al：Association of sleep apnea and type II diabetes：a population-based study. Am J Respir Crit Care Med 172：

17) Vgontzas AN, Papanicolaou DA, Bixler EO, et al : Elevation of plasma cytokines in disorders of excessive daytime sleepiness : Role of sleep disturbance and obesity. J Clin Endocrinol Metab 82 : 1313-1316, 1997
18) 横手幸太郎, 齊藤　康：メタボリックシンドロームにおける動脈硬化性疾患発症とその予防. 日本臨床 64（増刊号）：30-34, 2006
19) Nakamura T, Tsubono Y, Kameda-Takemura K, et al : Magnitude of sustained multiple risk factors for ischemic heart disease in Japanese employees : a case-control study. Jpn Circ J 65 : 11-17, 2001

column④　ヒトの顔をつくるのは何か(1)：人種・民族―縄文顔（薩摩顔）と弥生顔（長州顔）

　顔のつくりは人種によって異なり，地球上には大きく4つの人種が存在する．すなわち，ニグロイド，コーカソイド，モンゴロイド，オーストラロイドである．それぞれの顔貌には特徴があり，比較的簡単に見分けられることも多いが，居住地域によっては中間型・移行型と思われる人々も存在する．また，モンゴロイドといってもユーラシア大陸の北方に住む人々と東南アジアの人々では一見して大きな違いがある．さらに，北方モンゴロイドといっても日本人とモンゴル人，漢民族，朝鮮人とでは微妙に顔面形態が異なるようである．

　現代の日本人の顔はかなりバラエティに富むが，次のような過程で成立したという．①日本人の祖先は少なくとも2万年以上前に移動してきた東南アジア系集団（後の縄文人→在来系弥生人）を基盤とする．縄文人の顔は角張って彫りが深く，目は大きくて二重まぶた，眉は太くて濃く，髭も濃く，唇は厚い．②2,000年あまり前に北東アジア系の集団（渡来系弥生人）が渡来し始め，北九州〜中国地方から徐々に居住地域が拡大し，在来系集団（在来系弥生人）との混血が進んだ．彼らは大陸から稲作技術や金属器などの高度の文化をもたらした．彼らの顔は面長でのっぺら・平坦，目は細くて一重まぶた，眉や髭は薄く，唇も薄い．③渡来系集団はその後も数を増し，6世紀頃には近畿地方で朝廷を確立した．④その後も在来の縄文系と渡来系弥生人の混血が進み，アイヌ民族や沖縄の人々を除いて，平均的な現代人は渡来系弥生人7〜8割，縄文系2〜3割で混血しているといわれる．ただし，地域によって混血率は異なっており，それが地域による顔面および身体的特徴の差や文化の地域差を生む原因となったといわれる．

　このように，日本人には体格・顔面形態に関して大きく2つのタイプがあるが，このことを最初に指摘したのは明治時代に来訪して日本の近代医学の父といわれているドイツ人医師のE・フォン・ベルツである．彼は縄文人タイプを薩摩タイプ，渡来系弥生人タイプを長州タイプと名づけて，写真入りの著作を発表している．薩摩藩と長州藩は明治維新の立役者で両藩の出身者が政府の要職を占めていたが，おそらくベルツが接した彼らの顔の違いが著作のアイデアになったのではないかと思われる．その後の人類学の研究により，彼の指摘が正しいことが証明されている．

　ところで，OSASの有病率には人種間で差があるという報告があり，最も有病率の高いのがモンゴロイド，次いでニグロイド，少ないのがコーカソイドといわれている．オーストラロイドに関してはデータがなくてわからない．日本人は肥満が軽い割にOSASの有病率が高く，顎顔面形態の特徴によると推定されている．前述したように，残念ながら現在の平均的な日本人は渡来系弥生人（純系モンゴロイド）の形質を多く引き継いでいるが，コーカソイドに似た特徴をもつ縄文人の形質が多いとOSASの有病率が下がる可能性がある．

〔以上，このコラムの内容の多くは，馬場悠男，金澤英作（編）『顔を科学する―多角度から迫る顔の神秘』（ニュートンプレス，1999）から引用させていただいた〕

第Ⅱ部
SASの病態と臨床的諸問題

7 SASから心血管障害・代謝障害へ
介在する機序

はじめに：オーバービュー

　OSASで発生する一次的な異常は，睡眠中の上気道の閉塞あるいは狭窄という局所的な現象であり，その結果としての無呼吸～低呼吸である。しかし，その影響はきわめて多方面に及び，前述のような高血圧や糖・脂質代謝異常，インスリン抵抗性，メタボリックシンドローム，さらに脳・心血管障害に至る。その間に介在する機序としては，低酸素血症，特に短時間での回復を伴う反復性の低酸素血症や高炭酸ガス血症，過大な胸腔内圧の変動，頻回の覚醒反応などが挙げられ，これらがトリガーとなって交感神経活動の亢進，血管内皮機能の障害，酸化ストレス，炎症反応，凝固機能亢進，代謝異常（インスリン抵抗性，肥満，レプチン抵抗性）などが惹起されるものと考えられている（図Ⅱ-12）[1]。

　実際にOSASでは表Ⅱ-7にまとめたように，様々な凝固系因子，心血管障害の危険因子，炎症性サイトカイン，酸化ストレス関連物質などの血中レベルに異常があると報告されている[2]。一部の危険因子に関しては，CPAP治療により正常化することが確認されている。

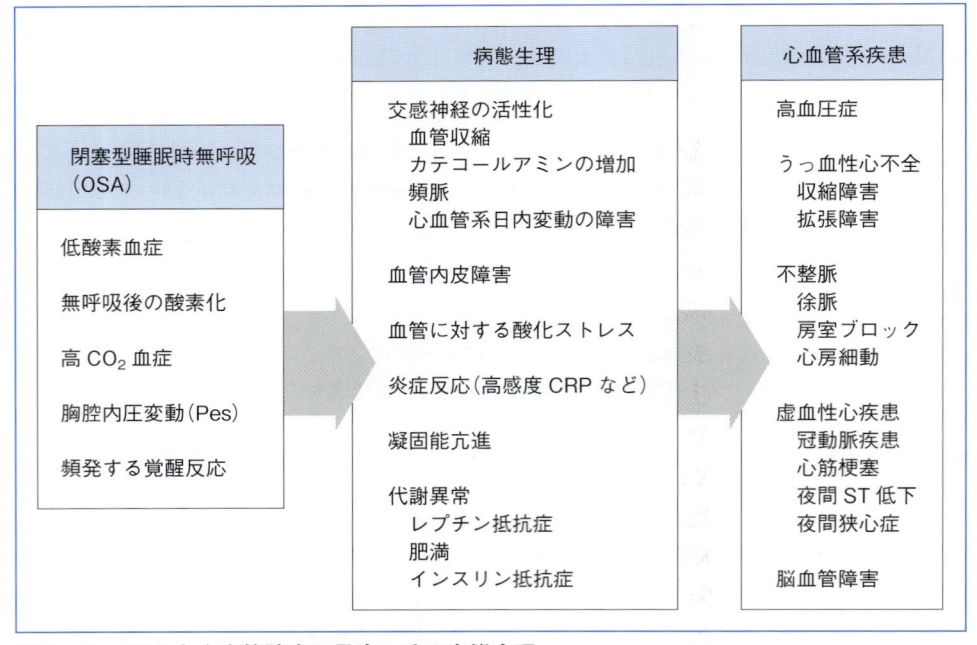

図Ⅱ-12　OSAと心血管障害の発生：その病態生理

閉塞型睡眠時無呼吸（OSA）	病態生理	心血管系疾患
低酸素血症 無呼吸後の酸素化 高CO₂血症 胸腔内圧変動（Pes） 頻発する覚醒反応	交感神経の活性化 　血管収縮 　カテコールアミンの増加 　頻脈 　心血管系日内変動の障害 血管内皮障害 血管に対する酸化ストレス 炎症反応（高感度CRPなど） 凝固能亢進 代謝異常 　レプチン抵抗症 　肥満 　インスリン抵抗症	高血圧症 うっ血性心不全 　収縮障害 　拡張障害 不整脈 徐脈 房室ブロック 心房細動 虚血性心疾患 冠動脈疾患 心筋梗塞 夜間ST低下 夜間狭心症 脳血管障害

（文献1より引用・改変）

II.7 SAS から心血管障害・代謝障害へ

表 II-7 OSAS で異常の報告されている心血管障害の危険因子，炎症性サイトカイン，活性酸素など

	OSAS	治療による変化
血小板凝集能	亢進	改善
血液粘性度	増加	改善
血漿フィブリノーゲン濃度	増加	改善
凝固 7 因子活性	増加	改善
血漿中トロンボモジュリン	増加	改善
血漿中 von Willebrand factor	増加	改善
末梢血単核球のストレス蛋白(HSP72)の発現	増加	改善
血清レプチン	増加	改善
血中 TNF-α	増加	改善
血中 IL-6	増加	改善
血清 VEGF (vascular endothelial growth factor)	増加	改善
血漿 VIP	増加?	
呼気中 NO レベル	増加?	
血中コルチゾール	増加?	
尿中 C-ペプチド	増加?	
血漿 PAI-1	増加	
血漿・血清高感度 CRP	増加	改善
血清接着分子(ICAM-1, VCAM-1, L-selectin)	増加	改善
血清 IL-8	増加	改善
血清 MCP-1	増加	改善
尿中 8-OHdG	増加	
呼気凝縮液 8-isoprostane	増加	
血中 NO レベル	減少	改善
末梢血好中球活性酸素産生	増加	改善

　TNF-α，IL-1，インターフェロンなどの炎症性サイトカインの一部は睡眠物質として働き，深いノンレム睡眠を誘発することが知られている。感染症で倦怠感とともに眠気を催すのは，細菌の菌体成分や内毒素，ウイルスの二重鎖リボ核酸などがサイトカインの産生を介して免疫学的な生体防御反応を誘導するとともに，これらが同時に深いノンレム睡眠を誘発するためであると考えられている。睡眠を抑制すると IL-1 や TNF-α の血中濃度が高まる[3]。また，睡眠に入ると単核球からの TNF-α や IL-1β の産生が抑制され，断眠によりこれらの産生能が高まるという報告もある。TNF-α はインスリン受容体の活性化を分子レベルで抑制して，インスリン抵抗性の一因となることが指摘されており，OSAS にみられる代謝異常のキーファクターとみなされている。

　OSAS では血中 TNF-α レベルが増加しており，CPAP による治療で正常化する。睡眠障害に対する生体反応[4]という考えもあるが，IL-6[4,5]や接着分子(ICAM-1，VCAM-1，L-selectin)[6-8]のレベルも変化するため，低酸素自体や低酸素/再酸素化によって発生した活性酸素により NFκB や AP-1 が活性化して，これらのサイトカインや接着分子の産生が遺伝子レベルで高まるのではないかと考えられている。その際に OSAS に合併することの多い肥満は，脂肪細胞からの TNF-α や IL-6 の産生を増幅する可能性がある。

　レプチンは TNF-α と同様に脂肪細胞から分泌されるアディポサイトカインの 1 つであるが，摂食抑制と交感神経活動の亢進を惹起してエネルギー代謝調節に重要な役割を担っている。肥満者は血中レプチンレベルが上昇しているにもかかわらず摂食が抑制されずに太り続け，レプチン抵抗性の状態にある。OSAS では肥満とは関係なく血中レプチン濃度が増加しており[9]，OSAS にみられる交感神経系の活動性亢進や高インスリン血

症，高血圧の原因の一部に関与していると考えられる。OSASの血中レプチン濃度はCPAP治療により低下する[9]。

後に解説するように(81頁)，OSASは酸化ストレスが負荷された状態にあることを示す報告がいくつもある[10-12]。無呼吸による低酸素血症とそこからの急速な回復が活性酸素を産生させ，NFκBのような酸化ストレス感受性の転写因子が活性化し，遺伝子レベルでTNF-αやIL-6のような炎症性活性物質の産生が高まるものと考えられている。

高感度CRPは心血管障害の危険因子であることが確実視されているが，OSASにおいてはその血中レベルが上昇しており，肥満やその他の交絡因子とは独立して無呼吸低呼吸指数と相関し，CPAP治療で正常化する[13,14]。高感度CRPの上昇はIL-6を介する反応と考えられている。

血管内皮増殖因子(vascular endothelial growth factor：VEGF)は動脈硬化の発生に関与するが，OSASにおいては血中VEGFレベルが上昇しており，その程度はAHIや睡眠時の低酸素血症と相関し，CPAP治療で正常化する[15,16]。VEGFレベルの上昇は低酸素刺激による転写因子HIF-1の活性化によると考えられている。その他，OSASにみられるエンドセリン-1，ヘムオキシゲナーゼ，エリスロポエチンの変化に関してもHIF-1の活性化を介していると考えられている。

交感神経系の過剰反応

上気道閉塞と著しい呼吸努力の反復は，間歇的低酸素血症と胸腔内圧の変動をもたらし，自律神経系の反応を引き起こす。気道閉塞時に発生する胸腔内の著しい陰圧は，迷走神経を刺激して徐脈や洞停止の原因となる。一方，低酸素血症と覚醒反応は交感神経系の活性化をもたらす。すでに1980年代にOSASの尿中カテコールアミンレベルは夜間だけでなく昼間にも増加しており，気管切開で正常化すると報告されている[17]。最近ではCPAP治療により血中および尿中カテコールアミンレベルが減少することも報告されている[18,19]。

筋交感神経活動は睡眠中だけでなく覚醒時にも亢進している[20]。酸素投与により低酸素血症の発生を止めると無呼吸が残存しても筋交感神経活動は減弱するし[21]，CPAP治療によって正常化する[22]。

OSASに伴う高血圧の直接的な原因は持続的な交感神経活動の過剰によると考えられている。犬を使った実験的なOSAモデルによると，睡眠時の無呼吸負荷で持続的な血圧上昇がみられるが，その原因は覚醒反応ではなく，反復性の無呼吸(低酸素血症)であることが示されている[23]。ラットを間歇的な低酸素環境に曝露すると血圧が上昇するが，交感神経の薬理学的あるいは手術的な遮断によって阻止できる[24,25]。

以上のような研究から，OSASでは持続的な交感神経緊張状態がみられ，それがOSASに合併する高血圧症の原因の一部となる。その発症機序としては，無呼吸→反復性低酸素血症→交感神経緊張→血圧上昇が主要なルートと思われる。

全身性炎症反応

前項(II.6)で述べたように，SDBは動脈硬化の発症・進展に関与する可能性がある。動脈硬化のすべての段階で炎症反応が関係していることが明らかになっている。このような炎症に関与する液性因子としてはCRPとTNF-αが知られており，いずれもOSASの病態との関連性が指摘されている。CRPは肝臓で合成され，サイトカイン，特にIL-6によりコントロールされている[26]。CRPは冠動脈イベント発症の強力な危険因子であることが明らかにされている[27]。OSASではCRPとIL-6レベルが上昇しており，その重症度とも関連性があり[28-31]，CPAP治療によりこれらが正常化することも確かめられている[29]。無治療

の重症OSASは心血管障害を発症するリスクが大きいが，両者の間に炎症性サイトカインの介在する可能性がある．しかし，最近の研究ではOSASとCRPの関連性を否定するものもあり[32,33]．さらに大人数を対象として肥満などの交絡因子を完全にコントロールした研究が必要である．

動脈硬化の発症に関与するもう1つのサイトカインとしてTNF-αがある．TNF-αはCRPと同様に心血管障害の発症リスクになるが[34]，やはりOSASで血中レベルが上昇し，CPAP治療で改善する[35,36]．TNF-αはインスリン受容体の活性化を分子レベルで抑制し，インスリン抵抗性の一因となることが指摘されており，代謝異常のキーファクターとしても重要な役割を演じている．OSASでは血管内皮の炎症・障害に関係する接着分子（ICAM-1，VCAM-1，L-セクレチン）のレベルも高まっているが[37-39]，これもTNF-αやIL-18を介した反応と考えられている[40,41]．

培養細胞を用いた実験的研究により，無呼吸の反復に似せた間歇的な低酸素曝露は，TNF-αやIL-6の産生に関与する転写因子であるNFκB活性を高めることが明らかになっている[36]．これがOSASにおいてTNF-αやIL-6→CRPが高レベルである原因の一部と考えられている（p75の図Ⅱ-10を参照）．一方，持続的な低酸素曝露はhypoxia-inducible factor（HIF）-1という別の転写因子の活性を促すが[36]，この経路で産生されるVEGFがOSASで増加しているという報告もある[42,43]．

最近，TNF-α遺伝子に多型性の存在することが明らかになり，それがTNF-α産生過剰の原因の1つとして指摘されている[44]．OSASにはこの遺伝子多型の頻度が高いという報告がある[45]．TNF-αの産生細胞は末梢血中のT細胞と単球といわれているが[44]，脂肪細胞の可能性もあり，OSASに合併することの多い肥満はTNF-αの産生を増幅する可能性がある．

酸化ストレス

OSASは酸化ストレスが負荷された状態であることを示す報告がいくつかある．すなわち，OSAS患者の末梢血好中球をfMLPやカルシウムイオノフォアで刺激すると，スーパーオキシドの産生がコントロール群と比べて著しく増加しており，CPAP治療により正常化する[46]．OSAS患者の呼気凝縮液中の8-イソプロスタン（アラキドン酸の非酵素的代謝産物で酸化ストレスのマーカーと考えられている）や尿中の8-OHdG（8-hydroxy-2'-deoxyguanosine：活性酸素によるDNA損傷のマーカー）が増加しているという報告[47,48]や血中の脂質過酸化が促進しているという報告もある[49]．さらに，間歇的低酸素曝露は酸化ストレスを介して舌下神経の活動を弱めるという[50]．

このような酸化ストレスの発生は間歇的な低酸素血症が原因になると考えられている[51]．ラットを間歇的低酸素環境に置くと酸化ストレスとして作用し，左室不全が発生する[52]．マウスの間歇的低酸素曝露では脳神経細胞のアポトーシスが誘導され[53]，過眠症状の原因となる可能性が指摘されている[54,55]．さらに，活性酸素は転写因子のNFκBを誘導してTNF-αやIL-6などの炎症性サイトカインの産生を促す[56]．

血管内皮機能の障害

血管内皮は血管作動性物質の産生・遊離を制御することで種々の血管機能をコントロールしている．血管内皮機能の障害は心血管イベントの発症リスクとなり，動脈硬化の発生を進める[57]．頸動脈中膜の肥厚やPWV（pulse-wave velocity）で評価した血管内皮の機能障害は，心血管障害の既往がないOSASでも認められるという[58]．血管内皮依存性の血管拡張反応はOSASで障害されて

いるという報告は多く[59-61]．CPAP 治療で改善する[61]．

一酸化窒素（NO）は血管内皮が産生する重要な血管拡張物質であるが，OSAS では NO のレベルが低下しているという報告も多く，やはり CPAP 治療で回復する[62,63]．血管収縮物質であるエンドセリン-1 やアンジオテンシンⅡのレベルが上昇しており，CPAP で正常化するという報告もある[64]．

以上のような様々な報告があるが，おそらくNO の産生障害が本質的な欠陥であり，その原因としてはすでに述べた酸化ストレスや炎症性サイトカインなどが複雑に関与しているものと推定される．

血液凝固異常

OSAS にはいくつかの凝固異常や血小板機能異常があると報告されており，それが心血管障害の発症リスクになっている可能性がある[65]．OSAS との関連で PAI-1 活性の上昇，フィブリノゲンレベルの上昇と CPAP による改善，血小板凝集活性の亢進，などが報告されている[65]．さらに，最近の報告には，①未治療の OSAS ではいくつかの凝固因子活性が高まっている[66]，②OSAS では D-ダイマーレベルが高まっており，低酸素血症の程度と相関がある[67,68]，③フィブリノゲンレベルが高まっている[69,70]，④血液粘度が高まっている[69]，⑤血小板の活性化が亢進しており CPAP で正常化する[71,72]，といったものがある．

（榊原博樹）

■文献

1) Shamsuzzaman AS, Gersh BJ, Somers VK : Obstructive sleep apnea : implication for cardiac and vascular disease. JAMA 290 : 1906-1914, 2003
2) 榊原博樹：睡眠時無呼吸症候群に伴う液性因子の異常．医学のあゆみ 214：574-580，2005
3) Krueger JM, Majde JA : Cytokines and sleep. Int Arch Allergy Immunol 106 : 97-100, 1995
4) Vgontzas AN, Papanicolaou DA, Bixler EO, et al : Elevation of plasma cytokines in disorders of excessive daytime sleepiness : role of sleep disturbance and obesity. J Clin Endocrinol Metab 82 : 1313-1316, 1997
5) Alberti A, Sarchielli P, Gallinella E, et al : Plasma cytokine levels in patients with obstructive sleep apnea syndrome : a preliminary study. J Sleep Res 12 : 305-311, 2003
6) Ohga E, Nagase T, Tomita T, et al : Increased levels of circulating ICAM-1, VCAM-1, and L-selectin in obstructive sleep apnea syndrome. J Appl Physiol 87 : 10-14, 1999
7) El-Solh AA, Mador MJ, Sikka P, et al : Adhesion molecules in patients with coronary artery disease and moderate-to-severe obstructive sleep apnea. Chest 121 : 1541-1547, 2002
8) Chin K, Nakamura T, Shimizu K, et al : Effects of nasal continuous positive airway pressure on soluble cell adhesion molecules in patients with obstructive sleep apnea syndrome. Am J Med 109 : 562-567, 2000
9) Chin K, Nakamura T, Shimizu K, et al : Changes in intra-abdominal visceral fat and serum leptin levels in patients with obstructive sleep apnea syndrome following nasal continuous positive airway pressure therapy. Circulation 100 : 706-712, 1999
10) Schulz R, Mahmoudi S, Hattar K, et al : Enhanced release of superoxide from polymorphonuclear neutrophils in obstructive sleep apnea : Impact of continuous positive airway pressure therapy. Am J Respir Crit Care Med 162 : 566-570, 2000
11) Carpagnano GE, Kharitonov SA, Resta O, et al : 8-Isoprostane, a marker of oxidative stress, is increased in exhaled breath condensate of patients with obstructive sleep apnea after night and is reduced by continuous positive airway pressure therapy. Chest 124 : 1386-1392, 2003
12) Yamauchi M, Nakano H, Maekawa J, et al : Oxidative stress in obstructive sleep apnea. Chest 127 : 1674-1679, 2005
13) Shamsuzzaman AS, Winnicki M, Lonfranchi P, et al : Elevated C-reactive protein in patients with obstructive sleep apnea. Circulation 105 : 2462-4246, 2002
14) Yokoe T, Minoguchi K, Matsuo H, et al : Elevated levels of C-reactive protein and interleukin-6 in patients with obstructive sleep apnea syndrome are decreased by nasal continuous positive airway pressure. Circulation 107 : 1129-1134, 2003
15) Schulz R, Hummel C, Heinemann S, et al : Serum levels of vascular endothelial growth factor are elevated in patients with obstructive sleep apnea and severe nighttime hypoxia. Am J Respir Crit Care Med 165 : 67-70, 2002
16) Lavie L, Kraiczi H, Hefetz A, et al : Plasma vascular endothelial growth factor in sleep apnea syndrome : effects of nasal continuous positive air pressure treatment. Am J Respir Crit Care Med 165 : 1624-

1628, 2002

17) Fletcher EC, Miller J, Schaaf JW, et al : Urinary catecholamines before and after tracheostomy in patients with obstructive sleep apnea and hypertension. sleep 10 : 35-44, 1987
18) Hedner J, Darpo B, Ejnell H, et al : Reduction in sympathetic activity after long-term CPAP treatment in sleep apnea : cardiovascular implications. Eur Respir J 8 : 222-229, 1995
19) Heitman J, Ehlenz K, Penzel T, et al : Sympathetic activity is reduced by nCPAP in hypertensive obstructive sleep apnea patients. Eur Respir J 23 : 255-262, 2004
20) Narkiewicz K, van de Borne PJ, Cooley RL : Sympathetic activity in obese subjects with and without obstructive sleep apnea. Circulation 98 : 772-776, 1998
21) Leuenberger U, Jacob E, Sweer L, et al : Surges of muscle sympathetic nerve activity during obstructive sleep apnea are linked to hypoxemia. J Appl Physiol 79 : 581-588, 1995
22) Nakiewicz K, Kato M, Phillips BG, et al : Nocturnal continuous positive airway pressure decreases daytime sympathetic traffic in obstructive sleep apnea. Circulation 100 : 2332-2335, 1999
23) Brooks D, Horner RL, Kozar LF, et al : Obstructive sleep apnea as a cause of systemic hypertension : Evidence from a canine model. J Clin Invest 99 : 106-109, 1997
24) Fletcher EC, Bao G, Li R : Renin activity and blood pressure in response to chronic episodic hypoxia. Hypertension 34 : 309-314, 1999
25) Bao G, Metreveli N, Li R, et al : Blood pressure response to chronic episodic hypoxia : role of the sympathetic nervous system. J Appl Physiol 83 : 95-101, 1997
26) Blake GJ, Ridker PM : C-reactive protein and other inflammatory risk markers in acute coronary syndrornes. J Am Coll Cardiol 41 : 37-42, 2003
27) Ridker PM, Hennekens CH, Buring JE, et al : C-reactive protein and other markers of inflammation in the prediction of cardiovascular disease in women. N Eng J Med 342 : 836-843, 2000
28) Shamsuzzaman AS, Vinnicki M, Lanfranchi P, et al : Elevated C-reactive protein in patients with obstructive sleep apnea. Circulation 105 : 2462-2464, 2002
29) Yokoe T, Minoguchi K, Mlatsuo H, et al : Elevated levels of C-reactive protein and interleukin-6 in patients with obstructive sleep apnea syndrome are decreased by nasal continuous positive airway pressure. Circulation 107 : 1129-1134, 2003
30) Tauman R, Ivanenko A, O'Brien LM, et al : Plasma C-readive Protein levels among children with sleep disordered breathing. Pediatrics 113 : e564-e569, 2004
31) Carpagnano GE, Kharitonov SA, Resta O, et al : Increased 8-isoprostane and interleukin-6 in breath condensate of obstructive sleep apnea patients. Chest 122 : 1162-1167, 2002
32) GuiHeminault C, Kirisoglu C, Ohayon MM : C-reactive protein and sleep-disordered breathing. Sleep 27 : 1507-1511, 2004
33) Athanasios G, Kaditis AG, AlexoPoulos EI, et al : Morning levels of C-reactive protein in children with obstructive sleep-disordered breathing. Am J Respir Crit Care Med 171 : 282-286, 2005
34) Ridker PM, Rifai N, Pfeffer IM, et al : Elevation of tumor necrosis factor-alpha and increased risk of recurrent coronary events after myocardial infarction. Circulation 101 : 2149-2153, 2000
35) Mlinoguchi K, Tazaki T, Yokoe T, et al : Elevated production of tumor necrosis factor-alpha by monocytes in patients with obstructive sleep apnea syndrome. Chest 126 : 1473-1479, 2004
36) Ryan S, Taylor CT, McNicholas WT : Selective activation of inflammatory pathways by intermittent hypoxia in obstructive sleep apnea syndrome. Circulation 112 : 2660-2667, 2005
37) Ohga E, Nagase T, Tomita T, et al : Increased levels of circulating ICAM-1, VCAM-1, and L-selectin in obstructive sleep apnea syndrome. J Appl Physiol 87 : 10-14, 1999
38) El-Solh AA, Mador MJ, Sikka P, et al : Adhesion molecules in patients with coronary artery disease and moderate-to-severe obstructive sleep apnea. Chest 121 : 1541-1547, 2002
39) Chin K, Nakamura K, Shimizu K, et al : Effects of nasal continuous positive airway pressure on soluble cell adhesion molecules in patients with obstructive sleep apnea syndrome. Am J Med 109 : 562-567, 2000
40) Pober JS : Effects of tumour necrosis factor and related cytokines on vascular endothelial cells. Ciba Found Symp 131 : 170-184, 1987
41) Kritchevsky SB, Cesari M, Pahor M : Infammatory markers and cardiovascular health in older adults. Cardiovasc Res 66 : 265-275, 2005
42) Schulz R, Hummel C, Heinemann S, et al : Serum levels of vascular endothelial growth factor are elevated in patients with obstructive sleep apnea and severe nighttime hypoxia. Am J Respir Crit Care Med 165 : 67-70, 2002
43) Lavie L, Kraiczi H, Hefetz A, et al : Plasma vascular endothelial growth factor in sleep apnea syndrome : effects of nasal continuous positive air pressure treatment. Am J Respir Crit Care Med 165 : 1624-1628, 2002
44) Ciftd TU, Kokturk O, Bukan N, et al : The relationship between serum cytokine levels with obesity and obstructive sleep apnea syndrome. Cytokine 28 : 87-91, 2004
45) Riha RL, Brander P, Vennelle M, et al : Tumour necrosis factor-alpha (-308) gene polymorphism in obstructive sleep apnoea-hypopnoea syndrome. Eur

Respir J 26 : 673-678, 2005
46) Schulz R, Mahmoudi S, Hattar K, et al : Enharlced release of superoxide from polymorphonuclear neutrophils in obstructive sleep apnea. Am J Respir Crit Care Med 162 : 566-570, 2000
47) Carpagnano GE, Kharitonov SA, Resta O, et al : Isoprostane, a marker of oxidative stress, is increased in exhaled breath condensate of patients with obstructive sleep apnea after night and is reduced by continuous positive airway Pressure therapy. Chest 124 : 1386-1392, 2003
48) Yamauchi M, Nakano H, Maekawa H, et al : Oxidative stress in obstructive sleep apnea. Chest 127 : 1674-1679, 2005
49) Lavie L, Vishnevsky A, Lavie P : Evidence for lipid peroxidation in obstructive sleep apnea. Sleep 27 : 123-128, 2004
50) Veasey SC, Zhan G, Fenik P, et al : Long-term intermittent hypoxia : reduced excitatory hypoglossal nerve output. Am J Respir Crit Care Med 170 : 665-672, 2004
51) Prabhakar NR : Oxygen sensing during intermittent hypoxia : Cellular and molecular mechanisms. J Appl Physiol 90 : 1986-1994, 2001
52) Chen L, Einbinder E, Zhang Q, et al : Oxidative stress and left ventricular function with chronic intermittent hypoxia in rats. Am J Respir Crit Care Med 172 : 915-920, 2005
53) Xu W, Chi L, Row BW, et al : Increased oxidative stress is associated with chronic intermittent hypoxia-mediated brain cortical neuronal cell apoptosis in a mouse model of sleep apnea. Neuroscience 126 : 313-323, 2004
54) Veasey SC, Davis CW, Fenik P, et al : Long-term intermittent hypoxia in mice : Protracted hypersomnolence with oxidative injury to sleep-wake brain regions. Sleep 27 : 194-201, 2004
55) Zhan G, Serrano F, Fenik P, et al : NADPH oxidase mediates hypersomnolence and brain oxidative injury in a murine model of sleep apnea. Am J Respir Crit Care Med 172 : 921-929, 2005
56) Ryan S, Taylor CT, McNicholas WT : Selective activation of inflammatory pathways by intermittent hypoxia in obstructive sleep apnea syndrome. Circulation 112 : 2660-2667, 2005
57) Ross R : Atherosderosis-an inflammatory disease. N Engl J Med 340 : 115-126, 1999
58) Drager LF, Bortolotto LA, Lorenzi MC, et al : Early signs of atherosclerosis in obstructive sleep apnea. Am J Respir Crit Care Med 172 : 613-618, 2005
59) Carlson JT, Rangemark C, Hedner JA : Attenuated endothelium-dependent vascular relaxation in patients with sleep apnoea. J Hypertens 14 : 77-84, 1996
60) Duchna HW, Guilleminault C, Stoohs RA, et al : vascular reactivity in obstructive sleep apnea syndrome. Am J Respir Crit Care Med 161 : 187-191, 2000
61) Ohike Y, Kozaki K, Iijima K, et al : Amelioration of vascular endothelial dysfunction in obstructive sleep apnea syndrome by nasal continuous positive airway pressure − Possible involvement of nitric oxide and asymmetric NG, NG-dimethylarginine. Circ J 69 : 221-226, 2005
62) Schulz R, Schmidt D, Blum A, et al : Decreased plasma levels of nitric oxide derivatives in obstructive sleep apnoea : response to CPAP therapy. Thorax 55 : 1046-1051, 2000
63) IP MS, Lam B, Chan LY, et al : Circulating nitrc oxide is suppressed in obstructive sleep apnea and is reversed by nasal continuous positive airway pressure. Am J Respir Crit Care Med 162 : 2166-2171, 2000
64) Phillips BG, Narkiewicz K, Pesek CA, et al : Effects of obstructive sleep apnea on endothelin-1 and blood pressure. J Hypertens 17 : 61-66, 1999
65) von Kanel R, Dimsdale JE : Hemostatic alterations in patients with obstructive sleep apnea and the implications for cardiovascular disease. Chest 124 : 1956-1967, 2003
66) Robinson GV, Pepperell JC, Segal HC, et al : Circulating cardiovascular risk factors in obstructive sleep apnoea : data from randomised controlled trails. Thorax 59 : 777-782, 2004
67) Shitrit D, Peled N, Shitrit AB, et al : An association between oxygen desaturation and D-dimer in patients with obstructive sleep apnea syndrome. Thromb Haemost 94 : 544-547, 2005
68) von Kanel R, Loredo JS, Powell FL, et al : Short-term isocapnic hypoxia and coagulation activation in patients with sleep apnea. Clin Hemorheol Microcirc 33 : 369-377, 2005
69) Steiner S, Jax T, Evers S, et al : Altered blood rheology in obstructive sleep apnea as a mediator of cardiovascular risk. Cardiology 104 : 92-96, 2005
70) Kaditis AG, Alexopoulos EI, Kalampouka E, et al : Morning levels of fibrinogen in children with sleep disordered breathing. Eu Respir J 24 : 790-797, 2004
71) Shimizu M, Kamio K, Haida M, et al : Platelet activation in patients with obstructive sleep apnea syndrome and effects of nasal continuous positive airway pressure. Tokai J Exp Clin Med 27 : 107-112, 2002
72) Hui DS, Ko FW, Fok JP, et al : The effects of nasal continuous positive airway pressure on platelet activation in obstructive sleep apnea syndrome. Chest 125 : 1768-1775, 2004

8 SAS と心不全

はじめに

　睡眠呼吸障害（SDB）と循環器疾患との関わりでは，他項（Ⅱ.2）でも述べられるように閉塞型睡眠時無呼吸（obstructive sleep apnea：OSA）の循環器疾患の危険因子，および増悪因子としての重要性は確立されつつある。OSA は左心機能障害を誘発する可能性がある。一方，心不全患者には中枢型睡眠時無呼吸（central sleep apnea：CSA）の合併頻度が高く，最近注目されている。本項では OSA による左心機能障害について述べるとともに，心不全に合併する CSA の概略，病態生理，治療法を中心に概説する。

OSA による左心機能への影響

　1991 年に Malone, Bradley らは OSA を合併した拡張型心筋症による慢性左心不全患者の胸腔内圧測定を含めた PSG 所見を報告し，OSA が左心機能に与える影響を考察した[1]。現在 OSA が左心系に与える影響は以下のように考察されている。

　OSA 患者では上気道閉塞による無呼吸から呼吸再開時に努力性吸気を行うことで上気道抵抗の増大とともに胸腔内圧の著しい低下が起こる。無呼吸時には低酸素血症・高炭酸ガス血症が起こり，かつ脳波上では頻回の覚醒反応（arousal）が起こっている。胸腔内圧の著しい低下は結果的に心室壁，特に左室壁への後負荷の増大となり，心筋酸素消費量が増大せざるを得なくなる（図Ⅱ-

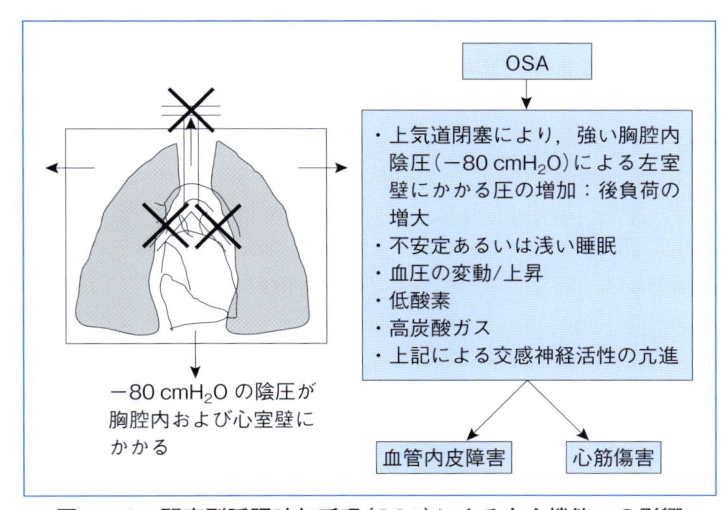

図Ⅱ-13　閉塞型睡眠時無呼吸（OSA）による左心機能への影響

13)。また低酸素血症は心筋への酸素供給を減少させる直接的原因となる。また肺胞低換気による低酸素性肺血管攣縮により肺血管抵抗を高め，肺血流の減少・右心負荷を生じる。さらに頻回のarousalは交感神経活性を高めカテコールアミンの放出を促し，結果的に高血圧および著明な血圧変動を介し，あるいは直接に心筋にダメージを与える。またOSA時に生じる低酸素血症や自律神経異常は房室ブロック，上室性ないし心室性不整脈を誘発し，これも長期予後に悪影響を与えると推測される[2]。

重要なことは，これらOSAによる循環器系への悪影響は健常人では比較的少ないが，先行する冠動脈疾患や左心機能低下があると，影響が大きくなるということである。実際，重症のOSAに合併する左心機能低下を伴う冠動脈疾患や拡張型心筋症に対し，CPAPを導入することで再発予防のみならず，自覚症状の軽減や左心収縮能の改善が得られることをしばしば経験する。一度冠動脈疾患を罹患した患者でみると，SDBがある群のほうがない群と比べ，その後の再発率が明らかに高いことが知られている[3]。

表Ⅱ-8にOSAが心血管系に与える影響について考えられるものをまとめた。一部はリスクファクターとなるものを含んでいるが，OSAは心血管系の危険因子としてのみではなく，左心機能そのものにも悪影響を与えうるということを認識する必要がある。

慢性心不全とCSA

重症うっ血性心不全にみられるCSAは中枢神経障害，低酸素血症，代謝性アルカローシス，未熟児など様々な病態においても合併する周期性に無呼吸と過呼吸を繰り返す状態であるチェーン・ストークス呼吸の1つとして以前から知られてきた[4]。近年PSGの発達により心不全患者におけるSDBの検索が特に欧米で精力的に行われるようになり，慢性心不全患者，中でも特発性拡張型心筋症患者では高率にCSAを合併することが報告されるようになった[5]。筆者らの検討でも拡張型心筋症においては心機能障害が増悪するほどSDB，中でもCSAの要因が増加することが示されている[6]。

■慢性心不全におけるCSAの発症機序

CSAの重症度が左室拡張末期容量の上昇や肺毛細管楔入圧の上昇に代表される重症度と関係することなどが報告されている[7,8]。実際，CSAが認められる急性増悪時の心不全患者に対し，十分な薬物治療を行うとCSAが改善することはしば

表Ⅱ-8　OSAの考えられる心血管系への影響

急性の影響	慢性の影響
心筋への酸素供給の不足 　間歇的低酸素血症 　心拍出量の低下 　心筋酸素需要の増加 　睡眠からの覚醒 　交感神経の賦活化 　左室後負荷の増加 　胸腔内陰圧 　高血圧 　心拍数上昇 夜間の心筋虚血 夜間の一過性肺うっ血 不整脈	心血管系の調節能の低下 　交感神経の慢性的賦活状態 　heart rate variabilityの低下 　圧受容体による心拍制御能の低下 慢性高血圧 心筋への影響 　左室肥大 　左室機能の低下・左心不全 血小板凝集能・血液凝固能の亢進 　（血栓塞栓性心・脳血管イベントの増加） 低酸素性肺血管攣縮 　肺高血圧，右心負荷（急性，慢性）

（文献2より一部改変）

しば経験される。筆者らは，拡張型心筋症におけるAHIのうちCSAの因子は心機能と負の相関を示すこと，および同因子は心不全に対する治療が適切に行われた後では低下（改善）していることを示した[6]。また，徐脈性不整脈に合併するCSAに対しペーシングや重症心不全に対する両室ペーシング（cardiac resynchronization therapy）を行うことでSASの重症度も改善することが知られている[9,10]。これらの事実は慢性心不全（左心機能障害）そのものがCSAの発症に大きく関与することを示唆している。慢性心不全に合併するCSAの発症機序については様々な考察がなされている。その中で中心的役割をなすと考えられているのが循環時間の遅延と炭酸ガス換気応答異常である。

❶循環時間の遅延

チェーン・ストークス呼吸あるいはCSAを呈する患者では動脈血酸素分圧の変化に対する換気応答が正常でなくなっている。これは心不全による循環時間の低下によるものとされ，循環時間の遅延はCSA周期の長さと強く相関する[11,12]。すなわち過換気と無呼吸それぞれの持続時間は循環時間が遅延（延長）すればするほど長くなる。循環時間の遅延がCSAを起こすメカニズムとして考えられているのは呼吸のフィードバック機能の不安定化である。すなわち，循環時間の遅延が末梢性化学受容体と延髄の中枢性化学呼吸受容体における酸素分圧および炭酸ガス分圧の変化の認知と反応（換気量の変化）に位相差，さらにはoscillation（オシレーション）を生じ過換気と無呼吸を生じると考えられている[13]。

❷過換気と炭酸ガス換気応答異常

上述の循環時間の遅延により換気応答のオシレーションが生じるが，持続するかどうかは循環遅延以外の要因が関与する。実際，循環時間の遅延は慢性心不全において恒常的なものであり，慢性心不全の症例全例にCSAがみられるわけではない。$PaCO_2$の上昇に対する換気応答が増大した場合や，換気量低下に対する肺胞気炭酸ガス分圧の上昇が増大した場合，オシレーションは持続する[14,15]。最近ではCSAの発症の中心的要因として呼吸中枢の炭酸ガス換気応答の異常が考えられている。慢性心不全患者では，肺うっ血および低心拍出量による昼間の過換気により慢性的な動脈血低炭酸ガス血症を呈しているため，延髄呼吸中枢における高炭酸ガスに対する換気応答の閾値が低下している。そのため睡眠時のわずかな炭酸ガス分圧の変動が過換気とその後の無呼吸を誘発していると考えられる[16]。われわれも実際に慢性左心機能低下例では非低下例に比べCSA例が多いこと，および図Ⅱ-14のように慢性左心不全にみられるSAS例およびCSA例ではAHIが昼間安静時に測定した換気量-呼気終末炭酸ガス勾配（V_E-$P_{ET}CO_2$ slope）と相関することを示した[17]。さらに運動負荷時の死腔換気率増大による換気亢進の指標である換気量-炭酸ガス排出率勾配（VE-VCO_2 slope）は心不全や肺循環障害の重症度を表す鋭敏な指標であるが，これがCSAを伴う慢性心不全患者では亢進していることが示されている[18]。

慢性心不全に合併するCSAの発生機序については上述の2大要因以外にも何らかの悪化因子が関与することは推定されるが，現時点では明らかではない。候補として先天的要因（遺伝子異常），心臓自律神経異常など[19]が考えられる。強力な内因性血管収縮物質であるエンドセリン-1の濃度がCSAを伴う心不全患者で上昇しており，かつ平均肺動脈圧や肺動脈楔入圧，さらにはCSAの重症度と相関することが示され，エンドセリンの本病態への関与が示唆されている[20]。

■CSAによる慢性心不全への影響

CSAは心機能低下に伴って生じるが，同時に心不全患者に悪影響を及ぼす。その機序としては低酸素，頻回の覚醒・過呼吸による交感神経活性の亢進とそれによる心筋へのダメージ，眠気による倦怠感の悪化などが挙げられている。左心機能低下を有している症例では明らかな心不全症状を

第Ⅱ部 SASの病態と臨床的諸問題

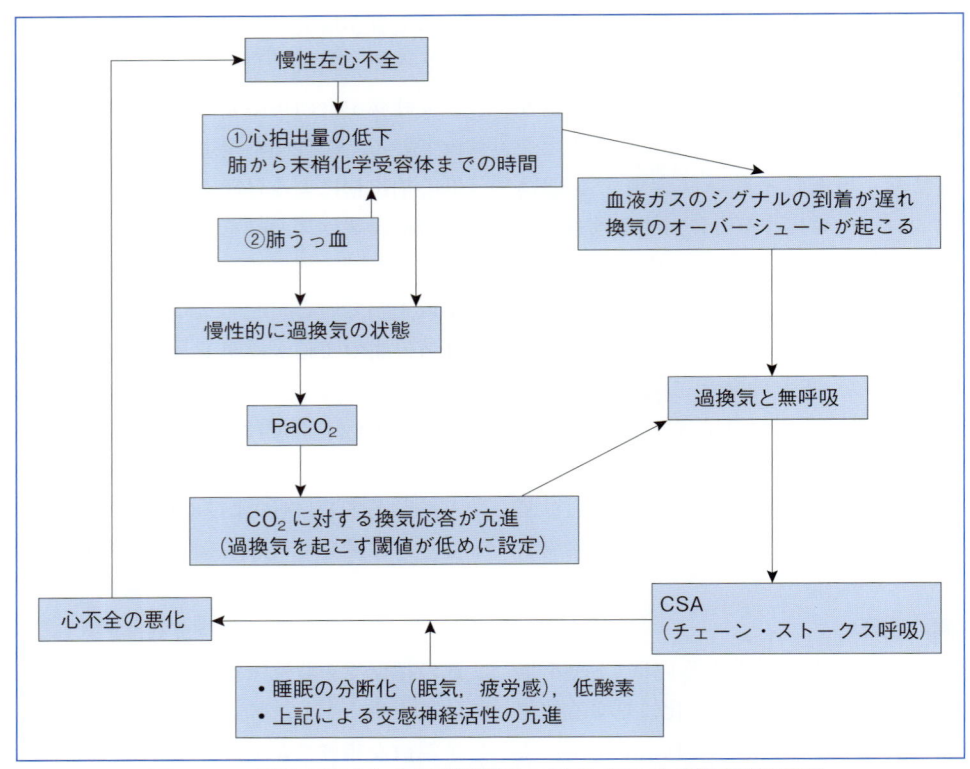

図Ⅱ-14 慢性心不全と中枢型睡眠時無呼吸（CSA）の関係（悪循環）

呈したことがなくてもCSAの合併頻度が55％に上り，かつ重症のCSAを有する場合はホルター心電図上の心拍変動の低下が認められ自律神経異常を反映するとともに，非持続性心室頻拍の頻度も高いことが示された[21]。また，CSAを伴う慢性心不全例ではCSAを伴わない症例に比べ，全身および心臓の交感神経活性が亢進状態にあることが示された[19,22]。ただし，異常の程度自体は睡眠呼吸障害の程度よりも心不全の程度に相関していた[19]。無呼吸とその後の脳波上覚醒（arousal）は心拍数および血圧に著しい変動（オシレーション）を生じさせ，結果的に左心系負荷を生じている可能性が高い[23,24]。

これらの機序のためと考えられるが，チェーン・ストークス呼吸に代表されるCSAが合併した慢性心不全症例の生命予後が非合併例よりも不良であることが示されている[25]。Sinらは心臓移植待機中の慢性心不全患者群をCSAがある群とない群とに分け追跡したところCSAがある群のほうがない群に比べ有意に生存率が低下することを示した[26]。また，一定規模の施設内での前向き研究では，CSAを伴う慢性心不全患者はOSAまたはCSAのみ，あるいは慢性心不全のみの患者群と比べ，生存期間が有意に短くなっていることも示されている[27]。一方，この報告では心不全とOSAの合併は死亡リスクを高めなかったとされているが，この点については今後の検討を要すると考えている。図Ⅱ-14に慢性心不全と合併するCSAとの関係を私見を交えて模式図化したものを示す。

■ 慢性心不全に合併するCSAの治療法

上述のように慢性心不全に合併するCSA自体が心不全患者の予後を悪化させるため，CSAに対して種々の治療が試みられている。表Ⅱ-9に主な治療法を列挙した。

表Ⅱ-9　慢性心不全に伴う中枢型無呼吸に対し考えられる治療法

1) 原疾患(心不全)に対する治療 　…特に急性増悪期はまず優先される 2) テオフィリン 3) 夜間酸素吸入 4) CPAP 5) NPPV(bilevel PAP)，ASV 6) 夜間 CO_2 吸入 7) 口腔内デバイス

現段階では 1)，3)，4)，5) が適切と考えられる。

❶心不全自体に対する治療

まだ確実な根拠はないが，心不全に対する薬物あるいはその他の治療は CSA に対しても改善効果を表すと考えてよいであろう。筆者らも慢性心不全の患者に対し，薬物療法あるいは外科的治療の後に PSG 上の中枢型無呼吸の因子が改善することを示した[6]。薬物療法として CSA の改善効果との関連が述べられているのは ACE 阻害薬（カプトプリル）である[28]。今後βブロッカーなどの効果も検討されることが期待される。非薬物的治療としては前述したように徐脈性不整脈を伴う場合のペースメーカー，あるいは高度心機能低下例における両室ペーシングが挙げられる[9,10]。またいくつかの報告では心臓移植後に心機能改善とともに CSA が著明に改善したことが示されている[29,30]。

❷テオフィリン製剤

テオフィリンは気管支拡張作用以外に呼吸中枢刺激作用を有する。CSA を合併する代償期の慢性心不全患者 15 名に平均 3.3 mg/kg のテオフィリンを 1 日 2 回，5 日間投与したところ，無呼吸・低呼吸指数および酸素飽和度低下イベントの減少を認めた[31]。ただし長期予後に関する検討はいまだなされておらず，一方，心不全患者においては交感神経系には影響を与えないものの，血漿レニン濃度を上昇させたり，不必要に換気量を亢進させたりする悪影響も考えられ[32]，現段階では推奨される治療法とはいえない。

❸酸素吸入

酸素吸入が CSA の改善，あるいは運動耐容能の改善に効果的であったという報告[28,33-36]がされている。夜間の酸素吸入は単に酸素化の改善のみならず CSA において無呼吸の前段階に起こる炭酸ガス分圧の変動に関連した過呼吸を抑制することで，ひいては引き続く無呼吸の抑制になっているのではと推測する。CSA 指数の改善については報告間でばらつきが多いが運動耐容能や自覚症状の改善には効果的であると考えられ，わが国でも 2004 年より夜間睡眠時低酸素血症を伴う慢性心不全患者に対する夜間酸素吸入（在宅酸素療法）の保険適用が拡大された。

❹CPAP およびその他の陽圧換気療法

CPAP は現段階では最も有効かつ簡便な方法と考えられる。実際，CPAP は CSA を伴う心不全患者の心血管事故や生存率（心移植以外での）を改善させたが，CSA を伴わない心不全患者では改善効果を示さなかった[26]。多くの研究が CPAP は心不全に合併した SAS(CSA) の AHI のみならず心機能の改善に結びついたと報告している[37-40]。また，最近では夜間の CPAP が左室駆出率のみでなく，運動負荷時の換気効率（VE-VCO_2 slope）を改善させ，息切れを改善させる効果も示されている[41]。心移植待機中の重症心不全患者に対して無作為に CPAP を施行した群としなかった群とで比較すると，CPAP 群では有意に生存率が改善された[26]。

CPAP による CSA に対する効果の機序は完全には解明されていないが，おそらくは CSA の原因の 1 つである機能的残気量の減少に伴う肺気量の減少を改善させることや，胸腔内圧の著しい変動や心臓交感神経系の活性亢進に対する抑制効果があるのではないかと考えられる。また，合併する OSA に対する治療効果も推定される。表Ⅱ-10 に慢性心不全における CPAP の考えられる効果を挙げた。具体的な効果としては CPAP により，CSA の改善，左室前・後負荷の軽減，1 回拍出量の増加，交感神経活性の低下，左室駆出率

第Ⅱ部
SASの病態と臨床的諸問題

表Ⅱ-10 慢性心不全を伴うSDBに対するCPAPの効果

急性効果
吸気筋に対する負荷軽減
上気道閉塞の防止（OSAに対し）
胸腔内圧の上昇（陰圧の程度の改善）
左室貫壁圧（transmural pressure）の減少：心拍出量の減少

慢性効果
分時換気量の減少と$PaCO_2$の上昇（無呼吸閾値以上まで）
夜間酸素化の改善
吸気筋力の増加
左室駆出率の改善
僧帽弁閉鎖不全の程度の改善
血中および尿中のカテコールアミン濃度の減少
血中エンドセリン濃度の減少
血中ANP，BNP濃度の改善

（文献15より一部改変）

の改善，心房性ナトリウム利尿ペプチド（atrial natriuretic peptide：ANP）の低下，QOLの改善などが認められる。ただし，OSAの場合と比べるとCPAPの効果が現れるまでに時間がかかるので，継続が困難なケースも少なくない。

また最近complex sleep apnea syndrome（complex SAS）と呼ばれる概念が提唱されている。これはOSA主体の症例（CPAP治療前：OSAが5回/h以上）に対し，CPAPを行って一定期間が過ぎるとCSA主体（CSAが5回/h以上またはチェーン・ストークス呼吸が認められるようになる）に移行する症例を示している[42]。Complex SASは重症のSASおよび心不全または虚血性心疾患合併例に多いとされ，注意が必要である[43]。

CSAが本来換気のドライブが減じている状態と考えるなら，CPAPよりも非侵襲的陽圧換気（NPPV），さらに吸気時と呼気時に圧差をつける非侵襲的二相性陽圧換気（noninvasive bilevel positive pressure ventilation：bilevel PAP）のほうがより有効な換気が確保できると考えられる。実際NPPV（bilevel PAP）もCSAを伴う心不全患者に急性期から使用されたり，慢性期の睡眠時呼吸管理に使用されている報告がある[44]。しかし，一定数の患者数で比較した場合，CPAPでもNPPV（bilevel PAP）でもCSAおよび心不全症状や昼間の眠気の改善度は同程度であったという報告もあり[45]，現状ではNPPV（bilevel PAP）のCPAPに対する明らかな優位性は証明されていない。

近年，非侵襲的陽圧人工呼吸の中でCSAの過換気のときは自発呼吸の大きさに合わせた圧補助を行い，無呼吸のときは設定回数の強制換気を行い，かつ必要換気量を維持するよう微調整できるadaptive servoventilation（ASV）が開発され，酸素吸入，CPAP，NPPV（bilevel PAP）に比べAHIの改善効果に優れることが示された[46]。また，昼間の眠気のみならず血中脳性ナトリウム利尿ペプチド（brain natriuretic peptide：BNP）を減少させ，心不全の改善効果もあることが示された[47]。ASVは効果とアドヒアランスの両面から心不全合併CSAに対する呼吸補助療法として今後期待される。

❺その他

中等症のOSAに使用され近年有効性が報告されている口腔内下顎前方固定用デバイス（mandibular advancement device）が心不全に伴う睡眠呼吸障害にも有用であったとの報告がある[48]が，CSAに有効であるかは今後のさらなる検討を要すると思われる。少量の炭酸ガス吸入がCSAでみられる呼吸の不安定性を改善させ，CSAの改善効果を示すことが報告されているが，一般的治療としては現実的ではないと考えられる[49]。

おわりに

循環器疾患またはその予防に関わる立場から睡眠呼吸障害を考えるとき，2つの立場あるいはベクトルがあると考えている。

1つは，OSAが循環器疾患の1つの危険因子

および増悪因子として重要であるとともにOSA自体が左心機能に悪影響を与えているということである．重症のOSAに合併する心不全と診断されればCPAPをはじめとする諸治療によっていびき・眠気などOSAに伴う症状のみでなく心機能低下の進行自体が抑制できる可能性がある．

もう1つは重症心不全をはじめとする心疾患に合併するCSAである．この場合，内科的あるいは外科的に心不全を十分に治療することによりSDBの改善がはかれる可能性があり，CSAの重症度評価と治療方針決定に注意が必要と考える．しかし，安定期においてもCSAが合併する症例においてはCSA自体が心不全の予後不良因子となる可能性があり，酸素療法やCPAP/NPPVまたはASVを用いた治療が考慮されるべきである．

（坂巻文雄）

■文献

1) Malone S, Bradley TD, Liu PP, et al: Obstructive sleep apnea in patients with dilated cardiomyopathy: Effects of CPAP. Lancet 338: 1480-1484, 1991
2) Leung RST, Bradley TD: Sleep apnea and cardiovascular disease. Am J Respir Crit Care Med 164: 2147-2165, 2001
3) Mooe T, Franklin KA, Holmström K, et al: Sleep-disordered breathing and coronary artery disease: Long-term prognosis. Am J Respir Crit Care Med 164: 1910-1913, 2001
4) Pryor WW: Cheyne-Stokes respiration in patients with cardiac enlargement and prolonged circulation time. Circulation 4: 233-238, 1951
5) Javaheri S, Parker TJ, Liming JD, et al: Sleep apnea in 81 ambulatory male patients with stable heart failure: types and their prevalence, consequences, and presentations. Circulation 97: 2154-2159, 1999
6) 大谷秀雄, 坂巻文雄, 佐藤長人, 他: 拡張型心筋症 (DCM) における睡眠時呼吸障害—呼吸障害のタイプと血行動態との関連. 日呼吸会誌 39(増): 197, 2001
7) Tkacova R, Hall MJ, Liu PP, et al: Left ventricular volume in patients with heart failure and Cheyne-Stokes respuration during sleep. Am J Respir Crit Care Med 156: 1549-1555, 1997
8) Solin P, Bergin P, Richardson M, et al: Influence of pulmonary capillary wedge pressure on central sleep apnea in heart failure. Circulation 99: 1574-1579, 1999
9) Garrigue S, Bordier P, Jais P, et al: Benefit of atrial pacing in sleep apnea syndrome. N Engl J Med 346: 404-412, 2002
10) Sinha AM, Skobel EC, Breithardt OA, et al: Cardiac resynchronization therapy improves central sleep apnea and Cheyne-Stokes respiration in patients with chronic heart failure. J Am Coll Cardiol 44: 68-71, 2004
11) Takasaki Y, Orr D, Popkin J, et al: Effect of nasal continuous positive airway pressure on sleep apnea in congestive heart failure. Am Rev Respir Dis 140: 1578-1584, 1989
12) Dowdell WT, Javaheri S, McGinnis W: Cheyne-Stokes respiration presenting as sleep apnea syndrome: Clinical and polysomnographic features. Am Rev Respir Dis 141: 871-879, 1990
13) Cherniack NS, Nochomovitz ML, Altose MD: Disorders of respiratory control. in Simmons DH (ed): Pulmonology, vol 4, p189, Wiley, New York, 1982
14) Khoo MCK: Theoretical Models of Periodic Breathing. in Bradley TD, Floras JS (eds): Sleep Apnea-Implications in cardiovascular and cerebrovascular disease, pp355-384, Marcel Dekker, New York, 2000
15) Tkacova R, Niroumand M, Lorenzi-Filho G, et al: Overnight shift from obstructive to central apneas in patients with heart failure: Role of PCO_2 and circulatory delay. Circulation 103: 238-243, 2001
16) Javaheri S: A mechanism of central sleep apnea in patients with heart failure. N Engl J Med 341: 949-954, 1999
17) 坂巻文雄, 大谷秀雄, 佐藤長人, 他: 高炭酸ガス (CO_2) 換気応答と睡眠呼吸障害の重症度との関係—左心機能障害の有無による検討. 日呼吸会誌 39(増): 198, 2001
18) Arzt MA, Harth M, Luchner A, et al: Enhanced ventilatory response to exercise in patients with chronic heart failure and central sleep apnea. Circulation 107: 1998-2003, 2003
19) Mansfield D, Kaye DM, La Rocca HB, et al: Raised Sympathetic nerve activity in heart failure and central sleep apnea is due to heart failure severity. Circulation 107: 1396-1400, 2003
20) El-Solh AA, Bozkanat E, Mador J, et al: Association between plasma endothelin-1 levels and Cheyne-Stokes respiration in patients with congestive heart failure. Chest 121: 1928-1934, 2002
21) Lanfranchi PA, Somers VK, Braghiroli A, et al: Central sleep apnea in left ventricular dysfunction: Prevalence and implications for arrhythmic risk. Circulation 107: 727-732, 2003
22) Solin P, Kaye DM, Little PJ, et al: Impact of sleep apnea on sympathetic nervous activity in heart failure. Chest 123: 1119-1126, 2003
23) Trinder J, Merson R, Rosenberg JI, et al: Pathophysiological interactions of ventilations, arousals, and blood pressure oscillations during Cheyne-Stokes respiration in patients with heart failure. Am J Respir Crit Care Med 162: 808-813, 2000
24) Mortara A, Sleight P, Pinna GD, et al: Abnormal

awake respiratory patterns are common in chronic heart failure and may prevent evaluation of autonomic tone by measures of heart rate variability. Circulation 96 : 246-252, 1997
25) Lanfranchi PA, Braghroli A, Bosimini E, et al : Prognostic value of nocturnal Cheyne-Stokes respiration in chronic heart failure. Circulation 99 : 1435-1440, 1999
26) Sin DD, Logan AG, Fitzgerald FS, et al : Effects of continuous positive airway pressure on cardiovascular outcomes in heart failure patients with and without Cheyne-Stokes respiration. Circulation 102 : 61-66, 2000
27) Ancoli-Israel S, DuHamel ER, Stepnowsky C, et al : The relationship between congestive heart failure, sleep apnea, and mortality in older men. Chest 124 : 1400-1405, 2003
28) Walsh JT, Andrews R, Starling R, et al : Effects of captopril and oxygen on sleep apnoea in patients with mild to moderate congestive cardiac failure. Br Heart J 73 : 237-241, 1995
29) Mansfield DR, Solin P, Roebuck T, et al : The effect of successful heart transplant treatment of heart failure on central sleep apnea. Chest 124 : 1675-1681, 2003
30) Braver HM, Brandes WC, Kubiet MA, et al : Effect of cardiac transplantation on Cheyne-Stokes respiration occurring during sleep. Am J Cardiol 76 : 632-634, 1995
31) Javaheri S, Parker TJ, Wexler L, et al : Effect of theophylline on sleep-disordered breathing in heart failure. N Engl J Med 335 : 562-567, 1996
32) Andreas S, Reiter H, Luthje L, et al : Differential effects of theophylline on sympathetic excitation, hemodynamics, and breathing in congestive heart failure. Circulation 110 : 2157-2162, 2004
33) Franklin KA, Eriksson P, Sahlin C, et al : Reversal of central sleep apnea with oxygen. Chest 111 : 163-169, 1997
34) Hanly PJ, Millar TW, Steljes DG, et al : The effect of oxygen on respiration and sleep in patients with congestive heart failure. Annals Intern Med 111 : 777-782, 1989
35) Moore DP, Weston AR, Hughes JMB, et al : Effects of increased inspired oxygen concentrations on exercise performance in chronic heart failure. Lancet 339 : 850-853, 1992
36) Andreas S, Clemens C, Sandholzer H, et al : Improvement of exercise capacity with treatment of Cheyne-Stokes respiration in patients with congestive heart failure. J Am Coll Cardiol 27 : 1486-1490, 1996.

37) Tkacova R, Rankin F, Fitzgerald FS, et al : Effects of continuous positive airway pressure on obstructive sleep apnea and left ventricular afterload in patients with heart failure. Circulation 98 : 2269-2275, 1998
38) Kaye DM, Mansfield D, Aggarwal A, et al : Acute effects of continuous positive airway pressure on cardiac sympathetic tone in congestive heart failure. Circulation 103 : 2336-2338, 2001
39) Naughton MT, Liu PP, Benard DC, et al : Treatment of congestive heart failure and Cheyne-Stokes respiration during sleep by continuous positive airway pressure. Am J Respir Crit Care Med 151 : 92-97, 1995
40) Mehta S, Liu PP, Fitzgerald FS, et al : Effects of continuous positive airway pressure on cardiac volumes in patients with ischemic and dilated cardiomyopathy. Am J Respir Crit Care Med 161 : 128-134, 2000
41) Arzt M, Schulz M, Wensel R, et al : Nocturnal continuous positive airway pressure improves ventilatory efficiency during exercise in patients with chronic heart failure. Chest 127 : 794-802, 2005
42) Morgenthaler TI, Kagramanov V, Hanak V, et al : Complex sleep apnea syndrome : is it a unique clinical syndrome? Sleep 29 : 1203-1209, 2006
43) Lehman S, Antic NA, Thompson C, et al : Central sleep apnea on commencement of continuous positive airway pressure in patients with a primary diagnosis of obstructive sleep apnea-hypopnea. J Clin Sleep Med 15 : 462-466, 2007
44) Ogawa A, Iwase T, Yamamoto T, et al : Improvement of Cheyne-Stokes respiration, central sleep apnea and congestive heart failure by noninvasive bilevel positive pressure ventilation and medical treatment. Circ J 68 : 878-882, 2004
45) Kohnlein T, Welte T, Tan LB, et al : Assisted ventilation for heart failure patients with Cheyne-Stokes respiration. Eur Respir J 20 : 934-941, 2002
46) Teschler H, Döhring J, Wang YM, et al : Adaptive pressure support servo-ventilation : A novel treatment for Cheyne-Stokes respiration in heart failure. Am J Respir Crit Care Med 164 : 614-619, 2001
47) Pepperell JC, Maskel NA, Jones DR, et al : A randomized controlled trial of adaptive ventilation for Cheyne-Stokes breathing in heart failure. Am J Respir Crit Care Med 168 : 1109-1114, 2003
48) Eskafi M, Cline C, Israelsson B, et al : A mandibular advancement device reduces sleep disordered breathing in patients with congestive heart failure. Swed Dent J 28 : 155-163, 2004
49) Xie A, Rankin F, Rutherford R, et al : Effects of inhaled CO_2 and added deadspace on idiopathic central sleep apnea. J Appl Physiol 82 : 918-926, 1997

9 複合性睡眠時無呼吸症候群

■概念

複合性睡眠時無呼吸症候群（complex SAS）とは，OSAS の治療のために CPAP を行うことで出現する中枢型無呼吸（CSA）あるいはチェーン・ストークス呼吸のことをいう。下記の基準で診断される異常呼吸のことであり，症候群（syndrome）という名称は不適当と考えるが，ここでは原著に従う。新しい概念であり，独立した病態として意義があるのか今のところ不明である。

■診断基準

以下の①〜③を満たすこと[1,2]。
① CPAP 導入前は OSAS であること：閉塞型の無呼吸・低呼吸が主体で AHI が 5 以上あるか，昼間眠気があって RERA が 10 以上。
② CPAP タイトレーションで閉塞型呼吸イベントが消失したにもかかわらず，AHI が 5 以上の中枢型無呼吸かチェーン・ストークス呼吸がみられる。
③ うっ血性心不全の既往あるいは現病のある症例，あるいは左室駆出率が 40％以下の症例は除く。

■頻度

OSAS の診断のもとに CPAP タイトレーションを行った 219 例中 31 例（15.1％），114 例中 21 例（18.4％），99 例中 13 例（13.1％）という報告がある[1,3,4]。いずれも米国からの報告であり，CPAP タイトレーションはスプリットナイト（Ⅲ.14 の 231 頁参照）で行っている。日本では 4,924 例中 194 例（3.9％），394 例中 3 例（0.7％）と報告されており，米国と比べると著しく頻度が低い[5,6]。筆者の施設でも 852 例中 16 例（1.8％）であった（未発表データ）。

■臨床像

complex SAS に特徴的な臨床像はない。年齢や ESS 点数，循環器疾患（高血圧，心不全，LVEF，AF）の程度や頻度については有意差がない[7]。ただし，タイトレーション時には睡眠効率が悪く，non-REM 1 期の比率が大きく，ステージシフトの回数が多く，中途覚醒や覚醒反応も多いと報告されている[3]。CPAP 処方圧に関しては変わらないとする報告[7]と 1.5 cmH$_2$O ほど高いという報告がある[3]。

■治療

タイトレーションで CSA が残存しても，CPAP アドヒアランスや眠気の改善に関しては CPAP 有効例と変わりがない[7]。2〜3 カ月後に CPAP 治療下で PSG を再度実施すると 14 例中 12 例（92％）はほぼ完全に CSA が消失していた[3]。complex SAS の CSA は CPAP 治療を続けることで少なくとも 2〜3 カ月以内に消失するらしい。

短期的には CPAP よりも非侵襲的陽圧換気療法（NPPV）か adaptive servoventilation（ASV）の有用性が高いが[2]，2〜3 カ月間 CPAP 治療を続けた後に PSG を再度実施して CPAP の効果を評価したうえでこれらの機器の適応を考えればよい。

■発症機序

明らかではないが，以下のような推定が可能と思われる。

①CPAP による急性の肺拡張で Hering-Breuer 反射が活発になる。

②CPAP により過換気となり，呼吸性アルカローシスが無呼吸を惹起する。特にマニュアルタイトレーションで CPAP 圧を上げすぎると発生しやすい可能性がある。日本で頻度が少ないのは，オートタイトレーション（APAP タイトレーション：Ⅲ.14 の 229 頁参照）によることが多いためかもしれない。

③初回の CPAP であるために適応できず，睡眠が不安定となってステージシフトが多くなり，入眠時と同じように CO_2 感受性レベルが変動して呼吸が不安定となる。

④潜在的な心不全の影響。

（榊原博樹）

■文献

1) Morgenthaler TI, Kagramanov V, Hanak V, et al: Complex sleep apnea syndrome: is it a unique clinical syndrome? Sleep 29: 1203-1209, 2006
2) Morgenthaler TI, Gay PC, Gordon N, et al: Adaptive servoventilation versus noninvasive positive pressure ventilation for central, mixed, and complex sleep apnea syndromes. Sleep 30: 468-475, 2007
3) Dernaika T, Tawk M, Nazir S, et al: The Significance and Outcome of Continuous Positive Airway Pressure-Related Central Sleep Apnea During Split-Night Sleep Studies. Chest 132: 81-87, 2007
4) Lehman S, Antic NA, Thompson C, et al: Central Sleep Apnea on Commencement of Continuous Positive Airway Pressure in Patients With a Primary Diagnosis of Obstructive Sleep Apnea-Hypopnea. J Clin Sleep Med 3: 462-466, 2007
5) 安藤真一：Complex Sleep Apnea Syndrome（CompSAS）の治療．睡眠医療 2：243-245，2008
6) 臼井靖博：Complex SAS と循環器疾患に伴う睡眠呼吸パターンの差異．第 2 回心不全陽圧治療研究会，2008
7) Pusalavidyasagar SS, Olson EJ, Gay PC, et al: Treatment of complex sleep apnea syndrome: A retrospective comparative review. Sleep Med 7: 474-479, 2006

---

column⑤ ヒトの顔をつくるのは何か(2)：遺伝―ハプスブルク家の顎（唇）

ハプスブルク家は，中世から 20 世紀初頭まで中部ヨーロッパで政略結婚・近親結婚により領土と勢力を拡大し，オーストリア大公，スペイン王国，ナポリ王国，ハンガリー王国，オーストリア帝国などの君主を代々輩出したヨーロッパ随一の名門王家である。この家系には巨大な鷲鼻と極度の下顎前突（下口唇肥大）をもつ者が多く，それがこの王家のメンバーの顔貌の特徴といわれている。特に下顎前突は遺伝傾向が強く，田中克己*が示した主要メンバーの家系図によると，一家繁栄の礎を築いたマクシミリアン 1 世（1459〜1519 年，彼は孫の 1 人のフェルディナント 1 世を神聖ローマ帝国皇帝およびオーストリア大公とし，もう 1 人のカール 5 世をスペイン王に仕立てた）から，病弱で子孫を残すことなく死亡してしまいハプスブルク家で最後のスペイン王となったカルロス 2 世（1661〜1700 年）までの約 200 年・10 世代の男性 25 名中 17 名，女性 22 名中 12 名が下顎前突であったことが確認できる。彼らの肖像画は各地の美術館で目にすることができるが，顎髭などで目立たないような工夫がしてあるものも多いという。

この家系にこのような形質が集積したのは，領地と財産・王位の保全・拡大のために近親結婚を繰り返したことによるといわれている。田中によると 19 組の叔父姪結婚と 6 組の従兄弟結婚を含め，多くが近親結婚であるとされている。近親結婚の影響は特徴的な顔貌の集積だけでなく，身体的・精神的な欠陥（身体的・精神的な発育にとって不都合な遺伝的劣性形質）の発現につながり，世俗的な栄華を極めながら，虚弱で短命な者が多かったといわれる。ハプスブルク家の例をもち出すまでもなく，また近親結婚を重ねなくても，顔貌の形質は親から子供へ受け継がれ，OSAS の発症につながる顎顔面形態の特徴も明らかに遺伝する。

*田中克己：ハプスブルク家の唇．遺伝 4：131-134，1950

10 上気道抵抗症候群

　上気道抵抗症候群(upper airway resistance syndrome：UARS)とは，無呼吸や低呼吸，低酸素血症がみられず，一見呼吸障害がないようにみえながらも上気道の狭小化により高度の呼吸努力を強いられた状態で，そのために頻回に覚醒反応，睡眠分断が生じ，日中過眠が出現するものである[1]。

　UARSを独立した疾患概念として認めるかどうかという点に関しては論争があった[2,3]〔コラム③(70頁参照)〕。UARSは，①日中の眠気，②呼吸努力の増加による頻回の脳波上の覚醒(1時間に10回以上)，③AHIは5以下，で診断される[1]。UARSの平均年齢は38歳であり，男女ほぼ同数，平均BMIは23.2，平均AHIは1.5で低酸素血症を伴わず，東アジア出身者が32%を占める。これらの臨床像はOSASとは全く異なるものである。UARSは呼吸努力によって起こる覚醒反応の閾値が低い(過敏である)ために発症し，OSASは逆にこの閾値が高いために気道が完全に閉塞して初めて覚醒に至るものであり，このような"mechanoreceptor function"の違いによって両症候群は明確に区別すべきである，というのがUARSの提唱者であるGuilleminaultの主張である。

　これに対して，①眠気は女性の20%，男性の7%に認められるありふれた症状である，②1時間に10回程度の覚醒反応は第一夜目のPSGでは普通にみられることであり，食道内圧のモニターはそれを助長する，③一般的に呼吸のモニターとして使われるサーミスター・センサーでは換気量を定量的に評価できず，低呼吸を診断できていない可能性がある，などとしてUARSを認めない立場もある[3]。AASM(American Academy of Sleep Medicine)のタスクフォースレポートは後者の立場をとり，換気量の減少を伴わず，呼吸努力の増大により起こる覚醒反応をRERA(respiratory effort related arousals：呼吸努力関連覚醒イベント)として無呼吸や低呼吸と同じ睡眠関連の閉塞性呼吸イベントとした[4]。そしてRERAを含めた閉塞性呼吸イベントが1時間に5回以上あり，眠気などの臨床症状を伴う場合にOSAS(タスクフォースレポートではOSAHSと呼んでいる)と診断することにした。したがって，UARSは完全にOSASの一部として組込まれることになった。しかし，その後もUARSという言葉を使った論文がいくつも掲載されている[5]。

(榊原博樹)

■文献
1) Guilleminault C, Stoohs R, Clerk A, et al：A cause of excessive daytime sleepiness：The upper airway resistance syndrome. Chest 104：781-787, 1993
2) Guilleminault C, Chowdhuri S：Upper airway resistance syndrome is a distinct syndrome. Am J Respir Crit Care Med 161：1412-1413, 2000
3) Douglas NJ：Upper airway resistance syndrome is not a distinct syndrome. Am J Respir Crit Care Med 161：1413-1415, 2000
4) The Report of an American Academy of Sleep Medicine Task Force：Sleep-related breathing disorders in adults：recommendations for syndrome definition and measurement techniques in clinical research. Sleep 22：667-689, 1999
5) Wheatley JR：Definition and diagnosis of upper airway resistance syndrome. Sleep 23：S193-S196, 2000

11 SASと日中過眠，精神生理機能，認知症，うつ症状

日中過眠（EDS）

　OSASでは睡眠中の頻回の無呼吸〜低呼吸により中途覚醒反応が多発し，1時間に30回を超えることも珍しくない。これにより，睡眠が分断化され，睡眠が浅くなり，2次的に過眠症状を呈するようになるとされている。過眠症状の原因として低酸素血症の可能性が議論された時期もあるが，無呼吸・低呼吸や低酸素血症をきたさないUARS（呼吸努力に伴う覚醒反応が反復する）で強い過眠症状が生じることから，今日では頻回の覚醒反応が過眠症状の主な原因と考えられている。しかし，低酸素血症の影響が完全に否定されているわけではない。

　眠気の主観的な評価方法であるエプワース睡眠尺度検査（ESS）（Ⅲ.1の155頁参照）は，AHIや覚醒反応指数との間に関連性はみられるが強固なものではなく，用量反応関係も明らかでない。個々に検討すると重症SDBであっても過眠症状のみられない症例も多いし，軽症SDBでも高度の眠気を訴える症例もある（表Ⅱ-11）。SDBによる過眠症状の出現には個人差が想定されるほか，SDB以外の要因（交代勤務や睡眠衛生，合併疾患や薬物の影響など）の関与もあり，SDBと過眠症状の関係は単純ではない。個々の症例ごとに過眠症状の原因を検討する必要がある。しかし，過眠症状はOSASの主要症状の1つであることは間違いなく，これが受診や診断のきっかけになることも多い。

　OSASの過眠症状はほとんどが可逆性であり，CPAPを中心とした治療で改善する。しかし，一部（数％）のOSASにはCPAPによって呼吸障害が改善されても眠気が残存することがある。この

表Ⅱ-11　AHI別にみたESSスコアの分布（％）

AHI or RDI	n	ESSスコア 0〜6	7〜10	11〜17	18〜24	11〜
5〜15	156	37.8	23.7	31.4	7.1	38.5
15〜30	199	36.2	30.7	28.6	4.5	33.2
30〜60	328	35.4	29.9	29.0	5.8	34.8
60〜	173	22.5	30.6	39.9	6.9	46.8
<5*	857	66.3	25.8	7.7	0.2	7.9

対象はすべて男性であり，最初の4群はスリープラボ（藤田保健衛生大学病院）を受診してPSGで確定診断されたOSASであり，それ以外の疾患（うつ病やナルコレプシー，むずむず足症候群，周期性四肢運動障害など）を合併していることが明らかな症例は除いてある。最下段（*）は勤労者を対象にした疫学調査により，簡易モニターでRDIが5未満であることが確認されたグループの成績である。
OSAS群は軽症群も含めてESSスコア11以上の病的な眠気を訴える頻度が高かった。しかし，AHI 60以上になるとESSスコア11以上の頻度がやや増加したが，全体的にAHIによる重症度との関連性は希薄であった。
成績の一部は日本睡眠学会（2006年）で発表した。

ような症例にはモダフィニルが有効であり，欧米ではCPAP治療の残遺眠気に適応が認められている。日本でもナルコレプシーに続く適応拡大のための治験が始められようとしている。

精神生理機能

OSASに関係があるとして報告されている精神生理機能の障害としては以下のようなものがある[1,2]。すなわち，総合的知能(general intellectual functioning)，集中力(attention/vigilance/concentration)，記憶・学習能力(memory；working/episodic/procedual and learning)，実行機能(exective and motor function)である。OSASの多くは過眠症状をもっており，その原因は頻回の覚醒反応・睡眠分断と一部に低酸素血症である。精神生理機能の障害にも睡眠分断・昼間過眠・覚醒水準低下と低酸素血症の両者が関与していることが示されている。最近の研究によると両者はそれぞれ精神生理機能の異なった因子に影響していると推定されているが，研究成績は必ずしも一致していないし，専門家の考えにも隔たりがある[1,3]。全体的にみると，OSASでの高次脳機能への影響は，前頭前野機能障害に集約されているとの感があり，これが精神作業機能，精神症状へ影響しているとの見方が主流を占めている[3]。さらに，実行系や注意に関わる機能検査成績の悪化は症例のAHIならびに中途覚醒頻度-日中の覚醒水準低下との関連性が高く，CPAP治療により改善すると考えられている[3]。

一方，前頭葉機能と関連するワーキングメモリーや短期記憶の劣化は，夜間低酸素血症との因果関係が強く，しかも不可逆的であるといわれる[3]。しかし，日中過眠(EDS)は集中力障害や記憶に影響し，低酸素血症は実行系機能の障害に関係するとの意見[1]もあり，SDBあるいはOSASの病態と精神生理機能障害の因果関係に関しては不明な点も多い。

■総合的知能

IQスコアで評価したOSASの総合的知能には障害があり，その程度は低酸素血症と関係があるとする報告は多い[4-6]。しかし，疫学調査で明らかになるSDBには，たとえRDIが15以上であったり，低酸素曝露時間が5％以上であっても障害は認められていない[7]。

■集中力

OSASに集中力の障害があることはいろいろな検査方法で明らかにされている[4-6]。EDSと覚醒水準低下が関係しているものと考えられるが，低酸素血症の関与を示唆する報告もある[5]。

■記憶・学習能力

短期記憶，長期記憶ともに障害されているという報告は多い[8-10]。

■実行機能

前頭葉機能と関係があり，重症のOSASには障害が報告されている[4,5,9]が，高齢者であっても軽症では明らかな障害はみられない[11,12]。低酸素血症の関与が大きく，CPAP治療によっても完全には改善しないという報告がある[13,14]が，残遺障害はCPAPのアドヒアランスの問題であり，回復可能な障害とする報告もある[15]。

認知症

アルツハイマー型老人性認知症(senile dementia Alzheimer type)には同年代のコントロールと比べてSDBの有病率が高いという報告が多い[16-18]。認知症の程度とSDBの重症度が相関しているとする報告もある[16,18]。両者の因果関係は確立していないが，SDBによる慢性的な低酸素血症により神経変性が生じる可能性[19]やアルツハイマー型老人性認知症による神経変性が呼吸中枢や上気道筋のトーヌスを支配する領域にまで及び

呼吸障害を発生する可能性[20]が指摘されている。OSASあるいはSDBは脳血管障害や脳梗塞の発症リスクを高めるとされており，脳血管性認知症（vascular dementia）の発症に関与する可能性も指摘されている[21]。

うつ病・抑うつ症状

OSAS患者には抑うつ気分，意欲低下，焦燥感など，うつ病に類似した症状をみることがある。また，強い眠気のために作業能率の低下，集中困難，倦怠感などを伴うこともある。実際にうつ病と診断され，抗不安薬や睡眠薬の投与を受けても改善せず，最終的にPSGでOSASと診断されるような症例もある。そのために，OSASとうつ病・うつ症状との関連性は古くから注目され，多くの研究成績が発表されているが，その結果は必ずしも一致していない。すなわち，OSASには20〜45％にうつ病の診断基準に適合する患者がみられると報告されている[22-25]。研究対象の年齢や性別，OSAS重症度は様々であり，うつ病の診断基準も異なるが，きわめて有病率が高いといえる。それらの報告の一部では，OSASの治療によりうつ病の診断基準に適合する患者の割合が明らかに減少したという[23-25]。しかし，一方ではOSASとうつ病の因果関係を否定する報告もある[26-28]。合併うつ病に対するCPAPの治療効果に関しても，最近の無作為比較試験（偽薬や治療レベル以下のCPAP圧を対照としている）では，有効性を否定する報告が多い[29-32]。ただし，治療期間が十分でないことや対照群のCPAP圧でも呼吸障害が改善していることなど，研究方法に疑問が呈されており，一定の結論には至っていない。

OSASと確定診断される前の5年間にうつ病と診断されるリスクは一般人口の1.4倍であるという報告もあり[33]，OSASと抑うつ症状の間には因果関係があると推定されるが，睡眠分断による過眠症状や倦怠感の表現に過ぎない可能性もある。CPAP導入や抗うつ薬投与のタイミング，およびそれらの効果を慎重に評価するべきである。

〈榊原博樹〉

■文献

1) Decay A, Rouleau I, Montplaisir J : Cognitive deficits associated with sleep apnea syndrome : A proposed neuropsychological test battery. Sleep 23 : 369-381, 2000
2) Sateia MJ : Neuropsychological impairment and quality of life in obstructive sleep apnea. Clin Chest Med 24 : 249-259, 2003
3) 井上雄一：過眠・精神症状．井上雄一，山城義広（編）：睡眠呼吸障害Update2006, pp86-97, 日本評論社，2006
4) Bedard MA, Montplaisir J, Richer F, et al : Obstructive sleep apnea syndrome : pathogenesis of neuropsychological deficits. J Clin Exp Neuropsychol 13 : 950-964, 1991
5) Findley U, Barth JT, Powers DC, et al : Cognitive impairment in patients with obstructive sleep apnea and associated hypoxemia. Chest 90 : 686-690, 1986
6) Cheshire K, Engleman H, Deary I, et al : Factors impairing daytime performance in patients with sleep apnea/hypopnea syndrome. Arch Intern Med 152 : 538-541, 1992
7) Boland L, Shahar E, Iber C, et al : Measures of cognitive function in persons with varying degrees of sleep-disordered breathing : the Sleep Heart Health Study. J Sleep Res 11 : 265-272, 2000
8) Salorio CF, White DA, Piccirillo J, et al : Learning, memory, and executive control in individuals with obstructive sleep apnea syndrome. J Clin Exp Neuropsychol 24 : 93-100, 2002
9) Naegele B, Thouvard V, Pepin JL, et al : Deficits of cognitive executive functions in patients with sleep apnea syndrome. Sleep 18 : 43-52, 1995
10) Telakivi T, Kajaste S, Partinen M, et al : Cognitive function in middle-aged snorers and controls : role of excessive daytime somnolence and sleep-related hypoxic events. Sleep 11 : 454-462, 1988
11) Knight H, Millman RP, Gur RC, et al : Clinical significance of sleep apnea in the elderly. Am Rev Respir Dis 136 : 845-850, 1987
12) Phillips BA, Berry DT, Lipke-Molby TC : Sleep-disordered breathing in healthy, aged persons : fifth and final year follow-up. Chest 110 : 654-658, 1996
13) Valencia-Flores M, Bliwise DL, Guilleminault C, et al : Cognitive function in patients with sleep apnea after acute nocturnal nasal continuous positive airway pressure (CPAP) treatment : sleepiness and hypoxemia effects. J Clin Exp Neuropsychol 18 : 197-210, 1996

14) Bedard MA, Montplaisir J, Richer F, et al : Persistent neuropsychological deficits and vigilance impairments in sleep apnea syndrome after treatment with continuous positive airway pressure. J Clin Exp Neuropsychol 15 : 330-341, 1993
15) Berthon-Jones M, Lawrence S, Sullivan CE, et al : Nasal continuous positive airway pressure treatment : Current realities and future. Sleep 19 : S131-S135, 1996
16) Hoch CC, Reynolds CF, Kupfer DJ, et al : Sleep-disordered breathing in normal and pathologic aging. J Clin Psychiatry 47 : 499-503, 1986
17) Dealberto MJ, Pajot N, Courban D, et al : Breathing disorders during sleep and cognitive performance in an older community sample : The EVA study. J Am Geriatr Soc 44 : 1287-1294, 1996
18) Ancoli-Israel S, Klauber MR, Butters N, et al : Dementia in institutionalized elderly : relation to sleep apnea. J Am Geriatr Soc 39 : 258-263, 1991
19) Berry DTR, McConnel JW, Phillips BA, et al : Isocapnic hypoxemia and neuropsychological functioning. J Clin Exp Neuropsychiatry 11 : 241-251, 1989
20) Bondareff W, Mountjoy CQ, Roth M, et al : Age and histopathologic heterogeneity in Alzheimer's disease. Arch Gen Psychiatry 44 : 412-417, 1987
21) Erkinjuntti T, Partinen M, Sulkava R, et al : Sleep apnea in multiinfarct dementia and Alzheimer's disease. Sleep 10 : 419-425, 1987
22) Reynolds III CF, Kupfer DJ, McEachran AB, et al : Depressive psychopathology in male sleep apneics. J Clin Psychiatry 45 : 287-290, 1984
23) Millman RP, Fogel BS, McNamara ME, et al : Depression as a manifestation of obstructive sleep apnea : reversal with nasal continuous positive airway pressure. J Clin Psychiatry 50 : 348-351, 1989
24) Mosko S, Zetin M, Glen S, et al : Self-reported depressive symptomatology, mood ratings, and treatment outcome in sleep disorders patients. J Clin Psychol 45 : 51-60, 1989
25) Dahlof P, Norlin-Bagge E, Hedner J, et al : Improvement in neuropsychological performance following surgical treatment for obstructive sleep apnea syndrome. Acta Otolaryngol (Stockh) 122 : 86-91, 2002
26) Pillar G, Lavie P : Psychiatric symptoms in sleep apnea syndrome : effects of gender and respiratory distubance index. Chest 114 : 697-703, 1998
27) Bliwise DL, Yesavage JA, Sink J, et al : Depressive symptoms and impaired respiration in sleep. J Consult Clin Psychol 54 : 734-735, 1986
28) Cassel W : Sleep apnea and personality. Sleep 16 : S56-S58, 1993
29) Engleman HM, Kingshott RN, Wraith PK, et al : Randomized placebo-controlled crossover trial of continuous positive airway pressure for mild sleep apnea/hypopnea syndrome. Am J Respir Crit Care Med 159 : 461-467, 1999
30) Henke KG, Grady JJ, Kuna ST, et al : Effect of nasal continuous positive airway pressure on neuropsychological function in sleep apnea-hypopnea syndrome : a randomized, placebo-controlled trial. Am J Respir Crit Care Med 163 : 911-917, 2001
31) Bames M, Houston D, Worsnop CJ, et al : A randomized controlled trial of continuous positive airway pressure in mild obstructive sleep apnea. Am J Respir Crit Care Med 165 : 773-780, 2002
32) Yu BH, Ancoli-Israel S, Dimsdale JE, et al : Effect of CPAP treatment on mood states in patients with sleep apnea. J Psychiatr Res 33 : 427-432, 1999
33) Smith R, Ronald J, Delaive K, et al : What are obstructive sleep apnea patients being treated for prior to this diagnosis? Chest 121 : 164-172, 2002

第Ⅱ部 SASの病態と臨床的諸問題

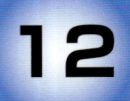

12 SASとQOL

　健康関連QOL尺度には包括的尺度と疾患特異的尺度があり，目的に応じて使い分けられている．包括的尺度に関しては広い領域でSF-36（http://www.sf-36.jp）が使用されており，OSASあるいはSDBを対象にした報告もいくつかある．SF-36は，8つの健康概念を測定するための複数の質問項目から成り立っている（表Ⅱ-12）．8つの概念とは，①身体機能（Physical functioning：PF），②日常役割機能（身体）（Role physical：RP），③日常役割機能（精神）（Role emotional：RE），④全体的健康感（General health perceptions：GH），⑤社会生活機能（Social functioning：SF），⑥身体の痛み（Bodily pain：BP），⑦活力（Vitality：VT），⑧心の健康（Mental health：

表Ⅱ-12 SF-36下位尺度の得点の解釈

下位尺度	得点の解釈 低い	得点の解釈 高い
身体機能（Physical functioning）PF	健康上の理由で，入浴または着替えなどの活動を自力で行うことが，とてもむずかしい	激しい活動を含むあらゆるタイプの活動を行うことが可能である
日常役割機能（身体）（Role physical）RP	過去1カ月間に仕事やふだんの活動をしたときに身体的な理由で問題があった	過去1カ月間に仕事やふだんの活動をしたときに，身体的な理由で問題がなかった
身体の痛み（Bodily pain）BP	過去1カ月間に非常に激しい体の痛みのためにいつもの仕事が非常にさまたげられた	過去1カ月間に体の痛みはぜんぜんなく，体の痛みのためにいつもの仕事がさまたげられることはぜんぜんなかった
社会生活機能（Social functioning）SF	過去1カ月間に家族，友人，近所の人，その他の仲間とのふだんのつきあいが，身体的あるいは心理的な理由で非常にさまたげられた	過去1カ月間に家族，友人，近所の人，その他の仲間とのふだんのつきあいが，身体的あるいは心理的は理由でさまたげられることはぜんぜんなかった
全体的健康感（General health perceptions）GH	健康状態がよくなく，徐々に悪くなっていく	健康状態は非常によい
活力（Vitality）VT	過去1カ月間，いつでも疲れを感じ，疲れはてていた	過去1カ月間，いつでも活力にあふれていた
日常役割機能（精神）（Role emotional）RE	過去1カ月間，仕事やふだんの活動をしたときに心理的な理由で問題があった	過去1カ月間，仕事やふだんの活動をしたときに心理的な理由で問題がなかった
心の健康（Mental health）NH	過去1カ月間，いつも神経質でゆううつな気分であった	過去1カ月間，おちついていて，楽しく，おだやかな気分であった

（福原俊一，鈴鴨よしみ：SF-36v2日本語版マニュアル．健康医療評価研究機構，2004より引用）

NH)である．表Ⅱ-12に各下位尺度の得点が表す意味を示した．

多人数の一般住民を対象にして未受診のSDBのQOLを評価したSHHS(n＝5,816)によると，AHI(無呼吸あるいは4％以上の酸素飽和度低下を伴う1時間当たりのイベント数)が30以上のSDBは身体機能，全体的健康観，活力，社会生活機能の4つの健康概念が障害されることが明らかとなった[1]．しかし，「活力」以外はAHIが5〜30の軽症〜中等症のSDBとは関連性がなかった．同じく社会生活を営む一般勤労者を対象にしたWisconsin Sleep Cohort Study(n＝737)では，「身体の痛み」と「日常役割機能(精神)」を除いた6つの健康概念がAHI(SHHSと同じ基準)と相関した[2]．両者の成績の相違は，解析方法や対象の差によると考えられている．いずれにしてもAHIが30以上の重症のSDBになると，年齢やBMIなどの交絡因子で調整しても，SF-36で分類された複数の健康概念に障害が明らかとなる．特に「活力」に関しては軽症から障害が明らかとなる[1,2]．

以上の成績は，SDBが高度であっても，それなりに社会生活を営んでいるsubclinicalな人々を対象にした研究で得られたものであるが，より重症なスリープラボ受診者を対象にした研究も多数存在する．対象者の背景(年齢，重症度など)が異なるために結果に多少の相違がみられるが，OSASはSF-36の健康尺度のすべて〜複数に障害がみられ[3-11]，CPAPによりそれらのすべて〜一部が改善している[3,4,7,9-11]．特に平均AHIが60以上の高度重症者を対象にした研究ではすべての健康尺度に高度の障害がみられ[3,4]，それらのすべてがCPAPにより改善し[3,4]，「活力」を除いて年齢で調整した健康人との間に差がみられなくなったという[3]．さらに，OSAS本人のみならず配偶者(ベッドパートナー)のQOLも障害されており，CPAPで同じように改善することが示されている[12]．

OSASあるいはSDBに対する疾患特異的尺度としては，Calgary Sleep Apnea Quality of Life Index(SAQLI)[13,14]，Quebec Sleep Questionnaire(QSQ)[15]，Sleep Disorders Questionnaire(SDQ)[16]，Sleep Apnea Scale of the Sleep Disorders Questionnaire(SA-SDQ)[17]，Functional Outcomes of sleep Questionnaire(FOSQ)[18]などが報告されている．FOSQは昼間眠気に特化した質問紙である．いずれも信頼性や有用性に関する基礎的な検討が終了した程度であり，これらを用いてOSASやSDBの病態や治療・管理に関する知見が重ねられているものはない．もちろん，これらの日本語版は作成されていない．OSASの診断や治療効果の判定にも有用な調査票の開発が待たれている．

(榊原博樹)

■文献
1) Baldwin CM, Griffith KA, Nieto FJ, et al: The association of sleep-disordered breathing and sleep symptoms with quality of life in the Sleep Heart Health Study. Sleep 24: 96-105, 2001
2) Finn L, Young T, Palta M, et al: Sleep-disordered breathing and self-reported general health status in the Wisconsin Sleep Cohort Study. Sleep 21: 701-706, 1998
3) D'Ambrosio C, Bowman T, Mohsenin V: Quality of life in patients with obstructive sleep apnea: effect of nasal continuous positive airway pressure. A prospective study. Chest 115: 123-129, 1999
4) Kingshott RN, Vennelle M, Hoy CJ, et al: Predictors of improvements in daytime function outcomes with CPAP therapy. Am J Respir Crit Care Med 161: 866-871, 2000
5) Gall R, Isaac L, Kryger M: Quality of life in mild obstructive sleep apnea. Sleep 16: S59-61, 1993
6) Yang EH, Hla KM, McHomey CA, et al: Sleep apnea and quality of life. Sleep 23: 535-541, 2000
7) Bennett LS, Barbour C, Langford B, et al: Health status in obstructive sleep apnea: relationship with sleep fragmentation and daytime sleepiness, and effects of continuous positive airway pressure treatment. Am J Respir Crit Care Med 159: 1884-1890, 1999
8) Moore P, Bardwell WA, Ancoli-lsrael S, et al: Association between polysomnographic sleep measures and health-related quality of life in obstructive sleep apnea. J Sleep Res 10: 303-308, 2001
9) Bolitschek J, Schmeiser-Rieder A, Schobersberger R, et al: Impact of nasal continuous positive airway

pressure treatment on quality of life in patients with obstructive sleep apnoea. Eur Respir J 11 : 890-894, 1998
10) Engleman HM, Martin SE, Dealy IJ, et al : Effect of continuous positive airway pressure treatment on daytime function in sleep apnoea/hypopnoea syndrome. Lancet 343 : 572-575, 1994
11) Jenkinson C, Davies RJ, Mullins R, et al : Comparison of therapeutic and subtherapeutic nasal continuous positive airway pressure for obstructive sleep apnoea : a randomised prospective parallel trial. Lancet 353 : 2100-2105, 1999
12) Parish JM, Lyng PJ : Quality of life in bed partners of patients with obstructive sleep apnea or hypopnea after treatment with continuous positive airway pressure. Chest 124 : 942-947, 2003
13) Flemons WW, Reimer MA : Development of a disease-specific health-related quality of life questionnaire for sleep apnea. Am J Respir Crit Care Med 158 : 494-503, 1998
14) Flemons WW, Reimer MA : Measurement properties of Calgary Sleep Apnea Quality of Life Index. Am J Respir Ceit Care Med 165 : 159-164, 2002
15) Lacasse Y, Bureau M-P, Series F : A new standadised and self-administered quality of life questionnaire specific to obstructive sleep apnoea. Thorax 59 : 494-499, 2004
16) Douglass AB, Bornstein R, Nino-Murcia G, et al : The sleep disorders questionnaire I : Creation and multivariate structure of SDQ. Sleep 17 : 160-167, 1994
17) Weatherwax KJ, Lin X, Marzee ML, et al : Obstructive sleep apnea in epilepsy patients : the sleep apnea scale of the sleep disorders questionnaire (SA-SDQ) is a useful screening instrument for obstructive sleep apnea in a disease-specific population. Sleep Med 4 : 517-521, 2003
18) Weaver TE, Laizner AM, Evans LK, et al : An instrument to measure functional status outcomes for disorders of excessive sleepiness. Sleep 20 : 835-843, 1997

---

column⑥ ヒトの顔をつくるのは何か(3)：恐ろしい食習慣─L字顎から「くの字」顎，「しの字」顎へ

　人間の顔を変える最も大きな要因は，食生活にあるといわれる．食物を咀嚼するために重要な働きをする咬筋は頬骨弓と下顎枝（エラの部分）についている．子供の頃から日常的に硬いものを食べて咬筋を鍛えれば，咬筋の付着する下顎枝が鍛えられ，縄文人のようにがっしりした四角い顔（横から見て顎がL字型になり，幅も奥行きもある顔）になるが，現在の日本人は1世代前と比べて咬筋の発育が悪く，あごの幅と奥行きが減って「くの字型」になり，咀嚼力も弱くなっているといわれる．このまま柔らかいものを食べる食習慣を続けると，100年後の日本人の顔は今より幅が20％狭くなり，上下に長く，奥行きが小さくなる（「しの字」顎）と予測されている．
　さらに，咬筋の発達が悪いと下顎が後下方に回転してしまうといわれている．奥行きの浅い顔や下顎の後下方回転はOSASにみられる顎顔面形態の特徴の一部であり，肥満と合わせて今後ますますOSASの増える危険性がある．
〔このコラムの内容の一部は，原島博，馬場悠男（著）『人の顔を変えたのは何か』（河出書房新社，1996）から引用させていただいた〕

13　SASと交通事故・産業事故

SASと交通事故

2003年2月26日に発生した山陽新幹線の運転士の居眠り事件は，大事故につながる危険性のある眠気と睡眠時無呼吸症候群（SAS）の関連性を広く社会に認知させるのに大きな役割を果たした（42頁のコラム②参照）。この事件以後，それまでの「いびき」と並んで，「昼間眠気」を主訴にして睡眠（呼吸）障害外来を受診する患者が増えた。

OSASと交通事故の関連性に関しては1980年代後半から多くの指摘があり[1]，最近のメタアナリシスにおいてもそれが確認され（図Ⅱ-15），OSASが交通事故の大きなリスクになることは確実である〔オッズ比は非OSASの2.52（95%信頼区間：1.84〜3.45）〕[2]。わが国からもいくつかの報告があり，その中の1つを紹介する（図Ⅱ-16〜18）[3]。CPAPによるOSASの治療が運転シミュレータを用いた運転技能を改善し[4,5]，実際に事故率を減らすことも確認されている[3,6]。居眠り運転・不注意運転の原因としては，OSAS以外にも飲酒や睡眠不足，睡眠衛生の問題，薬物使

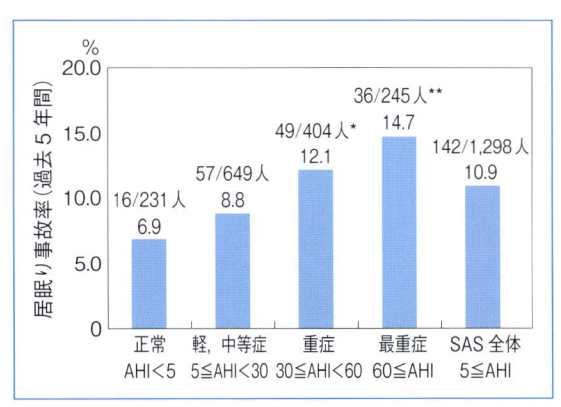

図Ⅱ-16　AHI重症度と居眠り事故率
*p<0.05，**p<0.01（正常に対して）
AHIが30以上になると事故率が有意に高まる。
（文献3より引用・改変）

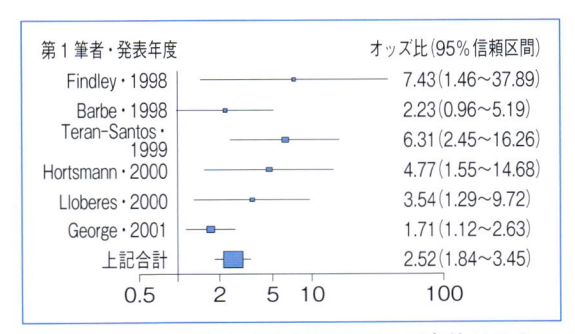

図Ⅱ-15　OSASを有するドライバーの事故リスク
OSASを有しないドライバーとの比較。
（文献3より引用・改変）

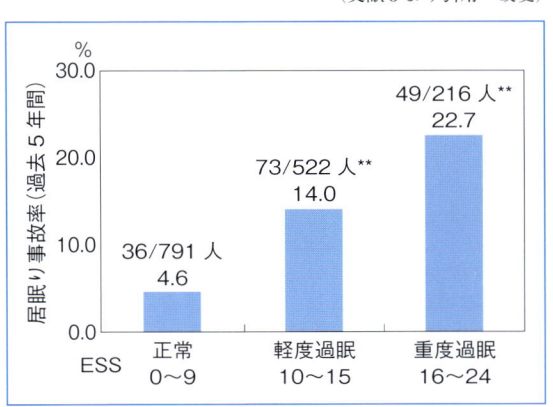

図Ⅱ-17　ESS重症度と居眠り事故率
**p<0.01（正常に対して）
ESSスコアが10以上になると事故率が有意に高まる。特にESSスコア16以上はきわめて危険である。
（文献3より引用・改変）

第Ⅱ部 SASの病態と臨床的諸問題

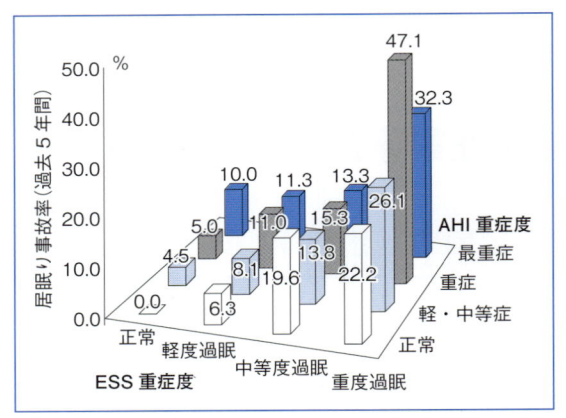

図Ⅱ-18 AHI重症度およびESS重症度と居眠り事故率
ESS重症度はESSスコアにより以下のように分類されている。正常：0〜6，軽度過眠：7〜12，中等度過眠：13〜18，重度過眠：19〜24。AHI重症度は図Ⅱ-16の分類と同じ。ESSスコアおよびAHIが大きいほど居眠り事故率は高くなるが，両者の影響は単純ではないことが推察される。

（文献3より引用）

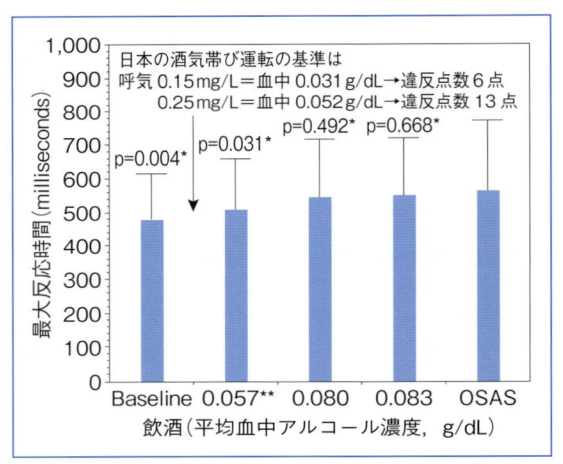

図Ⅱ-19 軽症〜中等症SDBの精神運動覚醒機能：飲酒状態と比較
精神運動覚醒機能を光に対する反応時間で評価した成績によると，平均AHIが28.7程度の軽症〜中等症SDBの反応時間は，米国カルフォルニア州の職業ドライバーに対する法定の飲酒限界（アルコール血中濃度0.04 g/dL以上）程度の飲酒状態よりも悪く，一般人の法定の飲酒運転基準（0.08 g/dL以上）と同程度の障害が起こる[8]。
*OSAS群との比較によるp値。
**2002年5月までの日本の酒気帯び運転の基準にほぼ一致する。2002年6月から，日本の酒気帯び運転の基準は呼気アルコール濃度0.25→0.15 mg/Lと変更され，血中濃度に換算すると0.052→0.031 g/dLと，きわめて厳しく規制されることになった。

（文献8より引用・改変）

用などいくつかのリスクが知られている。特に飲酒運転は社会的な影響が大きく，近年厳しく取り締まられるようになっているが，精神運動覚醒機能を光に対する反応時間で評価した成績によると，平均AHIが28.7程度の軽症〜中等症SDBの反応時間は，米国カルフォルニア州の職業ドライバーに対する法定の飲酒限界（血中アルコール濃度0.04 g/dL以上）程度の飲酒状態よりも悪く，一般人の法定の飲酒運転基準（0.08 g/dL以上）と同程度の障害が起こると報告されている（図Ⅱ-19）[8]。ちなみに，現在の日本の酒気帯び運転の基準は呼気中0.15 mg/L＝血中0.031 g/dLであり，平均AHIが28.7程度のSDBは，このレベルの飲酒状態よりもさらに反応時間が遅いことになる。ただし，以上のようなOSASのデータは医療施設を受診して確定診断された患者から得られたものであるが，疫学調査や健康診断で診断される潜在患者は，同じ程度のSDBであっても自覚症状が軽度であり，両者を同列に扱ってよいか疑問がある（Ⅱ．21の138〜139頁参照）。

米国の2000年の推定によると，OSASに関係した交通事故は年間81万件にも上り，それで1,400人が死亡している。事故による損失は年間159億ドルにも達する。事故に関係したOSAS患者の全員がCPAP治療を受けていたとすると事故の70％（56万7,000件）は防止できると推定され，年間980人の生命が助かり，111億ドルが節約できたと推定されている。PSGによるドライバーのスクリーニング費用やOSASと診断された患者に対するCPAP治療費を計上しても，OSASの診断・治療・管理を積極的に勧めることは社会に対して経済的に大きなメリットになると推定されている[2]。

職業ドライバー管理指針

すでに示したようにOSASが交通事故のリスクになることは確実である。職業ドライバーには

一般住民と同じかそれ以上にOSASがみられる。そこで，米国呼吸器医師会（American College of Chest Physicians），米国職業環境医学協会（American College of Occupational and Environmental Medicine）および国立睡眠財団（National Sleep Foundation）の合同タスクフォースから，職業ドライバーの職域におけるSDB検診やSASの疑いのある職業ドライバーの管理指針が発表されている（2006年）[9]。すなわち，OSAのスクリーニング検査の適応基準，就業を制限する基準，復職の基準，治療や管理の基準などが呈示されている。それらを要約して表II-13, 14に示す。

OSASは多くの場合根治できないが，適切なCPAP治療により治療可能な疾患であり，眠気に関係したQOLは改善し，事故の危険性は減り，生命予後も改善する。職業ドライバーの管理に関しては，わが国でも合理的な管理指針が必要である。また，OSASを理由にした不当な就業制限や解雇があってはならない。

SASと産業事故

一般にOSASは昼間眠気が強く，重症になると集中力に障害がみられ，実行機能にも問題がみられるようになる。したがって，交通事故以外に職場での事故や作業能力の低下につながる可能性が指摘されている。しかし，この領域の研究報告は多くない。スウェーデンのUlfberg Jら（1996年）は無作為に抽出された一般男性住民とOSAS疑いでスリープラボを受診した男性患者を対象に

表II-13 睡眠時無呼吸の可能性がある職業ドライバーのためのスクリーニング指針

A. 以下のいずれかの場合，医学的に職業ドライバーとして適格
1. OSA関連所見がないか次項（B）のいずれにも該当しない。
2. OSAと診断されCPAP使用記録が確認できる。

B. 以下の5項目のいずれかに該当する場合，就業を続けながら評価
1. OSAを示唆する症状（いびき，昼間眠気，無呼吸の指摘）
2. 以下の2項目以上
　（1）BMI＞35
　（2）頸周＞17 inch（男），＞16 inch（女）
　（3）高血圧（新規，コントロール不良，2種類の薬剤ではコントロール不可能）
3. エプワース眠気尺度（ESSスコア）が11以上（16未満）
4. 以前OSAと診断され，CPAP治療を継続しているといいながら受診記録がなく，CPAP使用記録がないもの（3カ月以内に再評価）：CPAP継続ができていない場合，勤務から外す。
5. AHIが5以上30未満で昼間眠気がない（ESSスコアが11未満），ただし自動車事故を起こしたことがなく，2剤以上の薬剤が必要な高血圧でない。

C. 以下の5項目のいずれかに該当する場合，休業のうえで直ちに評価
1. 説明不能な昼間眠気（検査中あるいは待合室で眠ってしまう）が観察されるか，そのような自己申告があった。
2. 睡眠障害が関連すると思われる自動車事故（路外逸脱，過失，追突）：一時的な睡眠障害によると評価される場合を除く。
3. ESSスコアが16以上，あるいは睡眠アンケート（FOSQ）の得点が18未満
4. 過去に診断されたOSAで以下のいずれか
　（1）CPAPを使用できない。
　（2）最近のフォローアップがない。
　（3）他覚的に評価されていない外科治療
5. AHIが30以上

ESS：Epworth sleepiness scale，FOSQ：functional outcomes of sleep questionnaire
〔米国呼吸器医師会（American college of Chest Physicians），米国職業環境医学会（American College of Occupational and Environmental Medicine）および国立睡眠財団（National Sleep Foundation）の合同タスクフォースからの声明（2006年），文献9から要約〕

表Ⅱ-14 睡眠時無呼吸症候群の可能性がある職業ドライバーの就業評価のための指針

A. 診断
1. 診断は医師によってなされ，PSGで確認されるべきである（認定スリープラボあるいは認定睡眠医療専門家によることが望ましい）。
2. スプリットナイトの適応（少なくとも2時間の睡眠で重症OSAであることが確認できること）でない限り，終夜検査が行われるべきである。

B. 治療
1. 第1選択は持続陽圧呼吸療法（CPAP，bilevel PAP）
2. 使用時間のモニターができる機器を処方するべきである。
3. CPAPの許容最小使用時間は4時間であるが，さらに長時間の治療は有用である。
4. 治療は検査後可能な限り早期に開始し，PSG検査の2週間以内には開始するべきである。
5. 2～4週間後に睡眠医療専門家のフォローアップを受けるべきである。

C-1. 復職（CPAP治療）
1. 1週間程の治療後に機器提供者，治療提供者，あるいは睡眠医療専門家は患者の状況を確認するべきである。
2. CPAPタイトレーション（終夜あるいはスプリットナイト），手術後あるいは口腔内装置装着でAHIが5未満であること；臨床所見によってはAHIが10未満であってもよい。
3. マスク装着の状況やCPAPの使用アドヒアランスに関して確認し，次回はCPAP機器かそのログカードを持参するように指示する。
4. 2～4週間後に睡眠医療専門家の再評価を受け，CPAP使用アドヒアランスと血圧の評価を受ける。
5. CPAP治療が継続でき血圧が改善していれば（FMCSA評価基準に合致しなければならない）復職可能であるが，3カ月を超える許可はするべきでない。

C-2. 復職（口腔内装置）
1. 口腔内装置はAHIが30未満の場合にのみ第1選択の治療とするべきである。
2. 効果確認のPSGで口腔内装置装着時にAHIが5未満，少なくとも10未満でなければならない。
3. 眠気に関連したすべての症状が緩解し，血圧はコントロールされるか改善していなければならない（FMCSA評価基準に合致しなければならない）。

C-3. 復職（手術あるいは減量）
効果確認のPSGで理想的にはAHIが5未満であること，AHIが10以下では有効性を示す記録が必要

〔米国呼吸器医師会（American College of Chest Physicians），米国職業環境医学会（American College of Occupational and Environmental Medicine）および国立睡眠財団（National Sleep Foundation）の合同タスクフォースからの声明（2006年），文献9から要約〕

して，自己記入式質問紙を用いて調査している（表Ⅱ-15）[10]。その結果，一般住民のいびき（−）と比べて，4％ODIが6以上で診断されたOSAS患者は仕事中に過度の眠気を自覚するリスクが40倍近く大きく，新しい作業への集中や新しい作業の学習，単純な作業の実行に対しても，それぞれオッズ比7.5，9.1，20という高率で困難を感じていた。4％ODIが2未満でいびき症と診断されたグループでも，一般住民のいびき（−）と比べると昼間の眠気が著しく，様々な仕事上の作業困難を自覚していた。OSAS様症状でスリープラボを受診する患者は，PSGの結果で病的なSDBがなくていびき症と診断されても，一般住民のいびき（＋）と比べると障害が著しく大きく，病的なSDBはないものの眠気をはじめとするこれらの症状の原因に関してさらに検討する必要があることを示唆している。Lindbergらも「いびき＋昼間過眠」を訴えるブルーカラー勤労者は，「いびきもEDSもない」群と比べて，職場で事故を起こすオッズ比が2.2倍にもなると報告している[11]。

フランスのKriegerら（1997年）は，CPAP治療を導入したOSAS患者547名（平均AHI＝59.8±25.8 events/h）を対象にして，CPAP導入前1年間と導入後1年間の事故とニアミス事故の件数を調査している（表Ⅱ-16）[12]。その結果，CPAPにより事故を起こした患者数は60名から36名へ減少し，ニアミス事故も151名から32名へ減少した。労働災害は12件から7件に，家庭内事故

II.13 SASと交通事故・産業事故

表II-15 労働作業実施の困難度に関する自覚的な評価

	一般住民 いびき(−)	一般住民 いびき(＋)	スリープラボ受診者 いびき症	スリープラボ受診者 OSAS
対象者数(すべて男性)	223	62	289	62
平均年齢	46.4	48.1	47.1	49.7
平均BMI	25.4	27.1	27.3	30.1
頻度(%)				
仕事中の過度の眠気	8.1	26	62	82
作業困難				
新しい作業への集中	0.9	3.2	27	48
新しい作業の学習	2.7	3.2	19	40
単純な作業の実行	5.8	13	31	68
オッズ比(95%CI)*				
仕事中の過度の眠気	1.0	4.4(2.0〜9.8)	17(9.5〜29)	37(15〜92)
作業困難				
新しい作業への集中	1.0	2.2(1.5〜3.2)	3.1(2.4〜3.9)	7.5(4.2〜14)
新しい作業の学習	1.0	1.4(0.3〜7.0)	6.7(2.8〜16)	9.1(2.9〜28)
単純な作業の実行	1.0	2.1(0.5〜5.8)	5.0(2.7〜9.5)	20(8.5〜50)

無作為に抽出された一般男性住民とOSAS疑いでスリープラボを受診した男性患者を対象にして，自己記入式質問紙を用いて調査している。一部の一般住民を対象にして簡易モニターで調査したところ，一般住民のいびき(−)には2%，いびき(＋)には20%程度のOSASが含まれる可能性がある。スリープラボ受診者のいびき症およびOSASは，各々4%ODIが2未満，6以上で診断されている。
眠気や作業困難に関しては，1＝困難なし，2＝わずかに困難，3＝中等度困難，4＝きわめて困難，5＝最大限に困難，の5段階で評価し，4と5を困難ありと判定した。
*年齢とBMIで調整したオッズ比。

(文献10をもとに作表)

表II-16 CPAP治療導入前1年間と導入後1年間での各種の事故とニアミス事故件数

	実際の事故 CPAP導入前1年	実際の事故 CPAP導入後1年	ニアミス CPAP導入前1年	ニアミス CPAP導入後1年
事故を起こした患者数，n(%)	60(11.0)	36(6.6)	151(27.6)	32(5.9)
患者1人当たりの事故件数，n±SD	1.57±1.33	1.11±0.32	4.47±6.5	1.8±1.4
事故件数				
自動車事故，n	46	14	505	39
家庭内事故，n	25	13	65	8
労働災害，n	12	7	63	2
その他，n	11	6	42	9
不注意が関係した事故，%	52.6	33.3	すべて	すべて

対象はOSAS患者547名であり，男性：86.5%，年齢：56.6±10.7歳，BMI：33.7±6.8 kg/m^2，AHI：59.8±25.8 events/hであった。

(文献12をもとに作成)

は25件から13件に減少した。いずれもCPAP治療の効果が認められており，OSASが交通事故だけでなく，労働災害を含む各種の事故の原因になっていることが強く示唆されている。

(榊原博樹)

■文献
1) Findley L, Unverzagt M, Suratt P : Automobile accidents involving patients with obstructive sleep apnea. Am Rev Respir Dis 138 : 337-340, 1988
2) Sassani A, Findley LJ, Kryger M, et al : Reducing motor-vehicle collisions, costs, and fatalities by treat-

ing obstructive sleep apnea syndrome. Sleep 27: 453-458, 2004
3) 塩見利明, 有田亜紀, 篠邊龍二郎:睡眠時無呼吸症候群の居眠り運転事故調査. 呼吸器科 7:331-335, 2005
4) Hack M, Davies RJO, Mullins R, et al: Randomised prospective parallel trial of therapeutic versus subtherapeutic nasal continuous positive airway pressure on simulated sleeping performance in patients with obstructive sleep apnoea. Thorax 55: 800-805, 2000
5) Turkington PM, Sircar M, Saralaya D, et al: Time course of changes in driving simulator performance with and without treatment in patients with sleep apnoea hypopnoea syndrome Thorax 59: 56-59, 2004
6) Krieger J, Meslier N, Lebrun T, et al: Accidents in obstructive sleep apnea patients treated with nasal continuous positive airway pressure: A Prospective study. Chest 112: 1561-66, 1997
7) Kingshott RN, Vennelle M, Coleman EL, et al: Randomized, double-blind, placebo-controlled crossover trial of modafinil in the treatment of residual excessive daytime sleepiness in the sleep apnea/hypopnea syndrome. Am J Respir Crit Care Med 163: 918-923, 2001
8) Powell N, Riley RW, Schechtman KB, et al: A comparative model: Reaction time performance in sleep-disordered breathing versus alcohol-impaired control. Laryngoscope 109: 1648-1654, 1999
9) Hartenbaum N, Collop N, Rosen IM, et al: Sleep apnea and commercial motor vehicle operators: Statement from the joint task force of the American College of Chest Physicians, the American College of Occupational and Environmental Medicine, and the Nationa Sleep Foundation. J Occup Environ Med 48: S4-37, 2006
10) Ulfberg J, Carter N, Talbuck M, et al: Excessive daytime sleepiness at work and subjective work performance in the general population and among heavy snorers and patients with obstructive sleep apnea. Chest 110: 659-663, 1996
11) Lindberg E, Carter N, Gislason T, at al: Role of snoring and daytime sleepiness in occupational accidents. Am J Respir Crit Care Med 164: 2031-2035, 2001
12) Krieger J, Meslier N, Lebrum T, et al: Accidents in obstructive sleep apnea patients treated with nasal continuos positive airway pressure: A prospective study. Chest 112: 1561-1566, 1997

14 SASと医療経済

　閉塞型SDBは様々な生活習慣病の発症および重症化のリスクファクターとなり，適切に治療されないと併存あるいは合併疾患の治療・管理費用が増大する。OSAS絡みで発生する交通事故に関係したコストも少なくないと推定されている。CPAPによる適切な治療・管理は個人および社会に大きな利益をもたらす。

　OSASと診断される直前2年間の医療費を年齢と性別を一致させたコントロール群と比較したカナダからの報告がある。OSAS群（n＝97，平均年齢＝47.1歳，平均BMI＝43.0，平均無呼吸指数＝45.6）は入院日数が2.8倍多く，全体の入院コストは10～20万カナダドルだけ過剰になっていた[1]。その後，同じグループは181名のOSASを対象にして診断前10年間の医療費比較を行い，やはり約80万カナダドル（OSAS 1人当たり4,265カナダドル）の医療費が過剰に支出されていることを示した[2,3]。米国からも類似の報告があり，238名のOSAS患者（平均年齢：51歳，平均BMI：33，平均AHI：37）に関して検討したところ，コントロール群と比べて年間の医療費が1人当たり約1,300USドルだけ過剰に支出されていた（2,720UDドル対1,384USドル）。そして，米国内でAHIが15以上で治療されていないOSAS患者を170万人と推定し，彼らは年間34億USドルの過剰な医療費を使用していると推計している[4]。イスラエルからも同様な報告があり，やはりOSAS（平均年齢：54.8歳，平均BMI：32.8，平均AHI：34.9，65歳以上：18％，男性：79.8％）は1.7倍の医療費を使用しており，女性であること，および65歳以上であることが医療費増加と関係があった[5]。幼小児のOSASに関しても同様の研究があり，OSAS（287名，平均年齢：5.7歳，男：女＝106：186，5歳以下：157名，平均RDI：7.9）はコントロールと比べて2.26倍の医療費を使っており，特に5歳以下で医療費の増加が大きかった[6]。

　CPAP治療により医療費は有意に減少する[7,8]。CPAPにより交通事故が減少し[9,10]，休職日数が減少する[11]といわれており，これらも社会にとって経済的な有益性につながる。しかし，一方では確定診断のためのPSGとCPAPタイトレーション，生涯続くCPAP治療のための機器の購入あるいはレンタルとメンテナンス費用などが必要になるが[12]，それらを組み入れてもCPAP治療は費用対効果が勝ると推計されている。

　幼小児のOSAS（130例，平均年齢：5.1歳，平均RDI：9.7）に関しても，医療費はコントロールの2.5倍に増加しているが，アデノイド-扁桃摘出により入院回数は60％，救急外来受診は47％，薬剤費は22％減少し，結局年間医療費は32.5％減少したと報告されている[13]。

　他項でも述べたが，OSASの関係した交通事故は個人的な損失はいうに及ばず，社会的にもきわめて大きな経済的な損失をもたらす。米国の2000年の推定によると，OSASに関係した交通事故は年間81万件にも上り，それで1,400人が死亡している。事故による損失は年間159億ドルにも達する。事故に関係したOSAS患者の全員がCPAP治療を受けていたとすると，事故の70％（56万7,000件）は防止できると推定され，年間980人の生命が助かり，111億ドルが節約できた

と推定されている。PSGによるドライバーのスクリーニング費用やOSASと診断された患者に対するCPAP治療費を計上しても，OSASの診断・治療・管理を積極的に勧めることは社会に対して経済的に大きなメリットになると推定されている[14]。

（榊原博樹）

■文献

1) Kryger MH, Roos L, Delaive K, et al : Utilization of health care services in patients with severe obstructive sleep apnea. Sleep 19 : S111-116, 1996
2) Ronald J, Delaive K, Roos L et al : Health care utilization in the 10 years prior to diagnosis in obstructive sleep apnea syndrome patients. Sleep 22 : 225-229, 1999
3) Ronald J, Delaive K, Roos L, et al : Obstructive sleep apnea patients use more health care resources ten years prior to diagnosis. Sleep Research Online 1 : 71-74, 1998
4) Kapur V, Blough DK, Sandblom RE, et al : The medical cost of undiagnosed sleep apnea. Sleep 22 : 749-755, 1999
5) Tarasiuk A, Greenberg-Dotan S, Brin YS, et al : Determinants affecting health-care utilization in obstructive sleep apnea syndrome patients. Chest 128 : 1310-1314, 2005
6) Reuveni H, Simon T, Tal A, et al : Health care services utilization in children with obstructive sleep apnea syndrome. Pediatrics 110 : 68-72, 2002
7) Bahammam A, Delaive K, Ronald J, et al : Health care utilization in males with obstructive sleep apnea syndrome two years after diagnosis and treatment. Sleep 22 : 740-747, 1999
8) Albarrak M, Banno K, Sabbagh A, et al : Utilization of healthcare resources in obstructive sleep apnea syndrome : a 5-year follow-up study in men using CPAP. Sleep 28 : 1306-1311, 2005
9) Sassani A, Findley LJ, Kryger M, et al : Reducing motor-vehicle collisions, costs, and fatalities by treating obstructive sleep apnea syndrome. Sleep 27 : 453-458, 2004
10) George CF : Reduction in motor vehicle collisions following treatment of sleep apnoea with nasal CPAP. Thorax 56 : 508-512, 2001
11) Fischer J, Raschke F : Cost-benefit analysis in patients with sleep related breathing disorders-diagnosis and nCPAP therapy during medical rehabilitation. Biomed Tech 48 : 245-251, 2003
12) Mar J, Rueda JR, Duran-Cantolla J, et al : The cost-effectiveness of nCPAP treatment in patients with moderate-to-severe obstructive sleep apnoea. Eur Respir J 21 : 515-522, 2003
13) Tarasiuk A, Simon T, Tal A, et al : Adenotonsillectomy in children with obstructive sleep apnea syndrome reduces health care utilization. Pediatrics 113 : 351-356, 2004
14) Sassani A, Findley LJ, Kryger M, et al : Reducing motor-vehicle collisions, costs,and fatalities by treating obstructive sleep apnea syndrome. Sleep 27 : 453-458, 2004

15 小児のSAS

はじめに

　小児にもOSASはまれではない。アデノイドや扁桃肥大が原因となるために，手術対象として耳鼻咽喉科が診療に当たることが多かったが，有病率や臨床的な意義に関してはあまり研究されていなかった。小児のOSASは成長とともにアデノイドが消退し，自然治癒するものと考えられていた。しかし，この間に放置されたOSASは患児の成長障害や学習障害，行動異常の原因となり，その後の人生に大きな影響を及ぼすばかりでなく，顔面の形態異常を引き起こして，成人になってからOSASを再発する可能性が指摘されている。米国胸部疾患学会雑誌（2001年）の"State of the Art"では小児のOSASの重要性を指摘している[1]。米国ではSleep Heart Health Study（SHHS）という巨大プロジェクトが研究成果をあげて成人のOSASに関する研究が一段落したこともあり，最近は小児のOSASに関心が向けられるようになった。

疫学

　小児にもOSASはまれでないが，大規模で信頼できる疫学研究はない。アデノイドや扁桃肥大が原因となるために，それらが顕著になる4〜6歳に患者数のピークがある（図Ⅱ-20）[2]が，就学前の幼小児に適した検査機器がないことや，診断基準が定かでなかったこともあり，信頼できる研

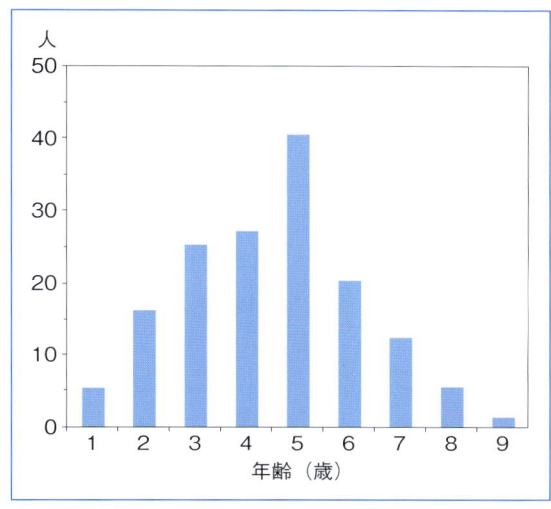

図Ⅱ-20　小児のOSASの年齢分布
（文献2より引用・改変）

究成績は少ない。実際に睡眠中の呼吸モニターを実施した研究に限ってみても，調査対象とした年齢に幅があり，無呼吸や低呼吸の診断基準は様々であるし，呼吸異常のカットオフ値もAHIが1から10まで様々である（表Ⅱ-17）[3]。

　いくつかの研究を紹介する。スウェーデンから以下のような報告がある[4]。すなわち，4歳の小児（644名）を対象にして質問紙で習慣性いびき症を抽出したところ48名（7.5％）がエントリーされ，彼らを簡易装置（Eden-TraceⅡ）を使って終夜モニター（簡易モニター）したところ28名（全体の4.3％）に閉塞型無呼吸を認め，成人のOSASの定義に一致する症例は6名（0.9％）であった（平均AHIは17.3）。この報告は質問紙でモニター対象者を絞っているために無症状の有病者を逃すことになるし，AHIの診断カットオフ値も大きいた

111

表Ⅱ-17　幼小児のSDB有病率

Criteria	No.	Age	Prevalence(%)	Location	Ref
AHI≧10	126	2～18yr	1.6	United States	Redline S, et al：AJRCCM, 1999
RDI≧10	100	12～16yr	2.0	Spain	Sanchez-Armengol A, et al：Chest, 2001
AHI≧5 or AI≧1	3,680	1～18yr	4.3	Greece	Kaditis AG, et al：Pediatr Pulmonol, 2004
AHI≧5	5,728	5～7yr	5.7	United States	O'Brien LM, et al：Pediatrics, 2003
AHI≧5	850	8～11yr	2.5	United States	Rosen CL, et al：J Pediatr, 2003
AHI>3	895	3～11yr	1.0	Italy	Brunetti L, et al：Chest, 2001
AHI>3	1,198	3～11yr	0.9	Turkey	Sogut A, et al：Pediatr Pulmonol, 2005
AHI≧1	755	9～10yr	1.3	Thailand	Anuntaseree W, et al：Pediatr Pulmonol, 2005
AHI≧1	1,008	6～13yr	0.7	Thailand	Anuntaseree W, et al：Pediatr Pulmonol, 2001
AHI>1	200	6.4±4yr	0.1	Singapore	Ng DK, et al：Singapore Med J, 2002
ODI≧5	604	3～6yr	13.0	Italy	Gastronovo V, et al：J Pediatr, 2003
ODI>3	454	6mo-6yr	2.9	Iceland	Gislason T, et al：Chest, 1995

（文献2から引用）

め，0.9％は最小推定値と考えるべきであろう。米国からは2～18歳の126名（平均10.7歳）を対象として在宅モニターを行った成績が発表されている[5]。その結果AHI>5の頻度は10.3％，AHI>10の頻度は1.6％であった。これより先にアイスランドからも同様の疫学調査がある[6]。この調査では6カ月から6歳までの小児555名を対象としており，質問紙（有効回答者454名，81.8％）により頻回にいびきをかく者14名（3.1％），睡眠時に頻回の無呼吸のあることが両親により気付かれていた者7名（1.5％）が抽出され，これらのいずれかをもつ者（18名）がOSAS疑い例とされた。このうち11名が簡易終夜モニターを受け，8名がOSAS（SaO_2の4％以上の低下が1時間当たり3回以上）と診断された。したがって，この年代のOSASの最小頻度は2.9％になると結論されている。2000年代になって各国から幼小児のSDBあるいはSASの有病率が報告される様になったが，表Ⅱ-17に示したように対象とする年齢や診断基準が様々であり，その成績にも著しい開きがある[3]。しかし，これらの報告は小児にも少なからずOSASが存在することを示しており，就学前幼児における頻度は2％程度と推定される。成人と異なり男女差はない。肥満の関与は少なく，逆に半数近くに成長障害をみる[7]。成人と同じくアフリカ系アメリカ人に有病率が高いという[5]。

症状・所見

年代により症状や所見は異なる。表Ⅱ-18に小児のOSASの症状を年代別に示した[8]。また，成人のOSASと比較した表も呈示しておく（表Ⅱ-19）[9]。無治療の小児OSASは成長障害や肺性心，精神発達障害などの重篤な病的状態をもたらすことがある。明らかな成長障害をきたすほどに治療が遅れることはまれになったが，アデノイド・扁桃手術後に成長が加速されることはしばしば認められる[10]。閉塞型無呼吸（OSA）による睡眠障害が成長ホルモンの分泌不全を招き，それが成長障害に関与しているものと考えられる[10]。重症例では肺性心を合併する頻度が成人に比べて高いといわれる。臨床的に肺高血圧症の所見をもつのはOSASと診断された症例の7％程度であるが，37％には右室駆出率の低下を認めるという。無呼吸指数はBMIや年齢とともに拡張期血圧の上昇に関与するという報告がある[11]。

小児のOSASは学習障害や行動障害，注意欠陥・多動性障害（ADHD）などの原因の一部になる可能性が指摘されてきた[12]。ADHDはMSLTで眠気の証明される頻度が高く，AHIもコントロールと比べて大きい[13]。一方，SDBには多動性障害がコントロールの1.9倍，不注意が1.8倍，

表Ⅱ-18　年代別にみた乳児〜小児の OSAS の症状

乳児（〜12 カ月）	1〜3 歳	就学前幼児（4〜6 歳）	就学児（7 歳〜）
・頻回の夜泣きによる睡眠障害 ・昼・夜のサイクルの確立障害 ・騒々しい呼吸音あるいはいびき ・寝汗 ・哺乳力低下 ・成長障害 ・無呼吸の目撃 ・致死的な窒息イベント ・耳痛や上気道感染の反復	・騒々しい呼吸音あるいはいびき ・落ち着きのない睡眠あるいは夜間の睡眠の中断 ・夜泣きあるいは夜驚 ・不機嫌あるいは攻撃的な行動 ・日中の倦怠感 ・寝汗 ・摂食不良あるいは成長障害 ・上気道感染の反復 ・無呼吸の目撃	・習慣性いびき ・口呼吸 ・睡眠中のよだれ ・落ち着きのない睡眠 ・夜間の頻回覚醒 ・寝ぼけ ・睡眠歩行（夢遊） ・夜驚 ・寝汗 ・睡眠時の異常姿勢 ・頻回の夜尿 ・日中の異常行動 　攻撃的 　多動 　注意散漫 　倦怠感 ・朝の覚醒障害 ・朝の頭痛 ・頻回の昼寝 ・摂食不良 ・成長障害 ・上気道感染の反復	・習慣性いびき ・落ち着きのない睡眠 ・睡眠時の異常姿勢 ・不眠 ・睡眠相後退症候群 ・寝ぼけ ・睡眠歩行（夢遊） ・寝言 ・頻回の夜尿 ・寝汗 ・朝の覚醒障害 ・口呼吸 ・よだれ ・朝の頭痛 ・日中の倦怠感 ・昼間眠気と昼寝 ・日中の異常行動 　注意欠陥・多動性障害（ADHD）パターン 　攻撃的 　異常なはにかみ，内向性，うつ症状 ・学習障害 ・成長障害 ・性徴の遅れ ・上気道感染の反復 ・歯科的異常 　交叉咬合 　咬合障害 　小顎と歯列異常

（文献 8 より引用・改変）

表Ⅱ-19　小児の OSAS の特徴：成人と比較

	小児	成人
有病率	1〜3%	男性 4%，女性 2%
臨床所見 　発症のピーク 　男女差	就学前幼児 なし	55〜65 歳 男性に多い，閉経後に増える
原因	アデノイド・扁桃肥大 肥満なし，成長障害あり	舌・軟口蓋・顎-顔面形態 肥満
昼間眠気	少ない	非常に多い
PSG 所見 　呼吸イベント 　睡眠構築 　覚醒反応	閉塞イベントの反復 成人ほど明らかでない 長時間続く低換気 正常のことが多い 伴うのは無呼吸の 50% 未満	閉塞イベントの反復 深睡眠・REM 睡眠の減少 ほとんどの無呼吸の終了時に出現
治療 　手術 　保存的	扁桃・アデノイド切除 時に CPAP	口蓋垂・軟口蓋・咽頭形成術 CPAP

（文献 9 より引用・改変）

第Ⅱ部
SASの病態と臨床的諸問題

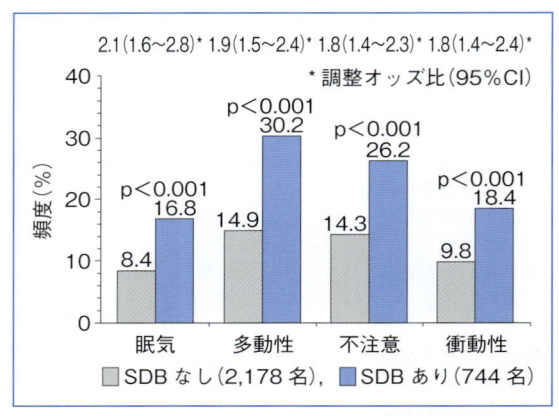

図Ⅱ-21 注意欠陥・多動性障害と睡眠呼吸障害
（文献14より引用・改変）

表Ⅱ-20 小児OSASの手術による症状の改善

アデノイド切除術 and/or 扁桃摘出術
小児55例（男児42例，女児13例）
2～13歳

	手術前	手術後
いびき	100%	13%
睡眠時無呼吸発作	71%	3%
陥没呼吸	52%	3%
口呼吸	86%	25%
日中の荒い息使い	67%	9%
注意力・活動力の低下	18%	3%
夜驚	20%	3%
夜尿	21%	6%

（文献17より引用・作成）

衝動性が1.8倍も多くみられる（図Ⅱ-21）[14]。

1年生の成績下位10%を対象にして終夜モニターを行ったところ，18%というきわめて高頻度にSDBを認めたという報告がある[15]。彼らの一部にアデノイド・扁桃手術を行ったところ翌年の成績が明らかに改善したという。数学の成績不良とSDBによる低酸素血症に関連性があるという報告もある[16]。また，小児の胸郭は柔らかいため，気道閉塞時に発生する胸腔内の強い陰圧のために陥没呼吸を繰り返し，それが漏斗胸などの胸郭変形の原因となることがある。

患者の多い就学前幼児～小学校低学年の症状としては，いびき，睡眠中の苦しそうな息づかい，睡眠中の頻回かつ異常な体動，寝汗，おねしょ，寝ぼけ，夢遊，といった睡眠時の症状のほか，日中の眠気，眠気を払うためとも思われる異常行動，注意散漫・過剰な体動，言語発達不良，学力低下，口呼吸，などが報告されている。アデノイド切除術あるいは扁桃摘出術によりこれらが改善する（表Ⅱ-20）[17]。

診断

終夜睡眠ポリグラフ検査（PSG）が診断のスタンダードであることはいうまでもない。小児の場合，パルスオキシメーターやPSGの診断感度が成人以上に低い。陽性所見が得られればOSASと診断できるが，臨床所見からOSASを否定できなければPSGを実施すべきである。PSGの判読に関しては成人とは異なる点が多い。小児は機能的残気量が少ないため，短い無呼吸でも容易に低酸素血症をきたす。したがって，成人の10秒基準を用いるべきでなく，1呼吸サイクルの脱落でもスコア化するべきであるといわれる[18]。しかし，3歳以下の乳幼児と思春期に近い学童・生徒を同じ基準で判定することは適当でない。年齢別に診断基準をつくるべきであろう。乳幼児に関しては2呼吸サイクルの時間を用いることが多い。3歳以下では部分的な気道狭窄が続き"閉塞型低換気"と呼ばれる持続的な低酸素血症のみられることがある。成人にみられるような規則的な反復性呼吸障害（無呼吸指数）を指標にすると診断を誤ることになる。治療を必要とするPSG上の基準に関しては明らかでない。

AASMが発表した最新の小児の呼吸イベントのスコアリング基準（2007年）[19]とICSD改訂版（2005年）の小児OSASの診断基準[20]を呈示しておく（表Ⅱ-21, 22）。健康な乳幼児にはほとんどSDBはみられない[8]。したがって，AASMのスコアリング基準，ICSD改訂版の診断基準は，ともにAHI≧1を診断基準としている。これらを参

Ⅱ.15 小児のSAS

表Ⅱ-21　小児の呼吸イベントのスコアリング基準（スコアリングマニュアル，AASM 2007）

1. 技術的検討

A．無呼吸の識別のために気流停止を感知するためのセンサは口鼻のサーミスタ・センサ
B．低呼吸の識別のために気流を感知するためのセンサは鼻孔圧センサ（シグナルの平方根変換をしないで用いる）
C．呼吸努力を感知するためのセンサは食道内圧あるいはインダクタンス・プレチスモグラフィ
D．血中酸素レベルを感知するためのセンサはパルスオキシメーター（最大3秒までの平均値）
E．肺胞低換気を評価するためのセンサは経皮あるいは呼気終末PCO_2モニタリング

注記：
　無呼吸の感知のために鼻孔圧センサ，呼気終末PCO_2モニタリング，キャリブレーション済みのインダクタンス・プレチスモグラフィを用いてもよい。低呼吸の感知のために口鼻サーミスタ・センサを用いてもよい。

著者解説：
　温度センサ，圧センサともに実際の気流変化とは非線形な関係にあり，振幅に定量性はない。温度センサは反応時間が遅く，微細な気流変化に追従できない，また換気が過大評価されて低呼吸の検出感度が低くなる傾向がある。一方，圧センサは気流の検出感度が低いために低呼吸を実際よりも過大評価し，時には無呼吸と判定してしまう。以上のようなセンサの特性の差がA，Bの記述の背景にある。

2. 小児のスコアリング基準を適用する年齢

A．幼小児の判定基準は18歳未満に適用できるが，13歳以上の小児に対しては成人の基準を用いることもできる。

3. 無呼吸のスコアリング基準

A．閉塞性無呼吸：以下のすべての基準を満たす場合：
　1）イベントの持続は最小2呼吸の脱落の間（あるいはベースラインの呼吸パターンで決めた2呼吸サイクルの時間）であること
　2）その呼吸イベントの90％以上の間，ベースラインの90％を越える呼吸振幅の減少を伴うこと
　3）呼吸気流が減少している全期間に持続的あるいは増大した吸気努力がみられること
　4）無呼吸の持続は最後の正常呼吸の終末からベースラインの吸気振幅にまで回復した最初の呼吸の開始までとする
B．混合性無呼吸：上記の3.A.1）および3.A.2），およびイベントの最初は吸気努力がなく，イベントの終わりには吸気努力が回復していること
C．中枢性無呼吸：呼吸イベントの全期間にわたり吸気努力が消失し，以下の1つを満たす場合：
　1）イベントの持続は20秒以上
　2）イベントの持続は最小2呼吸の脱落の間（あるいはベースラインの呼吸パターンで決めた2呼吸サイクルの時間）であり，覚醒反応，覚醒，あるいは3％以上の酸素飽和度の低下を伴うこと

注記：
　1．幼児や小児の閉塞性あるいは混合性無呼吸は覚醒反応や覚醒，動脈血酸素飽和度の低下を伴う必要はない。
　2．イベントの持続が最小2呼吸の脱落の間（あるいはベースラインの呼吸パターンで決めた2呼吸サイクルの時間）を越えているが20秒未満である中枢性無呼吸は，覚醒反応，覚醒，あるいは3％以上の酸素飽和度の低下を伴わない限りスコアリングしない。

4. 低呼吸のスコアリング基準

A．低呼吸：以下のすべての基準を満たす場合：
　1）鼻孔圧センサあるいはこれに変わるセンサでベースラインの50％以上の振幅の減少を伴うこと
　2）イベントの持続は最小2呼吸の脱落の間（あるいはベースラインの呼吸パターンで決めた2呼吸サイクルの時間）
　3）鼻孔圧センサの振幅減少は，その呼吸イベントの90％以上の間持続すること
　4）イベントは覚醒反応，覚醒，あるいは3％以上の酸素飽和度の低下を伴うこと
B．呼吸努力関連覚醒（RERA）：以下の1あるいは2に相当する場合：
　1．鼻孔圧センサを用いるときは以下のすべてを満たす場合：
　　a．鼻孔圧センサからのシグナルに明らかな低下があるが，50％には満たない
　　b．鼻孔圧センサの波形の平坦化
　　c．いびき，騒々しい呼吸音，呼気終末PCO_2あるいは経皮PCO_2の上昇，あるいは目視上の呼吸努力の増加を伴う
　　d．イベントの持続は最小2呼吸の脱落の間（あるいはベースラインの呼吸パターンで決めた2呼吸サイクルの時間）
　2．食道圧センサを用いるときは以下のすべてを満たす場合：
　　a．吸気努力が進行性に増加している

（つづく）

表Ⅱ-21 小児の呼吸イベントのスコアリング基準（スコアリングマニュアル，AASM 2007）（つづき）

b．いびき，騒々しい呼吸音，呼気終末 PCO_2 あるいは経皮 PCO_2 の上昇，あるいは目視上の呼吸努力の増加を伴う c．イベントの持続は最小2呼吸の脱落の間（あるいはベースラインの呼吸パターンで決めた2呼吸サイクルの時間）
注記： 1．幼児や小児では鼻孔圧センサの脱落や不良が成人よりも発生しやすい。そのような場合は，温度センサを用いて，鼻孔圧センサと同じ基準でスコアリングしてよい。 2．RERA（あるいは気流制限イベント）は適当な鼻孔圧センサや食道圧センサがないとスコアリングできない。 3．換気努力を定量的に評価（食道内圧測定あるいは較正したインダクタンス・プレチスモグラフィによる）しないと低呼吸を閉塞性，中枢性，混合性に分類することはできない。
5．低換気の判定基準
A．経皮 PCO_2 および/あるいは呼気終末 PCO_2 で測定した CO_2 分圧が，全睡眠時間の25％以上にわたり，50 mmHgより大きいこと
6．周期性呼吸の判定基準
A．3秒より長く持続する中枢性無呼吸が20秒未満の正常呼吸を挟んで，3エピソードより多く認められるとき，周期性呼吸と判定する。

（文献19より翻訳のうえ引用。あまり重要でないと思われる一部の記述は省略した）

表Ⅱ-22 小児の OSAS の診断基準（ICSD-2，2005）

A．介護者による，睡眠中のいびきあるいは努力性～閉塞性呼吸，あるいはその両者の報告 B．介護者による以下の1つ以上の報告 　ⅰ．吸気時の奇異性の胸郭陥没 　ⅱ．体動による覚醒 　ⅲ．寝汗 　ⅳ．睡眠中の頸部過伸展 　ⅴ．昼間の過剰な眠気，体動過多，あるいは攻撃的行為 　ⅵ．成長遅滞 　ⅶ．朝の頭痛 　ⅷ．夜尿 C．PSG上，1時間に1回以上の呼吸イベント（すなわち，少なくとも2呼吸サイクルより長く持続する無呼吸あるいは低呼吸） 　注記：低呼吸に関する正常値のデータはほとんどなく，あっても様々な方法で得られたものである。この基準は将来変更されるであろう。 D．PSG上，以下のⅰあるいはⅱ 　ⅰ．少なくとも以下の1つがみられること： 　　a．呼吸努力の増加に関連した頻回の覚醒反応 　　b．無呼吸に伴う酸素飽和度の低下 　　c．睡眠中の高炭酸ガス血症 　　d．食道内陰圧の著明な変動 　ⅱ．いびき，吸気時の奇異性の胸郭陥没を伴う睡眠中の高炭酸ガス血症，酸素飽和度低下あるいはその両者，および以下の少なくとも1つ： 　　a．頻回の覚醒反応 　　b．食道内陰圧の著明な変動 E．その障害がその他の睡眠障害や医学的あるいは神経学的障害，あるいは薬物では説明できない

ICSD-2：The International classification of sleep disorders：Diagnostic and coding manual, 2nd ed, American Academy of Sleep Medicine.

（文献16より翻訳・引用）

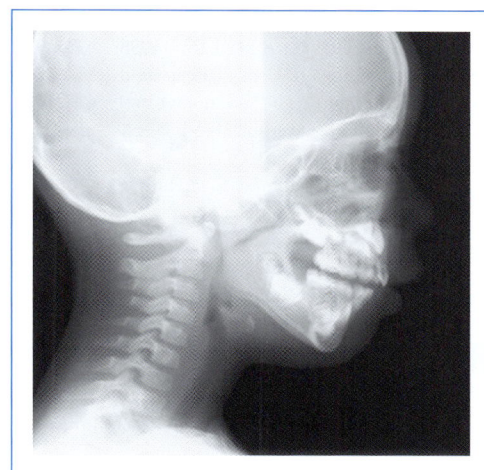

手術前
AHI：15.8

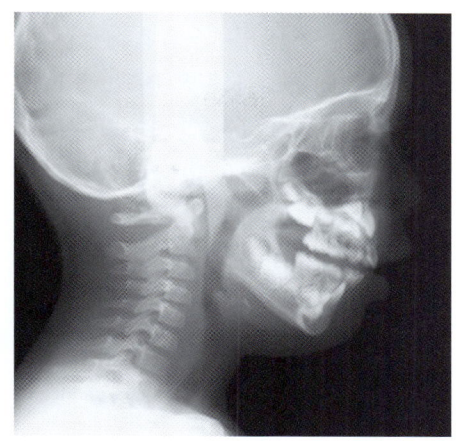

アデノイド切除＋口蓋扁桃切除
AHI：0.3

図Ⅱ-22　アデノイドおよび口蓋扁桃手術前後のセファログラム
5歳，男児．手術前にはアデノイドと肥大した口蓋扁桃で咽頭腔が充満している．画像上も手術の効果は明瞭である．

考にしながら，対象患者の年齢や診断目的・治療目標によって基準を明確にしておくべきだろう．

病態

　小児のOSASの多くはアデノイドあるいは扁桃肥大に関連して発症したものであり[6]，したがって2～8歳に頻度が高い（図Ⅱ-22）．成長によりアデノイド・扁桃の肥大が消退し，咽頭腔自体も広くなるために3～6歳をピークとして自然に症状の改善することが多い．ただし，アデノイドの大きさとOSASの重症度とは必ずしも相関しない．セファログラム上すでに成人に似た顔面・頭蓋骨の形態異常（狭小な上顎，下顎歯列弓の短縮，上顎および下顎の後方変位，前顔面高の増加，頭蓋底角の急峻化など）が認められ[4]，これらはアデノイド・扁桃肥大の手術後に一部正常化するという[21]．遺伝的にOSASを発症しやすい形態を受け継いだうえに成長期における上気道閉塞や口呼吸が下顎の後下方変位など歯列や顔面骨の形態に影響を及ぼし[21]，これが成人後の新たなOSASの遠因となる可能性も指摘されている[22]．成人では呼吸障害によってもたらされる頻回の覚醒反応が日中の眠気や精神活動の障害となるが，小児では覚醒反応を伴うのは無呼吸の半数以下に止まり，睡眠構築は正常に近く保たれることが多い[23]．また，小児の呼吸障害はREM睡眠に優位に出現するといわれる[23]．

治療

　アデノイド・扁桃手術は大部分の症例の症状やPSG所見を改善する．肥満やダウン症候群など他の発症因子を合併している場合でも，手術により一定の効果が得られる．持続陽圧呼吸療法（CPAP）はアデノイド・扁桃手術が無効であったり，適応にならない場合に考慮される．幼児を含めて実施は可能であるが，マスクによる顔面の発育障害などに注意を払う必要がある[24]．酸素吸入は気道閉塞の程度を悪化させることなく睡眠中の酸素化を改善する．ただし，一部の症例で低換気を誘発することがあり，導入の際にはPCO_2のモ

ニターが必要である。口蓋垂・咽頭・軟口蓋形成術（UPPP）は特殊な症例にしか試みられていない。口腔内装具は顔面の発育に影響するため小児には使用されない。小児のアデノイドや扁桃手術の適応に関しては，OSAS の原因になっているかどうかも考慮し，従来よりも幅広い見地から検討する必要がある。

（榊原博樹）

■文献

1) Marcus CL : Sleep-disordered breathing in children. Am J Respir Crit Care Med 164 : 16-30, 2001
2) 新谷朋子：小児の OSAS―小児耳鼻咽喉科臨床の実際. 南山堂, 1995
3) Lumeng JC and Chervin RD : Epidemiology of Pediatric Obstructive Sleep Apnea. The Proceedings of the American Thoracic Society 5 : 242-252, 2008
4) Lofstrand-Tidestrom B, Thilander B, Ahlqvist-Rastad J, et al : Breathin obstruction in relation to craniofacial and dental arch morphology in 4-year-old children. Eur J Ortthod 21 : 323-332, 1999
5) Redline S, Tishler PV, Schluchter M, et al : Risk factors for sleep-disordered breathing in children : Association with obesity, race, and respiratory problems. Am J Respir Crit Care Med 159 : 1527-1532, 1999
6) Gislason T, Benediktsdottir B : Snoring, apneic episodes, and nocturnal hypoxemia among children 6 months to 6 years old. An epidemiologic study of lower limit of prevalence. Chest 107 : 963-966, 1995
7) The Report of an American Academy of Sleep Medicine Task Force : Sleep-related breathing disorders in adults : recommendations for syndrome definition and measurement techniques in clinical research. Sleep 22 : 667-689, 1999
8) Guilleminault C, Lee JH, Chan A, et al : Pediatric obstructive sleep apnea syndrome. Arch Pediatr Adolesc Med 159 : 775, 2005
9) Marcus CL : Sleep-disordered breathing in children. Am J Respir Crit Care Med 164 : 16-30, 2001
10) Bar A, Tarasiuk A, Segev Y, et al : The effect of adenotonsillectomy on serum insulin-like growth factor-I and growth in children with obstructive sleep apnea syndrome. J Pediatr 135 : 76-80, 1999
11) Marcus CL, Greene MG, Carrol JL : Blood pressure in children with obstructive sleep apnea. Am J Respir Crit Care Med 157 : 1098-1103, 1998
12) Goldstein NA, Post C, Rosenfeld RM, et al : Impact of tosillectomy and adenoidectomy on child behavior. Arch Otolaryngol Head Neck Surg 126 : 494-498, 2000
13) Cortese S, Konofal E, Yateman N, et al : Sleep and alertness in children with attention-deficit/hyperactivity disorder : a systematic review of the literature. Sleep 29 : 504-511, 2006
14) Gottlieb DJ, Vezina RM, Chase C, et al : Symptoms of sleep-disordered breathing in 5-year-old children are associated with sleepiness and problem behaviors. Pediatrics 112 : 870-877, 2003
15) Gozal D : Sleep-disordered breathing and school performance in children. Pediatrics 102 : 616-620, 1998
16) Urschitz MS, Wolff J, Sokollik C, et al : Nocturnal arterial oxygen saturation and academic performance in a community sample of children. Pediatrics 115 : e204-209, 2005
17) 西村忠郎：睡眠時無呼吸症候群への手術的治療の適応. 治療学 30 : 195-199, 1996
18) American Thoracic Soiciety : Standerds and indications for cardiopulmonary sleep studies in children. Am J Respir Crit Care Med 153 : 866-878, 1996
19) Iber C, Ancoli-Israel S, Chesson A, et al : The AASM manual for the scoring of sleep and associated events : Rules, terminology and technical specifications. pp48-49, AASM, Westchester, IL, 2007
20) American Academy of Sleep Medicine : The International classification of sleep disorders : Diagnostic and coding manual, 2nd ed. pp56-59, AASM, Westchester, IL, 2005
21) Hultcrantz E, Larson M, Hellquist R, et al : The influence of tonsillar obstruction and tonsillectomy on facial growth and dental arch morphology. Intern J Pediat Otorhinolaryng 22 : 125-134, 1991
22) Mathur R, Douglas NJ : Family studies in patients with sleep apnea-hypopnea syndrome. Ann Intern Med 122 : 174-178, 1995
23) Goh DYT, Galster PMCL : Sleep architecture and respiratory disturbances in children with obstructive sleep apnea. Am J Respir Crit Care Med 162 : 682-686, 2000
24) Li KK, Riley RW, Guilleminault C : An unreported risk in the use of home nasal continuous positive pressure and home nasal ventilation in children : mid-face hypoplasia. Chest 117 : 916-918, 2000

16 高齢者のSDB・SAS

高齢者の睡眠[1]

　年齢は睡眠パターンに強く影響する。徐波睡眠（slow wave sleep：SWS）は学童期に最長となり，その後徐々に減少する。男性では60歳になるとSWSはもはやみられなくなる。女性は男性と比べるとSWSが保たれる。REM睡眠の比率に関しては，健康な老年者ではよく保たれている。REM睡眠の時間は知的な活動状況と関連性がある。老年者の器質的な脳障害でREM睡眠は著しく減少する。覚醒反応および完全な覚醒は加齢とともに著増する。前者は意識に上らないが，潜在する睡眠障害（やはり加齢により増える周期性四肢運動障害や睡眠呼吸障害など）と関連していることが多い。以上のような睡眠パターンは若年成人と比べて個体差が大きく，基準値を設定するのが困難といわれている。

高齢者のSDBあるいはSAS

　一般に習慣性のいびきの頻度は65～70歳以後に減少する。同様にSDBの有病率は60歳位までは増加し，壮年・中年の2倍程度となるが，以後は変わらないか減少に転ずる[2-4]。一般に高齢者のSASは肥満が軽くて軽症である。呼吸障害の頻度が同程度の症例を比較すると，閉塞性イベントの持続時間は長いにもかかわらず低酸素血症は軽度になる。中枢性の無呼吸が増えるのも特徴である。いびきや寝相の悪さ，寝汗，倦怠感，熟睡感の欠如といったSAS関連症状の出現頻度は減少し，反対に中途覚醒，夜間の頻回排尿，記銘力減退などの加齢に関係した症状の頻度は高まる[5]。壮年・中年のOSASに関しては，SDBが血圧上昇，耐糖能異常，脂質代謝異常，インスリン抵抗性などに関係しているが，65歳以上の高齢のOSASに関しては，これらの代謝障害に対するSDBの関与が明らかでなくなる。また，壮年・中年OSASでは，SDBがQOLの様々な面を障害する因子となるが，高齢者に関してはこれも明らかでなくなる[5]。

　高齢者のSDBには中年期に発症した典型的なSASが高齢に達したものと加齢に伴う呼吸調節機能や上気道の形態的・機能的な変化に基づいて高齢になって発症したSDBが混在していると考えられている[6]。高齢者でSDBの有病率が高いのは，老化により後者が増える影響であり，そのために中年期のSDBとは病像が異なり，臨床的な意義に関しても異なる可能性がある。

　生命予後に及ぼす影響に関しては，平均年齢66歳でAHIが10以上のSASのその後12年間の死亡率は2.7倍に高まると報告されている[7]。また，RDIが30以上の老人のSDBはオッズ比1.5程度の死亡リスクとなる[8,9]が，他の交絡因子で調整すると死亡リスクに対するSDBの影響がはっきりしなくなるとされている。したがって，平均年齢50歳程度のSASと比べるとSDBの生命予後に対する影響は軽いのではないかと考えられている。高齢者のSASの診断基準や治療適応基準が壮年・中年と同じでよいかという疑問も提起される。

（榊原博樹・井水ひろみ）

■文献

1) Carskadon MA, Dement WC: Normal human sleep: An overview. in Kryger MH, Roth T, Dement WC (eds): Principles and practice of sleep medicine, pp15-25, WB Saunders, Philadelphia, 2000
2) Bixler EO, Vgontzas AN, Have TT, et al: Effects of age on sleep apnea in men. I. Prevalence and severity. Am J Respir Crit Care Med 157: 144-148, 1998
3) Young T, Shahar E, Nieto FJ, et al: Predictors of sleep-disordered breathing in community dwelling adults: the Sleep Heart Health Study. Arch Intern Med 162: 893-900, 2002
4) Ancoli-Israel S, Kripke DF, Klaube MR, et al: Sleep-disordered breathing in community-dwelling elderly. Sleep 14: 486-495, 1991
5) 井水ひろみ, 榊原博樹, 三重野ゆうき, 他: 高齢者の閉塞性睡眠時無呼吸症候群—代謝障害との関係. 2008年度厚労省呼吸不全調査研究班報告書, pp252-261, 2009
6) Bliwise DL: Normal aging. in Kryger MH, Roth T, Dement WC (eds): Principles and Practice of Sleep Medicine, 4th ed, pp24-38, Elsevier Saunders, Philadelphia, 2005
7) Bliwise D, Bliwise N, Partinen M, et al: Sleep apnea and mortality in an aged cohort. Am J Pubnc Health 78: 544-547, 1988
8) Mant A, King M, Saunders NA, et al: Four-year follow-up of mortality and sleep-related respiratory disturbance in non-demented seniors. Sleep 18: 433-438, 1995
9) Ancoli-Israel S, Kripke DF, Klauber MR, et al: Morbidity, mortality and sleep-disordered breathing in community dwelling elderly. Sleep 19: 277-282, 1996

---

column⑦ ヒトの顔をつくるのは何か(4): アデノイド―成人のOSASの遠因となる？

　アデノイドは口蓋扁桃肥大とともに乳幼児のOSASの原因となる。アデノイドは6〜7歳をピークにして自然に消退するため，乳幼児のOSASも自然に治癒することが多い。しかし，OSASに罹患した乳幼児は本文(Ⅱ.15)に述べたような様々な症状に苛まれ，発育障害や行動異常，学業成績不良に陥る危険性がある。アデノイドは自然に消退してOSASも治癒するとはいえ，OSASに罹患していた数年間に取り返しのつかない障害を残してしまう危険性がある。さらに，アデノイド顔貌といわれるような特有の顎顔面形態を呈するようになることがある。

　アデノイド顔貌の形成には，口呼吸をしやすくするための開口と舌の沈下および頭位の進展が影響するといわれてきたが，アデノイドで鼻咽頭が閉塞して無呼吸が発生すると吸気に伴って中咽頭から下部の気道に過大な陰圧がかかり，その影響で下顎が後下方に回転し，下顔面が延長するという機序も考えられる。

　適切な時期にアデノイドの摘出を行うと顎顔面形態の異常も回復するが，アデノイドを放置すれば変化が固定してしまう(顔貌が変わってしまう)。アデノイドによる顎顔面の形態変化は，成人のOSASにみられる形態異常に似ており，アデノイド顔貌が成人後に新たにOSASの原因となる可能性も指摘されている。アデノイド切除の可否や時期に関しては従来から種々の議論があるが，OSASの原因になっているかも含めて，従来よりも幅広い見地からの検討が必要である。さらに，顔面の骨性発育が終了する思春期前に「OSAS顔」を診断できるならば，その後のOSASの発症を永久矯正することも可能かもしれない。

17 妊婦のSDB・SAS

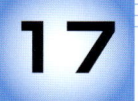

　このテーマに関しては質の高い研究がなくて結論は得られないが，OSAと妊娠中毒症や子宮内胎児発育不全の関連性を示唆させる症例報告がある[1]。妊娠中毒症で入院した連続11名の妊婦を調査したところ，AHIが10を超えるようなSDBはみられなかったものの，睡眠中に吸気の気流制限がみられ，CPAPで気流制限を解除すると夜間の血圧が低下したという報告がある[2]。

　出産前にいびきをもつ妊婦は妊娠関連の高血圧や妊娠中毒症が2倍以上多く，低体重胎児出産や出産時のアプガー・スコア低値の頻度も2倍以上多いと報告されている[3]。年齢や体重，喫煙状況で調整しても，頻回のいびきをもつ妊婦は，妊娠関連高血圧のオッズが2.0，妊娠中毒症のオッズが2.2，子宮内胎児発育不全のオッズが3.5にも達するという[3]。しかし，妊婦のいびきと周産期の合併症には関連性を認めないという報告もあり[4]，今後の研究成果を待つしかない。

　妊娠に伴う肥満や体内ホルモン環境の変化が，潜在しているOSASの発症要因（顎顔面形態や咽頭軟部組織の異常）を顕在化させる可能性があり，SDBが妊娠に伴う肺気量の変化や横隔膜の運動制限と相まって，睡眠中に予想外の低酸素血症をきたす可能性がある。妊娠中はOSAS関連症状の出現に注意するべきであろう。

（榊原博樹）

■文献

1) Lefcourt LA, Rodis JF：Obstructive sleep apnea in pregnancy. Obstet Gynecol Surv 51：503-506, 1996
2) Edwards N, Blyton DM, Kirjavainen T, et al：Nasal continuous positive airway pressure reduces sleep-induced blood pressure increments in preeclampsia. Am J Respir Crit Care Med 162：252-257, 2000
3) Franklin KA, Holmgren PA, Jonsson F, et al：Snoring, pregnancy-induced hypertension, and growth retardation of the fetus. Chest 117：137-141, 2000
4) Loube DI, Poceta JS, Morales MC, et al：Self-reported snoring in pregnancy：association with fetal outcome. Chest 109：885-889, 1996

18 睡眠・SAS と COPD

はじめに

睡眠は呼吸に種々の生理学的な変化をもたらす。慢性閉塞性肺疾患（chronic obstructive pulmonary disease：COPD）患者ではそれが増幅されて昼間よりも高度な低酸素血症に曝されることがある。一般的に COPD では睡眠時（特に REM 睡眠時）に低酸素血症が増悪する。COPD の呼吸は，睡眠により健康人と同様の生理学的な変化を受けるが，その影響ははるかに大きく深刻である。REM 睡眠の中でも特に眼球運動の著明な時期（phasic REM）に酸素飽和度の低下が著しくなる[1]。睡眠呼吸障害（SDB）は成人にはありふれた病態であり（AHI 10 以上の SDB は 30 歳以上の男性の 15％，女性の 5％にみられる），COPD においても同程度の頻度で合併する可能性がある。SDB が合併すると呼吸機能が正常な場合とは比較にならないほどの影響を COPD に及ぼし，病態を悪化させる。

睡眠が COPD の呼吸に及ぼす影響

■低換気[2]

COPD では生理学的死腔が増大しているために，睡眠により 1 回換気量が減少すると肺胞換気量の減少に反映されやすい。一般に non-REM 睡眠では上気道抵抗が高まるが，吸気抵抗に対する換気応答が低下しているうえに換気メカニクスにも障害があるために換気量を十分に増やすことができない。もちろん低酸素換気応答と高炭酸ガス換気応答の低下も換気量の減少に関与している。

REM 睡眠ではさらに高度の低酸素血症のトラフがみられるが，少なくとも健康人においては上気道抵抗の増加や吸気抵抗に対する換気応答の低下に関しては non-REM 睡眠時と変わりないとされているため，これら以外の REM 睡眠に特有な原因が存在するはずである。REM 睡眠時には横隔膜の筋活動は残るものの，肋間筋の筋活動が他の骨格筋と同様に低下する。COPD では過膨張によって横隔膜の呼吸筋としての機能・効率が低下しているため，肋間筋の活動が低下すると換気量が容易に減少してしまう。さらに，COPD の換気を維持するために一定の役割を担っている肋間筋以外の補助呼吸筋の活動低下も換気量減少，ひいては低酸素血症の発現に加担している。non-REM 睡眠よりもさらに高度となる低酸素換気応答や高炭酸ガス換気応答の低下も REM 睡眠で換気量が減る一因となる。

■機能的残気量の減少[2]

REM 睡眠時には健康人の機能的残気量（FRC）は減少する。COPD についてはインダクタンスプレチスモグラフィで減少，ボディプレチスモグラフィで不変という報告があり明らかでないが，換気量の減少と比べて睡眠時の低酸素血症への影響は少ないと思われる。

■換気-血流比の不均等[2]

測定が困難なため，睡眠ステージ別に換気血流比の不均等性を明らかにした報告はない。REM

睡眠時には動脈血の炭酸ガス分圧上昇に比べて酸素分圧の低下が著しいことから，肺胞低換気以外の要因，特に換気血流比の不均等性が増大しているものと推定される。

COPDとOSASの合併

気流制限で診断される米国の白人男性におけるCOPDの頻度は喫煙者で14.2%，前喫煙者(ex-smokers)で6.9%，非喫煙者で3.3%であり，女性もほぼ同様の頻度とされている[3]。

一方，PSGを用いた数百人規模の疫学調査によると，30〜60歳の成人がSDB(睡眠中の無呼吸あるいは低呼吸，そのほとんどは閉塞型)をもつ頻度はAHI≧5で診断すると，男性の24%，女性の9%となる[4]。診断基準を厳しくしてAHI≧10とすると，その頻度は男性で15%，女性で5%となり，さらに厳しくしてAHI≧15とすると頻度は9%と4%となる。これらの頻度は予想外に高いものであるが，その後各国で行われた比較的よくコントロールされた疫学調査でほぼ同様かこれ以上の有病率が得られている。AHI≧5と日常生活に差し障りがでるほどの日中の眠気を併せてもつ症例をSASと診断すると，30〜60歳の男性の4%，女性の2%がこれに相当し，気管支喘息に匹敵する有病率である[4]。

以上のように30歳以上のSDBおよびCOPDの有病率は著しく高いため，両者が合併することは少なくないと思われる。両者の合併例はoverlap syndromeと呼ばれることがあり(実際の症例はⅣ.10参照)[5]，双方の発症機序に関心の寄せられた時期もある。実際にAHIが20以上のSDB 265名の中にFEV1/VCが60%以下のCOPDは30名(11%)認められたという[6]。また，重症のOSASは同年齢の一般人口と比べて高血圧症が1.8倍，虚血性心疾患が2.5倍，脳血管障害が3.5倍多いが，COPDの頻度に関しては差がない(SAS群20.2%，対照群25.9%)と報告されている[7]。一方，重症COPDの20%にはSDBが合併していると報告されており[8]，一般人口のSDB有病率と変わりがないようであった。

SDBに関する米国の大規模疫学研究(SHHS)では，一般住民約6,000名にPSGとスパイロメトリーの両者を行い，SDBにおける気流制限(FEV1/FVC＜70%)の有病率や両者の合併した際の影響に関して検討している[9]。この研究によるとAHI 10以上のSDBは気流制限なしの28.9%，気流制限ありの22.3%に認められ，気流制限のあるグループのSDB有病率のほうが有意に低く，少なくとも両者の発症に因果関係はないと考えられた(表Ⅱ-23)。夜間の高度の低酸素血症(SpO_2が85%未満になる時間割合が5%以上)の頻度に関しては，気流制限もSDBもない場合は0.41%であるのに対して，気流制限単独では0.79%(調整オッズ比3.2)，SDB単独では10.6%(調整オッズ比10.6)，両者の合併で11.0%(調整オッズ比30.1)となり，気流制限よりもSDBの影響が大きく，両者が合併(overlap syndrome)するとその影響は甚大となった(表Ⅱ-24)。COPDにSDBが合併すると睡眠時の低酸素血症が著しく増悪することになり，十分な注意が必要である。従来から両者が合併すると各々単独のときよりも睡眠時の低酸素血症は増悪し，高炭酸ガス血症をきたしやすく，肺高血圧症や右心不全を発症するリスクが増えると推定されていたが，大規模試験でそれが確認されたことになる。

睡眠時低酸素血症の影響

■不整脈

COPD患者は睡眠中に心室性期外収縮を起こしやすいが，その頻度と酸素飽和度との間に相関はないし，酸素吸入の効果もみられない。このような心室性期外収縮の臨床的な意義に関しては明らかでない。

表Ⅱ-23 米国の大規模疫学研究[*1]にみる気流制限[*2]とSDB[*3]の有病率

	FEV1/FVC＜70%	FEV1/FVC≧70%
n	1,138	4,816
%	19.1	80.9
Age, yr	66.5＋/−9.8	62.2＋/−10.9
Men, %	57.2	45.0
Smoking, %		
Never	30.9	50.0
Former	52.0	40.3
Current	17.2	9.7
AHI＞10, %	22.3[*4]	28.9
AHI＞15, %	14.0[*5]	18.6

COPDの5人に1人はAHI10以上のSDBを合併しているが、気流制限のないグループよりもむしろ有病率は低く、性別、年齢、BMI、喫煙歴で補正すると有病率に差はみられなかった。
[*1] the Sleep Heart Health Study, [*2] FEV1/FVC＜0.70で診断、[*3] AHI＞10あるいはAHI＞15で診断した。[*4] p＜0.0001, [*5] p＜0.0002

（文献8より引用・改変）

表Ⅱ-24 睡眠中の高度の低酸素血症[*1]の有病率と気流制限[*2]およびSDB[*3]の影響（調整オッズ比）

	SDB なし	SDB あり
気流制限なし	0.4%（1.0）※ n＝3,919	10.6%（10.6）※ n＝897
気流制限あり	0.8%（3.2）※ n＝884	11.0%（30.1）※ n＝254

※有病率%（調整オッズ比）
[*1] SpO_2 が85%未満となる時間が総睡眠時間の5%以上となる場合を睡眠中の高度の低酸素血症ありとした。[*2] FEV1/FVC＜0.70で診断、[*3] AHI≧10で診断した。

（文献8より引用・作表）

■肺高血圧症

REM睡眠で酸素飽和度が下がると肺動脈圧は上昇する。この際、心拍出量はほとんど変化しない。ばらつきは大きいものの酸素飽和度が1%低下すると肺動脈圧は1 mmHg上昇する[1]。このような一過性の肺動脈圧上昇の臨床的な意義に関しては明らかでないが、ラットを用いた実験によると1日2時間程度の低酸素（酸素濃度12%）暴露を4週間続けると右心室壁が明らかに厚くなる。

■多血症

COPD患者の朝のエリスロポエチンレベルは上昇しているが、酸素飽和度が60%以下になるとはじめて分泌刺激として働くといわれる。夜間の低酸素血症が高度な患者ほど赤血球容積が大きいが、オーバーオールの低酸素血症の帰結であって、必ずしも睡眠中の低酸素の影響とは限らない。

■睡眠障害

COPD患者の睡眠は自覚的にも他覚的にも障害されている。頻回の覚醒と睡眠の断片化は酸素飽和度の低下に一致してみられるが、比較的酸素飽和度の安定しているCOPD患者にもみられる現象である。したがって、COPDの睡眠障害には低酸素以外に気道抵抗の増大などの因子の関与が推定される。睡眠障害はあっても日中の眠気をきたすことはない。日中の眠気を訴えるようなら

OSAS の合併を疑うべきである。

■ 睡眠中の死亡

夜間の死亡は同年代のコントロールと比べると COPD 患者（特に低酸素血症と高炭酸ガス血症をもつ患者）に高頻度でみられる。

COPD に対する PSG 検査の適応

睡眠中の低酸素血症の程度は覚醒時の動脈血ガス分析値や換気反応から推定可能といわれる[1]。いずれの推定値も実測値との間にかなりのばらつきがあるが，その臨床的な意義に関しては今のところ明らかでない。また，夜間の平均酸素飽和度や酸素飽和度最低値は生命予後の予測因子となり得るが，肺活量や覚醒時の酸素飽和度といったより簡単に得られる指標を用いた予測を上回るものではない。さらに，夜間低酸素血症と昼間の肺高血圧とは相関のないことが明らかにされ，あえて夜間の酸素飽和度モニターをルーチンに行う必要はないという意見もある。しかし，次のような場合は PSG あるいはスクリーニングとして酸素飽和度モニターだけでも行うべきである。すなわち，①昼間の眠気や大いびきなど SAS 関連症状をもつ場合，②昼間の動脈血酸素分圧が 60 mmHg 以上あるのに肺高血圧や右心不全，多血症のある場合，③酸素吸入により起床時の頭痛を訴える場合，である。

酸素療法を実施する際の注意点

一般に SAS の合併のない COPD に対しては，夜間睡眠中に適当な酸素吸入を行うことは有効である。しかし，両者を合併する症例に対して夜間睡眠中の酸素吸入を導入すると無呼吸が延長して危険な状態を招くことがある。SAS を合併する COPD に対しては，まず第一に持続陽圧呼吸療法（CPAP）などを用いて SAS を的確に治療する必要がある。それだけで血液ガス所見が著明に改善する一群がある。CPAP だけで酸素化が不十分ならば酸素投与を併用するか，bilevel PAP のような非侵襲的陽圧換気療法（NPPV）を考慮する。

おわりに

一般に COPD 患者は睡眠中により高度の低酸素血症に曝される。酸素療法の開始基準や酸素流量は昼間の血液ガス分析値で決められるが，睡眠中のデータを加味することにより，QOL や生命予後をさらに改善することのできる基準がみつかる可能性もある。近年，24～48 時間のデータを保存可能な小型の携帯型パルスオキシメーターが比較的安価に使用できるようになった。このような機器を利用して睡眠時低酸素血症と COPD の病態や酸素吸入の効果などに関するエビデンスをさらに集積する必要がある。COPD に病的な SDB が合併する頻度は 20％ 程度と見積もられ，決して少なくない。SDB が合併するとその呼吸障害の影響がより増幅して表れ，酸素療法にも特別な配慮が必要となる。

（榊原博樹）

■ 文献

1) Douglas NJ, Calverley PM, Leggett RJ, et al : Transient hypoxaemia during sleep in chronic bronchitis and emphysema. Lancet 8106 : 1-4, 1979
2) Douglas NJ : Chronic obstructive pulmonary disease. in Kryger MH, Roth T, Dement WC (eds) : Principles and practice of sleep medicine, 3rd ed, pp965-975, WB Saunders, Philadelphia, 2000
3) National Institutes of Health : Global initiative for chronic obstructive lung disease. National Heart, Lung, and Blood Institute, Publication number 2701, 2001
4) Young T, Palta M, Dempsey J, et al : The occurrence of sleep-disordered breathing among middle-aged adults. N Engl J Med 328 : 1230-1235, 1993
5) Flenley DC : Sleep in chronic obstructive lung disease. Clin Chest Med 6 : 651-661, 1985
6) Chaouat A, Weitzenblum E, Krieger J, et al : Associa-

tion of chronic obstructive pulmonary disease and sleep apnea syndrome. Am J Respir Crit Care Med 151 : 82-86, 1995
7) Partinen M, Guilleminault C : Daytime sleepiness and vascular morbidity at seven-year follow-up in obstructive sleep apnea patients. Chest 97 : 27-32, 1990
8) Lin CC, Huang WC : Sleep quality and nocturnal hypoxemia in patients with chronic obstructive pulmonary disease. J Formos Med Assoc 91 : S232-238, 1992
9) Sanders MH, Newman AB, Haggerty CL, et al : Sleep and sleep-disordered breathing in adults with predominantly mild obstructive airway disease. Am J Respir Crit Care Med 167 : 7-14, 2003

column⑧　OSAS は 21 世紀の国民病か？

　OSAS の有病率に人種差を認める報告がある。人種によって肥満の程度に差があることも一因ではあるが，顔貌の特徴が影響していると考えられるようになった。米国ではコーカサス系白人よりもアフリカから渡来した黒人やヒスパニックに有病率が高い。最近ではアジア人も有病率が高く，下顎の後退や狭小といった顎顔面の形態の人種的特徴が原因と考えられる。
　顔の特徴は当然ながら親から子へと遺伝する。したがって，OSAS には明らかに家族内集積が認められ，それがセファログラム上の OSAS の特徴を受け継いだことによると確認されている。
　一方，顎や舌の発達には環境の影響も大きく，乳児期の哺乳習慣やその後の食習慣は顎や舌の発育に大きく影響するといわれる。咬筋力の低下は下顎の後下方回転をもたらし，OSAS に似た顎顔面形態を作る。最近の日本人には顎骨の矮小化がみられ，今後 100 年間でさらにそれが加速するといわれている。

19 睡眠・SASと内分泌異常

睡眠障害・睡眠呼吸障害と内分泌異常

多くのホルモンの分泌が，睡眠によって影響を受けている[1]。表Ⅱ-25は主要なホルモンの分泌に及ぼす睡眠と生物時計の影響をまとめたものである。OSASは深睡眠の欠如，睡眠の断片化，REM睡眠の減少やレムサイクルの障害など，多彩な睡眠障害の原因となる疾患群であり，各種のホルモンの分泌異常を惹起するものと思われる[2]。一方，無呼吸の反復による低酸素血症や呼吸性アシドーシス，および一部は胸腔内の著しい陰圧化も各種のホルモンの分泌に影響を及ぼす可能性がある。さらに，OSASに合併することの多い肥満や加齢の影響も加わり，複雑な病態を形作ることになる。しかしながら，OSASによりどのようなホルモン異常がどの程度起こり，その臨床的な意義が何かについては不明な点が多い。表Ⅱ-26は主要なホルモンに関して，断眠の影響，OSASにみられる変化とその臨床的な意義，治療による変化などを文献からまとめたものである[3]。

OSASでは深睡眠が得られないために，成長ホルモンの分泌ピークが消失し，全体の分泌量も減少する[2]。このことは，小児では成長障害というきわめて重大な影響を及ぼすことが明らかになっている[4]。成人に関しては，筋組織の減少や脂肪組織の増加，老化の加速などをもたらすといわれるが[2]，その臨床的な意義に関しては明らかでない。持続陽圧呼吸療法（CPAP）などでOSASを治療すると分泌は正常化する[2]。OSASではプロラクチンの分泌量も減少しているが，臨床的な意義に関しては明らかでない[2]。

OSAS患者の夜間の血中心房性ナトリウム利尿ペプチド（ANP）は増加しており，CPAP治療で減少する[5]。OSASにみられる夜間多尿とナトリウム排泄量の増加の主要な原因とされている。ANPの分泌刺激に関しては低酸素によるという

表Ⅱ-25 ホルモン分泌と睡眠および生物時計の影響

ホルモン名（略号）	分泌器官	睡眠時	覚醒時	睡眠による影響	生物時計の影響
副腎皮質刺激ホルモン（ACTH）	下垂体	−	+	ない	強い
コルチゾール	副腎皮質	−	+	弱い	強い
甲状腺刺激ホルモン（TSH）	下垂体	−	+	強い	ある
成長ホルモン（GH）	下垂体	+（深いnon-REM）	−	強い	わずか
プロラクチン（PRL）	下垂体	+	−	強い	弱い
黄体形成ホルモン（LH）	下垂体	+	−	ある*	ある
バソプレシン（VP）	下垂体	−	+	ある	ある
アルドステロン	副腎皮質	+（non-REM）	−	強い	ない
レニン	腎臓	+（non-REM）	−	強い	ない
メラトニン	松果体	+	−	ない	ある

*性成熟段階で差異がある。思春期と成人女性の卵胞期。

（文献1より引用）

第Ⅱ部
SASの病態と臨床的諸問題

表Ⅱ-26 OSASと内分泌障害

ホルモン名（略号）	断眠	OSAS	臨床的意義	治療による変化
成長ホルモン（GH）	↓	↓	成長障害（小児），筋組織の減少と脂肪組織の増加（成人）	↑
プロラクチン（PRL）	↓	↓		↑
心房性ナトリウム利尿ペプチド（ANP）		↑	夜間多尿，尿中Na排泄増加	↓
レニン		↓	（夜間多尿，尿中Na排泄増加）	↑
アルドステロン		↓	（夜間多尿，尿中Na排泄増加）	↑
抗利尿ホルモン（ADH）		→		→
副腎皮質刺激ホルモン（ACTH）				
コルチゾール		→↑	インスリン抵抗性？	→
甲状腺刺激ホルモン（TSH）	↑			
T_3, T_4, FT_3, FT_4	↑			
黄体形成ホルモン（LH）		→		
卵胞刺激ホルモン（FSH）		→		
テストステロン	↓	↓男性	性機能障害	↑
アンドロゲン		↑女性		
ノルエピネフリン		↑	高血圧症	↓
エピネフリン		↑		↓
インスリン		↑	インスリン抵抗性	↓
レプチン		↑	インスリン抵抗性，高血圧症	↓
メラトニン		→		

（文献5より引用）

説と胸腔内陰圧によるという説がある。レニンやアルドステロンの分泌はANPとは逆に低下しており，治療で増加するとともに分泌のnon-REM/REMサイクルも回復すると報告されている。水分およびナトリウム代謝に対しては，ANPほど大きな影響をもたないと考えられている。

コルチゾールに関しては，生物時計の支配が大きく，OSASでも影響はほとんどみられないという報告が多い。しかし，最近の断眠実験によると，断眠翌日のコルチゾールレベルが上昇したり，睡眠を中断すると覚醒時に分泌ピークがみられ，このことが糖代謝に影響する可能性が指摘されている。甲状腺刺激ホルモンや甲状腺ホルモンは，断眠で分泌が増加するが，OSASに関しては報告がない。

テストステロン分泌は男性のOSAS患者で減少しており，治療により回復する。OSASにみられる性機能障害の一因になると考えられる。卵胞刺激ホルモンおよび黄体形成ホルモンに関しては変化がないと報告されている。一方，女性のOSASに関してはアンドロゲンレベルが上昇しており，アンドロゲン製剤を投与するとOSASが発症することがある。

ノルエピネフリンに関してはきわめて多くの報告があり，ほとんどの成績は一致している。すなわち，OSASのノルエピネフリンレベルは血中，尿中とも増加しており，OSASの治療により減少する。全身の交感神経系の緊張状態の表れであると解釈されており，OSASに多い高血圧症の一因になると考えられている。

OSASには高インスリン血症の症例が多い。インスリン抵抗性の表れと解釈できるが，OSASの予後不良因子としてきわめて重要な現象であるため，他で詳しく述べる。メラトニンは概日リズム調節作用をもつ物質として注目されているが，OSASでは分泌パターンに変化はみられない。

内分泌疾患とSAS

最も古くからSASの合併を指摘されていた内

分泌疾患はアクロメガリー(先端巨大症)である。その他,クッシング(Cushing)病・クッシング(Cushing)症候群,甲状腺機能低下症などがSASを合併することが多い。これらの内分泌疾患とSASの症状には類似点が多く,最近ではSAS疑いとして内分泌疾患がそれと気付かれずに紹介されてくることも少なくない。

■アクロメガリー

❶ SASと成長ホルモン

成長ホルモン(GH)の70%は深睡眠の時期にパルス状に分泌される[6,7]。成長ホルモンは多くの臓器に対してインスリン様成長因子1(insulin-like growth factor-1, IGF-1)を介して作用する。IGF-1は成長ホルモンの作用により,主として肝臓で合成される。成長ホルモンの血清中半減期は22分たらずであるため,血中IGF-1が成長ホルモン分泌の指標として用いられており,成長ホルモンの平均血中濃度とよく相関するといわれている[8]。

OSAS患者では重症度と相関してIGF-1レベルが低下している[9]。肥満でも成長ホルモンやIGF-1レベルが低下すると報告されている[6,9,10]が,CPAP治療により成長ホルモンの分泌パターンが改善する[11,12]ことから,OSAによる深睡眠の減少が成長ホルモン分泌低下の原因と考えられる。このようなOSASにみられる成長ホルモンの分泌不全は,小児に対しては成長障害の原因となる可能性が指摘されているが,成人OSASに対する影響は明らかでない。

❷ アクロメガリーのSAS合併頻度および臨床的意義

アクロメガリーはGH分泌過剰が骨端線閉鎖以降に起こり,GHの分泌過剰により骨,軟骨,軟部組織,皮膚および臓器の肥大を呈する病態をいう。身体的特徴として四肢末端の肥大,前額部・下顎の突出,鼻翼・口唇の肥大を呈する。GHの分泌過剰が骨端線閉鎖以前に起こると巨人症(下垂体性巨人症)となる。主な成因はGH産生下垂体腺腫によるが,時に異所性GHRHおよびGH産生腫瘍でも生ずる。

一般人口の有病率は50〜70例/100万人程度と推定されている。OSA合併例らしい症例の報告はすでに前世紀末にあり[13],同時期に咽頭組織の肥大により窒息死した症例の報告もある[14]。

未治療のアクロメガリーのSAS合併頻度は19〜83%と報告されており(Pekkarinenら:11例中45%[15],Hartら:21例中19%[16],Grunsteinら:53例中83%[17]),合併頻度は著しく高くいといえる。Grunsteinらの報告[17]では,OSAを合併するアクロメガリーの34%には中枢型無呼吸(CSA)が認められ,アクロメガリーはOSAとCSAの両方のリスクをもつ患者群と考えられる。アクロメガリーの36%に昼間傾眠がみられ[18],その他の症状(活力低下,集中力低下,記銘障害,インポテンツなど)に関してもSASと共通するものが多く,合併するSASの影響も考えられる。

治療中の症例(100例)を対象にすると21%にSDB(4%以上の酸素飽和度低下が1時間に10回以上で診断)が残存しており[11],アクロメガリーの治療だけではSDBの治療には不十分と思われる。

❸ 死亡や合併症へのSASの影響

アクロメガリーの死亡率は一般より2倍近く高いことが判明している[19]。男性では心血管障害と呼吸障害,女性では脳血管障害と呼吸障害が死亡に関係している[19]。アクロメガリーの高血圧や不整脈の発症には,合併するSDBの影響が推定されているが[17],死亡率増加への影響は明らかでない。

❹ 病態生理

アクロメガリーによる巨舌と咽頭組織の腫大,下顎変形がSASの発症に関与しているものと考えられている[20]。一般的にこれらの変化は可逆的だが,咽頭壁の肥大・線維化や下顎変形が固定してしまい,治療によりホルモンレベルが正常化してもOSASの残存することがある[21]。したがっ

て，診断と治療開始が遅れてはいけない．

CSAを合併する患者は覚醒時の$PaCO_2$が低く，CO_2吸入に対する換気応答が高まっており[11]，CO_2換気応答は血中のIGF-1レベルと相関している[11]．過剰なGHの呼吸中枢に対する影響で生じたCO_2換気応答の不安定性がCSAの原因と推定される．

❺治療

下垂体腺腫摘出やオクトレオチド（持続性ソマトスタチンアナログ）投与によりGHが正常化するとSDBも改善することが多い[12, 18]．しかし，すでに述べたようにGHレベルが正常化しても約20％にRDI 10以上のSDBが残存しており，CPAP治療の継続が必要な症例もある．SASの残存はアクロメガリーによる組織変化が不可逆的なレベルに達してしまったか，アクロメガリー以外のSAS発症因子をもっている可能性が考えられる．ホルモンレベルが正常化した時期にSASに関する再評価が必要である．

■クッシング症候群
❶合併頻度と臨床的意義

クッシング（Cushing）症候群は，副腎からコルチゾールが慢性的に過剰分泌され，結果的に中心性肥満，満月様顔貌，赤紫色伸展性皮膚線条，皮膚や筋の萎縮，小児では肥満を伴った成長遅延などの特徴的症候と耐糖能異常，高血圧，多毛，浮腫などの非特異的症候を示す疾患群をいう．肥満を伴うためにSASの合併が疑われるが，最初のまとまった報告は1992年であり，22例のクッシング症候群のうち，10例（45％）がRDI 5以上のSDBを合併していた[22]．RDI 17.5以上が4例（18％）であり，一般人口と比べるとSDBの有病率は高い可能性がある．副腎皮質ホルモンの投与による2次性クッシング症候群でSDBが発症するか否かに関しては信頼できる報告がないが，20kg以上の体重増加に伴うSDBの発症が報告されている[23]．

不眠，倦怠感，うつ病を含む精神神経症状などはクッシング症候群でみられる症候であり，深睡眠の減少や睡眠効率の低下などの睡眠構築の異常が原因になり[24]，SASが合併するとこれらがさらに増悪する可能性がある．

❷病態生理

肥満はOSAS発症の危険因子であり，クッシング症候群の主要な臨床症候でもある．両者の関係は，肥満を介する機序以外には高コルチゾール状態によるミオパチー（咽頭開大筋の機能不全）の関与[25]が推定されているが，確かなエビデンスはない．

❸治療

CPAPによるSASの治療が成功しても，高コルチゾール状態がコントロールされないとEDSや倦怠感は残る[23]．SAS合併例には両者の治療を行う必要がある．

■甲状腺機能低下症
❶SAS合併頻度

甲状腺機能低下症にはいびきや無呼吸などOSAS類似の症状やCSAを伴い，甲状腺ホルモンの投与によりこれらの症状の改善する症例のあることが知られていた[26, 27]．限られた症例をもとにした報告ではあるが，甲状腺機能低下症の25～100％にOSASが合併していると推定されている[28-31]．調査対象の甲状腺機能障害の程度やSDBの診断方法，診断基準が異なるために有病率に相当なバラツキはあるが，甲状腺機能低下症には高頻度でOSAが合併するといってよい．一部にCSAの合併もみられる．

甲状腺機能低下症にみられる倦怠感，昼間過眠，健忘，会話反応の遅滞，体重増加，浮腫，性徴の障害などは，OSASにもみられる症候である．OSASが合併すると甲状腺ホルモン剤による治療だけではこれらの症候が改善しないことがあり，また治療開始時に酸素消費量の増加から睡眠時の低酸素血症が増悪する可能性が指摘されている．したがって，OSASがこれらの症候の原因あるいは増悪因子になっていないか検討し，疑わし

い場合はPSGによる積極的な診断が必要である。

一方，OSAS患者に発見される甲状腺機能低下症は1～3％程度と推定されており，それほど高くはない（Linら：65例中3.1％[30]，Winkelmannら：101例中2.9％[32]，Meslierら：101例中1.0％[33]）。したがって，閉経後の女性など高リスク症例を除いて，OSAS患者を対象にしてルーチンに甲状腺機能検査を実施する必要はないという考えが一般的である[32]。

❷病態生理

以下のようないくつかの機序により，甲状腺機能低下症はSASを合併しやすいと考えられている。

①ムコ多糖の沈着や蛋白の血管外漏出により，咽頭や舌が肥大して上気道狭窄をきたす[34]。

②浮腫やムチンの沈着による咽頭筋肉の収縮・弛緩機能の障害[29]：動物実験では，甲状腺機能低下により咽頭拡張筋のmyosin heavy chain profileに変化がみられるという[35]。

③低酸素および高炭酸ガス換気応答の低下[26,36]

④甲状腺腫大の影響

❸治療および経過

無呼吸持続時間と酸素飽和度の低下はサイロキシンレベルと相関している[31]ことからも，ホルモン治療はOSASの改善に有効と推定される。Grunsteinらは，甲状腺ホルモンの投与によりSDBが改善してCPAPを中止できるのが50％（24例中12例）であったと報告している[37]。OSAS合併例に対しては，甲状腺ホルモンによる治療を開始するときに酸素消費量の増加から睡眠時の低酸素血症がかえって増悪し，心室性不整脈や狭心症を誘発する可能性が指摘されており，実際にそのような症例の報告もある[29]。したがって，OSAS合併例にはCPAP治療を併用し，ホルモンレベルが正常化した6～12カ月後にCPAP継続の要否を検討することが望ましい。なお，実際の症例についてはⅣ.11（293～295頁）を参照されたい。

（榊原博樹）

■文献

1) 井上昌次郎：液性情報による睡眠調節. 神経研究の進歩 39：57-68, 1995
2) Grunstein R: Endocrine and metabolic disturbances in obstructive sleep apnea. in Saunders NA, Sullivan CE (eds): Sleep and Breathing, 2nd ed, pp449-491, Marcel Dekker, New York, 1994
3) 榊原博樹：睡眠時無呼吸症候群に伴う液性因子の異常. 医学のあゆみ 214：574-580, 2005
4) Broulliette RT, Fernbach SK, Hunt CE, et al: Obstructive sleep apnea in infants and children. J Pediatr 100：31-40, 1982
5) Baruzzi A, Riva R, Cirignotta F, et al: Atrial natriuretic peptide and catecholamines in obstructive sleep apnea syndrome. Sleep 14：83-86, 1991
6) Veldhuis JD, Iranmanesh A: Physiological regulation of the human growth hormone (GH)-insulin-like growth factor type I (IGF-1) axis: predominant impact of age, obesity, gonodal function, and sleep. Sleep 19：S221-S224, 1996
7) Van Cauter E, Caufriez A, Kerkofs M, et al: Sleep, awakenings, and insulin-like-growth factor 1 modulate the growth hormone (GH) secretory response to GH-releasing hormone. J Clin Endocrinol Metab 74：1451-1459, 1992
8) Melmed S: Acromegaly. N Engl J Med 322：966-977, 1990
9) Grunstein RR, Handelsman DJ, Lawrence S, et al: Neuroendocrine dysfunction in sleep apnea: reversal by nasal continuous positive airway pressure. J Clin Endocrinol Metab 68：352-358, 1989
10) Iranmanesh A, Veldhuis JD: Clinical pathophysiology of the somatotropic (GH) axis in adults. Endocrinol Metab Clin North Am 21：783-817, 1992
11) Grunstein RR, Ho KY, Berthon-Jones M, et al: Central sleep apnea is associated with increased ventilatory response to carbon dioxide and hypersecretion of growth hormone in patients with acromegaly. Am J Respir Crit Care Med 150：496-502, 1994
12) Grunstein RR, Ho KK, Sullivan CE, et al: Effect of octreotide, a somatostatin analogue, on sleep apnea in patients with acromegaly. Ann Int Med 121：478-483, 1994
13) Roxburgh F, Collis A: Notes on a case of acromegaly. Br Med J 2：63-65, 1896
14) Chappel W, Booth J: A case of acromegaly with laryngeal symptoms and pharyngeal symptoms. J Laryng Otol 10：142-150, 1896
15) Pekkarinen T, Partinen M, Pelkonen R, et al: Sleep apnoea and daytime somnolence in acromegaly: Relationship to endocrinological factors. Clin Endocrinol 27：649-654, 1987
16) Hart T, Radow S, Blackard W, et al: Sleep apnoea in active acromegaly. Arch Intern Med 145：865-866, 1985
17) Grunstein R, Ho K, Sullivan C: Sleep apnoea in ac-

romegaly. Ann Int Med 115 : 527-562, 1991
18) Rosenow F, Reuter S, Szelies B, et al : Sleep apnoea in treated acromegaly : relative frequency and predisposing factors. Clin Endocrinol 45 : 563-569, 1996
19) Wright A, Hill D, Lowy C, et al : Mortality in acromegaly. Q J Med 39 : 1-16, 1970
20) Rosenow F, McCarthy V, Caruso AC : Sleep apnoea in endocrine diseases. J Sleep Research 7 : 3-11, 1998
21) Buyse B, Michiels E, Bouillon R, et al : Relief of sleep apnoea after treatment of acromegaly : Report of three cases and review of literature. Eur Respir J 10 : 1401-1404, 1997
22) Shipley JE, Schteingart DE, Tandon R, et al : Sleep architecture and sleep apnea in patients with Cushing disease. Sleep 15 : 514-518, 1992
23) Rosenow F, McCarthy V, Caruso AC : Sleep apnoea in endocrine diseases. J Sleep Research 7 : 3-11, 1998
24) Shipley JE, Schteingart DE, Tandon R, et al : EEG sleep in Cushing disease and Cushing syndrome : Comparison with patients with major depressive disorder. Biol Psychiatry 32 : 146-155, 1992
25) Yanovski JA, Cutler JB : Glucocorticoid action and the clinical features of Cushing's syndrome. Endocrinol. Metabol Clin N Am 23 : 487-509, 1994
26) Millman RP, Bevilacqua J, Peterson DD, et al : Central sleep apnea in hypothyroidism. Am Rev Respir Dis 127 : 504-507, 1983
27) Van Dyck P, Chadband R, Chaudhary B, et al : Sleep apnea, sleep disorder, and hypothyroidism. Am J Med 298 : 119-122, 1989
28) Rajagopal KR, Abbrecht PH, Derderian SS, et al : Obstructive sleep apnea in hypothyroidism. Ann Int Med 101 : 491-494, 1984
29) Grunstein RR, Sullivan CE : Sleep apnea and hypothyroidism : mechanisms and management. Am J Med 85 : 775-779, 1988
30) Lin CC, Tsan KW, Chen PJ : The relationship between sleep apnea syndrome and hypothyroidism. Chest 102 : 1663-1667, 1992
31) Rosenow F, McCarthy V, Caruso AC : Sleep apnoea in endocrine diseases. J Sleep Research 7 : 3-11, 1998
32) Winkelmann JW, Goldman H, Piscatelli N, et al : Are thyroid function tests necessary in patients with suspected sleep apnea? Sleep 19 : 790-793, 1996
33) Meslier N, Giraud P, Person C, et al : Prevalence of hypothyroidism in sleep apnoea syndrome. Eur J Med 1 : 437-438, 1992
34) Orr WC, Males JL, Imes NK : Myxedema and obstructive sleep apnea. Am J Med 70 : 1061-1066, 1981
35) Petrof BJ, Kelly AM, Rubinstein NA, et al : Effect of hypothyroidism on myosin heavy chain expression in rat pharyngeal dilator muscles. J Appl Physiol 73 : 179-187, 1992
36) Wilson WR, Bedell GN : The pulmonary abnormalities in myxedema. J Clin Invest 39 : 42-55, 1960
37) Grunstein RR : Obstructive sleep apnea syndrome and hypothyroidism. Chest 105 : 1296-1297, 1994

20 睡眠・SAS と消化器疾患

　胃食道逆流症(GERD)や消化性潰瘍，機能性消化管障害(functional gastrointestinal disorders：FGD)は夜間睡眠中の消化器症状により，入眠障害や中途覚醒，早朝覚醒などの睡眠障害の原因となる。さらに，OSAS や SDB は胃液逆流(GER)の引き金になり，GER が SDB による睡眠障害をさらに増悪させる可能性がある。

GERD と睡眠障害

　GERD は胃内容物の逆流による症状を主体とする疾患概念であり，逆流性食道炎などの内視鏡所見を伴うものと伴わないものが含まれる。GERD の発症機序としては，嚥下運動と無関係に下部食道括約筋(lower esophageal sphincter：LES)が弛緩する一過性 LES 弛緩による逆流，腹圧の上昇に伴う逆流，持続的な低 LES 圧に伴う逆流の 3 つが考えられている[1]。GERD はきわめてありふれた疾患であり，毎日のように胸焼けを自覚するのは一般人口の 7〜10％にもなり，その有病率は成人の 40％にも達すると推定されている[2-4]。アジア人の GERD 有病率は西欧人と比べると低いといわれるが，日本人の胸焼けの頻度は 28.7％程度と報告されている[5]。一方，内視鏡で逆流性食道炎と診断されるのは，わが国では 7.9％あるいは 16.3％と報告されている[5,6]。GERD は嚥下痛や嚥下障害，喉頭咽頭炎，心窩部の灼熱感，慢性咳嗽や喘鳴，狭心症を思わせる胸痛などの症状を伴うことがあるし，無症候性にも発生し得る。GERD の有病率に男女差は知られていないが Barrett 食道は男性に多い[7]。

　GERD 患者の多くは夜間にも逆流症状を訴え，その 50％以上が GER による睡眠障害と覚醒時の生理機能への悪影響を自覚している[8,9]。終夜睡眠ポリグラフ検査(PSG)に食道 pH モニターを加えた研究によると，GER のエピソードは臨床的に GERD と診断された患者で明らかに多く，睡眠中の GER エピソードのほとんどは睡眠からの短い覚醒反応に一致してみられる[10,11]。逆流した胃内容物の排除は食道の蠕動運動によってなされ，酸の中和は飲み込まれた唾液によるが[12]，睡眠中は食道の蠕動運動や唾液分泌が大幅に低下しており，逆流した胃内容物のクリアランスは極度に低下する[13,14]。逆流した胃内容物の排除と酸の中和が速やかでないと逆流性食道炎など下部食道の傷害を発症しやすくなる。

　睡眠中に GER が発生すると口腔内の酸味や胸骨裏面の灼熱感・疼痛(胸焼け)とともに覚醒が起こる。このような GER エピソードの反復は頻回の覚醒反応や覚醒時間の増加につながり，睡眠の質を障害し，不眠の訴えにつながる[10,15]。GERD 患者を対象にした米国の調査によると，69％が夜間睡眠のために横臥すると GER 症状を自覚し，54％が GER 症状で覚醒し，29％が GER エピソードに関連した咳や窒息感で覚醒するという[9]。同じく米国の胸焼け患者の調査によると，79％が夜間の胸焼けを訴え，そのうちの 75％は睡眠に影響し，40％はそれが翌日の活動の障害になると感じている[8]。

　GERD 患者の夜間の胸焼けと睡眠の質〔ピッツバーグ睡眠質問票(PSQ)による〕，さらに労働生

133

産性や日常活動に影響するような睡眠障害に対するプロトンポンプ阻害薬(PPI)の効果を無作為化比較試験で検討した大規模な研究がある[16]。夜間の胸焼けは PPI 投与群の 40%で消失し,治療開始前には 83%の患者に認められた睡眠障害(PSQ 総合得点＞5 で判定)が 40〜50%に減少し,プラセボと比べて有意な改善であった。さらに,PPI 投与群は労働生産性や日常活動に悪影響を及ぼすような睡眠障害を著明に改善した[16]。最近,同様な成績がいくつか報告されており,GERD が睡眠障害を介して生活の質を落とす可能性のあることを認識しなければならない[17]。

ICSD-2(2005)は睡眠関連 GER に対して表Ⅱ-27 のような診断基準を示し,A＋B あるいは C を最小診断基準としている[7]。

GERD と OSAS

OSAS には GERD の合併が多いという報告がある[18,19]。上気道閉塞中の呼吸努力により胸腔内の陰圧化が高度となり,胃液が逆流しやすくなるものと考えられている。CPAP 治療により無呼吸とともに難治性の GERD も改善するという報告があり[19,20],このことからも胸空内圧の低下が GER を引き起こしている可能性が示唆される。一般に肥満は腹腔内圧の上昇をきたして GERD 発症の危険因子となる[21]が,OSAS に肥満者の多いことも GERD の合併率が高い要因の 1 つとなる。

OSAS の PSG の記録から,GER と閉塞性呼吸イベント,および脳波上の覚醒反応の関係を検討した成績がいくつかある[11,19,20,22]。Penzel ら[11]は OSAS 患者および重症いびき症患者 8 人を対象にして PSG と食道 pH モニターを同時に行い,GER エピソードと呼吸イベント(無呼吸あるいは低呼吸)および覚醒反応との関係を検討している。その結果,GER エピソード 69 回中 17 回(25%)は 1 分以上の覚醒時に発生し,51 回(74%)は脳波上の覚醒反応の直前〜1 分以内に発生し,1 回のみ(1%)が覚醒反応を伴わなかった。Ing ら[22]は 63 人の OSAS 患者と 41 名のコントロール群を対象にして同様の検討を行っている。その結果,OSAS 群の GER エピソードはコントロール群より有意に多く,食道内 pH が 4.0 未満の時間も有意に長いことを示して,検査データから OSAS と GERD には関連性のあることを明らかにした。さらに,OSAS の GER エピソードのうち 46.6%は呼吸イベントとの関係がみられず,11.3%は呼吸イベント前,29.7%は呼吸イベント後,12.4%は呼吸イベントと同時に発生していた。一方,呼吸イベントのうち 53.2%は GER エピソードとは関係なく,10.1%は GER エピソードの前,28.4%は GER エピソードの後,8.3%は GER エピソードと同時に発生していた。呼吸イベントに伴う覚醒反応のうち 56.2%は GER エピソードと関係なく,5.7%が GER エピソードの前,25.1%は GER エピソードの後,13.0%は同時に発生していた。これらの報告から GER エピソードと呼吸イベントおよび覚醒反応の間には関連性の

表Ⅱ-27 睡眠関連 GER の診断基準(ICSD-2, 2005 年)

A. 息切れや胸焼けとともに起こる頻回の覚醒
B. 次の症状の 1 つ以上
1. 睡眠から覚醒したときの口腔内の酸味・苦味
2. 睡眠に関連して起こる咳嗽あるいは窒息感
3. 胸焼けとともに起こる覚醒
C. PSG と食道 pH のモニターで覚醒を伴う睡眠中の GER を認める。
D. 他の睡眠障害や医学的・神経学的異常,精神疾患,薬物の影響,薬物中毒

OSA を合併することがある。その際は両方の診断名をつけるべきである。

(文献 7 より引用)

あることは間違いないが，それらの因果関係については明らかにされていない。ただし，ヒスタミン H_2 受容体拮抗薬がGERDを合併したOSAS患者の覚醒反応を減らすことから[22]，GERエピソードが無呼吸や低呼吸による睡眠障害をさらに増悪させている可能性がある。

消化性潰瘍（胃潰瘍・十二指腸潰瘍）と睡眠障害

　消化性潰瘍による主要な症状は自発性の心窩部痛であり，夜間の空腹時に増悪する傾向があり，それが睡眠障害の原因となる。その痛みは通常持続的な鈍痛で入眠後1〜4時間以内に出現する。心窩部に圧痛や筋性硬直のみられることがある。疼痛は頻回の脳波上の覚醒反応や完全な覚醒状態をもたらし，患者は不眠を訴えるようになる[23]。実際に胃あるいは十二指腸潰瘍の患者は健常人と比べて入眠時間が有意に長く，中途覚醒や睡眠中の夢見が有意に多いと報告されている[24]。ICSD-1（1990年）は消化性潰瘍による睡眠障害に対して表II-28のような診断基準を示し，A＋B＋Cを最小診断基準としている[23]。

　発症原因はヘリコバクター・ピロリ（H. pylori）感染（胃潰瘍の75％，十二指腸潰瘍の95％に関与しているといわれる）の他，副腎皮質ステロイド薬や非ステロイド性抗炎症薬（NSAIDs：アスピリン，インドメタシン，フェニルブタゾンなど）などの薬物，喫煙，昼夜交替制勤務やストレスの多い職業，重篤な疾患，ショックなどである。消化性潰瘍による睡眠障害を改善するためには，消化器症状の原因である潰瘍の治療が優先される。H. pyloriの感染が明らかな場合は，原則として除菌療法が優先され，次いでヒスタミン H_2 受容体拮抗薬やPPIを投与する。ただし，疾患の背後にあってその原因や増悪因子になったり，消化器症状とは別に睡眠障害を起こす可能性のあるストレスや不安，抑圧，生活習慣にも目を向ける必要がある。

機能性消化管障害と睡眠障害

　腹痛や腹部不快感，便通異常などの消化器症状の原因が消化管機能異常によると想定される疾患群は機能性消化管障害（functional gastrointestinal disorders：FGD）と呼ばれ，いくつかの病型に分類されている。中でも上部消化管症状を主体

表II-28　消化性潰瘍による睡眠障害の診断基準（ICSD-1，1990年）

A．患者は睡眠からの頻回の覚醒を訴える
B．心窩部痛は入眠後1〜4時間以内に起こる
C．睡眠中に起こる次の1つ以上の症状：
　1．胸部，胸骨後面，背部に放散する疼痛
　2．胃食道逆流を伴う胸焼けあるいは灼熱感
　3．幽門狭窄を伴う腹部膨満感，嘔気，けいれん性疼痛
D．ストレスの多い職業，昼夜交替制勤務，不眠を訴える精神病患者，消化性潰瘍の家族歴
E．消化性潰瘍と診断されていること
F．終夜睡眠ポリグラフ検査で次の2項目が認められること：
　1．頻回の覚醒
　2．急性期あるいは亜急性期には睡眠中に胃液および十二指腸液のpHが高度に酸性であること
G．他の医学的あるいは精神的な障害がないこと（夜間狭心症，胆石症，膵炎など）
H．他の睡眠障害がないこと

（文献23より引用）

とする機能性胃腸障害(functional dyspepsia：FD)[25]と下部消化管症状が主体の過敏性腸症候群(irritable bowel syndrome：IBS)[26]が代表的な疾患である。いずれも症状の原因となるような器質的疾患がないにかもかわらず，過去1年の間に12週間以上にわたり，腹痛や腹部不快感があるときに診断される。FDやIBSの腹部症状は自覚的な睡眠障害をもたらし，昼間の倦怠感とも関係する可能性が指摘されている[27-33]。特にIBS単独よりも，FDを合併した症例のほうが睡眠障害の訴えが強いという報告が多い[27,29,30,33]。例えば，FD単独の患者の68％，FD+IBS患者の71.2％に睡眠障害の訴えがみられたが，IBS単独では50.2％であり，健康人と差がなかったという[29]。

睡眠障害のタイプとしては頻回の中途覚醒や不快な早朝覚醒の訴えが多かった。ピッバーグ睡眠質問票(PSQ)[34]を用いた調査では，単独群，IBS+FD合併群ともにPSQのすべての構成要素(睡眠の質，睡眠潜時，睡眠時間，睡眠効率，睡眠障害，睡眠薬の使用，日中覚醒障害)が有意に障害されており，総合得点も健康人と比べて高値であった[33]。また，IBS+FD合併群はIBS単独群よりも睡眠潜時が延長しており，PSQ総合得点も有意に高値であった。PSGを用いて客観的に睡眠を評価しようとした試みもあるが，いずれも症例数が少なく確定的な所見は得られていない[28,32]。

おわりに

ここに示した疾患は適切に治療しないと慢性的に経過し，いずれも自覚的な睡眠障害を招くことは間違いなく，それが生活の質を落とし，労働生産性を障害する可能性も指摘されている。さらにこれらの疾患は，その発症や増悪にストレスや抑うつ，不安が関与しており，背景にあるこれらの要因が睡眠障害の原因になっている可能性も考えておく必要がある。ヒスタミンH_2受容体拮抗薬やPPIなど，単に消化管をターゲットにした治療だけでは，これらの疾患のコントロールは困難なことが多い。

(榊原博樹)

■文献

1) Dodds WJ, Dent J, Hogan WJ, et al：Mechanisms of gastroesophageals reflux in patients with reflux esophagitis. N Engl J Med 307：1547-1552, 1982
2) Peterson H：The prevalence of gastro-oesophageal reflux disease. Scand J Gastroenterol 30：5-6, 1995
3) Richter JE：Typical and atypical presentations of gastroesophageal reflux disease：The role of esophageal testing in diagnosis and management. Gastroenterol. Clin North Am 25：75-102, 1996
4) Spechler SJ：Epidemiology and natural history of gastroesophageal reflux disease. Digestion 51：24-29, 1992
5) 岩切龍一，岡本多代，古川徳昭，他：胃食道逆流症の頻度．消化器科 28：315-320, 1999
6) 幕内博康：滑脱型食道裂孔ヘルニアの臨床的研究―診断と程度分類を中心に．日消病会誌 79：1557-1567, 1982
7) American Academy of Sleep Medicine：The international classification of sleep disorders：Diagnostic and coding manual, 2nd ed. pp239-241, 2005
8) Shaker R, Castell DO, Shoenfeld PS, et al：Nighttime heartburn is an under-appreciated clinical problem that impacts sleep and daytime function：The results of a Gallup survey conducted on behalf of the American Gastroenterological Association. Am J Gastroenterol 98：1487-1493, 2003
9) Farup C, Kleinman L, Sloan S, et al：The impact of nocturnal symptoms associated with gastroesophageal reflux disease on health-related quality of life. Arch Intern Med 151：45-52, 2001
10) Freidin N, Fisher MJ, Taylor W, et al：Sleep and nocturnal acid reflux in normal subjects and patients with reflux oesophagitis. Gut 32：1275-1279, 1991
11) Pentzel T, Becker HR, Brandenburg U, et al：Arousal in patients with gastro-esophageal reflux and sleep apnea. Eur Respir J 14：1266-1270, 1999
12) Orr WC：Gastrointestinal disorders. in Kryger MH, Roth T, Demant WC (eds)：Principles and Practice of Sleep Apnea, pp1256-1265, Elsevier, Philadelphia, 2005
13) Lichter J, Muir RC：The pattern of swallowing during sleep. Electroencephalogr Clin Neurophysiol 38：427-732, 1975
14) Schneyer LH, Pigman W, Hanahan L, et al：Rate of flow of human parotid, sublingual, and submaxillary secretions during sleep. J Dent Res 35：109-114, 1956
15) Chand N, Johnson DA, Tabangin M, et al：Sleep dys-

function in patients with gastro-oesophageal reflux disease: Prevalence and response to GERD therapy, a pilot study. Aliment Pharmacol Ther 20: 969–974, 2004
16) Johnson DA, Orr WC, Crawley JA, et al: Effect of esomeprazol on nighttime heartburn and sleep quality in patients with GERD: A randomized, placebo-controlled trial. Am J Gastroenterol 100: 1914–1922, 2005
17) Orr WC, Goodrich S, Robert J: The effect of acid suppression on sleep patterns and sleep-related gastro-oesophageal reflux. Aliment Pharmacol Ther 21: 103–108, 2005
18) Samuelson CF: Gastroesophageal reflux and obstructive sleep apnea. Sleep 5: 475–476, 1989
19) Kerr P, Shoenut JP, Millar T, et al: Nasal CPAP reduces gastroesophageal reflux in obstructive sleep apnea syndrome. Chest 101: 1539–1544, 1992
20) Graf KI, Karaus M, Heinemann S, et al: Gastroesophageal reflux in patients with sleep apnea syndrome. Z Gastroenterol 33: 689–693, 1995
21) Fass R, Quan SF, O'Connor GT, et al: Predictors of heartburn during sleep in a large prospective cohort study. Chest 127: 1658–1666, 2005
22) Ing AJ, Ngu MC, Breslin ABX: Obstructive sleep apnea and gastroesophageal reflux. Am J Med 108: 120S–125S, 2000
23) American Academy of Sleep Medicine: The international classification of sleep disorderes, Revised, Diagnostic and coding manual. pp275–277, 1900
24) 瀬川昂生：睡眠関連逆流性食道炎および消化性潰瘍．太田龍朗，大川匡子，塩沢全司，（編）：臨床睡眠医学，pp265–273，朝倉書店，1999
25) Talley NJ, Stanghellini V, heading RC, et al: Functional gastroduodenal disorders. Gut 45: II37, 1999
26) Thompson WG, Longstreth GF, Drossman DA, et al: Functional bowel disorders and Functional abdominal pain. in Drossman DA, Talley NJ, Thompson WG, et al (eds): Rome II Functional gastrointestinal disorders: diagnosis, pathophysiology, and treatment, 2nd ed, p351, Degnon Associates, McLean, VA, 2000
27) Jarrett M, Heitkemper M, Cain KC, et al: Sleep disturbance influences gastrointestinal symptoms in womwn with irritable bowel syndrome. Dig Dis Sci 45: 952–959, 2000
28) Elsenbruch S, Harnish MJ, Orr WC: Subjective and objective sleep quality in irritable bowel syndrome. Am J Gastroenterol 94: 2447–2452, 1999
29) Fass R, Fullerton S, Tung S, et al: Sleep disturbances in clinic patients with functional bowel disorders. Am Gastroenterol 95: 1195–1200, 2000
30) Goldsmith G, Levin JS: Effect of sleep quality on symptoms of irritable bowel syndrome. Dig Dis Sci 38: 1809–1814, 1993
31) Whorwell PJ, McCallum M, Greed FH, et al: Non-colonic features of irritable bowel syndrome. Gut 27: 37–40, 1986
32) Heitkemper M, Charman AB, Shaver J, et al: Self-reported and polysomnographic measures of sleep in women with irritable bowel syndrome. Nurs Res 47: 270–277, 1998
33) Elsenbruch S, Thompson JJ, Harnish MJ, et al: Behavioral and physiological sleep characteristics in women with irritable bowel syndrome. Am J Gastroenterol 97: 2306–2314, 2002
34) Buysse DJ, Reynolds III CF, Monk TH, et al: The Pittsburgh sleep quality index: A new instrument for psychiatric practice and research. Psychiatry Res 28: 193–213, 1989

第Ⅱ部
SASの病態と臨床的諸問題

21 健康診断で発見されるSDB・SASと医療機関で診断されるSAS

　何らかの自他覚症状をもち医療施設を受診して診断されるSASと健康診断や疫学調査で判明するSDBの間には，症状に関して大きな差異がみられる．筆者らの施設でPSGのうえで診断したSASと勤労者を対象にした疫学調査で判明したSDBの症状出現頻度を表Ⅱ-29に示した．この比較から明らかなように，SASは重症度に関わらずいびき，昼間眠気，睡眠中の呼吸停止の指摘，悪い寝相，倦怠感，などの症状の出現頻度が高く，ESS 11点以上は40％を占める．一方，疫学調査でみつかったSDBに関しては，軽症・中等症の症状出現頻度は低いが，重症例では医療施

表Ⅱ-29　OSAS関連症状の出現頻度（％）：受診OSAS患者と疫学調査で判明したSDBの比較

	RDI*				AHI		
	<5 n=746	5〜15 n=192	15〜30 n=46	30〜 n=18	5〜15 n=135	15〜30 n=121	30〜 n=336
年齢（歳）**	42.2(8.8)	46.6(8.8)	47.9(8.5)	46.2(6.6)	44.4(9.3)	46.4(8.6)	46.2(8.5)
BMI（kg/m²）**	22.6(2.9)	24.3(3.4)	25.7(4.5)	27.8(4.7)	25.0(2.9)	25.9(3.9)	28.9(5.7)
いびき	17.2	38.0	45.7	72.2	74.1	90.1	90.2
昼間眠気	7.4	3.6	6.5	22.2	49.6	49.6	54.5
睡眠中の呼吸停止	0.7	1.7	15.2	33.3	31.1	43.0	62.1
睡眠中の窒息感	0.3	0.0	0.0	0.0	8.9	9.1	8.0
3回以上の覚醒	2.8	3.1	2.2	5.6	13.3	14.9	15.8
不眠	1.2	1.6	0.0	5.6	6.7	7.4	7.1
寝相	12.3	8.9	13.0	11.1	25.9	28.9	32.1
起床時頭痛	0.4	0.5	2.2	0.0	5.9	4.1	7.1
夜間頭痛	0.3	1.0	0.0	0.0	3.7	0.0	2.1
胸背部痛	2.5	1.6	2.2	5.6	11.9	10.7	5.7
寝汗	7.7	6.8	13.0	5.6	15.6	16.5	19.9
集中力障害	1.9	1.0	0.0	0.0	13.3	14.1	10.7
倦怠感	11.1	4.2	8.7	11.1	36.3	29.8	25.3
起床時熟睡感欠如	9.3	6.8	8.7	11.1	40.0	38.0	30.7
夜間2回以上の排尿	2.3	2.6	2.2	0.0	17.0	15.7	20.5
起床時口腔内乾燥	7.6	6.8	17.4	38.9	36.3	29.8	42.6
咽頭刺激感	2.9	2.6	6.5	16.7	12.6	11.6	13.7
不機嫌	2.7	1.6	0.0	5.6	5.9	9.1	6.3
ESS 11点以上	8.1	7.3	18.8	38.9	45.2	36.4	44.0
ESS 11点以上の平均値**	12.6(1.7)	12.4(1.7)	12.2(1.3)	13.7(2.7)	14.2(2.7)	14.5(2.7)	14.3(3.2)

30歳以上60歳未満の男性OSAS患者と某製造工場の疫学調査対象者についてまとめた．週4日以上当該症状が出現する場合を陽性とした．
AHI：apnea hypopnea index，ESS：Epworth sleepiness scale
*RDI：respiratory disturbance index．ここでは酸素飽和度の4％以上の低下を伴う呼吸イベントの1時間当たりの回数．**平均値（SD）で表示した．

（藤田保健衛生大学）

設受診の重症 OSAS と類似してくる。Ulfberg ら（1996 年）は一般住民と受診して診断された OSAS を対象にして，昼間眠気や作業の集中・学習・実行の困難度を比較している。その結果，一般住民の中でみつかる習慣性いびきは，その中に 20％程度の OSAS を含む可能性があるにもかかわらず，受診していびき症と診断された群と比べて眠気は軽く，作業困難の頻度も低かった（107 頁の表Ⅱ-16 を参照）[1]。

これらの成績から，健康診断や疫学調査でみつかる軽症〜中等症の SDB は，医療機関を受診して診断される同程度の SDB と比べて症状が軽く，両者を同列に扱ってよいか疑問が残る。ただし，健康診断でみつかる SDB であっても AHI が 30 を超える重症者に関しては症状の出現頻度が高くなり，医療機関受診の重症 OSAS に近づく。

（榊原博樹）

■文献
1) Ulfberg J, Carter N, Talbuck M, et al : Excessive daytime sleepiness at work and subjective work performance in the general population and among heavy snorers and patients with obstructive sleep apnea. Chest 110 : 659–663, 1996

---

column⑨　「寝る子は育つ」か？

「寝る子は育つ」というが，厳密に考えるとこれは正しくない。なぜなら，「寝る」子が育つとは限らないが，「眠る」子は育つからである。成長ホルモンは子どもの成長にとって最も重要なホルモンであるが，昼間起きているときよりも夜間眠っているとき，特に入眠直後に出現する深睡眠のときに分泌のピークがみられる。

OSAS のように，寝ていても眠れていない場合は正常な成長ホルモンの分泌パターンが得られない。「寝る子は育つ」ではなく，「眠る子は育つ」と変更すべきであろう。

第Ⅱ部 SASの病態と臨床的諸問題

22 各国のSAS診療の実態

　ここでは，世界各国のSAS診療の実態に関して，文献1）を参考にして紹介する。2004年当時のデータに基づくものであり，現在とは異なる点があるかもしれないことを念頭においていただきたい。SASの診断と鑑別，およびCPAPタイトレーション・導入にはPSGがゴールドスタンダードであるが，各国とも検査可能な施設やベッド数，専門医，専門スタッフが十分ではなく，必要な治療の導入までには相当な待機期間を要している。また，保険診療上の規制により，PSG検査の可能な施設や専門医の資格を制限していることもPSG検査の実施とCPAP治療の導入に時間がかかる要因となっているようである。簡易モニターやパルスオキシメーターによる在宅検査やauto CPAPの利用，スプリットナイトPSG（Ⅲ.14の231頁参照）で待機期間の問題を解決しようとしている国も多い。**表Ⅱ-30**に英国，ベルギー，オーストラリア，米国，カナダのスリープラボ施設数，PSGベッド数，検査件数を示した[1]。以下，文献1）に従って各国の状況を解説する。日本の現状に関しては次項（Ⅱ.23）に述べるが，検査需要の掘り起こしが十分でないこと，保険診療上の受診アクセスに制限がないことなどから施設数が少ない割に待機時間が短く済んでいるようである。

英国

　専門医診察に6カ月（2〜24カ月），検査までに4カ月（0〜48カ月），その後CPAPタイトレーションまで4カ月（3〜6カ月），合計14カ月（7〜60カ月）の待機期間が必要とされる。Edinburg Royal Infirmaryの場合，施設から100マイル（160 km）以内に在住する患者はすべて在宅での簡易検査が行われ，結果の疑わしいケースのみPSGがオーダーされる。施設から160 km以上離れて在住する患者はエプワース眠気尺度（ESS）が11点以上か自動車運転中に眠ってしまうケースのみスプリットナイトPSGが行われる。スプリットナイトPSGは2時間の良好な睡眠でAHIが20以上のとき，当直ナースがCPAPタイトレーションを始める。睡眠検査の2/3はパルスオキシメトリーのみ，20％が簡易モニターで，PSG

表Ⅱ-30　各国のPSG検査状況

国	人口（百万人）	スリープラボ	PSGベッド	ベッド/10万人	検査件数/年	検査件数/年/10万人	待機期間（月）
英国	58.8	84	170	0.3	25,000	42.5	7〜60
ベルギー	10.0	50	150	1.5	17,716	177.2	2
オーストラリア	19.0	65	244	1.3	53,500	282.0	3〜16
米国	280.0	1,292			1,170,000	427.0	2〜10
カナダ	31.4	100	440	1.4	116,000	370.4	4〜36

（文献1より引用）

は10％のみ。診療報酬は100％政府が補償する。診療担当はほとんどすべて呼吸器科医であり，専門医の修練として3カ月間のスリープセンター所属を要求される。

ベルギー

専門医診察までに1〜3週，PSG検査までに2週〜2カ月，CPAPタイトレーションまでに1〜4週，全体で1〜3カ月の待機期間を要する。PSGの90％以上が病院のスリープラボで行われる。原則として簡易モニターは用いない。PSG検査は専門医の下で標準的な記録が残されているという条件で公的社会保険で補償される。CPAP適応はAHI 20以上および覚醒指数30以上で治療により明らかな改善が示されることが条件とされる。社会保障制度で認められた限られた施設でのみCPAP治療が認められる。

オーストラリア

専門医診察までに9週(1〜32週)，検査までに公的施設で21週(4〜68週)，私立施設で4週(1〜12週)，CPAPタイトレーションまでに最大40週，全体で3〜16カ月の待機期間を要する。診療報酬が適切でないため，簡易検査の実施はきわめて少ない。州政府運営の病院ではPSGの患者負担はなし。私立のスリープラボでは公的なMedicareから450オーストラリアドル，任意保険から350〜500オーストラリアドルの補償が受けられる。Medicare担当医になるためには医師免許取得後1〜3年のフルタイムの睡眠医療トレーニングを含む7年以上の修練が必要とされる。睡眠医療を内科のサブスペシャリティとして認めている。

米国

待機期間は施設，運営母体により大差がある。Philadelphia Veterans Affairs Medical Centerでは専門医診察までに2〜3カ月，検査までに2〜3カ月，Veterans Affairs(VA：退役軍人管理局)のような国立の施設では紹介から検査まで平均8〜9カ月かかり，40％は簡易モニターで診断してCPAPを導入している。保険診療上，大部分がスプリットナイトPSGで診断とCPAPタイトレーションを同時に行っている。Medicare & MedicaidではスプリットナイトPSGに807.69 USドル，タイプ3(レベルⅢ)簡易モニター(非監視下)に223.62 USドルを支払う。大部分のスリープラボは呼吸器科医が運営している。彼らの1/3はAASMの認定医でもある。睡眠医療の専門医であること，AASMの認定施設であることが，公的および私的な保険給付に必要な条件とされるようになっている。

カナダ

待機期間は数週〜1年以上と様々であり，大学，州立，政府関係の施設では待機が長い。西部および東部では専門医診察までに4〜6カ月，検査までに8〜30カ月，合計24カ月(8〜36カ月)であり，オンタリオ州では2.4+2カ月程度。カルガリー大学スリープラボ(4ベッド，年間PSG 1,000件)では州政府がPSG費用を負担している。限られた専門家だけが紹介患者の診療に当たり，PSGのオーダーができる。検査需要が多いため，スプリットナイトPSGや在宅での簡易モニターが増えている。治療はしばしば在宅のauto CPAPで開始される。待機期間が長いため，地方医はパルスオキシメトリー(州政府の保険ではカバーされない)で診療を始めるようになっている。ほとんどの州の公的保険では限られた施設での

PSGしか認められない。睡眠医学は専門科としては認められていない。

PSG検査の需要

米国ではAHI 15以上の発症率は0.6%と推定されている（年間600件/10万人）[2]。AHI 15以上の有病率は30～60歳の男性の9%，女性の4%に相当する[3]。しかし，AHI 15以上の男性の82%，女性の93%は未診断といわれる[3]。これらの未診断症例を10年間で検査するためには，年間555件/10万人のPSGが必要となる。したがって，合計1,155件/10万人のPSGが毎年必要と計算される。

（榊原博樹）

■文献
1) Flemons WW, Douglas NJ, Kuna ST, et al : Access to diagnosis and treatment of patients with suspected sleep apnea. Am J Respir Crit Care Med 169 : 668-672, 2004
2) Peppard PE, Young T : Eight year progression of sleep-disordered breathing in the Wisconsin sleep cohort. Sleep 24 : A255-A256 (abstract), 2001
3) Young T, Evans L, Finn L, et al : Estimation of the clinically diagnosed proportion of sleep apnea syndrome in middle-aged men and women. Sleep 20 : 705-706, 1997

---

column⑩　SASと交通事故(1)：不可解な判決

　新聞報道によると，被告男性(59歳)は2002年8月10日午後5時ごろ，和歌山県古座町の国道(片側1車線)で乗用車を運転中，対向車線にはみだして約74メートル走り，前から来た軽乗用車と正面衝突して男女3人に重軽傷を負わせたとして，業務上過失傷害罪に問われた。被告人は，捜査段階から「事故直前の記憶が全くなく，なぜはみだしたのかわからない」と供述していたという。弁護側は事実関係を認めたうえで「被告男性は睡眠時無呼吸症候群(SAS)だったため，事故の記憶がないもので，SASの予兆や自覚症状もなかった」と主張した。裁判長は，専門家による鑑定から，男性が中等症から重症のSASであると認定し，「男性はSASの影響で予兆なく急激な睡眠に襲われた可能性があり，前方注意義務を果たせなかった疑いが残る」として，無罪(求刑・禁錮2年)を言い渡した。
　読者諸氏はこの判決をどう思うだろうか？　筆者は業務上過失傷害罪が成立するための法的な要件に関して知らないが，多くのSAS患者の診療に携わってきた筆者にとって，この判決はSASという疾患を正しく認識していない，奇妙な判決のように思われてならない。通常，SASの眠気は心筋梗塞や脳出血のように突然に発生するわけではなく，年余の睡眠障害により，慢性的な眠気を自覚していることが多い。事故に至らないヒヤリ・ハットを経験していることも多い。SAS患者は，予めSASと診断されているかどうかに関係なく，自分が長時間運転することの危険性を感じており，可能な限り運転を回避したり，頻回に休憩するなどの自衛策を講じていることが多い。運転中に「急激な睡眠に襲われる」ことはあるが，それが「予兆なく」出現するわけではない。SASである以上，予兆なく出現したという主張は通用しない。SAS患者は，予めSASと診断されているか否かにかかわらず，健常人以上に事故を回避するための重い責任を負っているというべきであろう。

23 日本のSAS診療の実態と診療連携構築の必要性

日本のSAS診療の実態

■愛知県のPSG検査実施調査からみた実態

2008年9月時点で，日本には日本睡眠学会の認定施設が68施設，認定医が359名，認定歯科医師が26名，認定検査技師が314名存在した[1]。認定施設でない検査施設も相当数に上り，日常的に稼働しているPSG検査用ベッド数の合計や年間の検査件数は明らかでない。認定施設や認定医の地域的な偏在が顕著であり，日常的なPSGが不可能と思われる地域も存在する。

2007年9月当時，愛知県には日本睡眠学会の認定施設が6施設あり，認定医師が36人，認定歯科医師が2人，認定検査技師が31人存在した[1]。PSG機器の設備状況から，年間50件以上のPSGを実施していると推定される施設は26施設あった。この施設のPSG担当者を対象にして，PSG用のベッド数と1週間の検査人数，あるいは2006年のPSG検査実績を電話で聞き取り調査した。その結果，ベッド数は1施設当たり1〜8床で，合計63床であった。年間のPSG件数は合計7,389件と推定された。このうち70％は検査件数の多い上位7施設で実施されていた。最多の2施設はいずれも私立の専門クリニックであり，年間PSGは1,000件を超えていた（表Ⅱ-31）。

愛知県の施設数，ベッド数，検査件数を140頁の表Ⅱ-30に示した欧米各国[2]と比較したのが表

表Ⅱ-31　PSG検査：愛知県の現状（推定）

年間50件以上のPSGを実施していると推定される施設*		26施設	
ベッド総数	63床（1施設1〜8床）		
年間PSG件数（合計）		7,389件　（1床当たり）	117件
上位7施設			
クリニックA	8床	1,920件　（　〃　）	240件
クリニックB	6床	1,152件　（　〃　）	192件
大学病院A	3床	720件　（　〃　）	240件
大学病院B	5床	576件　（　〃　）	115件
総合病院A	2床	384件　（　〃　）	192件
大学病院C	4床	240件　（　〃　）	60件
総合病院B	1床	240件　（　〃　）	240件
上記7施設合計	29床	5,232件（70.8％）	
日本睡眠学会（2007年9月当時の愛知県の実態）			
認定施設	6		
認定医師	36人		
認定歯科医師	2人		
認定検査技師	31人		

＊調査できなかった4施設はPSG機器の保有状況から推定した。

〔電話による検査担当者への聞き取り調査より（2007年9月6日）〕

第Ⅱ部 SASの病態と臨床的諸問題

表Ⅱ-32 愛知県のPSG検査件数，欧米各国との比較（一部再掲）

国	人口（百万人）	スリープラボ	PSGベッド	ベッド/10万人	検査件数/年	検査件数/年/10万人	待機期間（月）
英国	58.8	84	170	0.3	25,000	42.5	7〜60
ベルギー	10.0	50	150	1.5	17,716	177.2	2
オーストラリア	19.0	65	244	1.3	53,500	282.0	3〜16
米国	280.0	1,292			1,170,000	427.0	2〜10
カナダ	31.4	100	440	1.4	116,000	370.4	4〜36
3カ国平均				1.4		276.5	
愛知県							
現状（推定）	7.3	26	63	0.9	7,389	101.0	1〜3
先進国並み			102	1.4	20,200	276.5	
潜在患者を10年間で検査					84,315	1,155	

米国ではAHI 15以上の発症率は0.6％と推定され，年間600件/10万人に相当する[3]。AHI 15以上の有病率は30〜60歳の男性の9％，女性の4％で，男性の82％，女性の93％は未診断と推定されている[4]。
これらの未診断症例を10年間で検査するために年間555件/10万人の検査が必要となる。新規発症例の他，10年間で潜在症例をすべて診断するためには，少なくとも（600＋555＝1,155）件の検査が必要になる。したがって，愛知県で今後10年間の間にAHI 15以上のSDBをすべて診断するためには年間84,315件のPSG検査が必要となる。

（文献1〜3より引用して作成）

Ⅱ-32である。愛知県の人口は約730万人であり，人口10万人当たりのPSGベッド数は0.9床，検査件数は101人となった。愛知県は比較的PSGベッド数の多い地域とみられているが，極端に貧弱な英国と極端に多い米国を除いた3カ国の平均である人口10万人当たり1.4床，276.5件と比べて著しく少ないベッド数，検査件数であった。欧米の平均に到達するためには検査件数を2.7倍に増やす必要があり，さらに新規発生症例と潜在症例のすべてを10年間で検査するためには，愛知県で年間84,315件（現在の11.4倍）のPSGが必要と推定される。さらに愛知県（日本）の特徴は，検査件数が少ない割にCPAP導入までの待機期間が短いことである。医療機関へのアクセスが自由な保険制度の影響というより，日本では検査需要の掘り起こしが不十分で検査の必要な患者が潜在していると考えるのが妥当であろう。

■厚生労働省統計表データベースシステムの解析から

❶ PSGと簡易モニターの検査件数

厚生労働省統計表データベースシステム（http://www.mhlw.go.jp/toukei/list/26-18.html）の社会保険診療行為別調査は毎年6月分の診療報酬請求から，すべての診療行為の実施件数をまとめて報告していた（2009年6月で運用を終了）。PSGと簡易モニター（携帯用装置）の年度別実施件数は図Ⅱ-23のとおりであり，平成14年から増加し始め，平成19年には22,106件に達している。平成18年にはPSGと簡易モニターに分けて集計されており，前者が5,869件，後者が4,126件であった。この資料によると日本では1カ月に約6,000件，1年に約72,000件のPSG検査が実施されていることになる。この検査件数は人口で補正すると米国の1/8程度である。図Ⅱ-24はPSG実施件数を年齢別にみたものであるが，20歳未満にはほとんど実施されておらず，40〜60代に多いことが分かる。

❷ CPAP実施件数

日本では平成10年（1998年）からCPAP治療が保険適用になった。それ以後，平成18年までの毎年6月のCPAP処方件数を図Ⅱ-25に示した。平成14年から急増し，平成19年には95,581件に達し，診療所での処方が病院からの処方を上回った。図Ⅱ-26はCPAP処方件数を年齢別に図示したものであるが，30〜70代の処方件数が多く，小児にはほとんど処方されていない。

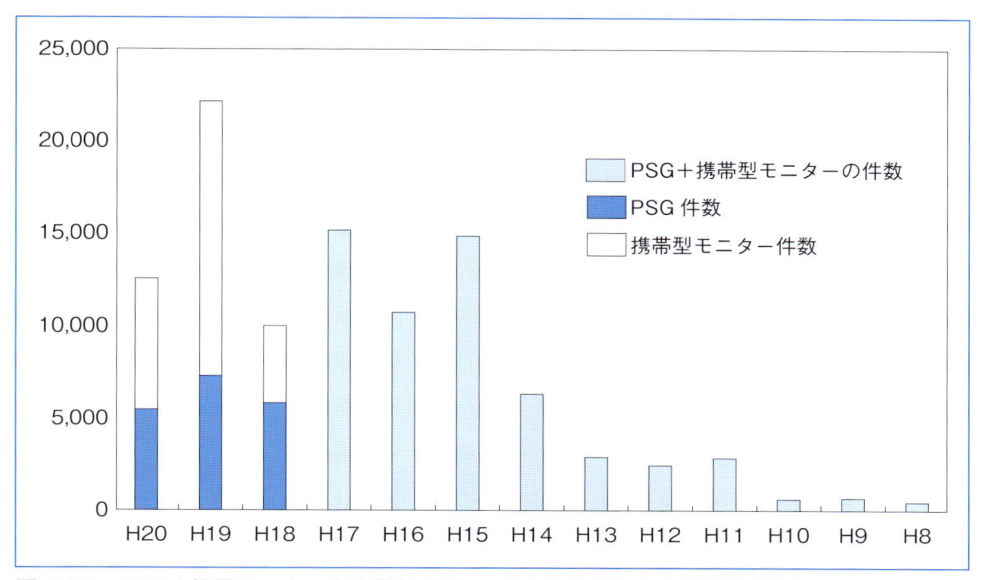

図Ⅱ-23　PSG＋簡易モニター実施件数（毎年6月の社会保険診療報酬請求分）
平成19年には22,106件に達した。平成18年からはPSGと簡易モニターに分けて集計されており，前者が平成18年：5,869件，平成19年：6,977件，平成20年：5,065件であった。
（厚生労働統計一覧より引用し作成）

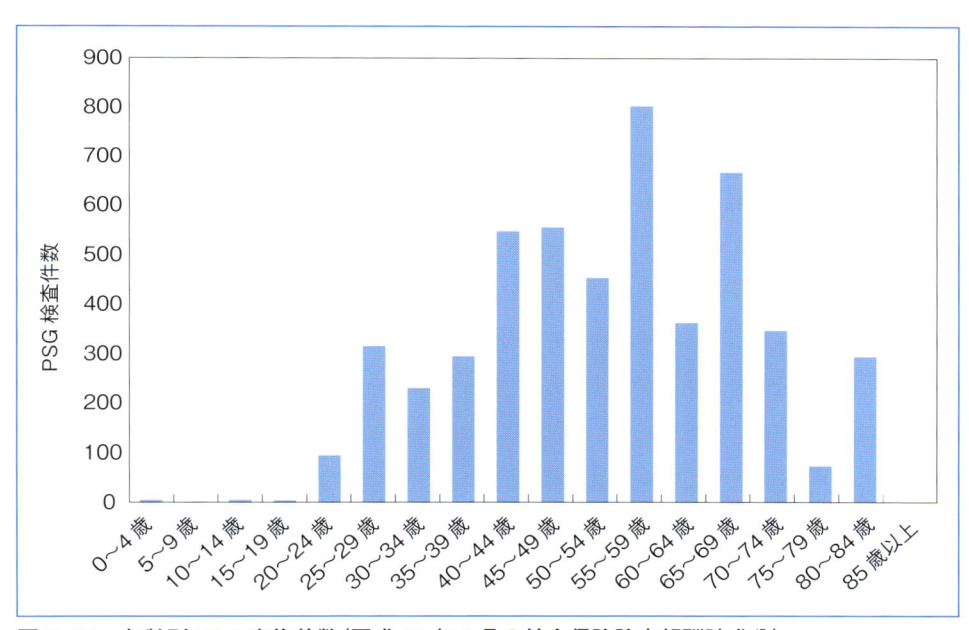

図Ⅱ-24　年齢別PSG実施件数（平成20年6月の社会保険診療報酬請求分）
平成20年6月のPSG検査件数の合計は5,065件であり，病院で3,644件，診療所で1,421件が行われていた。15歳未満の小児にはほとんど実施されていない。
（厚生労働統計一覧より引用し作成）

第Ⅱ部　SASの病態と臨床的諸問題

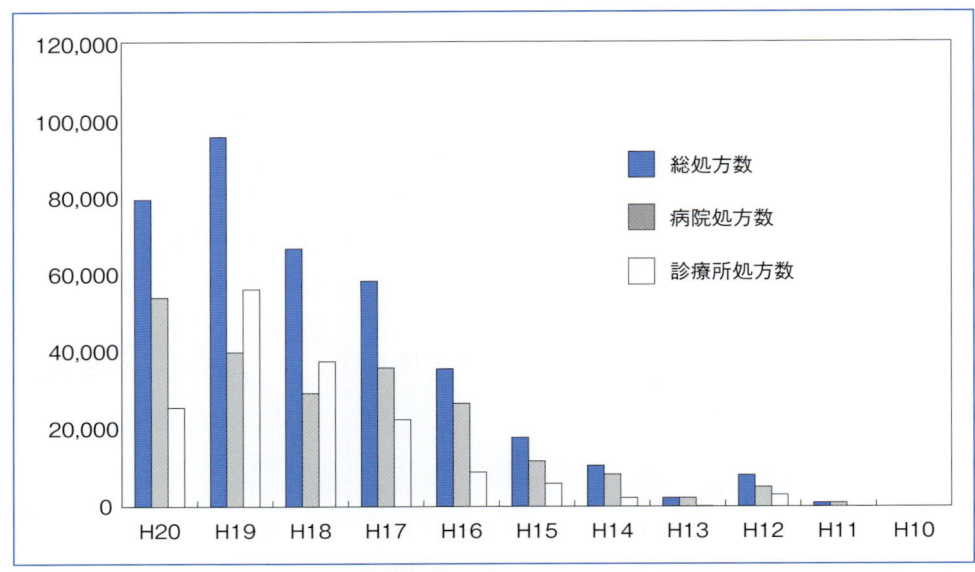

図Ⅱ-25　CPAP処方件数（毎年6月の社会保険診療報酬請求分）
平成14年から急増し，平成19年には95,581件に達し，診療所での処方が病院からの処方を上回った。しかし平成20年にはやや減少し，CPAP処方件数は頭打ちの感がある。
（厚生労働統計一覧より引用し作成）

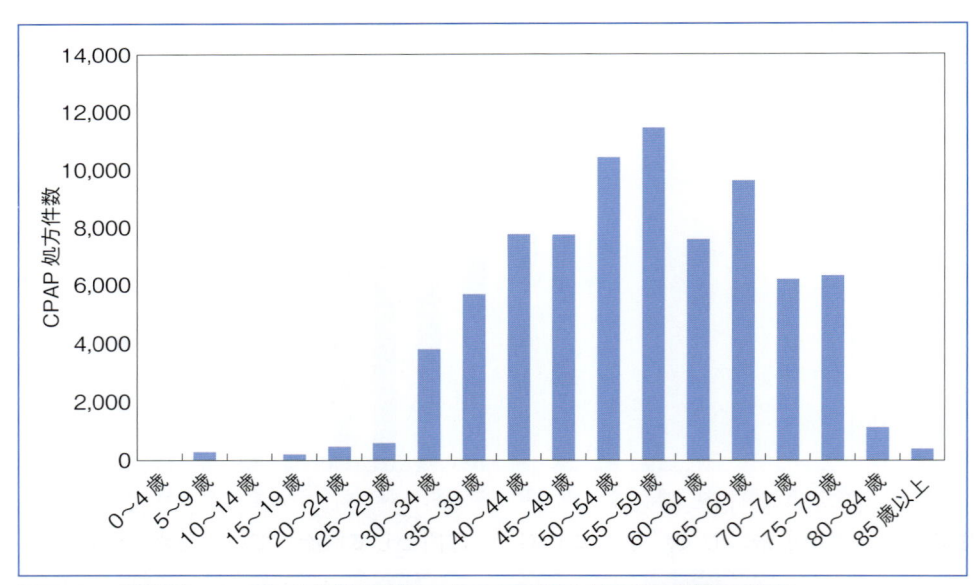

図Ⅱ-26　年齢別CPAP処方件数（平成20年6月の社会保険診療報酬請求分）
30歳代～70歳代の処方件数が多く，小児にはほとんど処方されていない。
（厚生労働統計一覧より引用し作成）

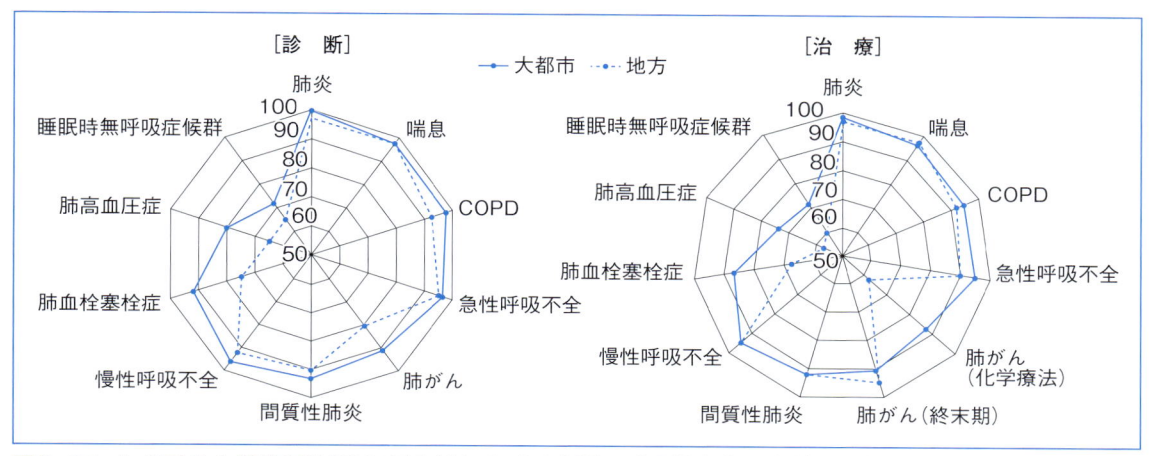

図Ⅱ-27 わが国の大規模病院（300床以上）における各種の呼吸器疾患の診断・治療自己完結度（2007～2008年調査，疾患別・地域別表示）
睡眠時無呼吸症候群の自己完結度は診断，治療ともに60～70％程度であり，他の疾患と比べて著しく低い。特に地方での自己完結度が低く，適切な医療連携が必須である。

（文献7より引用）

睡眠（呼吸）障害を中心とした診療連携：提言を含めて

ここでの診療連携とは，SASに関する診療レベルの異なる4種類の施設の連携という意味である。1つはPSGのできる大学病院・総合病院であり，2つ目は多数のPSG検査が可能な睡眠（呼吸）障害専門クリニック，3つ目がPSG設備をもたないが簡易モニターの利用できる有床の病院，4つ目が一般の無床クリニックである。

筆者は各レベルの施設とも，主体的にSASの診療に関わることができると考えている。その際にはPSGの実施できる環境を準備することは必須である。しかし，すべての施設でPSGを行う必要はない。地域ごとに中核となるPSGセンターを育て，診療連携を密にして，そこにPSGの必要な症例を集中させ，医療資源を有効に活用するべきである。周辺の施設は簡易モニターを適切に利用することにより，無駄なPSGを減らし，自らPSGの検査負担を負わずにSASの診療に関与することが可能になる。それが医療資源を有効に活用し，医療費を抑制することにもつながる。

日本呼吸器学会はわが国の300床以上の大規模病院について，各種の呼吸器疾患の診断および治療の自己完結度を調査している。その結果，睡眠時無呼吸症候群の診療に関する自己完結度は，診断，治療ともに60～70％程度であり，他の疾患と比べると著しく低値であった[7]（図Ⅱ-27）。おそらく，PSG検査を実施できないことが診療の障害となっているものと思われ，大病院でさえ適切な医療連携の構築が必須である。

■大学病院・大規模総合病院のスリープセンター

図Ⅱ-28は藤田保健衛生大学病院のPSG件数をAHI別に示し，AHI 5未満（非OSAS）に関しては疾患の内訳を示したものである。5年間で2,000件の新規症例のPSGが実施されている。呼吸器内科の症例が多いが，中央検査室の生理検査部門として機能しているため，検査の受付はオープンであり，耳鼻咽喉科，精神科，神経内科，小児科など，いろいろな診療科から検査オーダーがくる。診断結果は約3/4がOSASで，1/4がそれ以外の疾患である。OSAS以外の症例の最終診断は図Ⅱ-28のとおりである。ナルコレプシーや特発性過眠症などの過眠症状を呈する疾患が含まれてくる。これらの疾患の内訳は，PSG検査の主

第Ⅱ部
SASの病態と臨床的諸問題

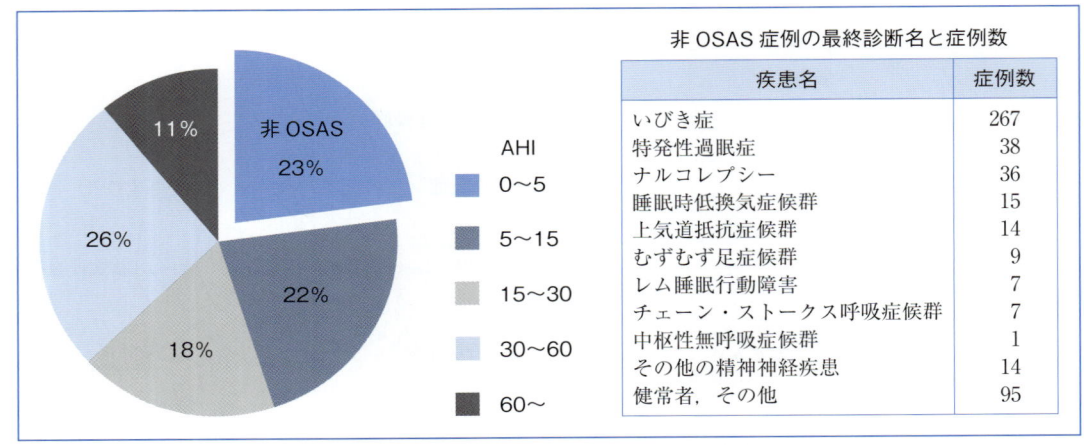

非OSAS症例の最終診断名と症例数	
疾患名	症例数
いびき症	267
特発性過眠症	38
ナルコレプシー	36
睡眠時低換気症候群	15
上気道抵抗症候群	14
むずむず足症候群	9
レム睡眠行動障害	7
チェーン・ストークス呼吸症候群	7
中枢性無呼吸症候群	1
その他の精神神経疾患	14
健常者，その他	95

図Ⅱ-28 PSG実施症例(1999～2003年の2,000例)の最終診断名の分布
PSG結果をAHI別に分類してその頻度を示した。さらに，非OSASの疾患内訳を示した。1999～2003年にPSGを実施した2,000名(藤田保健衛生大学病院)を対象とした。一部にOSASと他疾患の合併例あり。

体となる診療科によって差が出るものと思われる。大学病院，あるいは総合病院のPSG検査室の利点は，いろいろな科の専門家がいるため，集学的に検討してベストな治療方針を決定できる点である。藤田保健衛生大学病院でも2週間に1回，呼吸器内科，耳鼻咽喉科，歯科・口腔外科，精神科，臨床検査技師が参加して，PSGを受けた全症例の最終診断と治療方針を検討をしている。問題点としては，PSGの需要が非常に高く，貴重な症例について十分な検査対応ができない点，大学病院でありながら研究検査をする余裕がほとんどない点である。

■睡眠(呼吸)障害専門施設

睡眠(呼吸)障害専門施設の1例として，名古屋市内にある某クリニックの実状を紹介する。2000年10月に設立してPSG専用ベッドが6床あり，年間1,200～1,500件ぐらいのPSGを行っている。そのうちで診断用のPSGは3年間で2,502件であった。表Ⅱ-33は新患の受診動機であり，他の医療施設からの紹介が44.8%で，ホームページを見て来る患者が33.8%であった。このタイプの施設の特徴としては，他の医療施設からの紹介が多いことである。紹介元は大学病院，基幹病院，中

表Ⅱ-33 専門クリニック(6床)への新患受診動機(2003～2004年)

ほかの医療施設からの紹介	1,010件	44.8%
ホームページ	763件	33.8%
患者間紹介	162件	7.2%
看板	52件	2.3%
新聞など	45件	2.0%
電話帳	9件	0.4%
その他	214件	9.5%

半数近くが他の医療施設からの紹介であり，紹介元は大学病院，基幹総合病院，中小総合病院，診療所など様々。診療科も呼吸器科，耳鼻咽喉科，精神科，循環器科，代謝・内分泌科，健診施設など様々。

小病院，診療所など様々である。診療科もきわめて多様である。地域の検査センター的な役割を担っており，このような施設が各地方に必要である。

睡眠(呼吸)障害専門施設の利点としては，何といっても効率的な検査が可能なことである。1晩に3人以上，6～8人までの検査が可能な施設が多く，中には十数ベッドをもつ施設もある。睡眠医療の核として地域の医療に貢献できる。その際には，紹介元の要望に応じることのできる体制を維持することが大切である。関連各科との連携の構築，特に生活習慣病への対応は必須であり，内科でない診療科が設立母体の場合は，この点に配

日本のSAS診療の実態と診療連携構築の必要性

表Ⅱ-34　SAS疑い患者の初診時における簡易モニターの適応，およびPSG要否の判断基準

A．確認すべきこと
1）睡眠時間（就寝時間，起床時間）や入眠潜時，交代勤務，睡眠衛生などを確かめ，悪い睡眠習慣や睡眠衛生上の問題が過眠症状の原因になっていないかチェック。
2）ナルコレプシーや周期性四肢運動障害，うつ病，甲状腺機能低下症などSAS以外の過眠症状の原因になる疾患が存在しないかチェック。
3）睡眠薬，抗ヒスタミン薬など，薬物による眠気の可能性をチェック。
4）習慣性いびき，睡眠中の窒息感と覚醒，無呼吸の指摘，過眠症状，熟睡感欠如などOSAS関連症状の有無。

B．PSG適応基準
1）過眠症状はあるがそれ以外のOSAS関連症状に乏しい症例：過眠症状の鑑別のためにPSGが必要になる。
2）過眠症状を含むOSAS関連症状があり，CPAP適応のOSASらしいが，AHIは40に達しないと思われる症例：保険診療上は簡易モニターによるスクリーニング後にPSGをオーダーすることになっているが，その結果のいかんに関わらず過眠症状の鑑別のためにPSGが必要になる。
3）CPAPタイトレーションとCPAP導入

C．簡易モニターの適応基準
1）典型的な症状・所見からAHIが40以上の重症OSASが疑われる症例：その後PSGで確定診断するのが基本だが，保険診療上はPSGなしでCPAPを導入することもできる。ただし，CPAPタイトレーション・導入はPSG下で実施するのが望ましい。
2）AHI20以上のOSASが疑われるが自覚症状に乏しく，合併・既往疾患もなく，CPAPの適応にはならないと思われる症例：簡易モニターでRDIが30未満であることを確認して，生活習慣の是正や側臥位睡眠，口腔内装置治療などを指導する。RDIが30以上の場合は，過眠症状や合併・既往疾患がなくてもCPAP導入のためにPSGを行う。
3）過眠症状はないか軽度であり，いびき症あるいはAHI20未満のOSASでCPAP適応にはならないと推定される症例：簡易モニターでRDIが低値であることを確認して，生活習慣の是正や側臥位睡眠，口腔内装置治療などを指導する。
4）口腔内装置治療の効果判定：ただし，口腔内装置治療前のRDIが30以上の場合はPSGにより効果判定するべきである。

慮する必要がある。ただ，PSGとCPAP管理を中心にした単調な診療をしているため，保険制度が変わると診療が成り立たなくなる可能性がある。

■PSG検査システムをもたない中規模病院

　豊田市内のベッド数100床程度の某病院では，簡易モニター（タイプ3簡易モニター：呼吸気流，呼吸運動，酸素飽和度を含む4チャンネル以上のモニター）を用いて，年間70～80件の入院検査をしている。1泊入院ドックのオプションの検査としても簡易モニターを使っている。このような形態の診療で大切なのは，専門医が簡易モニターとPSGの適応を決めることである。その際の考え方は表Ⅱ-34に示した。PSGが必要な場合はPSG専門施設に紹介する。

　簡易モニターの適応としては，まず第1に典型的な症状からAHI40以上の重症OSASが疑われる場合である。このような症例は簡易モニターで診断し，そのままCPAPを導入して，成功すればそれでよいと考える。わざわざPSGを実施する必要はなく，保険診療上もそれで問題ない。

　第2は，AHI20以上のOSASが疑われるが自覚症状に乏しく，重篤な合併・既往症もなく，CPAPの適応にはならないと思われる症例である。これも簡易モニターで診断して，生活習慣の是正や側臥位就寝の指導，口腔内装置の適応などを考える。

　第3はいびき症，あるいは軽症のOSASで，CPAP適応にはならないと思われる症例で，わざわざPSG検査を行う必要はない。簡易モニターで診断して軽症であることが確認できればよい。その他，歯科装置の効果判定など，簡易モニターの適応はかなり広範である。一方，昼間眠気や集中力低下など睡眠障害によると思われる症状を伴う場合はPSG検査を原則とする。

上記の施設では4年間で403件のSAS疑い症例を扱った（表Ⅱ-35）。そのうち，最初からPSGのために専門施設へ紹介したのは91件であった。簡易モニター検査をしたのが312件であり，簡易モニターの後にPSGのために紹介したのは29件であった。したがって，403件のうち91＋29＝120件（29.8％）がPSGを必要とした症例となる。つまり，SAS疑い症例の70％は簡易モニターだけで診療が完遂できたことになる。簡易モニターを用いた入院検査の問題点は，臨床的にOSASと診断できても，中途半端な呼吸障害（RDI 20以上40未満）だとCPAP導入のために再度PSG検査が必要になるということである。簡易モニターではCPAPタイトレーションができないのも問題だが，auto CPAPによる在宅でのタイトレーションは可能である。

施設の置かれた状況によって，対象となる患者群の背景が異なり，PSGの必要性も異なるが，ここで示した指針に従うとかなりの症例の診療が簡易モニターで完遂できる。特に自覚症状が乏しく，合併・既往症もなく，RDIが30未満で低酸素曝露時間が2％未満である場合，CPAP導入は困難と推定される。RDIが30未満であることを確認し，生活習慣の是正を指導したり，口腔内装置などを適応すればよい。AASMも強調しているように，無駄なPSGや簡易モニターによる検査を減らし効率的な検査システムを運営するために大切なのは，診療を担当する医師の総合的な判断である[5]。ただし，この方面の経験が少なくて自信がない場合は，PSGの適応を広くとったほうが安全である。このような，簡易モニターを利用した入院検査は表Ⅱ-36にまとめたように，患者と医療施設にとってもメリットが多い。

■一般の無床診療所，職域の診療所や健康管理室・産業医の役割

OSAS患者には高血圧症，糖尿病，高脂血症，メタボリックシンドローム，さらには冠動脈疾患，脳血管障害などの合併が多い。一方，これらの生活習慣病あるいは動脈硬化性疾患には高頻度で中～重症のSDBが合併し，その増悪因子と

表Ⅱ-35　PSG検査システムをもたない中規模病院の役割：4年間の検査件数

当初からPSGのため紹介	91件
簡易モニター	312件
簡易モニター後にPSGのために紹介	29件
CPAPタイトレーション	11件
確定診断のため RDI 5未満	3件
RDI 5～15	1件
RDI 15～30	4件
RDI 30以上	10件

SAS疑いで受診した403件のうち120件（29.8％）にPSGを実施した。残りの283件（70.2％）は簡易モニターのみで診療を完遂できた。

表Ⅱ-36　簡易モニターを用いた入院検査：利点と問題点

利点
- PSGと比べて患者，医療者双方の検査に関わる負担がきわめて軽い。医師，検査技師，病棟看護師の業務分担により，どこにも過重な負担がかからない。クリニカルパスに乗りやすい。
- 在宅モニターのような，説明の手間や機器の破損，データ取得ミスがない。
- タイプ3簡易モニターによる入院検査（監視下の検査）はAASMにより信頼できる検査として推奨されている。
- 検査料金は低いが空き病室・空きベッドを効率的に利用でき，妥当な入院管理料が得られる。
- 平均在院日数の短縮に貢献する。
- PSG件数を減らせる：専門医が見極めればPSGの70％は減らせる可能性がある。
- CPAP導入の必要がない症例に関しては，最終診断としてその他の治療法を導入できる。

問題点
- 臨床的にCPAPが必要なOSASと診断できても，RDIが20以上だが40未満のときにCPAP導入ができない。再度PSG入院が必要となる。
- CPAPタイトレーション・導入ができない：保険診療上，RDIが40以上のときは在宅でauto CPAPによるタイトレーション・導入が可能だが，早い時期にPSGで効果を判定する必要がある。

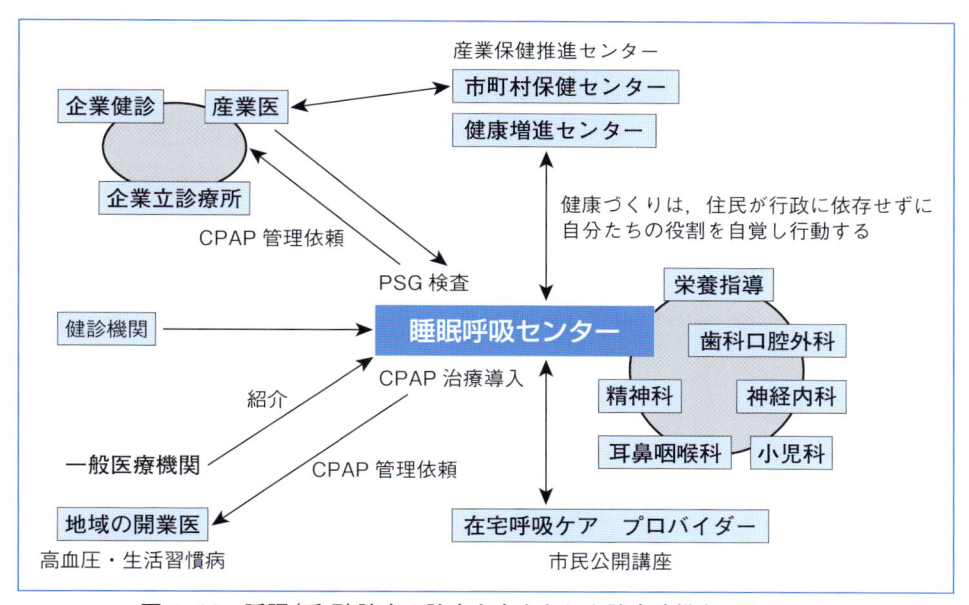

図Ⅱ-29 睡眠(呼吸)障害の診療を中心とした診療連携ネットワーク
(文献5より引用・改変)

なっている。したがって，これらのありふれた疾患の治療・管理に当たっているヘルスケア・プロフェッショナル(プライマリケア医や産業医，職域の健康管理担当者)は，背後に潜んでいるSDBのサインを見つけ出し，対象者をスクリーニング検査あるいはPSGの舞台に乗せるための確かな眼をもっていただきたい。

パルスオキシメトリーあるいは酸素飽和度＋呼吸気流モニター(タイプ4簡易モニター)を用いた在宅検査は実施が容易であり，正しく使用すれば上記のタイプ3簡易モニターに近いレベルでPSGの要否をスクリーニングできる。ただし，用いる機器の診断感度や特異度(診断限界)を知っておくことと，必ず目視によるマニュアル解析を行うことが必須となる。一般にパルスオキシメトリーは感度が低くて偽陰性が出るし，呼吸気流のモニターは特異度が低くて偽陽性が増える。装置の自動解析は不正確であり，信用してはいけない。睡眠障害に関係した症状(昼間眠気，集中力低下など)がみられる場合は，過眠症の鑑別のためにPSGのできる施設に紹介することも考慮する。

さて，妥当かどうかは別として，2006年4月の診療報酬改定において，PSGを行うに当たってのスクリーニング検査が必須とされた。簡易モニターは正しく用いれば有用であり，不必要なPSGを減らすことができる。しかし，一律にスクリーニング検査を必須とすると，逆に不要なスクリーニング検査が増えて，患者と医療施設の時間を浪費し，医療費をかえって増やすことになる。スクリーニングとして重要なのは簡易モニターによるRDIだけではなく，ヘルスケア・プロフェッショナルの総合的な判断である。

■睡眠(呼吸)障害の診療を中心とした診療連携

睡眠(呼吸)障害の診療を中心とした診療連携として図Ⅱ-29のようなネットワークシステムが提案されている[6]。日本では治療の必要な多くのSAS患者が潜在していることから，このネットワーク図に提示されているように，啓発活動も重要な課題である。産業保健推進センターは職場の産業医や健康管理担当者あるいは労働安全担当者の啓発を担うべきであるし，在宅呼吸ケアプロバイダーは今まで以上に市民の啓発活動に力を注ぐ

第Ⅱ部 SASの病態と臨床的諸問題

べきである。

（榊原博樹）

■文献
1) 日本睡眠学会：http://www.jssr.jp-recognition.html
2) Flemons WW, Douglas NJ, Kuna ST, et al：Access to diagnosis and treatment of patients with suspected sleep apnea. Am J Respir Crit Care Med 169：668-672, 2004
3) Peppard PE, Young T：Eight year progression of sleep-disordered breathing in the Wisconsin sleep cohort. Sleep 24：A255-A256（abstract）, 2001
4) Young T, Evans L, Finn L, et al：Estimation of the clinically diagnosed proportion of sleep apnea syndrome in middle-aged men and women. Sleep 20：705-706, 1997
5) Chesson AL, Berry RB, Pack A：Practice parameters for the use of portable monitoring devices in the investigation of suspected obstructive sleep apnea in adults. Sleep 26：907-913, 2003
6) 津田 徹，阿部由紀子，北村拓朗，他：職域での睡眠時無呼吸症候群と労働衛生対策．日本呼吸管理学会誌 13：440-443, 2004
7) 木村 弘，栂博久，山谷睦夫，他：わが国における呼吸器診療の現状と問題点．日本医師会雑誌 138：984-988, 2009

---

column⑪　SASと交通事故（2）：SASは過失責任の免罪符か？

　報道によると，2005年11月13日午前5時ごろ，名神高速道路で7人が乗ったワゴン車に別のトラックが衝突するという事故が発生した．被告男性(41歳)は，この事故で停車中の乗用車など3台に接触した後，横転していたワゴン車に衝突し，ブラジル人男性5人を死亡させ，3人にケガを負わせたとして，業務上過失傷害罪に問われた．被告は裁判の途中で受診して重症のSASであると診断されたことを受けて，「SASのために予兆なく睡眠状態に陥ったもので過失はない」と主張し，大阪地裁がSASを理由に無罪とした判決〔コラム⑩ SASと交通事故(1)（142頁)〕の新聞記事を証拠として提出した．判決では，「被告が眠気を自覚しながら約6分間運転を続けた」と指摘し，「眠気を感じ始めた段階で運転中止を判断でき，突然睡眠に陥った大阪の事案とは異なる」として，過失を認める判断を下した．被告は控訴したが，一審同様に運転を中止する義務に違反した過失があるとされた．

　この事例では，被告が事故を起こした後にSASの診断を受け，それを免罪符のごとく使おうとした点が筆者には奇妙に思える．SASであることは被告の事故回避の責任を重くこそすれ，決して免罪符になるものではない．その理由はコラム⑩を参照していただきたい．同様にSASを理由に過失責任を逃れようとした事例が他にもあり，コラム⑩で紹介した判例の影響は大きい．

第Ⅲ部
SASの診断と治療

第Ⅲ部 SASの診断と治療

1 病歴・症状・身体所見

SASの発見・診断につながる症状

表Ⅲ-1(Ⅱ.21, 表Ⅱ-29の一部再掲)に示すような症候がみられる場合, OSASを疑うことになる。習慣性いびき, 睡眠中の呼吸停止, 悪い寝相, 夜間頻尿, 夜間頻回覚醒, 寝汗といった夜間の症状, 熟睡感欠如, 口内乾燥といった起床時の症状, 昼間眠気, 倦怠感, 集中力障害, などが主要な症状となるが, これらの症候だけではCPAP治療の適応にならない軽症OSAS($5 \leq AHI < 15$)と重症OSAS($AHI \geq 30$)の鑑別は困難であることに気づくであろう。さらに, 日中過眠を主訴にする疾患として, ナルコレプシー, 特発性過眠症, 周期性四肢運動障害など, OSASと鑑別しなければならない疾患群がある。これらの疾患の種類や頻度はPSG検査の主体になる診療科が何であるかによって異なるが, 診療の対象はOSASだけ

表Ⅲ-1 OSAS関連症状の出現頻度(%)

	RDI*	AHI**		
	<5 (n=746)	5〜15 (n=135)	15〜30 (n=121)	30〜 (n=336)
いびき	17.2	74.1	90.1	90.2
昼間眠気	7.4	49.6	49.6	54.5
睡眠中の呼吸停止	0.7	31.1	43.0	62.1
睡眠中の窒息感	0.3	8.9	9.1	8.0
3回以上の覚醒	2.8	13.3	14.9	15.8
不眠	1.2	6.7	7.4	7.1
寝相	12.3	25.9	28.9	32.1
起床時頭痛	0.4	5.9	4.1	7.1
夜間頭痛	0.3	3.7	0.0	2.1
胸背部痛	2.5	11.9	10.7	5.7
寝汗	7.7	15.6	16.5	19.9
集中力障害	1.9	13.3	14.1	10.7
倦怠感	11.1	36.3	29.8	25.3
起床時熟睡感欠如	9.3	40.0	38.0	30.7
夜間2回以上の排尿	2.3	17.0	15.7	20.5
起床時口腔内乾燥	7.6	36.3	29.8	42.6
咽頭刺激感	2.9	12.6	11.6	13.7
不機嫌	2.7	5.9	9.1	6.3
ESS11点以上***	8.1	45.2	36.4	44.0

30歳以上60歳未満の男性OSAS患者について調査した。同年代でRDI 5未満の健康人を対照とした。週4日以上当該症状が出現する場合を陽性とした。
*RDI:respiratory disturbance index, ここでは酸素飽和度の4%以上の低下を伴う呼吸イベントの1時間当たりの回数。**AHI:apnea hypopnea index, ***ESS:Epworth sleepiness scale

(藤田保健衛生大学)

でないことを知るべきである。藤田保健衛生大学病院の睡眠障害検査室においてPSGを実施した症例の最終診断名の分布はⅡ.23の図Ⅱ-28（148頁）に示した。

　睡眠習慣を把握し，SAS関連の症状をもれなくチェックするために，自己記入式の質問紙を作成しておくと有用である。その中には，ナルコレプシーや周期性四肢運動障害，うつ病など，SASと鑑別を要する疾患に関する質問項目も加えておくべきである。米国ではスタンフォード大学で作成されたSQAW（sleep questionnaire and assessment of wakefulness）[1]という長大な質問紙をもとにして作成された，64項目からなるSDQ（sleep disorders questionnaire）と呼ばれる質問票があり，その妥当性・有用性が確認されている[2,3]。この質問票はSAS関連の質問12項目，周期性四肢運動障害に関連した質問9項目，うつ病関連の質問9項目，ナルコレプシー関連の質問15項目，その他19項目の合計64項目から構成されている。男性の各疾患に対する診断感度，特異度，陽性反応的中度はSAS：0.85, 0.76, 0.72, ナルコレプシー：0.84, 0.68, 0.26, 周期性四肢運動障害：0.67, 0.46, 0.23, うつ病：0.79, 0.65, 0.28であった[2]。女性の成績はこれらより若干不良であった。これらは経験を積んだ臨床医の判断に勝るものではないが，一般臨床医や専門ではないヘルスケア・プロフェッショナルにとっては，PSG紹介の要否などを決める際に有用である。欧州の主要な国では翻訳版が使用されているというが，日本には翻訳版がなく，日本人に対する妥当性・有用性が確認されていない。

　眠気に関してはエプワース眠気尺度（Epworth sleepiness scale：ESS）[4]といわれる質問票が使われるが，客観的な眠気の診断方法である睡眠潜時反復測定法（multiple sleep latency test：MSLT）との相関は必ずしも十分ではなく，日常生活における障害の程度をより具体的に把握する質問紙が必要である。多くの領域で，サインがありながら見逃されがちなこの疾患を拾い出し，患者を簡易モニターやPSGの舞台に乗せる医療者の眼が必要とされている。

睡眠障害および日中過眠の評価

■主観的評価

❶ピッツバーグ睡眠質問票（Pittsburg sleep quality index：PSQI）[5,6]

　睡眠とその質を評価するために開発された自己記入式質問紙であり，信頼性・妥当性の証明された尺度である。OSASのような過眠を伴う睡眠障害には適さないとされるが，基本的な睡眠習慣をチェックするのに役立つ。総合得点は0〜21点で切断点は5/6点である。

❷エプワース眠気尺度（ESS）[4,7]

　日常生活において経験する眠気について，読書，テレビを見る，会議，車を運転するといった具体的な8つの状況設定を行い，各項目における眠気の評価を4段階で行う自己記入式尺度である（図Ⅲ-1）。総合得点は0〜24点で，切断点は10/11点とされている。客観的な眠気の評価法である睡眠潜時反復測定法（multiple sleep latency test：MSLT）との相関は必ずしも高くない。

❸The Berlin Questionnaire[8]

　一般住民および職域におけるSDBのスクリーニング質問紙として開発され，欧米で用いられている（図Ⅲ-2）。質問紙は以下の3つのカテゴリーで構成されている。すなわち，①いびき，②昼間の眠気，③高血圧あるいは肥満の有無，である。各カテゴリーはある基準スコアになると陽性と判断され，2カテゴリー以上陽性になるとSDBのリスクが高いと判定される。筆者らは原著者の許可を得て日本語版を作成し，その有用性を検討した。その結果，健康人の多い職域で使用すると感度40％，特異度80％程度であり，陽性のカットオフ値を工夫してもこれ以上感度を上げることはできなかった[9]。今のところ，健康人の多い対象への有用性には限界があるが，さらなる検討が必

第Ⅲ部　SASの診断と治療

JESS™ (Japanese version of the Epworth sleepiness scale)

ESS日本語版

もし，以下の状況になったとしたら，どのくらい**うとうとする**（数秒～数分眠ってしまう）と思いますか。**最近の日常生活**を思いうかべてお答えください。

以下の状況になったことが実際になくても，その状況になればどうなるかを想像してお答え下さい。（1～8の各項目で，○は1つだけ）

すべての項目にお答えしていただくことが大切です。

できる限りすべての項目にお答えください。

	うとうとする可能性はほとんどない	うとうとする可能性は少しある	うとうとする可能性は半々くらい	うとうとする可能性が高い
1）すわって何かを読んでいるとき（新聞，雑誌，本，書類など） →	0	1	2	3
2）すわってテレビを見ているとき →	0	1	2	3
3）会議，映画館，劇場などで静かにすわっているとき →	0	1	2	3
4）乗客として1時間続けて自動車に乗っているとき →	0	1	2	3
5）午後に横になって，休憩をとっているとき →	0	1	2	3
6）すわって人と話をしているとき →	0	1	2	3
7）昼食をとった後（飲酒なし），静かにすわっているとき →	0	1	2	3
8）すわって手紙や書類などを書いているとき →	0	1	2	3

Copyright, Murray W.Johns and Shunichi Fukuhara. 2006.

図Ⅲ-1　エプワース眠気尺度（Epworth sleepiness scale：ESS）日本語版

要である。

❹その他の症状調査表

SASのスクリーニングやQOL評価，治療効果の評価に利用可能ないくつかの調査表が発表されているが，日本語版は開発されていない。Calgary Sleep Apnea Quality of Life Index (SAQLI)[10]，Quebec Sleep Questionnaire (QSQ)[11]，Sleep Disorders Questionnaire (SDQ)[12]，Sleep Apnea Scale of the Sleep Disorders Questionnaire (SA-SDQ)[13]，Sleep Apnea Clinical Score (SACS)[14] などである。

■客観的評価

❶睡眠潜時反復測定法（multiple sleep latency test：MSLT）[15,16]

外部からの覚醒刺激を除いたうえで眠りにつく能力・眠りやすさを客観的に評価する方法である。PSG検査の翌日の昼間に2時間間隔で4～5回の睡眠検査を行う。入眠までの時間やsleep onset REM period（SOREMP）の有無を確認する。健常者の平均入眠潜時（平均±SD）は5回法で11.6±5.2分であり，95％値は1.2～20分にもなるという。健常者の標準偏差が大きく，必ずしも健常者と患者群を区別できないが，過眠を伴う疾患の診断には有用とされている。SOREMPが2回以上出現するとナルコレプシーを疑うが，SOREMPは必ずしもナルコレプシーに特異的ではなく，睡眠不足状態の若者やOSAS患者にも

睡眠調査票

氏名
日付

身長(cm)　　　　　体重(kg)
年齢　　　　　　　性別(男性・女性)
首周り(cm)

カテゴリー1

1. この5年間にあなたの体重は変わりましたか？
    - □ 増えた
    - □ 減った
    - □ 変わらない

2. あなたは「いびき」をかくと，誰かに言われたことはありますか？
    - [1]□ はい
    - □ いいえ
    - □ わからない

    もしいびきをかくなら：

3. あなたのいびきは
    - □ 息よりもわずかに大きい
    - □ 話声と同じくらいの大きさ
    - [1]□ 話声よりも大きい
    - [1]□ とても大きい(隣の部屋でも聞こえるくらい)

4. あなたはどのくらいの頻度でいびきをかきますか？
    - [1]□ ほとんど毎日
    - [1]□ 3～4回/週
    - □ 1～2回/週
    - □ 1～2回/月
    - □ 1回/月未満

5. あなたのいびきが，他の人に迷惑をかけたことはありますか？
    - [1]□ はい
    - □ いいえ

6. あなたは眠っている間に呼吸が止まっていると，誰かに言われたことはありますか？
    - [2]□ ほとんど毎日
    - [2]□ 3～4回/週
    - □ 1～2回/週
    - □ 1～2回/月
    - □ 全く，またはほとんどなし

カテゴリー2

7. あなたは眠った後に疲れやだるさを感じますか？
    - [1]□ ほとんど毎日
    - [1]□ 3～4回/週
    - □ 1～2回/週
    - □ 1～2回/月
    - □ 全く，またはほとんど無し

8. あなたは起きている間に，疲れやだるさを感じたり，普段と違うと感じたりすることがありますか？
    - [1]□ ほとんど毎日
    - [1]□ 3～4回/週
    - □ 1～2回/週
    - □ 1～2回/月
    - □ 全く，またはほとんど無し

9. あなたは車を運転しているときに，うとうとしたり，眠ってしまったりしたことはありますか？
    - [1]□ はい
    - □ いいえ

    もし「はい」ならば
    どのくらいの頻度で起りますか？
    - [1]□ ほとんど毎日
    - [1]□ 3～4回/週
    - □ 1～2回/週
    - □ 1～2回/月
    - □ 1回/月未満

カテゴリー3

10. あなたは高血圧がありますか？
    - [1]□ はい
    - □ いいえ
    - □ わからない

図III-2　The Berline Quenstionnaire 日本語版

認めることがある。

❷ maintenance of wakefulness test(MWT)[15,16]

入眠しやすい環境で覚醒を維持する能力を客観的に評価する方法。MSLTと同様にPSG検査の翌日の昼間に2時間間隔で4回睡眠検査を実施する。1回の検査時間は40分が推奨されている。健康者の平均入眠潜時(平均±SD)は30.4±11.2分といわれる。

SASらしさの判断基準（OSA確率計算モデルの有用性）

簡単な問診結果（いびき，無呼吸目撃，あえぎ呼吸/窒息）と性別，年齢，BMI，頸囲，高血圧治療の有無などをもとにしてOSAの有無を予測する試みがいくつかある。先に紹介したSDQ[17]やThe Berlin Questionnaire[18]もここに含まれるべき試みであるが，ここではRowleyら（2000年）[18]の研究報告に従い，OSAの確率を計算する4つのモデルを紹介しておく（表Ⅲ-2,3）[19-22]。これらのモデルは，AHI 10以上のSDBに対しては感度76～96％，特異度13～54％，陽性反応的中度69～77％程度であった。一方，AHI 20以上のSDBに対しては感度33～39％，特異度87～93％，陽性反応的中度72～85％程度であった（表Ⅲ-4）。

以上のように，これらのモデルはAHI 10以上を診断基準とすると疑陽性が多くて実用性には問題がある。しかし，CPAP適用基準となるAHI 20以上に関しては，感度は不十分ながら疑陽性が少なく，1つの判断基準として参考にはなる。これらのモデルは経験を積んだ臨床医の総合的な診断能力に勝るものではないが，同等の有用性がある[18,21]。したがって，一般臨床医やこの領域が専門ではないヘルスケア・プロフェッショナルにとっては，CPAP治療の要否などを決める際には参考になるであろう。ただし，いずれも日本人に対する妥当性・有用性は確認されていないため，日本では今後の検討が必要である。

SASの顎顔面および上気道形態

咽頭や顎顔面形態の視診と簡単な計測でSASのリスクをもった患者を見つけ出し，PSG検査の対象者を絞り込むことができる。中でもcricomental space（オトガイと輪状軟骨を結んだ線上の2等分点から皮膚までの距離，図Ⅲ-3），口峡の幅（pharyngeal grading, 図Ⅲ-4），軟口蓋と舌の位置関係（Samsoon-Young classification = Modified Mallampati classification, 図Ⅲ-5），扁桃肥大（図Ⅲ-6）などが有用とされている[23-25]。これらの評価項目の中でcricomental spaceが1.5 cmより大きいと，RDI 10以上のOSAは100％否定できるとされ，その後pharyngeal gradingを加えて図Ⅲ-7のような臨床判断のアルゴリズムが呈示されている[24]。すなわち，以下のようなものである。

> 1) cricomental spaceが1.5 cm以下だとRDI 10に対して感度100％，特異度46％：したがって，cricomental spaceが1.5 cmより大きいとすべて非OSAであり，これは非OSAの46％に相当する。眠気があればPSGを考慮する。
> 2) cricomental spaceが1.5 cm未満の場合，RDI 10以上のOSAのすべてと非OSAの54％が含まれる。以降はこの群を対象にする。
> 3) pharyngeal gradeがⅢ以上＋overbite（上顎切歯先端から下顎切歯先端までの垂直距離のこと：上方向がプラス）はRDI 10に対して感度33％，特異度100％：すなわち，この基準に合えばすべてOSAであり，OSAの33％がこれに相当する。この群はOSAとして治療を考慮する。
> 4) 残りは非OSAの54％とOSAの67％であり，PSGでないと診断できない。

顎および咽頭軟部組織の形態がOSAと関連性の深いことが示されると同時にPSGの優先順位を決める際の有益な判断基準となる。ただし，日本人のcricomental spaceはOSAの有無にかかわらず1.5 cm未満のことが多く，その有用性は欧米人よりも限られる[26]。

オーバージェット（oberjet）と下顎後退（retrognathia）に関しては，米国とカナダからの報告ではOSASとの関連性が否定されている[24,25]。overjetとは上顎の切歯先端から下顎の切歯先端

表Ⅲ-2　OSA 確率計算モデルに必要な質問項目

モデル 1(Crocker BD ら)[19]
1) 夜間呼吸が止まっていると言われたことがありますか？　　　　　　　　　　　　　　　はい・いいえ
2) 高血圧の薬を服用していますか？　　　　　　　　　　　　　　　　　　　　　　　　　　　はい・いいえ

モデル 2(Viner S ら)[20]
いびきをかきますか？　　　　　　　　　　　　　　　　　　　　　　　　　　　　　　　　　　はい・いいえ

モデル 3(Flemons WW ら)[21]
1) 高血圧の薬を服用していますか？　　　　　　　　　　　　　　　　　　　　　　　　　　　はい・いいえ
次の2問は症状の出現頻度に関して，以下の8段階で回答して下さい．
　[1] なし　　　　　　　　　　　　　　　　[5] しばしばあり（週1～2回）
　[2] ごくまれにあり（年1～2回）　　　　　　[6] ほとんどあり（週3～5回）
　[3] まれにあり（年4～8回）　　　　　　　　[7] 常にあり（毎夜）
　[4] 時々あり（月1～2回）　　　　　　　　　[8] 不明
2) 同じ寝室で寝るヒトから，いびきをかくと言われたことがありますか？
3) 睡眠中にあえいだり，窒息したり，荒い息づかいをすると言われたことがありますか？

モデル 4(Maislin G ら)[22]
過去1カ月の間に以下の症状がどの位の頻度でありましたか．以下の5段階で回答して下さい．
　[0] なし　　　　　　　　　　　　　　　　[3] 週3～4回
　[1] まれにあり（週1回未満）　　　　　　　　[4] 週5～7回
　[2] 週1～2回　　　　　　　　　　　　　　　[5] 不明

1) いびき　あるいは　あえぎ呼吸
2) 大きないびき
3) 無呼吸　あるいは　窒息　あるいは　呼吸困難

表Ⅲ-3　OSA 確率計算モデル

モデル 1(Crocker BD ら)[19]
OSA 確率 $= 1/(1+e^{-(13.9+0.06a+2.98b+0.23c+1.35d)})$
　　a＝年齢
　　b＝無呼吸の目撃があれば「1」，なければ「0」
　　c＝BMI
　　d＝高血圧があれば「1」，なければ「0」

モデル 2(Viner S ら)[20]
OSA 確率 $= e^x/(1+e^x)$
$x = -10.5132 + 0.9164^* \text{sex} + 0.0470^* \text{age} + 0.1869^* \text{BMI} + 1.932^* \text{snoring}$
sex＝男性なら「1」，女性なら「0」
snoring＝いびきがあれば「1」，なければ「0」

モデル 3(Flemons WW ら)[21]
Sleep Apnea Clinical Score (SACS) $= (10^{-2.132+0.069^* NC+0.206^* HS+0.224^* PR})+1$
NC＝頸囲(cm)
H＝高血圧があれば「1」，なければ「0」
HS＝習慣性いびきがあれば「1」，なければ「0」
　　質問紙の回答が6あるいは7なら習慣性いびき「あり」；1～5，あるいは8なら「なし」
PR＝夜間の窒息感/あえぎ呼吸があれば「1」，なければ「0」
　　質問紙の回答が6あるいは7なら窒息感/あえぎ呼吸「あり」；1～5，あるいは8なら「なし」

モデル 4(Maislin G ら)[22]
OSA 確率 $= e^x/(1+e^x)$
$x = -8.160 + 1.299^* \text{Index 1} + 0.163^* \text{BMI} - 0.025^* \text{BMI}^* \text{Index 1} + 0.032^* \text{age} + 1.278^* \text{sex}$
sex＝男性なら「1」，女性なら「0」
Index 1＝以下の3症状の平均値：いびき/あえぎ呼吸；大きないびき；無呼吸/窒息感

表Ⅲ-4　OSA 確率計算モデルの有用性

	AHI≧10				AHI≧20			
	カットオフ値*	感度	特異度	陽性反応的中度	カットオフ値**	感度	特異度	陽性反応的中度
モデル1	0.15	84	39	73	0.95	33	90	76
モデル2	0.2	96	13	69	0.95	34	87	72
モデル3	10	76	54	77	35	34	89	74
モデル4	0.5	87	35	73	0.85	39	93	85

*カットオフ値：原著論文の基準に準じた値．**カットオフ値：ROC 曲線から最適値を算出．各 OSA 確率計算モデルに関しては表Ⅲ-2, 3 を参照．感度，特異度，陽性反応的中度は％で表示した．
(文献 3 より引用)

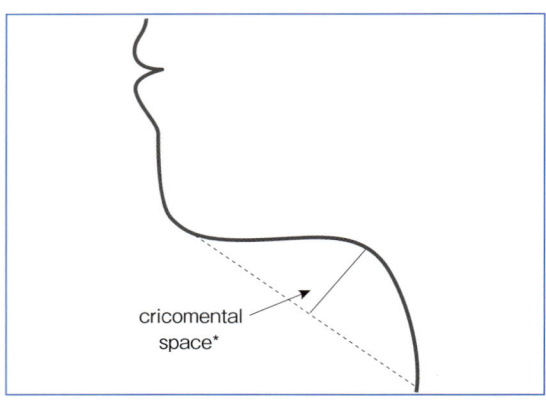

図Ⅲ-3　SAS のスクリーニングに役立つ顎顔面および咽頭所見①：cricomental space

*cricomental space[24]：オトガイと輪状軟骨を結んだ線上の2等分点から皮膚までの距離．
OSAS あるいは SDB ではこの距離が短縮し（顎の下の陥凹が浅くなる），1.5 cm より大きければ，AHI 10 以上の SDB は 100％否定できるという報告がある[24]．職域の健診データ（日本人男性 895 名）では，これが 1.5 cm 未満だと AHI 15 以上に対して感度 100％であったが，特異度は 13％にすぎなかった[26]．

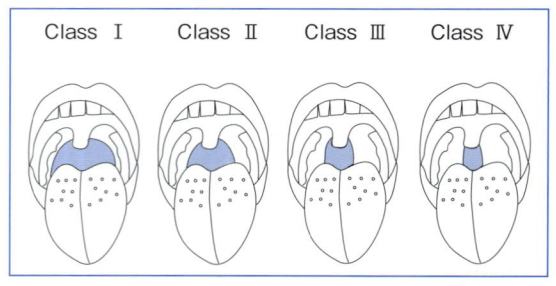

図Ⅲ-4　SAS のスクリーニングに役立つ顎顔面および咽頭所見②：pharyngeal grading（口峡の幅）[24]

Class Ⅰ：口峡の幅が舌の幅の 75％以上
Class Ⅱ：口峡の幅が舌の幅の 75％未満 50％以上
Class Ⅲ：口峡の幅が舌の幅の 50％未満 25％以上
Class Ⅳ：口峡の幅が舌の幅の 25％未満
SDB，OSAS には Class Ⅲ，Ⅳが多く，職域の健診データ（日本人男性 895 名）では AHI 10 以上の SDB に対してオッズ比 2.92（p＜0.0001）であった[26]．

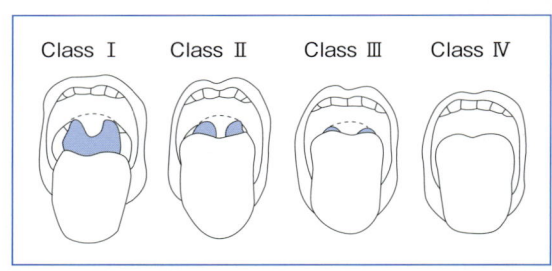

図Ⅲ-5　SAS のスクリーニングに役立つ顎顔面および咽頭所見③：Modified Mallampati classification（Samsoon-Young classification，軟口蓋低位/舌肥大）[24]

Class Ⅰ：軟口蓋，口峡，口蓋垂先端，扁桃が可視
Class Ⅱ：軟口蓋，口峡，口蓋垂一部が可視
Class Ⅲ：口蓋垂基部のみが可視
Class Ⅳ：軟口蓋が完全に不可視
SDB，OSAS には Class Ⅲ，Ⅳが多く，職域の健診データ（日本人男性 895 名）では AHI 10 以上の SDB に対してオッズ比 4.14（p＜0.0001）であった[26]．

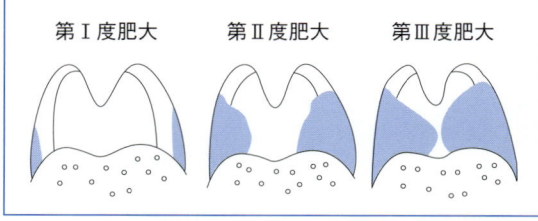

図Ⅲ-6　SAS のスクリーニングに役立つ顎顔面および咽頭所見④：tonsillar grade（扁桃肥大）[23]

第Ⅰ度肥大：前後口蓋弓間に存在し，後口蓋弓より内方に突出していないもの．
第Ⅱ度肥大：後口蓋弓より突出していて，Ⅰ度とⅡ度の中間のもの．
第Ⅲ度肥大：正中線を越えて突出しているもの．または両側の扁桃が正中でほぼ接しているもの．
SDB，OSAS にはⅡ度およびⅢ度肥大が多く，職域の健診データ（日本人男性 895 名）では AHI 10 以上の SDB に対してオッズ比 2.37（p＜0.003）であった[26]．

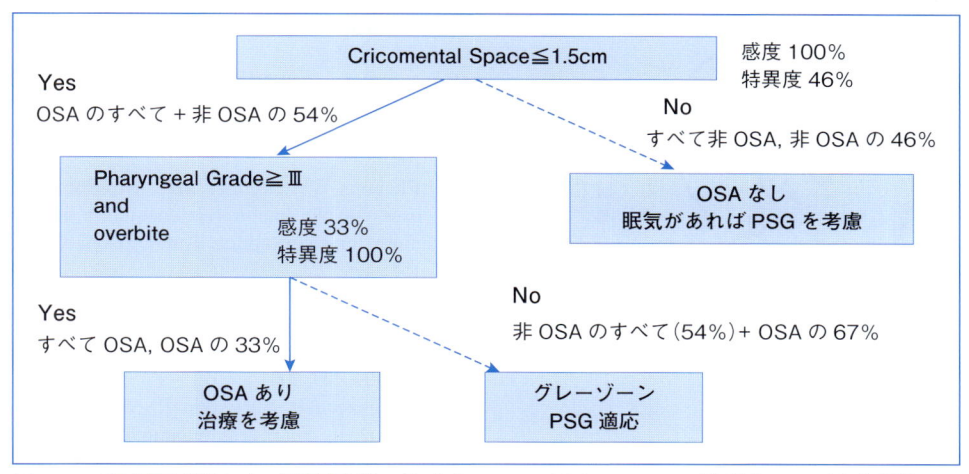

図Ⅲ-7 顎顔面形態および咽頭形態に基づく RDI 10 以上の OSA の診断と PSG 適応基準

(文献24より引用)

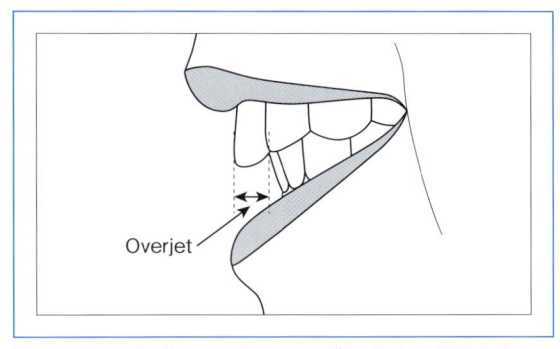

図Ⅲ-8 SAS のスクリーニングに役立つ顎顔面および咽頭所見⑤

Overjet とは上顎の切歯先端から下顎の切歯先端までの距離のことであり，図のように下の切歯が後ろに下がるのがプラスの変化とされている。Oberjet が 3 mm 以上で RDI 5 以上の SDB の有病率が高まるようだが，それほど明瞭ではない。職域の健診データでは，Oberjet が 3 mm 以上で RDI 5 以上のオッズ比が 1.5 程度になる[27]。

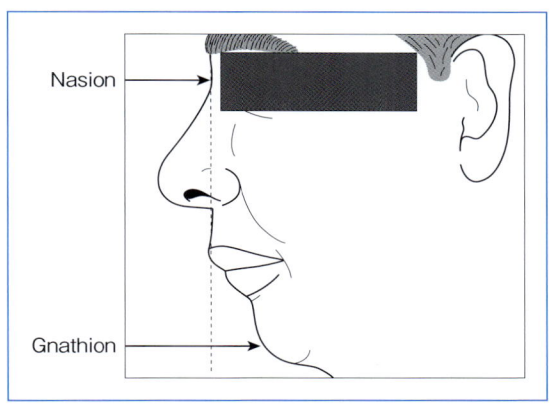

図Ⅲ-9 SAS のスクリーニングに役立つ顎顔面および咽頭所見⑥：下顎後退
顔面側貌で下顎前端が額と上顎前縁の最後方点を結んだ線より後方に位置するときに診断される。

までの距離のことであり，図Ⅲ-8 のように下の切歯が後ろに下がるのがプラスの変化とされている。日本人を対象にした職域健診のデータでは，overjet が 3 mm 以上で RDI 5 以上の SDB の有病率が高まり，そのオッズ比が 1.5 程度になる。下顎後退は側貌で下顎前端が額と上顎前縁の最後方点を結んだ線より後方に位置するときに診断される（図Ⅲ-9）。米国とカナダではこの方法により診断された下顎後退と OSAS の関連性が否定されているが，日本人のデータはない。下顎に関しては thyromental angle（TMA：下顎尖端と甲状軟骨の上端を結ぶ線と頸部軟部組織の前縁でできる角度）が有用であり，OSAS はこれが有意に大きいと報告されている（図Ⅲ-10）[27]。また，thyromental distance（TMD：下顎尖端と甲状軟骨の上端までの水平距離）には人種差があり，アジア人は白人と比べて有意に小さい[27]。すなわち，アジア人は相対的に下顎が後退しているらしい。

今後，これらの形態指標が日本人にどこまで適応できるかを検証する必要があるが，咽頭や顎顔面形態の評価は口腔内装置や扁桃・咽頭手術の適応など，治療法を決めるうえでも役に立つ可能性

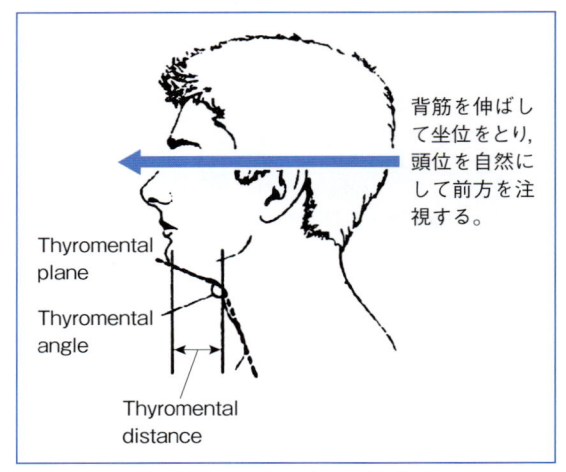

図Ⅲ-10 thyromental angle(TMA) と thyromental distance(TMD)

OSAはTMAが大きく，アジア人はTMDが小さい．

(文献27より引用)

がある．

（榊原博樹）

■文献

1) Guilleminault C (ed) : Sleeping and waking disorders : indications and techniqes. Addison-Wesley Publishing, 1982
2) Douglass AB, Bornstein R, Nino-Murcia G, et al : The sleep disorders questionnaire I : Creation and multivariate structure of SDQ. Sleep 17 : 160-167, 1994
3) Valipour A, Lothaller H, Rauscher H, et al : Gender-related differences in symptoms of patients with suspected breathing disorders in sleep : A clinical population study using the sleep disorders questionnaire. Sleep 30 : 312-319, 2007
4) Johns MW : A new method for measuring daytime sleepiness : the Epworth sleepiness scale. Sleep 14 : 540-545, 1991
5) Buysse DJ, Reynolds III CF, Monk TH, et al : The Pittsburg sleep quality index : A new instrument for psychiatric practice and reserch. Psychiatry Research 28 : 193-213, 1989
6) 土井由利子, 蓑輪真澄, 内山 真, 他：ピッツバーグ睡眠質問票日本語版の作成．精神科治療学 13：755-763, 1998
7) 福原俊一, 竹上未紗, 鈴鴨よしみ, 他：日本語版 the Epworth Sleepiness Scale(JESS)―これまで使用されていた多くの「日本語版」との主な差異と改訂．日本呼吸会誌 44：896-898, 2006
8) Netzer NC, Strohl KP, Clark K, et al : Using the Berlin Questionnaire To Identify Patients at Risk for the Sleep Apnea Syndrome. Ann Inern Med 131 : 485-491, 1999
9) 小島重子, 榊原博樹, 岡澤光芝, 他：睡眠呼吸障害スクリーニング質問紙日本語版の信頼性と妥当性．日本呼吸ケア・リハビリテーション学会誌 17：251-256, 2007
10) Flemons WW, Reimer MA : Development of a disease-specific health-related quality of life questionnaire for sleep apnea. Am J Respir Crit Care Med 158 : 494-503, 1998
11) Lacasse Y, Bureau M-P, Series F : A new standadised and self-administered quality of life questionnaire specific to obstructive sleep apnoea. Thorax 59 : 494-499, 2004
12) Douglass AB, Bornstein R, Nino-Murcia G, et al : The sleep disorderes questionnaire I : Creation and multivariate structure of SDQ. Sleep 17 : 160-167, 1994
13) Weatherwax KJ, Lin X, Marzee ML, et al : Obstructive sleep apnea in epilepsy patients : the sleep apnea scale of the sleep disorders questionnaire (SA-SDQ) is a useful screening instrument for obstructive sleep apnea in a disease-specific population. Sleep Med 4 : 517-521, 2003
14) Flemons WW, Whitelaw WA, Brant R, et al : Likelihood ratios for a sleep apnea clinical prediction rule. Am J Respir Crit Care Med 150 : 1279-1285, 1994
15) Littner MR, Kushida C, Wise M, et al : Standers of Practice Committee of American Academy of Sleep Medicine : Practice parameters for clinical use of the multiple sleep latency test and the maintenance of wakefullness test. Sleep 28 : 113-121, 2005
16) 近藤英明, 神林 崇, 清水徹男：MSLTとMWTの方法と判定．日本睡眠学会(編)：臨床睡眠検査マニュアル, pp152-156, ライフ・サイエンス, 2006
17) Douglass AB, Bornstein R, Nino-Murcia G, et al : The sleep disorders questionnaire I : Creation and multivariate structure of SDQ. Sleep 17 : 160-167, 1994
18) Rowley JA, Aboussouan LS, Badr MS : The use of clinical prediction formulas in the evaluation of obstructive sleep apnea. Sleep 23 : 929-938, 2000
19) Crocker BD, Olson LG, Saunders NA, et al : Estimation of the probability of disturbed breathing during sleep before a sleep study. Am Rev Respir Dis 142 : 14-18, 1990
20) Viner S, Szalai JP, Hoffstein V : Are history and physical examination a good screening test for sleep apnea? Ann Intern Med 115 : 356-359, 1991
21) Flemons WW, Whitelaw WA, Brant R, et al : Likelihood ratios for a sleep apnea clinical prediction rule. Am J Respir Crit Care Med 150 : 1279-1285, 1994
22) Maislin G, Pack AI, Kribbs NB, et al : A survey screen for prediction of apnea. Sleep 18 : 158-166, 1995
23) 睡眠呼吸障害研究会：成人の睡眠時無呼吸症候群―診断と治療のためのガイドライン．メディカルレビュー

24) Tsai WH, Remmers JE, Brant R, et al : A decision rule for diagnostic testing in obstructive sleep apnea. Am J Respir Crit Care Med 167 : 1427, 2003
25) Schellenberg JB, Maislin G, Schwab RJ : Physical findings and the risk for obstructive sleep apnea. The importance of oropharyngeal structures. Am J Respir Crit Care Med 162 : 740-748, 2000
26) 榊原博樹：睡眠時無呼吸症候群と顎顔面・咽頭形態―顎顔面・咽頭所見の診かた. 日本医事新報 4366：49-52, 2007
27) Lam B, Tench E, Ryan CF : Craniofacial profile in asian and white subjects with onstructive sleep apnoea. Thorax 60 : 504-510, 2005

---

column⑫ 低呼吸とは何か？

　成人の無呼吸の診断基準は，「呼吸気流の完全な停止：基準振幅の10％未満が10秒以上持続すること」とされ，これに異存を唱えるものはなかろう．低呼吸に関しては，clinical definition（呼吸気流あるいは呼吸運動が基準の70％未満に減少し，4％以上の酸素飽和度の低下を伴う呼吸イベントが10秒以上持続する）とresearch definition（呼吸気流あるいは呼吸運動が基準の50％未満に減少し，3％以上の酸素飽和度の低下か覚醒反応を伴う呼吸イベントが10秒以上持続する）という2つの診断基準がある．当然ながら呼吸イベントの診断基準によってAHIの値が大きく変化することがあり，特に治療適応の有無に関して微妙な判断が必要な軽症〜中等症への影響が大きい．AASM（2007年）の判定マニュアルは前者を推奨している．覚醒反応の判定には主観が入りやすくて検査者間で一致しにくいこと，心血管障害との関係は前者で診断されたAHIによって得られたものであること，などがその理由と思われる．一方，わが国のスリープラボのほとんどは後者の基準を採用してきた．覚醒反応を異常なイベントとして評価する後者のほうが，昼間眠気や集中力障害などの症状との関連性が強いと思われるからであろう．

　わが国の保険診療上のCPAPの適応は，AHIが20以上でSAS関連症状を伴う場合はPSGでSASに一致する呼吸障害と睡眠障害を確認できた場合，およびAHIが40以上であれば簡易モニターのみでもよい，とされている．そして，保険審査ではAHIの20あるいは40という数値が厳しく要求されるが，一方では低呼吸の判定基準に関しては何も示されていない．米国の公的医療保険制度であるMedicareおよびMedicadeではclinical definitionを用いるべきことが明示されている．簡易モニターの自動解析は呼吸振幅の減少だけで低呼吸と判定するものが多いため，著しく偽陽性イベントの増えることがあるが，日本ではこれで診断されたAHIでも審査を通ってしまう．さらにauto CPAPといわれる機器を用いて，タイトレーションをすることなく在宅でCPAPの導入が行われており，適応のない症例にCPAPが無理強いされているような場合も少なくない．前段落で記述したような真面目な議論は全く意味がない状況が生まれており，先行きが心配である．

第Ⅲ部 SASの診断と治療

2 セファロメトリー

　頭部X線規格撮影(セファロメトリー)は大がかりな装置を必要とせず，種々の形態異常を定量化して評価することができる。特にデジタル画像は，骨性構造だけでなく軟口蓋や舌などの軟部組織の形態まで評価できるため，顎顔面および上気道の形態を総合的に評価できる優れた方法である。頭部を固定してX線の主軸方向を左右の外耳道に一致させ，管球-被写体距離を150 cm，被写体-フィルム間距離を15 cmとして撮影する。セファロメトリーには様々な基準点や基準線(図Ⅲ-11，表Ⅲ-5)が用いられ，距離や角度，面積を計測する[1,2]。筆者らが用いている評価項目を表Ⅲ-6に示し，その基準値と異常所見の出現頻

表Ⅲ-5　セファロメトリーに必要な基準点，基準線

S	: sella，トルコ鞍の中心点
N	: nasion，鼻前頭縫合の前方限界点
ANS	: anterior nasal spine，前鼻棘の尖端
PNS	: posterior nasal spine，後鼻棘の尖端
Or	: orbitale，眼窩外周の最下点
Po	: porion，外耳孔の上縁
A	: A点，前鼻棘と歯槽縁間の正中矢状断面上の最深点
B	: B点，下顎結合部の前縁と歯槽縁間の正中矢状断面上の最深点
Go	: gonion，下顎の下面と後面の間の角度の中間点
Me	: menton，下顎結合部の正中矢状断面上の最下点
Ar	: articulare，後部頭蓋底と後下顎枝との後方の交点
Ba	: basion，斜台の最後下点
AA	: anterior atlas，第1頸椎の最前点
G	: 下顎結合部の最後点
Pg	: prognathion，下顎結合部の最前点
P	: 軟口蓋下端
Ule	: upper incisal edge，上顎切歯端
Lle	: lower incisal edge，下顎切歯端
TT	: 舌の最前端
C3	: 第3頸椎体の前下端
C4	: 第4頸椎体の前下端
H	: 舌骨の最前上端
V	: 喉頭蓋窩の最前下端
ET	: 喉頭蓋尖端
Z	: MP線とGとHを結んだ線の交点
NS	: nasion-sella line，NとSを結んだ線
FH	: Frankfort horizontal line，OrとPoを結んだ線
NL	: nasal line，ANSとPNSを結んだ線
MP	: mandibular plane，MeとGoを結んだ線
VL	: C3とC4を結んだ線
OPT	: odontoid process tangent，第2頸椎の最上後端と最下後端を結んだ線
CVT	: cervical vertebra tangent，第2頸椎の最上後端と第4頸椎の最下後端を結んだ線

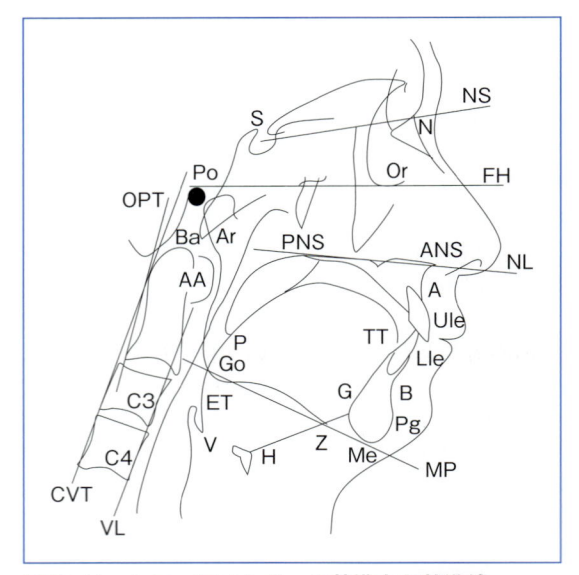

図Ⅲ-11　セファロメトリーの基準点と基準線
各基準点と基準線の説明は表Ⅲ-5，評価項目は表Ⅲ-6の説明を参照。

表Ⅲ-6 セファロメトリーの評価項目（計測パラメータ）

角度			
SNA	S-N と N-A の角度	PNS-P	PNS と P の距離；軟口蓋の長さ
SNB	S-N と N-B の角度	MPT	軟口蓋の最大の厚さ
ANB	N-A と N-B の角度	PNS-Ba	PNS と Ba の距離(bony nasopharynx)
SNPg	S-N と N-Pg の角度	PNS-AA	PNS と AA の距離(bony oropharynx)
NS/Ver	S-N と垂直線との角度	MP-H	H から MP 線への距離
NL/Ver	NL と垂直線との角度	H-VL	H から VL 線への距離
NS/OPT	S-N と OPT の角度	PNS-V	PNS と V の距離
FH/OPT	FH と OPT の角度	ST(PNS-Ba)	PNS-Ba 線上の軟部組織厚
NL/OPT	NL と OPT の角度	気道径	
OPT/Hor	OPT と水平線との角度	AW(PNS-Ba)	PNS-Ba 線上の気道径
CVT/Hor	CVT と水平線との角度	AW1	軟口蓋後部での気道の最狭小径
OPT/CVT	OPT と CVT の角度	AW2	P 点と Go 点の間の気道の最狭小径
NSBa	S-N と S-Ba の角度(cranial base flexture)	AWML	ML 線上での気道系
BMeH	B-Me と Me-H の角度	AWET	ET を通る水平線上の気道径
距離		面積	
S-Ba	S と Ba の距離	Max	PNS，UIe，ANS を結んだ面積(上顎面積)
N-Ba	N と Ba の距離	Man	Go，Me，LIe を結んだ面積(下顎面積)
N-Me	N と Me の距離	Ton	舌背面の境界線と TT，G，H，V を結んだ面積(舌面積)
S-Go	S と Go の距離	Ton1	舌背面の境界線と TT，G，Z，Go を結んだ面積(舌上部面積)
N-ANS	N と ANS の距離		
ANS-Me	ANS と Me の距離	Ton2	舌後面の境界線と Go，Z，H，V を結んだ面積(舌下部面積)
S-Ar	S と Ar の距離		
Ar-Go	Ar と Go の距離	Soft P	軟部組織面積
S-N	S と N の距離	Oral C	PNS，A，Me，Go，PNS を結んだ面積(口腔面積)
ANS-PNS	ANS と PNS の距離		
Me-Go	Me と Go の距離	Orop	PNS と epiglottis 先端を通る水平線の間の軟口蓋後部と舌後部の気道面積(中咽頭面積)
G-VL	G から VL 線への距離		
TGL	V と TT の距離		
TGH	V-TT 線の 2 等分点から舌背までの距離		

度を表Ⅲ-7に示す。異常の出現頻度が最も高いのは舌の形態に関係した計測値であり，顎外舌面積（下顎からはみ出した舌の面積）の増大が40.2%，MP-H（舌骨と下顎底の距離）の増大＝舌骨低位が25.2%，PNS-V（上顎後端と喉頭蓋窩の距離）＝中咽頭腔の過長が30.1%であった。次いで軟口蓋に関する異常の頻度が高く，軟口蓋面積の増大が26.8%，軟口蓋の過長が19.2%，軟口蓋の肥大が10.9%であった。その他，S-N（頭蓋底前部の長さ）の短縮が13.7%，上顎面積の減少が12.4%，PNS-AA（上顎後端と第2頸椎前端までの距離）の短縮が10.2%であった。骨格の異常よりも舌や軟口蓋といった軟部組織の異常が目立った[2]。

画像をコンピュータに取り込むと解析がきわめて容易になる。健康人から得た基準値と比較することで原因の推定だけでなく，治療方法の選択にも有用である[3]。例えば，図Ⅲ-12の左は45歳でSDBのない肥満男性，右は47歳のOSAS男性のセファログラムである。一見して両者に大きな差異のあることがわかる。この症例には軟口蓋の肥大と過長があるが，その切除手術をしても有効とは思えない。なぜなら，舌骨低位と舌根部の狭小化が著明であり，この部位の異常を矯正できないからであり，実際に手術成績のよくないことが判明している[3]。このように一枚のX線写真で多くの項目を定量的に評価できるため，セファロメトリーの有用性は高い。

第Ⅲ部
SASの診断と治療

表Ⅲ-7　男性OSASのセファロメトリー：異常値の出現頻度

	正常値 平均(標準偏差) n=37	OSAS患者 異常値出現頻度(%) n=115
1) 頭蓋・顔面骨の形態		
SNA, degree	82.5(4.3)	3.2
SNB, degree	78.8(3.4)	8.9
N-Ba, mm	109.7(6.4)	4.3
S-N, mm	73.5(3.4)	13.7
S-Ba, mm	48.0(5.5)	1.7
ANS-PNS, mm	54.5(4.4)	9.9
Me-Go, mm	77.0(5.5)	7.8
上顎面積, mm^2	918(108)	12.4
下顎面積, mm^2	1891(200)	4.7
PNS-Ba, mm	50.5(4.9)	6.3
PNS-AA, mm	40.0(4.6)	10.2
2) 軟口蓋		
軟口蓋長さ, mm	39.0(4.8)	19.2
軟口蓋幅, mm	11.3(2.2)	10.9
軟口蓋面積, mm^2	336(76)	26.8
3) 舌の形態・位置		
舌面積, mm^2	3454(413)	22.2
顎内舌面積, mm^2	2879(383)	4.3
顎外舌面積, mm^2	575(222)	40.2
MP-H, mm	14.0(6.4)	25.2
H-VL, mm	40.2(4.3)	12.2
PNS-V, mm	73.5(5.8)	30.1

健康人から得られた基準値の平均値から2SD以上の偏位を異常値と判定した。

(文献1より引用)

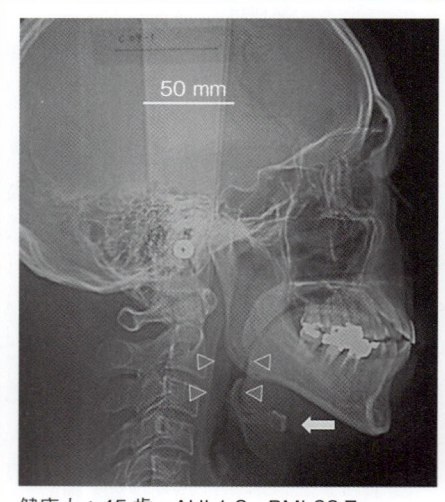

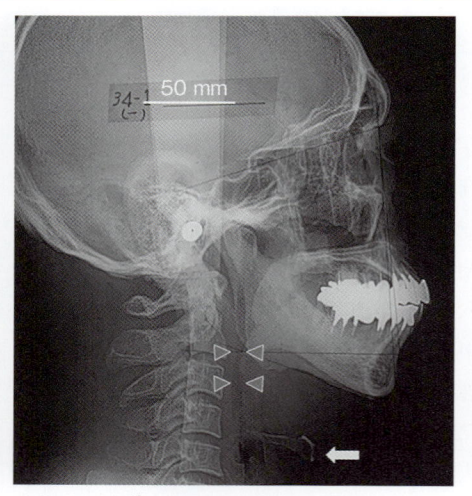

健康人：45歳, AHI 1.2, BMI 33.7　　　OSAS：47歳, AHI 43.6, BMI 36.8

図Ⅲ-12　OSAS患者のセファログラム
左は45歳でSDBのない肥満男性、右は47歳のOSAS男性のものである。一見して両者に大きな差異のあることがわかる。OSASでは舌骨（矢印）の位置が低く、舌が下顎内に充満するだけでなく、下顎骨の下に大きくはみ出している。軟口蓋は厚ぼったく、長い。咽頭腔（矢頭）は舌根部で極度に狭小化している。詳しく計測すると上顎底や下顎底の距離が短いこともわかる。

III.2 セファロメトリー

表III-8　OSASのセファログラムにみられる異常所見

1) 頭蓋底，上顎，下顎の各レベルでの顔面の前後径（奥行き）の減少
2) 上顎後部と頸椎間距離の減少
3) 下顎骨の後退あるいは狭小化
4) 舌骨の前-下方偏位
5) 舌面積，特に口腔外舌面積（舌下半分）の増大
6) 軟口蓋の長さ，幅，面積の増大
7) 下部鼻咽頭腔～中咽頭腔に及ぶ上気道径の狭小化
8) 中咽頭腔の延長

（文献1，2より引用）

表III-9　SAS患者のセファログラム異常出現率（％）

	非肥満者	肥満者	全体
大きな舌	48	66	57
厚くて長い軟口蓋	41	55	48
小さな上顎	17	11	15
小さな下顎	27	13	20
短い顔の奥行	29	14	23
異常なし	12	9	10

（藤田保健衛生大学症例115例．文献1，2より引用）

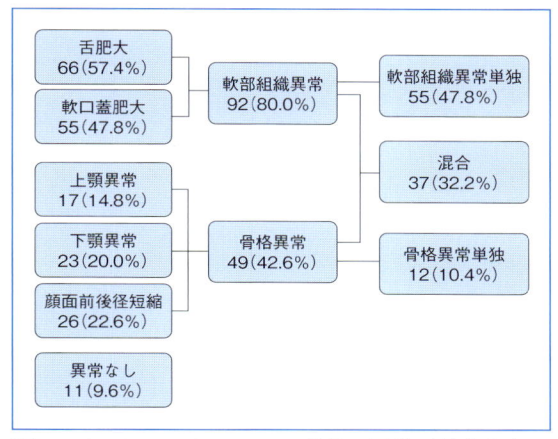

図III-13　OSASのセファログラム異常所見分布（n=115）

- 舌肥大 66（57.4％）
- 軟口蓋肥大 55（47.8％）
- 上顎異常 17（14.8％）
- 下顎異常 23（20.0％）
- 顔面前後径短縮 26（22.6％）
- 異常なし 11（9.6％）
- 軟部組織異常 92（80.0％）
- 骨格異常 49（42.6％）
- 軟部組織異常単独 55（47.8％）
- 混合 37（32.2％）
- 骨格異常単独 12（10.4％）

（文献1，2より引用）

OSASにみられるセファログラム上の異常は表III-8のようにまとめられる[1,2]。これらの異常が単独あるいは複合して認められる。さらに，セファロメトリーによって得られた26種類の評価項目を因子分析した結果，5つの因子（舌，軟口蓋，顔面の奥行，上顎，下顎）が抽出された[2]。これらの各因子に属する複数の評価項目のうち，1つでも基準平均値から2SD以上離れていたら，その因子には異常があると判定した。そのようにして求めた5つの因子の異常出現率を表III-9，図III-13に示した。肥満の有無に関わらず舌と軟口蓋の異常出現率が高く，骨格異常（顔面の奥行，上顎，下顎）は非肥満者に多い傾向がみられた。骨格異常単独の頻度は少なく（10.4％），軟部組織単独が47.8％，両者の合併が32.2％であった。セファログラム上，全く異常の見つからなかった症例はOSASの10％に過ぎなかった[2]。このような解析は，原因の推定や治療方法の選択に有用と思われる。

日常診療で簡単に計測できて役に立つ項目を図III-14に示した。また，健康人の標準値の平均値とSDから偏差得点を算出して図III-15にプロットすると，異常な項目とその程度および全体の傾向が把握しやすい。

アジア人はOSASの有病率が高いという指摘がある[4]。その原因の一部は人種による顔貌の特徴に由来すると考えられている。残念ながら，アジア人はOSASを発症しやすい顔つきをしているらしい。また，顔貌が似ることからOSASは親から子へと遺伝する[5]。固い食物を嫌う習慣は咬筋の発達を障害して下顎の矮小化と下方回転をもたらし，OSASの発症を助長する可能性がある[6]。

（榊原博樹）

■文献
1) Sakakibara H, Tong M, Matsushita M, et al : Cephalometric abnormalities in non-obese and obese patients with obstructive sleep apnea. Eur Respir J 13 : 403-410, 1999
2) Sakakibara H, Tong M, Hirata M, et al : Abnormal cephalometric findings in Japanese patients with obstructive sleep apnea. in Abe H, Nakashima Y (eds) : Clinical and occupational medicine : A handbook for occupatiomal physicians, pp195-207, Backhuys Publishers, Leiden, 2004
3) Millman RP, Carlisle CC, Rosenberg C, et al : Simple predictors of uvulopalatopharyngoplasty outcome in the treatment of obstructive sleep apnea. Chest 118 :

第Ⅲ部 SASの診断と治療

		標準値(mm)*	異常値**	異常値頻度(%)***	コメント
1	MPz-H	14.0 ± 6.4	26.8 以上	25.2	舌骨が低位置である＝舌下半部の増大
2	PNS-V	73.5 ± 5.8	85.1 以上	30.1	中咽頭の長さが延長，おそらく舌の影響
3	PNS-P	39.0 ± 4.8	48.6 以上	19.2	軟口蓋が長い
4	MPT	11.3 ± 2.2	15.7 以上	10.9	軟口蓋が厚い
5	SNB	78.8 ± 3.4°	72.0 以下	8.9	下顎が後退？
6	S-N	73.5 ± 3.4	66.7 以下	13.7	頭蓋底の前後径が短い
7	ANS-PNS	54.5 ± 4.4	45.7 以下	9.9	上顎底の前後径が短い
8	Me-Go	77.0 ± 5.5	66.0 以下	7.8	下顎底の前後径が短い
9	PNS-AA	40.0 ± 4.6	30.8 以下	10.2	顎顔面と脊柱が接近
10	AW(PNS-Ba)	26.9 ± 4.5	17.9 以下	39.4	中咽頭の入口部が狭い
11	PAS(Minimum)	11.0 ± 4.4	2.2 以下	7.1	中咽頭の最狭小部
12	PAS(ML)	15.7 ± 5.2	5.3 以下	2.7	下顎底のレベルで中咽頭の幅が狭い

*Mean ± SD，**2SD 以上の偏位で判定，***OSAS 115 名にみられた頻度

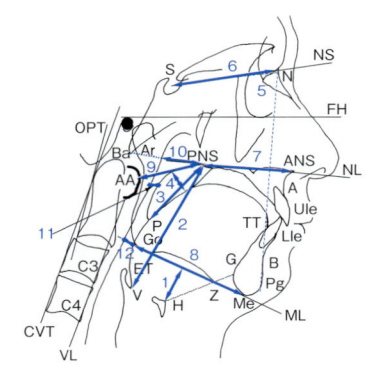

図Ⅲ-14　外来で有用なセファロメトリー

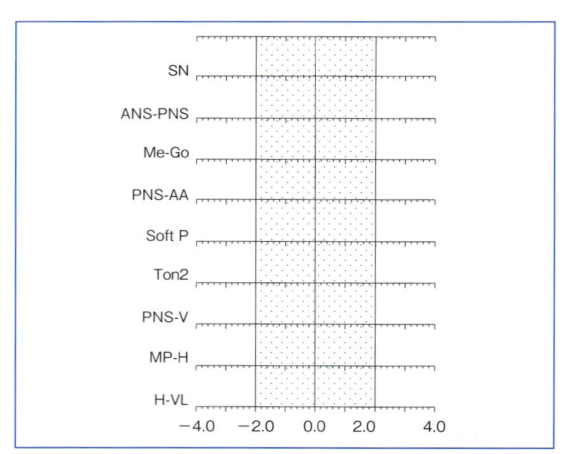

図Ⅲ-15　セファログラム偏差得点＝(実測値−健康人平均値)/健康人標準偏差

SN：頭蓋底前後径，ANS-PNS：上顎底前後径，Me-Go：下顎底前後径，PNS-AA：上顎底後端と第 2 頚前面の距離，Soft P：軟口蓋面積，Ton2：舌下半部の面積，PNS-V：上顎底後端と喉頭蓋谷の距離，MP-H：下顎底と舌骨の距離，H-VL：舌骨と頚椎前面の距離

各項目の偏差得点を計算してプロットすると，異常な項目とその程度が一目瞭然となる。
Ⅳ.7 の図Ⅳ-20(282 頁)にこの偏差得点表を用いた症例を示した。有用性を理解していただけるものと思われる。

1025-1030, 2000
4) Li KK, Powell NB, Kushida C, et al : A comparison of asian and white patients with obstructive sleep apnea syndrome. Laringoscope 109 : 1937, 1999
5) Redline S, Tishler PV, Tosteson TD, et al : The familial aggregation of obstructive sleep apnea. Am J Respir Crit Care Med 151 : 682-687, 1995
6) Hassan GS, Yamada K, Rakiba S, et al : Relationship between craniofacial morphology and occlusal force in adults with normal occlusion. J Jpn Orthod Soc 56 : 348-361, 1997

3 上気道の閉塞部位や閉塞機序の解析に役立つ検査
個別的治療，特に手術適応を決めるために

　ここに示す検査は上気道の狭窄部位やSDBの責任病変を評価し，治療方法を選択するのに有用である。CPAPは上気道の閉塞部位や閉塞機序のいかんに関わらず一定の治療効果を示すが，根治的な治療方法ではない。したがって，一律にCPAPを適用するのではなく，必要に応じて後で述べるような検査を行い，個別的な治療方法の可能性を検討するべきである。一方では，CPAPによりSDBや関連症状が改善する症例に一律に頸部CTや高価なMRI検査をルーチンで実施する必要はない。SDBの重症度や年齢，顎顔面・咽頭軟部組織の肉眼的所見およびセファロメトリーなどによる評価から，CPAP以外の治療法も考慮すべき症例に実施するべきである。

　特に手術的な治療法を考慮する場合は，気道閉塞部位や責任病変を可能な限り明らかにしなければならない。そのためには，顎顔面および鼻咽腔の肉眼的観察，セファロメトリーによる頭部・顔面の骨格や咽頭軟部組織の形態評価を入り口にして，喉頭ファイバースコープ（＋ミューラー法）による上気道狭窄～虚脱部位の確認，頸部CTや頸部MRIによる上気道の狭窄～虚脱部位の確認，マルチチャンネル圧センサーによる睡眠中の気道閉塞部位の確定，などの検査を可能な範囲で実施する。

　無呼吸の責任病変が上気道の明らかな占拠病変によるものはきわめてまれ（200例中3例のみ）で大部分（98.5％）は上気道やその周辺の不適当な解剖学的構造による[1]。手術療法の中心となる口蓋垂軟口蓋咽頭成形術（UPPP）の効果に大きく影響するため，大まかであっても咽頭の狭窄・虚脱部位を少なくとも以下の3型に分類する必要がある。すなわち，狭窄・虚脱部位が軟口蓋部分にあるⅠ型，軟口蓋部分と舌根部にあるⅡ型，舌根部にあるⅢ型である[2]。各タイプの頻度は戸川らによるとⅠ型51.0％，Ⅱ型30.6％，Ⅲ型18.4％（n＝49）であった[3]。Morrisonらの睡眠中の内視鏡を用いた観察では，Ⅰ型58％，Ⅱ型22％，Ⅲ型20％（n＝45）と読みとれる[5]。ただし，より軽度の虚脱部位を考慮すると，82％の症例では複数の部位が狭窄に関与していたという[5]。

　UPPPにはいくつかの改変術式があるが，基本としては口蓋扁桃を摘出した後で前口蓋弓と後口蓋弓および口蓋垂の一部を切除し，中咽頭腔を拡大する手術である[3,6]。本手術の有効性を検討したメタアナリシスの結果を**表Ⅲ-10**に示した[1]。これは，1995年までに報告され，生データの示された19論文，337症例の成績をもとにしたものである。全体では無呼吸指数（AI）あるいは無呼吸・低呼吸指数（AHI）が50％以上減少したものを有効とすると57.9％（甘い基準），さらに術後のAIあるいはAHIがそれぞれ10以下，20以下であるという条件を加えると有効率は40.7％となった（厳しい基準）。しかし，UPPPの有効率は咽頭の狭窄部位によって大きく相違し，Ⅰ型は甘い基準で76.1％，厳しい基準で52.3％の有効率であったが，Ⅱ型あるいはⅢ型は甘い基準で21.1％，厳しい基準で5.3％に過ぎなかった。したがって，UPPPの手術適応は慎重に検討する必要があり，舌根部にも原因のあるⅡ型およびⅢ型の場合には，適応しないか，他の手術や他の治療法（口腔内装具やCPAP）を併用することを前提に

表Ⅲ-10　咽頭の狭窄部位とUPPPの有効性(19論文, 345症例のまとめ)

有効性判定基準	Ⅰ型(n=111)	Ⅱ型あるいはⅢ型(n=57)	不明(n=177)	合計(n=345)	P
AIが50%以上減少	65/78(83.3)	4/21(19.0)	60/97(61.9)	129/196(65.8)	<0.0001
AHIが50%以上減少	47/70(67.1)	9/38(23.7)	56/97(57.7)	114/216(52.8)	<0.0001
AIあるいはAHIが50%以上減少	83/109(76.1)	12/57(21.1)	100/171(58.5)	195/337(57.9)	<0.0001
AHIが50%以上減少し術後のAHIが20未満、あるいはAIが50%以上減少し術後のAIが10未満	57/109(52.3)	3/57(5.3)	77/171(45.0)	137/337(40.1)	<0.0001

狭窄あるいは虚脱部位が軟口蓋であるものをⅠ型，軟口蓋および舌根部であるものをⅡ型，舌根部であるものをⅢ型とした。
P値は「Ⅰ型」と「Ⅱ型あるいはⅢ型」の比較結果。AI判定とAHI判定の両者に含まれる症例がある。
気道狭窄部位が舌根部にあるⅡ型およびⅢ型の手術成績は不良であり，UPPPを適用してはいけない。

(文献1から引用)

しなければならない。

頸部CT，頸部MRI，上気道内視鏡，食道～上気道内圧モニタはCPAP以外の治療方法の適応を決めるためには有用な検査であり，概略を以下に述べる。

❶頸部CT[7-9]

咽頭部の気道断面を定量的に評価するのに優れている。最近の機器は3次元画像の構築ができ，関心領域のより詳細な分析が可能となっている。比較的容易に実施できるが，放射線被曝があり，MRIと比べて軟部組織と脂肪組織の弁別能が劣る。超高速CTによる動的な観察も可能ではあるが，定量的な評価が困難であり，被曝線量が大きく，一般的ではない。筆者らの成績を図Ⅲ-16～20に示すが，覚醒時にも軟口蓋レベルから舌根部の気道狭窄が著しいことが明らかである[9]。同時に下顎内腔面積が狭く（図Ⅲ-19），一方では舌の幅が大きく（図Ⅲ-20），これらが気道断面積の狭小化の一因になっているものと考えられる[9]。

❷頸部MRI[10-18]

3次元画像の構成が容易で高速MRIにより動的な変化を観察することもできる。放射線被曝がないために繰り返し測定ができるなどメリットは多いが，検査機器が少なく高価であるため，研究目的以外には上気道手術の術前評価に使用されている。2次元画像で知られていた上気道の変化が，3次元画像で定量的に確認されている。すなわち，OSASには舌容積の増大，咽頭側壁容積の増大，気道周囲の軟部組織容積の増大などがみられ，これらはいずれもOSASのリスクを著しく高める[10]。

❸上気道内視鏡

鼻腔や咽頭内の状態を直接観察するのに有用である。睡眠中の状態を知るために薬物睡眠下で施行されることがある。閉塞のパターンとしては軟口蓋前後型，軟口蓋全周型，扁桃型に分類されている[19]。

❹食道～上気道内圧測定

食道内圧変動は胸腔内圧によく相関し，呼吸努力の定量的なパラメーターとなる。PSGのときに連続記録することにより，閉塞型無呼吸と中枢型無呼吸の鑑別，RERAの診断が容易となる。ただし，長時間にわたり安定したデータを得ることが容易でないことやセンサーの挿入が睡眠を妨げるといった問題点がある。食道から上気道に至る複数の圧センサーからの情報を記録することで，気道の閉塞部位を知ることができ，手術適応や手術方法を決める際の有用な情報となる[20]。

❺鼻腔通気度検査

鼻腔通気性が悪いと吸気時に咽頭に過大な陰圧が発生し，同部の虚脱・閉塞の原因となる。また，CPAP治療に際しては圧負荷が過大になり，耐容性を悪化させる要因となる[21]。したがって，鼻腔通気度の測定はOSASの病態とCPAP適用上の問題点を把握するために有用であり，2009年9月現在，OSASに対して保険適用になってい

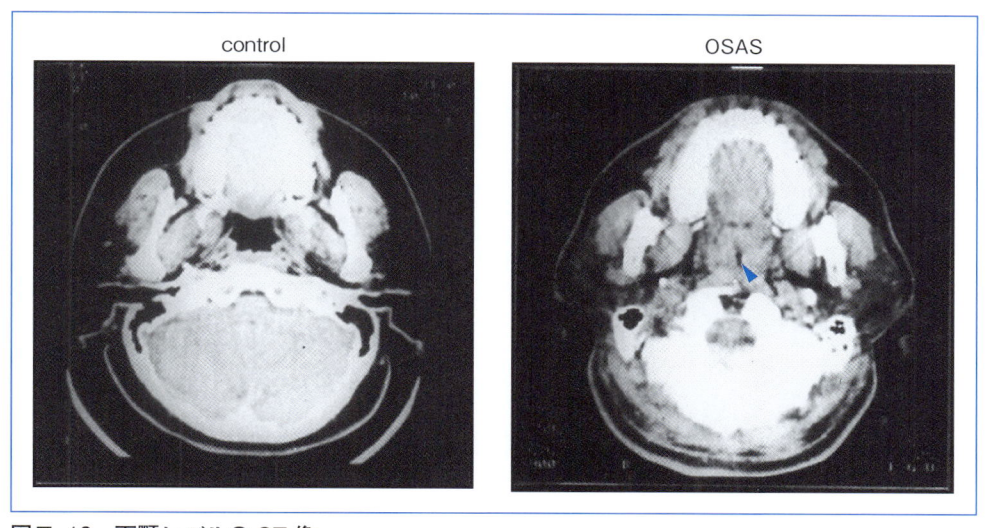

図Ⅲ-16 下顎レベルのCT像
control：AHIが5未満であることを確認した健康人．OSAS：覚醒時にも中咽頭（矢頭で示した）がピンポイント状に狭小化している

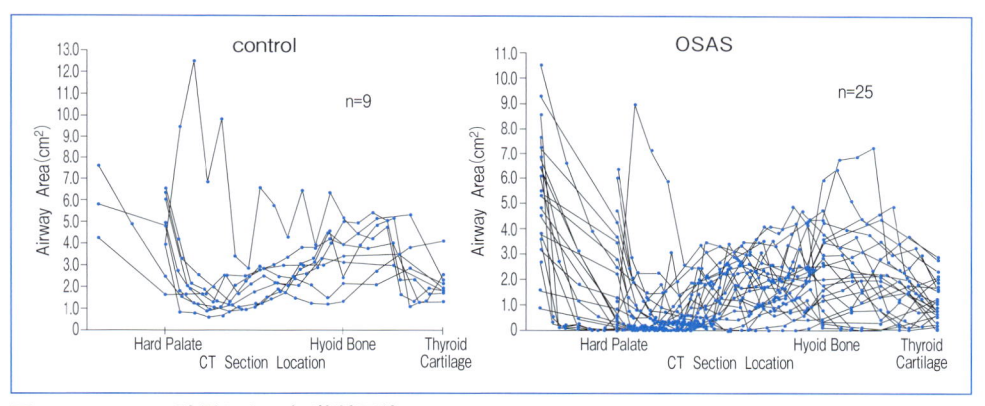

図Ⅲ-17 CTで計測した上気道断面積
control：AHIが5未満であることを確認した健康人．OSAS：AHIが5以上のOSAS
硬口蓋から甲状軟骨まで5 mm間隔で気道断面積を計測した．OSASでは中咽頭で気道断面積がゼロになる症例が多い．健康人にはそのような症例はない．

る．総合鼻腔抵抗が $0.25\ Pa/cm^3/s$ 未満を正常，$0.25\ Pa/cm^3/s$ 以上を軽度鼻閉，$0.50\ Pa/cm^3/s$ 以上を中等度鼻閉，$0.75\ Pa/cm^3/s$ 以上を高度鼻閉と判定する[22]．鼻腔抵抗が高い場合は耳鼻咽喉科専門医に診察を依頼するべきである．

❻音響咽頭計測法（acoustic pharyngometry）[23,24]
　音響を利用してその入射波と反射波の関係から，咽頭の部位毎に内腔の広さを測定する方法である．被験者に無侵襲であり，測定時間も短時間で済むというが，今のところ坐位による測定しか報告がない．現在は研究段階だが，将来的には測定デバイスの開発により，睡眠中の動的な測定も可能になると思われる．

〈榊原博樹〉

■文献
1) Sher AE, Schechtman KB, Piccirillo JF：The efficacy of surgical modifications of the upper airway in

第Ⅲ部
SASの診断と治療

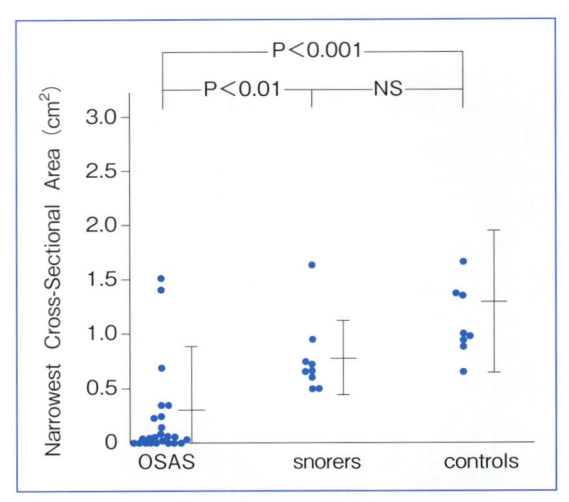

図Ⅲ-18 上気道断面積（最小値）の比較
control：AHIが5未満であることを確認した健康人，
snorers：AHIが5未満で習慣性いびきのある症例，
OSAS：AHIが5以上の症例
（文献9より引用）

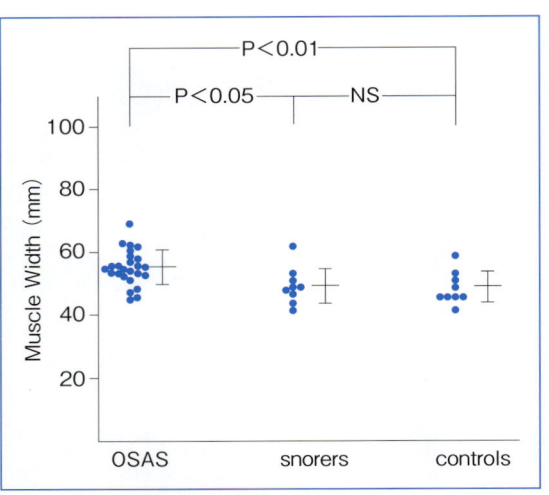

図Ⅲ-20 舌幅の比較
controls：AHIが5未満であることを確認した健康人，
snorers：AHIが5未満で習慣性いびきのある症例，
OSAS：AHIが5以上の症例
（文献9より引用）

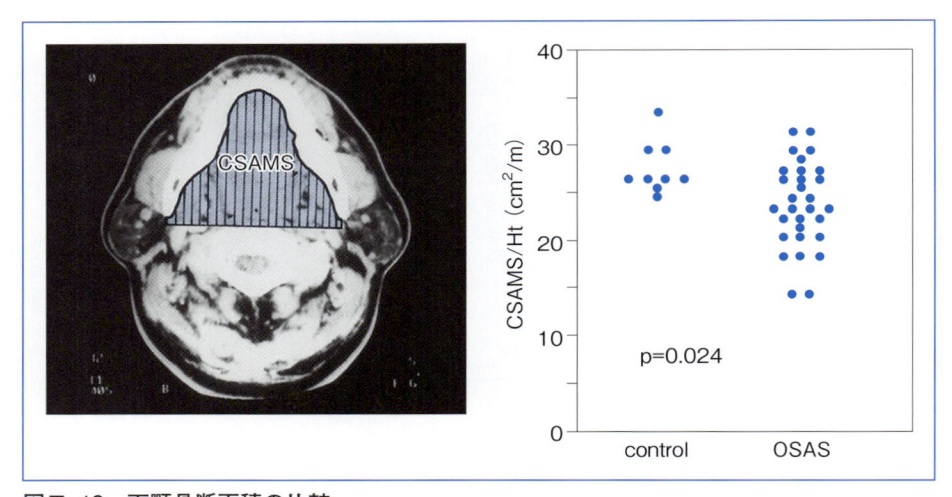

図Ⅲ-19 下顎骨断面積の比較
CSAMS(cross-sectional area of mandibular internal space)：下顎内腔断面積
下顎骨内縁から頸椎前縁に至る斜線部分の面積を測定した．体格の影響を除くために身長(Ht, m)で補正して表示した．
control：AHIが5未満であることを確認した健康人，OSAS：AHIが5以上の症例
（文献9より引用）

adults with obstructive sleep apnea syndrome. Sleep 19：156-177, 1995
2) Fujita S：Pharyngeal surgery for obstructive sleep apnea and snoring. *in* Fairbanks DNF, Fujita S, Ikematsu T, et al (eds)：Snoring and obstructive sleep apnea, pp101-128, Raven Press, New York, 1987
3) 戸川　清，山川浩治，宮崎総一郎：外科的治療とその適応．太田安世（編）：日本人の睡眠呼吸障害，東海大学出版会，pp193-204, 1994
4) Lowe AA, Gionhaku N, Takeuchi K, et al：Three-dimensional CT reconstructions of tongue and airway in adult subjects with obstructive sleep apnea. Am J Orthod Dentofacial Orthop 90：364-374, 1986
5) Morrison DL, Launois SH, Isono S, et al：Pharyngeal

narrowing and closing pressures in patients with obstructive sleep apnea. Am Rev Respir Dis 148 : 606-611, 1993
6) Fujita S, Conway W, Zorick F, et al : Surgical correction of anatomic abnormalities in obstructive sleep apnea syndrome : uvulopalatopharyngoplasty. Otolaryngol Head Neck Surg 89 : 923-934, 1981
7) Shepard JW Jr, Thawley SE : Evaluation of the upper airway by computerized tomography in patients undergoing uvulopalatopharyngoplasty for obstructive sleep apnea. Am Rev Respir Dis 140 : 711-716, 1989
8) Schwab RJ, Gefter WB, Hoffman EA, et al : Dynamic upper airway imaging during respiration in normal subjects and patients with sleep disordered breathing. Am Rev Respir Dis 148 : 1385-1400, 1993
9) 中島則博：Computed Tomographyによる閉塞型睡眠時無呼吸症候群の上気道に関する解剖学的研究．藤田医学会雑誌．学位論文集 11：207-234, 1992
10) Schwab RJ, Pasirstein M, Pierson R, et al : Identification of upper airway anatomic risk factors for obstructive sleep apnea with volumetric magnetic resonance imaging. Am J Respir Crit Care Med 168 : 522-530, 2003
11) Ciscar MA, Juan G, Martinez V, et al : Magnetic resonance imaging of the pharynx in OSA patients and healthy subjects. Eur Respir J 17 : 79-86, 2001
12) Mortimore IL, Marshall I, Wraith PKP, et al : Neck and total body fat deposition in nonobese and obese patients with sleep apnea compared with that in control subjects. Am J Respir Crit Care Med 157 : 280-283, 1998
13) Rodenstein DO, Dooms G, Thomas Y, et al : Pharyngeal shape and dimensions in healthy subjects, snorers, and patients with obstructive sleep apnoea. Thorax 45 : 722-727, 1990
14) Schwab RJ, Gupta KB, Gefter WB, et al : Upper airway soft tissue anatomy in normals and patients with sleep disordered breathing : significance of the lateral pharyngeal walls. Am J Respir Crit Care Med 152 : 1673-1689, 1995
15) Trudo FJ, Gefter WB, Welch KC, et al : State related changes in upper airway caliber and surrounding soft tissue structures in normals. Am J Respir Crit Care Med 158 : 1259-1270, 1998
16) Shelton KE, Gay SB, Woodson H, et al : Pharyngeal fat in obstructive sleep apnea. Am Rev Respir Dis 148 : 462-466, 1993
17) Welch KC, Foster GD, Ritter CT, et al : A novel volumetric magnetic resonance imaging paradigm to study upper airway anatomy. Sleep 25 : 532-542, 2002
18) Arens R, McDonough JM, Costarino AT, et al : Magnetic resonance imaging of the upper airway structure of children with obstructive sleep apnea syndrome. Am J Respir Crit Care Med 164 : 698-703, 2001
19) Iwanaga K, Hasegawa K, Shibata N, et al : Endoscopic examination of obstructive sleep apnea syndrome patients during drug-induced sleep. Acta Otolaryngol Suppl 550 : 36-40, 2003
20) 宮崎総一郎，戸川　清：睡眠時無呼吸症候群の診断とモニター．臨床モニター 18：12-22, 1997
21) 千葉伸太郎，太田正治，森脇　宏，他：閉塞性睡眠時無呼吸症候群に対するn-CPAP療法と鼻手術の治療効果．耳鼻咽喉科展望 45：114-118, 2002
22) 臼井信郎：鼻腔通気度検査．日耳鼻専門医通信 32：6-7, 1992
23) Fredberg JJ, Wohl MEB, Glass GM, et al : Airway area by acoustic reflections measured at the mouth. J Appl Physiol 48 : 749-758, 1980
24) Gelardi M, del Giudice AM, Cariti F, et al : Acoustic pharyngometry : clinical and instrumental correlations in sleep disorders. Rev Bras Otorrinolaryngol 73 : 257-265, 2007

第Ⅲ部 SASの診断と治療

4 呼吸機能検査

　OSASの基本的な病態は睡眠時に反復する上気道の狭窄～閉塞（虚脱）であり，上気道の解剖学的，あるいは機能的な異常がこれに関与している。このような上気道の異常の検出にフローボリューム曲線が有用といわれ，下行脚の鋸歯状の変化（Sow-Tooth sign）[1]や50%肺活量位での呼気流速と吸気流速の比が1.0以上であること[2]，が指標になるといわれた。しかし，その後，数百症例の検討により鋸歯状変化の感度は15%以下であり，陽性反応的中度も50%に達しないことが判明した[3,4]。その他のフローボリューム曲線の指標に関しても，OSAの診断や除外には役立たないというのが大方の考えである[5]。喫煙歴や呼吸器疾患の既往をもつ者を除外すると，肺気量分画や肺拡散能，気道抵抗に関してもOSAに関連した異常は認められていない[6]。

　OSASの3/4はBMI25以上の肥満者であり，30%近くがBMI30以上の2度以上の肥満である。したがって，OSASには肥満に基づく呼吸機能異常[7]のみられることが少なくない。機能的残気量（FRC），および呼気予備量（ERV）の減少は肥満に関連した変化として特に重要である。腹部臓器や胸郭への脂肪沈着によって発生するが，特に臥位で高度になる。FRCが減少すると肺内の予備酸素量が減少し，無呼吸・低呼吸が発生したときに低酸素血症が発生しやすくなる。さらにFRCが減少してクロージングキャパシティより少なくなると，安静呼吸時にも肺底部の末梢気道の閉塞が発生し，シャント血が増えて低酸素血症の原因となる（図Ⅲ-21）[8]。

（榊原博樹）

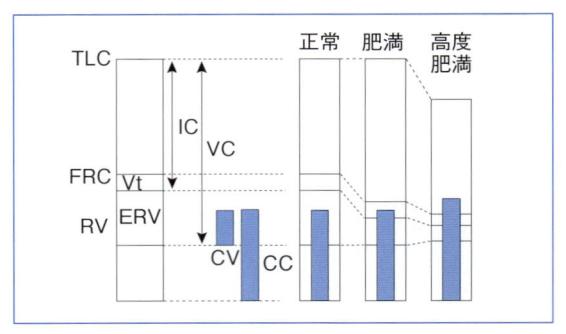

図Ⅲ-21　肥満による呼吸機能の変化
TLC：全排気量，FRC：機能的残気量，RV：残気量，Vt：1回換気量，ERV：呼気予備量，IC：最大吸気量，VC：肺活量，CV：クロージングボリューム，CC：クロージングキャパシティ

■文献
1) Sanders MH, Martin RJ, Pennock BE, et al: The detection of sleep apnea in the awake patients. JAMA 245: 2414-2418, 1981
2) Haponik EF, Bleecker ER, Allen RP, et al: Abnormal inspiratory flow-volume curve in patients with sleep disordered breathing. Am Rev Respir Dis 124: 571-574, 1981
3) Hoffstein V, Wright S, Zamel N: Flow-volume curves in snoring patients with and without obstructive sleep apnea. Am Rev Respir Dis 139: 957-960, 1989
4) Katz I, Zamel N, Pebuck AS, et al: An evaluation of flow-volume curve as a screening test for obstructive sleep apnea. Chest 98: 337-339, 1990
5) Campbell AH, Guy PA, Rochford PD, et al: Flow-volume curve changes in patients with obstructive sleep apnoea and brief upper airway dysfunction. Respirology 5: 11-18, 2000
6) Hoffstein V, Oliver Z: Pulmonary function and sleep apnea. Sleep and Breathing 4: 159-165, 2003
7) Luce JM: Respiratory complications of obesity. Chest 78: 626-631, 1980
8) Craig DB, Wahba WM, Don HF, et al: "Closing volume" and its relationship to gas exchange in seated and supine positions. J Appl Physiol 31: 717-721, 1971

# 5 簡易モニターの役割

はじめに

　SASやSDBを診断するためのゴールドスタンダードは言うまでもなく終夜睡眠ポリグラフ検査（polysomnography：PSG）である。しかし，PSGはデータの取得と解析のために大がかりな装置と熟練した技師と膨大な時間を必要とする。多人数を対象とする健康管理や産業衛生のフィールドでは言うに及ばず，臨床の現場でさえPSGをルーチンで実施するシステムを構築するのは容易ではない。また，SAS疑い症例のすべてにPSGを適用する必要はないし，SASの診療に関わるすべての施設でPSGを行う必要もない。しかし，一方ではPSGはSASを中心とした診療には必須であり，限られた人的資源や設備，医療費を有効に活用するための診療連携の構築と簡易モニターの適切な併用が望ましい。アメリカ睡眠学会（AASM，2003年）はスリープラボで行うPSGを標準的なモニター（タイプ1）とし，簡易モニターを睡眠脳波のチャンネル数を減らして在宅で用いることを目的としたタイプ2簡易モニター，呼吸運動あるいは呼吸気流を含む4チャンネル以上の記録をとるタイプ3簡易モニター，呼吸気流あるいは酸素飽和度を中心にした1～2チャンネルのタイプ4簡易モニターに分類している[1,2]（**表Ⅲ-11**）。現在，日本で入手可能な代表的な簡易モニター機器を**表Ⅲ-12**にまとめた。ここでは，簡易モニターの限界と正しい使用方法に関して解説する。

表Ⅲ-11　AASMによる睡眠（呼吸）障害検査の分類

Parameter	タイプ1	タイプ2	タイプ3	タイプ4
Electroencephalogram (EEG)	+	+	－	－
Electrooculogram (EoG)	+	+	－	－
Electromyogram submentalis (chin) (EMG-SM)	+	+	-	－
Electrocardiogram (ECG)	+	+	+	－
Airflow	+	+	+	+
Respiratory effort	+	+	+	－
Arterial oxygen saturation (SaO$_2$)	+	+	+	+
Body position	+	Optional	Optional	－
Electromyogram anterior tibialis (EMG-AT)	+	+	－	－
Attended	+	－	－	－

タイプ1：Attended Standard PSG　スリープラボで行う標準的なPSG（監視下）
タイプ2：Comprehensive Portable PSG　睡眠脳波，眼球運動，呼吸気流，呼吸運動，酸素飽和度を含む最少7チャンネル
タイプ3：Modified Portable Sleep Apnea Testing　最少2チャンネルの呼吸気流 and/or 呼吸運動を含む最少4チャンネル
タイプ4：Continuous Single or Dual Bioparameter Recording　酸素飽和度 and/or 呼吸気流の1～2チャンネル

（文献1，2より著者が作成）

第Ⅲ部 SASの診断と治療

表Ⅲ-12 日本で使用されている主な簡易モニター機器一覧

	Sleeptester LS-300	Pulsleep LS-120	morpheus	SAS-2100	APNOMONITOR V	APNOMONITOR mini
気流	圧センサー	圧センサー	圧センサー 温度センサー	圧力センサー	温度センサー and/or 圧センサー（併用時の自動解析は温度センサーを使用）	温度センサー
いびき	圧センサーより同時検出	圧センサーより同時検出	圧センサーより同時検出	圧センサーより同時検出	マイクロフォン	マイクロフォン
パルスオキシメーター	＋	＋	＋	＋	＋	＋
呼吸運動（バンド）	可（腹部）	なし （指標として胸部上腕部圧）	胸部センサー（インダクティブ方式） 腹部センサー（インダクティブ方式）	―	胸部 and 腹部（RIP）	―
体位	5方向：立位、仰臥位、腹臥位、左右側臥位	5方向：立位、仰臥位、腹臥位、左右側臥位 腕部装着時 （体位と同時測定不可）	4方向 （仰臥位、腹臥位、左右側臥位）	―	5方向：立位、仰臥位、腹臥位、左右側臥位	A-typeは可（5方向：立位、仰臥位、腹臥位、左右側臥位）
体動	オプションで可 （アクチグラフィ）	可能	―	可能	―	―
マニュアル解析	可能	可能	可能	可能	可能	可能
SpO₂ を加味した呼吸イベントの検出	不可能	可能	可能	可能	可能	可能
PCとのインターフェイス	マルチメディアカード	miniSDカード	コンパクトフラッシュメモリ	USB	RS-232C	USB
寸法 W×H×D(mm)	72×26.5×97.5	62×19×46	本体：118×67×31 PIB：80×45×24	84×30×56 （突起部含まず）	86×30×140	88×19×58
重量	約140g （電池、データカード含む）	約70g （電池、データカードを含む）	計195g（電池含まず）	約100g（電池含む）	約250g（電池含む）	約90g（電池含む）
メモリ時間	8時間×3回 12時間×2回、24時間×1回	8時間×3回 12時間×2回、24時間×1回	35MBのCFカード使用で24時間	24時間	10時間×3	10時間×3
電源	単3アルカリ乾電池×1	単3アルカリ乾電池×1 もしくは単3型二次電池（エネループ）	単3アルカリ乾電池×2	単3アルカリ乾電池×1	単3アルカリ乾電池×2	単3アルカリ乾電池×1
新品の電池で実質的に測定可能な最大晩数	3晩	3晩	3晩（8時間/日）	3晩（8時間/日）	1晩	3晩
定価	一式 105～130万円	一式 75～83万円	150万円	77.5万円	本体 98万円 解析ソフト 10万円	本体 75万円 解析ソフト 10万円
米国AASMの分類	タイプ3	タイプ4	タイプ3	タイプ4	タイプ3	タイプ4
特徴	多種のオプションあり。ECGについては解析時に同時表示可能	胸骨上腕部のオプションあり。シンプル、簡単装着、低呼吸解析が可能	軽量・コンパクト。本体液晶画面上で、装着状態を確認可。無呼吸タイプ（閉塞/中枢/混合別）判別可能。PSGの呼吸解析ソフトのアルゴリズムを搭載	軽量・コンパクト。装着状態が一目で確認できる大型ディスプレイ。ボタン1つで簡単操作。患者本人でも装着しやすい。SpO₂プローブ（防水）	マスクのポートよりマスク内圧を測定でき、CPAPタイトレーションが可能	B-typeは体位測定不可で本体65万円
販売元	フクダ電子	フクダ電子	帝人在宅医療/日本光電	帝人在宅医療/日本光電	チェスト	チェスト

III.5 簡易モニターの役割

	STARDUST	SmartWatch PMP-300	SmartWatch PMP-300E	ソムニー	スリープレコーダ SD-101
気流	圧センサー(オプションで温度センサー可)	圧センサー	圧センサー	感熱センサ（使い捨て）	—
いびき	圧センサーより同時検出	圧センサーより同時検出	圧センサーより同時検出	—	—
パルスオキシメーター	+	+	+	—	オプションで可能
呼吸運動	腹部 or 胸部(圧電法)	—	上腹部(Gセンサ方式)	—	多点(162点減圧センサー)
体位	仰臥位/非仰臥位	仰臥位/非仰臥位	仰向き・うつ伏せ・右・左・立位(5方向)	—	仰臥位、側臥位
体動	アクチグラフィ	アクチグラフィ	アクチグラフィ	—	+
マニュアル解析	可能	可能	可能	可能	可能
SpO₂を加味した呼吸イベントの検出	可能	不可能	可能	不可能	不可能
PCとのインターフェイス	RS-232C	USB	USB	USB	コンパクトフラッシュメモリー
寸法 W×H×D(mm)	58×20×115	91×32×54	91×32×54	100×71×19	235×33×555（折りたたみ時：417×45×555）
重量	102 g（電池含まず）	81 g（バッテリ含む）	81 g（バッテリ含む）	120 g	2.2 kg（電池を含む）
メモリ時間	8.5時間	27時間	18時間	72時間	10時間×2
電源	9V アルカリ乾電池×1	充電式リチウムイオンバッテリ	充電式リチウムイオンバッテリ	充電方式（ニッケル水素電池）	単3アルカリ乾電池×4
新品の電池で実質的に測定可能な最大晩数	1晩	3晩	2晩	3晩	2晩
定価	本体：99.8万円 解析ソフト：20万円	本体：38万円 解析ソフト：5万円	本体：43万円 解析ソフト：7万円	ソムニー 500台、50台掛け充電流取装置、サーバー、クライアント PC1台、検査運用、検体自動解析プログラム、セットで3000万円。ソムニーは1台5万円で買い増し可能	一式70万円
米国 AASM の分類	タイプ3	タイプ4	タイプ3	タイプ4	タイプ4
特徴	レスピロニクス社製治療装置と接続し、圧、リークなどの記録可能	シンプル、簡単装着。アクチグラフィデータを参考に解析。無効部位を設定可能	シンプル、簡単装着。Gセンサによる呼吸努力測定。詳細体位測定(5方向)	使い捨てのセンサを用いることにより、感染のリスクがなく、数百～数千人の大規模なSASスクリーニング検診を短期間に行うことができる。	完全無拘束測定が可能。シンプル、簡単操作。保険適用なし
販売元	フジ・レスピロニクス	フジ・レスピロニクス	フジ・レスピロニクス	日本特殊陶業株式会社	スズケン

177

簡易モニターの有用性と限界

■タイプ2簡易モニター

在宅・非監視下で用いることを目的として，脳波のチャンネル数を減らして簡易化したPSG装置であり，米国の大規模疫学調査(SHHS)にも使用されたが，厳格に評価すると3分の1のデータが不適切となるなど，手間のかかる割には実用性に乏しいと考えられている[3]。

■タイプ3簡易モニター

SASの診療や研究に関係する3学会(AASM, Ameican College of Chest Physicians, American Thoracic Society)の専門家が，それまでに報告された簡易モニターに関するデータを詳細に検討した結果，2003年の時点ではタイプ3簡易モニターはスリープラボにおいて監視下で使用する限り，SDBの診断および除外の両方に対して有用であると結論されている[4]。すなわち，スリープラボで監視下に軽症以上のSDB(AHI 5〜10以上)を診断できる感度は94.0±5.5%(89〜100%)，特異度は91.0±12.1%(63.6〜100%)であり(文献4に掲載されている9報517症例のデータに基づき筆者が計算した)，中等症以上(AHI 20〜30以上)を診断できる感度は83.9±10.6%(71.4〜97%)，特異度は94.7±4.9%(88.2〜100%)であった(6報321症例のデータに基づく)[4]。一方，在宅で使用した場合は特異度が70.3%および56.5%まで下がり，データロスの頻度も高くなる傾向がみられた。このようなデータに基づきAASMは，タイプ3簡易モニターは監視下で使用する限り診断感度，特異度とも十分であり，推奨できると結論づけている[1]。

■タイプ4簡易モニター

タイプ4簡易モニターに関しては，パルスオキシメーターによる酸素飽和度あるいは鼻圧センサーによる呼吸気流を単独でモニターするものが文献上多かったが，一般にAHI 5〜15程度の軽症例に対しては酸素飽和度のモニター単独では感度が低く，上記の文献4でデータが明らかにされている15報中，診断感度が70%未満の報告は8報と半数以上に達している(診断特異度は優れており，70%未満の報告は3報に過ぎない)[4]。一方，鼻圧センサーによる呼吸気流単独では偽陽性イベントが多くて特異度が低くなり，データの明らかな4報中，診断特異度が70%未満の報告は3報にも上る(診断感度は優れており，すべての報告で80%以上であった)[4]。

最近，わが国で使用されているPulsleep LS-100, LS-120(フクダ電子KK), SmartWatch PMP-300(フジ・レスピロニクス), SAS-2100(帝人/日本光電), APNOMONITOR mini(チェストKK)はこの両者のセンサーを併用するタイプ4簡易モニターであり，それぞれのセンサーの欠点を補うことで有用性の高まることが期待される。実際にPulsleep LS-100に関してPSGデータと比較すると，AHI 5〜40の範囲で診断感度は93〜100%，診断特異度は89〜100%であり，きわめて有用と判断できる(図Ⅲ-22, 23)[5]。ただし，装置付属の自動解析ソフトは呼吸気流のみで低呼吸を判定するものであり，これに任せると偽陽性イベントが多くなり，著しい過剰診断を招く。酸素飽和度の変化を参考にしながら，必ずマニュアル解析をしなければならないし，将来は両者の組み合わせで呼吸イベントを診断するソフトが必須である[6]。

■簡易モニターを使用する際に守るべきルール：データの視察による確認と訂正，時間経過の把握

呼吸気流や呼吸運動，酸素飽和度などの生波形を再生できない機器，イベントの訂正ができない機器は使用すべきでない。自動解析は解析条件をいかに工夫しても誤認が入り込むため，必ず視察による確認と訂正が必要である[1]。その際には単独のパラメータではなく，得られたすべてのパラメータを参考にしながら，意味のあるイベントか

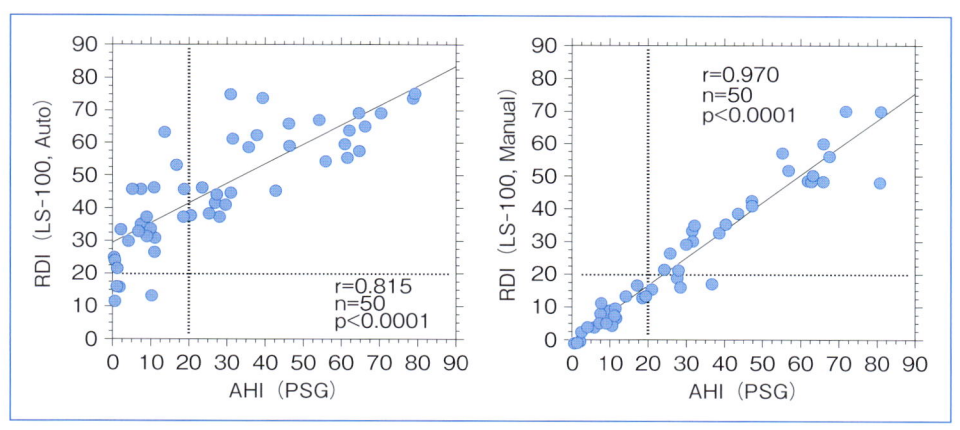

図Ⅲ-22 呼吸気流の自動解析＝でたらめ解析
気流センサの自動判定は膨大なゴミイベントを拾う（図左）。特異度は許容範囲を越え，実用にならない。3〜4％以上の酸素飽和度の低下を伴うイベントを低呼吸とし，目視・マニュアルで訂正すれば，信頼性はきわめて高くなる（図右）。
RDI(LS-100, Auto)：気流振幅の減少が基準の40％以下をイベントとして自動解析，RDI(LS-100, Manual)：無呼吸または気流振幅の減少が基準の40％以下＋4％以上の酸素飽和度低下，AHI(PSG)：Clinical definition を用いた

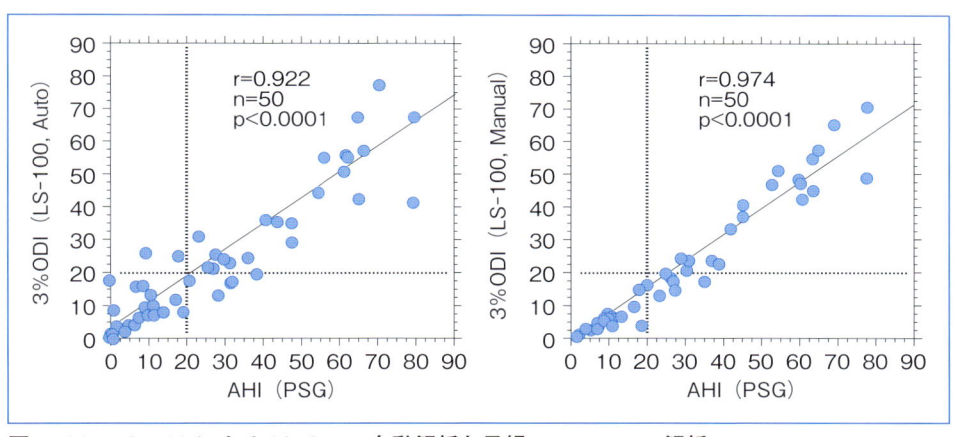

図Ⅲ-23 LS-100 による 3％ODI：自動解析と目視・マニュアル解析
自動解析は時に大きな読み違いをする。目視・マニュアル解析が絶対条件である。3％ODI はスクリーニングとしては感度が低い。カットオフ値を低く設定する必要がある。
3％ODI(LS-100, Auto)：酸素飽和度が3％以上低下する1時間当たりの回数を自動解析で判定，3％ODI(LS-100, Manual)：酸素飽和度が3％以上低下する1時間当たりの回数を自動解析後にマニュアル訂正，AHI(PSG)：Clinical definition を用いた

どうかを判断するべきである。タイプ4簡易モニターであっても，酸素飽和度の連続記録，低酸素血症や無呼吸・低呼吸のイベント記録，心拍数，睡眠体位の連続記録を1ページの睡眠中の呼吸記録として書き出すと，ある程度の REM 睡眠・non-REM 睡眠・覚醒状況も推定できる。その際に PSG の解析経験が役立つことが多い。一晩の経過図には，AHI(RDI)や SpO_2 最低値，低酸素曝露時間などの数値データだけではわからない貴重な情報が含まれており，呼吸障害のレム依存性，体位依存性など患者の睡眠指導や管理・治療に役立つ情報が得られることも多い。

■限界

　以上のように，監視下でのタイプ3簡易モニターは，呼吸イベントに関してはPSGとほぼ同等の診断能力をもつものと判断できる．しかし，呼吸イベントを睡眠時間当たりの指標に換算できないのは，睡眠脳波をとらないタイプ3簡易モニターおよびタイプ4簡易モニターの限界であり，睡眠効率が悪いと睡眠時の睡眠障害を過小評価することになる．これを改善するためにアクチグラフを併用する試みがあり，一定の有用性が得られている[7]．アクチグラフは腕時計サイズの小型の運動量センサーであり，付属の解析ソフトにより睡眠と覚醒を判別するものである[8]．PSGによる睡眠・覚醒との一致率が正常成人では91.8%，SAS患者では85.7%，不眠症患者では78.2%，小児では89.9%であったと報告されている[9]．アクチグラフのような体動センサーをタイプ3あるいはタイプ4簡易モニターに組み込むことも可能であり，実際にそのような機器も販売されている．しかし，今のところ信頼できる解析アルゴリズムが開発・提供されておらず，ユーザーが使用方法を模索している段階である．

簡易モニターによる診療手順

　SASの診療に関わる際にはPSGの実施できる環境を準備することが必須である．しかし，すべての施設でPSGを行う必要はない．地域ごとにPSGセンターを育て，診療連携を密にして，そこにPSGの必要な症例を集中させ，医療資源を有効に活用するべきである．周辺の施設は簡易モニターを適切に利用することにより，無駄なPSG検査を減らし，自らPSG検査の負担を負うことなく，質の高い診療を行うことも可能である．そのような観点からタイプ3およびタイプ4簡易モニター（できればパルスオキシメーターと呼吸気流の両者をモニタできることが望ましい）の利用方法について見解を述べる．

■簡易モニターの適用基準

❶簡易モニターあるいはPSGの適応の有無を判断する際に確認すべき情報

(1) 睡眠習慣・睡眠衛生：睡眠時間（就寝時間，起床時間）や入眠潜時，交代勤務，睡眠衛生などを確かめ，悪い睡眠習慣や睡眠衛生上の問題が過眠症状の原因になっていないかチェックする．

(2) ナルコレプシーや周期性四肢運動障害，うつ病，甲状腺機能低下症などSAS以外の過眠症状の原因になる疾患が存在しないかチェックする．

(3) 睡眠薬，抗ヒスタミン薬など，薬物による眠気の可能性をチェックする．

(4) 習慣性いびき，睡眠中の窒息感と覚醒，無呼吸の指摘，過眠症状，熟睡感欠如などOSAS関連症状の有無をチェックする．

❷簡易モニターの適応基準

　過眠症状が主体である場合，その他のSAS関連症状の有無に関わらず，過眠をきたす疾患の鑑別や合併の有無を確認するためにPSGが必要になることが多い．PSGの実施が可能なら，簡易モニターではなくPSGを実施することが望ましい．

(1) 過眠症状はないか軽度であり，いびき症あるいはAHI 20未満のOSASでCPAP適応にはならないと推定される症例：簡易モニターでRDIが低値であることを確認して，生活習慣の是正や側臥位睡眠，口腔内装置治療などを指導する．

(2) AHI 20以上のOSASが疑われるが自覚症状に乏しく，合併・既往疾患もなく，CPAPの適応にはならないと思われる症例：簡易モニターでRDIが30未満であることを確認して，生活習慣の是正や側臥位睡眠，口腔内装置治療などを指導する．RDIが30以上の場合は，過眠症状や合併・既往疾患がなくてもCPAP導入のためにPSGを行う．

(3) 典型的な症状・所見からAHIが40以上の重

症OSASが疑われる症例：その後PSGで確定診断するのが基本だが，保険診療上はPSGなしでCPAPを導入することもできる。ただし，CPAPタイトレーション・導入はPSG下で実施するのが望ましい。

(4) 口腔内装置治療の効果判定：ただし，口腔内装置治療前のRDIが30以上の場合はPSGにより効果判定するべきである。

■ 簡易モニターの結果を踏まえたPSGの適応基準

SASの診断，特に治療の要否を判断する際には，AHIやRDIのみならず，EDSをはじめとするSAS関連の症状の有無，高血圧症や心血管障害，脳血管障害の既往や合併の有無を考慮する必要があり，これらが簡易モニターの利用方法やその後の診療方針やCPAPの適応にも影響する。また，わが国では診療報酬上のCPAPの適用基準がAHI 20あるいはAHI 40とされている。これらは医学的には全く根拠のない数値であり，世界的な重症度の基準であるAHI 5，AHI 15，AHI 30と世界的なCPAPの保険適用基準（AHI 30以上，あるいはAHI 5以上でSAS関連症状を伴う場合）とは乖離しているが，保険を離れて診療はできないことから，わが国の現在のCPAP適用基準に縛られることになる。その際に，①EDSや頻回の中途覚醒，起床時の爽快感欠如，日中の倦怠感，集中力欠如など睡眠障害に関係した症状の有無，②心血管障害，脳血管障害の合併や既往の有無，③CPAP適用の可否やCPAP導入・維持の可否，などがPSGを行うか否かという判断に影響を与える。

OSASの治療目標は以下の2点である。すなわち，①QOLに影響する有害な症状の解消，②致死的な合併症の予防，である。①に関してはOSASがQOLを障害する原因であるなら治療の対象となる。②に関して治療の要否を判断する際には以下の2つの疫学的研究の成果が参考になる。すなわち，i) AHIが30未満（AIが20未満）のOSASは，心血管障害の既往や合併がなければ生命予後に影響することはない[6]，ii) AHIが15以上のSDBは心筋梗塞や脳卒中の再発を著しく高める[10,11]，というものである。したがって，上記の諸般の状況を踏まえたうえで簡易モニターの結果とCPAPの保険適用基準を考慮すると，表Ⅲ-13のような診療指針が考えられる。

最近，在宅の簡易モニターで下記の基準*でOSASの疑いが強いと判断された症例に関しては，在宅のままauto CPAPでタイトレーションを行ってCPAPを導入しても，最終的なアウトカムはPSG下で診断とCPAPタイトレーションを行った場合と同じであったという報告がある[12]。追試・確認が必要だが，簡易モニターの適切な利用は医療提供者および患者双方にとってメリットが大きい。

*ESS 10以上，SAS関連症状調査票(sleep apnea clinical score)[13]のスコアが15以上，在宅での簡易モニター検査でRDI 15以上，他に過眠の原因がない。

（榊原博樹・平田正敏）

■ 文献

1) Chesson AL, Berry RB, Pack A : Practice parameters for the use of portable monitoring devices in the investigation of suspected obstructive sleep apnea in adults. Sleep 26 : 907-913, 2003
2) Hirshkowitz M, Kriger MH : Monitoring tehcniques for evaluating suspected sleep-disordered breathing in a adults. in Kryger MH, Roth T, Dement WC (eds) : Principlea and Practice of Sleep Medicine 4th ed, pp1378-1393, WB Saunders, Philadelphia, 2005
3) Portier F, Portmann A, Czernichow P, et al : Evaluation of home versus laboratory polysomnography in the diagnosis of sleep apnea syndrome. Am J Respir Crit Care Med 162 : 814-818, 2000
4) Flemons WW, Littner MR, Rowley JA, et al : Home diagnosis of sleep apnea : a systematic review of the literature, An evidence review cosponsored by the American Academy of Sleep Medicine, the American College of Chest Physicians, and the American Thoracic Society. Chest 124 : 1543-1579, 2003
5) 平田正敏，藤田志保，岩井由香里，他：睡眠呼吸障害の診断に関する簡易型検査装置(LS-100)の評価．藤田学園医学会誌 30 : 111-118, 2006
6) Marin JM, Carrizo SJ, Vicente E, et al : Long-term cardiovascular outcomes in men with obstructive sleep apnoea-hypopnoea with or without treatment with continuous positive airway pressure : an observational study. Lancet 365 : 1046-1053, 2005

表Ⅲ-13 簡易モニターの結果に基づく臨床判断（現在の保険診療制度を踏まえた試案）

簡易モニターによる RDI	睡眠障害関連症状*	合併・既往疾患**	PSG の要否
1) 5 未満	−	±	不要
2) 5 未満	＋	±	必要：過眠症鑑別のため
3) 5 以上 15 未満	−	±	不要
4) 5 以上 15 未満	＋	±	必要：過眠症鑑別のため
5) 15 以上 30 未満	−	±	必要：CPAP 導入のため
6) 15 以上 30 未満	＋	±	必要：CPAP 導入のため
7) 30 以上 40 未満	±	±	必要：CPAP 導入のため
8) 40 以上	±	±	必要

スクリーニングで重要なのは単に AHI や RDI だけではなく，患者の症状や合併・既往症，CPAP 導入の要否・可否，保険診療上の制約などを念頭におきながら行う総合的な臨床判断である．その際には必要な場合に PSG を実施することのできる医療連携システムをもつことが必須である．簡易モニターによる RDI は睡眠効率の影響を受けて過小評価される傾向があり，簡易モニターによる RDI 15 は，PSG による AHI 20 相当と考えてよい．
*十分な睡眠時間をとっていても日中過眠，エプワース眠気尺度 11 以上，集中力低下，起床時の熟睡感欠如，日中の倦怠感などがある．**心筋梗塞，脳血管障害，心不全，コントロール不良の高血圧症など．

1) 病的な睡眠呼吸障害はない．いびき症ならば睡眠習慣，生活習慣などの指導をする．
2) 過眠症の鑑別のために PSG が必要．
3) 必要なら生活習慣の改善，側臥位就寝，口腔内装置治療などを指導する．合併疾患があり，RDI が 20 近くで CPAP 治療を導入したい場合は PSG を行ってもよい．
4) 過眠症の鑑別のために PSG が必要．
5) 心・脳血管障害との関連性が指摘されており，CPAP 導入を試みる．睡眠障害関連症状がないため，CPAP 導入の困難なことが多いが，その場合は口腔内装置の適用を検討する．
6) 過眠症の鑑別と CPAP 導入のために PSG が必要．
7) RDI 30 以上の場合は，睡眠関連症状や合併・既往疾患の有無に関わらず，CPAP 導入を試みる．
8) 保険診療上，PSG なしで CPAP 導入が可能だが，PSG 下で CPAP タイトレーションを行うことが望ましい．CPAP タイトレーションや PSG による正常化の確認をせずに auto CPAP と呼ばれる機器で治療を導入した場合は，必ず 1～2 カ月後に臨床症状から治療効果を判定し，効果が不十分ならばタイトレーションを依頼するべきである．

7) Pittman SD, Ayas NT, MacDonald MM, et al：Using a wrist-worn device based on peripheral arterial tonometry to diagnose obstructive sleep apnea：in-laboratory and ambulatory validation. Sleep 27：923-933, 2004
8) Pollak CP, Tryon WW, Nagaraja H, et al：How accurately does wrist actigraphy identify the states of sleep and wakefulness？ Sleep 24：957-965, 2001
9) Sadeh A, Alster J, Urbach D, et al：Actigraphically based automatic bedtime sleep-wake scoring：Validity and clinical applications. J Ambul Monit 2：209-216, 1989
10) Yumino D, Tsurumi Y, Takagi A, et al：Impact of obstructive sleep apnea on clinical and angiographic outcomes following percutaneous coronary intervention in patients with acute coronary syndrome. Am J Cardiol. 99：26-30, 2007
11) Yaggi HK, Concato J, Kernan WN, et al：Obstructive sleep apnea as a risk factor for stroke and death. N Engl J Med 353：2034-2041, 2005
12) Mulgrew AT, Fox N, Ayas NT, et al：Diagnosis and initial management of obstructive sleep apnea without polysomnography：A randomized validation study. Ann Intern Med 145：157-166, 2007
13) Flemons WW, Whitelaw WA, Brant R, et al：Likelihood ratios for a sleep apnea clinical prediction rule. Am J Respir Crit Care Med 150：1279-1285, 1994

6 終夜睡眠ポリグラフ検査（PSG）
記録と解析の概略

はじめに

　睡眠中の生体情報をより多く，正確に知るためにPSG検査はきわめて有用であり，睡眠医療には必要不可欠な検査となっている。PSGを解析することは，単に様々な指数を算出して診断に供するだけでなく，睡眠生理や呼吸生理，病態を総合的に判定することであり，解析者にはそのような姿勢が要求される。現在市販されているPSGシステムはデジタル化され，データの解析や集計，ファイリングがきわめて容易になった。しかし，睡眠脳波の自動解析は実用のレベルには至っておらず，必ず視察判定が必要であり，専門技師や専門医が必須である。正確なPSG解析のためには，決められたルールに従い，安定して信頼性の高い，良好な記録を取得する必要があり，熟練した検査技師の存在も必須である。

　以下にPSG記録とPSG解析の概略を述べるが，本書は一般臨床医や産業医，看護師，保健師，臨床検査技師などがPSGデータを正しく理解するために必要な知識を提供するものであり，PSG解析の技術的解説を目指すものではない。詳しくは次項Ⅲ.7（194頁）の参考図書を参照していただきたい。以下の技術的な内容の記述はこれらの図書を参考にしたものである。

PSGの適応基準

　SASやSDBを診断するためのゴールドスタンダードは言うまでもなくPSGであるが，SAS疑い症例のすべてにPSGを適用する必要はないし，SASの診療に関わるすべての施設でPSGを行う必要もない。しかし，一方ではPSGはSASを中心とした診療には必須であり，限られた人的資源や設備，医療費を有効に活用するための診療連携の構築と簡易モニターの適切な併用が望ましい。

　PSG，簡易モニターともにコンセンサスの得られた検査適応基準はない。Ⅲ.1の表Ⅲ-1（154頁）に示すような症候がみられる場合はOSASを疑うことになるが，これらの症候だけではCPAP治療の適用にならないいびき症〜軽症OSAS（AHI 5以上15未満）と重症OSAS（AHI 30以上）の鑑別は不可能である。さらに，日中過眠を主訴にする疾患として，ナルコレプシー，特発性過眠症，周期性四肢運動障害などのOSASと鑑別しなければならない疾患群がある。これらの疾患の種類や頻度はPSG検査の主体になる診療科が何であるかによって異なるが，診療の対象はOSASだけでないことを知るべきである。

　本書の第Ⅰ部にはICSD-2に基づく睡眠障害の新しい分類と各疾患群の診断ガイドラインを示した。睡眠関連呼吸障害が鑑別の対象となり，診断を進める過程でPSGが必要となるのは，①睡眠障害のスクリーニング，②睡眠関連運動障害，③過眠症の診断ガイドライン，④睡眠時随伴症の診断ガイドライン，⑤不眠症の診断ガイドライン，である。OSASの周辺には鑑別の対象となるいくつかの疾患があることを念頭に置く必要がある。表Ⅲ-14はSASを疑ってPSGを実施する米国の基準の一例である[1]。PSG検査の適応をかなり広

第Ⅲ部　SASの診断と治療

表Ⅲ-14　OSASを疑ってPSG検査を実施する基準（成人）

大基準2つ以上，あるいは大基準1＋小基準2つ以上

大基準
- A. 習慣性/迷惑ないびき
- B. 睡眠時の呼吸停止あるいは窒息感
- C. 理由のない日中の眠気/熟睡感の欠如
- D. 説明不能の睡眠時の不整脈
- E. 説明不能の睡眠時の低酸素血症

小基準

リスクファクター
1. 肥満/頸囲＞43.2 cm
2. 男性/40歳以上
3. 閉経後の女性
4. 甲状腺機能低下症（未治療）
5. 脳血管障害
6. 神経筋疾患
7. HEENT異常
    頭蓋顔面異常　鼻閉
    扁桃肥大　　　小顎症
    巨舌　　　　　軟口蓋過長
    咽頭腔狭小化

症候
1. 本態性高血圧
2. 肺性心（原因不明）
3. 多血症（原因不明）
4. 起床時頭痛
5. 性機能障害
6. 記憶障害
7. 認知能力の低下
8. 夜尿症（原因不明）

（文献1より引用）

くとっているが，この基準に従えば90％以上は治療の必要なOSASと診断されるため，医療保険会社から検査費用の補助が受けられるという。日本にはこのような適応基準がないが，日本の保険制度や医療資源に適した，独自のPSG適応基準を作る必要がある。

一般的にSASの疑いがあり，日中過眠（excessive daytime sleepiness：EDS）のような睡眠障害に関係する症状のある場合は，可能な限り，簡易モニターではなく，PSGを行うべきである。いずれ日中過眠の原因となる他の疾患との鑑別や合併の有無の診断が必要になるからである。日中過眠がない場合は簡易モニターから始めてもよい。簡易モニターの結果と保険診療を踏まえたPSGの要否の判断基準に関しては前項Ⅲ-5で述べた（182頁，表Ⅲ-13）。単にRDIだけでなく，患者の症状や合併症・既往症，CPAP導入の要否・可否，保険診療上の制約などを念頭におきながら判断する必要がある。

記録

PSGに用いられる生体現象としては，脳波，眼球運動，オトガイ筋筋電図，呼吸気流，心電図，経皮酸素飽和度（SpO_2），呼吸運動，いびき音，前脛骨筋筋電図，体位，食道内圧などがある。各種センサー・電極の種類や特性，装着の基本，キャリブレーションなどの詳細は専門書を参照していただきたい。

(1) 脳波：電極の位置は，左右の頭頂および後頭（C3，C4，O1，O2）が基本であり，その配置は国際脳波学会の標準法（10/20法）に従う。基準電極（A1，A2）は左右の乳様突起または耳朶に装着する。ボディアースとしての電極は前額部に装着する。

(2) 眼球運動：眼電図（EOG）のためにROCとLOCの2点装着する。ROCは右眼窩外側縁の外側1 cm，上1 cmの位置，LOCは左眼窩外側縁の外側1 cm，下1 cmの位置に装着する。この記録はREM睡眠期の鑑別に重要である。

(3) オトガイ筋筋電図：オトガイ筋あるいはオトガイ下筋に2個の電極を装着する。電極間は3～4 cm離し，双極誘導の表面筋電図として記録する。覚醒時とstage 1，REM期を鑑別するのに重要である。

(4) 下肢筋電図：前脛骨筋が用いられる。3～5 cmの間隔で2個の電極を装着し双極導出する。周期性四肢運動（PLM：periodic limb movement）を判定するのに重要である。

(5) 心電図：胸骨上端を（－）とし，V_5を（＋）とするCM5誘導が基本である。脳波に混入するアーチファクトの鑑別や不整脈のモニターとして用いる。

(6) 呼吸気流：鼻孔および口からのエアーフローを計測する。気流の温度変化により抵抗値を変化させるサーミスタ法，カニューレを用いて呼吸時の気流を圧力センサーに導入し，差圧から気流変化を検出するエアープレッシャー法がある。いずれも換気量との相関は低い。

(7) 呼吸運動：胸部および腹部の呼吸運動をモニターする。呼吸気流の変化と組み合わせて，無呼吸を閉塞型，中枢型，混合型に分類する。センサーとしては，呼吸運動に伴う電気抵抗の変化を記録するストレインゲージ法，圧電（ピエゾ）素子により呼吸運動を記録する圧電法，サイン状に縫いつけた伸縮性のベルトでインダクタンスの変化を記録するインダクタンスプレスモグラフィ（respiratory inductance plethysmography：RIP）などがある。AASMはRIPを推奨しているが，長時間にわたり換気量と相関させるのは難しい。

(8) いびき音記録：一般にマイクロフォンを使用し，咽頭部に両面テープなどで固定する。

(9) 経皮的酸素飽和度（SpO_2）：指尖部で測定する。パルスオキシメーターを用いて，酸化ヘモグロビンと還元ヘモグロビンの近赤外光に対する吸光度の差からSpO_2を連続的に測定する。低呼吸の判定には必須である。

(10) 食道内圧（Pes）：食道内圧は胸腔内圧を反映する。無呼吸の鑑別（閉塞型か中枢型か）や上気道抵抗症候群の診断に必須である。

解析の概略

■PSG解析の基本

様々な解析上のルールがあり，詳しくはR&Kマニュアル[27]や次項末に示す専門書（194頁）を参照していただきたい。

(1) 判定は30秒/1エポックとする。睡眠のステージ判定はR&Kマニュアル[45]に従い，脳波，眼球運動，オトガイ筋筋電図から判定する。

(2) Stage W, 1, 2, 3, 4, REMおよびMTに分類する。1エポックの50％以上を占めるものをその睡眠段階とする。

(3) 覚醒反応（arousal）の判定は1992年のASDA（American Sleep Disorders Association）の基準[3]に従う。覚醒反応は脳波，オトガイ筋筋電図から判定し，鼻・口の気流曲線，胸・腹部運動曲線，いびき音，心拍変動なども参考にする。

■睡眠脳波の波形の特徴（図Ⅲ-24）

以下のような特徴のある（あるいは特徴のない）波形が主役あるいは脇役として，各睡眠相に応じて出現してくる。

(1) アルファ波（α wave）：周波数は8～13 Hzで振幅に漸増－漸減パターンがみられる。覚醒期とREM睡眠期にみられる。REM睡眠期を除いてアルファ波が15秒以上を占めていれば，そのエポックは覚醒と判定でき，覚醒と睡眠を区別するのに最も重要な波形である。REM睡眠中のアルファ波は1～2 Hz遅く，マイルドな印象を受けることが多い。

(2) シータ波（θ wave）：比較的高振幅の4～7 Hzの脳波活動であり，stage 1に出現する。

(3) 頭頂部鋭波（vertex sharp wave），瘤波（hump wave）：頭頂部でみられる，75 μV以

第Ⅲ部 SASの診断と治療

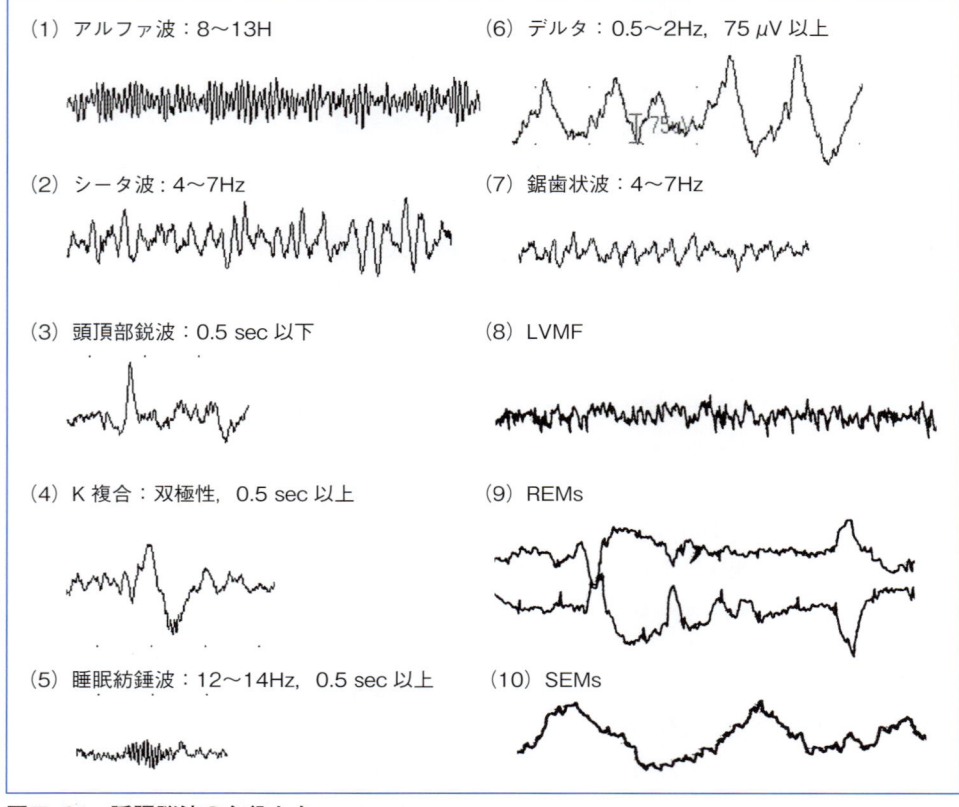

```
(1) アルファ波：8～13H
(2) シータ波：4～7Hz
(3) 頭頂部鋭波：0.5 sec 以下
(4) K複合：双極性，0.5 sec 以上
(5) 睡眠紡錘波：12～14Hz，0.5 sec 以上
(6) デルタ：0.5～2Hz，75μV 以上
(7) 鋸歯状波：4～7Hz
(8) LVMF
(9) REMs
(10) SEMs
```

図Ⅲ-24 睡眠脳波の主役たち
説明は本文を参照。

上の大きな鋭い上向き（陰性）の波形で，通常は単相性で持続は 0.5 秒以下。stage 2 の前触れとして stage 1 の終わり頃に出現する。

(4) K複合（K-complex）：鋭い上向き（陰性）の波とそれに続く下向き（陽性）の2相性の波で 0.5 秒以上持続する。睡眠紡錘波とともに stage 2 の指標となる。

(5) 睡眠紡錘波（sleep spindle）：シグマ波とも呼ばれ，その周波数（12～14 Hz）と持続時間（0.5 秒以上）によって定義される。K複合とともに stage 2 の指標となる。

(6) デルタ波（δ wave）：周波数（0.5～2.0 Hz）と高さ（75 μV 以上）で定義される。デルタ波が1エポックの 20％以上 50％未満のとき stage 3 と判定され，50％以上のときは stage 4 と判定される。

(7) 鋸歯状波（saw tooth wave）：低振幅で鋸の歯様のシータ波帯域（4～7 Hz）の脳波活動で REMs に先立って，あるいは同時にみられる。

(8) LVMF（low voltage mixed frequency）：比較的低電位の様々な周波数が混在した脳波活動であり，安静覚醒開眼時，stage 1, 2, REM の背景波となる。

(9) REMs（rapid eye movement），急速眼球運動：REM 睡眠期を特徴づける急速な眼球運動。

(10) SEMs（slow eye movement），緩徐眼球運動：入眠期および stage 1 でみられる緩やかな眼球運動。

■睡眠段階の特徴（図Ⅲ-25a～g）

(1) 覚醒：開眼状態の場合，脳波は比較的低電位の様々な周波数が混在した LVMF パターンで

Ⅲ.6
終夜睡眠ポリグラフ検査(PSG)

a 覚醒閉眼時：リズミックなα波が明瞭に認められる。閉眼時には1エポックの50%以上にα波を認め，オトガイ筋筋電図の電位は相対的に高い。意識水準が低下してくると眼球運動は緩徐(SEMs)となる。開眼状態の場合，脳波は比較的低電位の様々な周波数が混在したLVMFパターンであり，眼球運動にまばたきやREMsを認める。

b 覚醒からstage 1への移行期：記録の前半でα波の減少が明らかでLVMFに移行している。緩徐な眼球運動(SEMs)がみられる。

c stage 1：1エポックに占めるα波の割合が50%未満となり，背景はLVMFパターンとなる。頭頂部に頭頂部鋭波(下線部分)を認めるのがこの時期の特徴である(C3/A2にはあるがO2/A1にはない)。眼球運動はSEMsであり，オトガイ筋筋電図の電位は相対的に高い。

d stage 2：LVMFを背景にK複合(矢印)と睡眠紡錘波(下線)が出現している。眼電図には脳波がのっているが，眼球運動は消失している。

e stage 3：δ波の占める割合が1エポックの20〜50%である。睡眠紡錘波(下線)をみることがある。眼球運動は消失し，オトガイ筋筋電図の電位は相対的に低い。

図Ⅲ-25　睡眠段階の特徴　　　　　　　　　(つづく)

第Ⅲ部 SASの診断と治療

f　stage 4：δ波の占める割合が1エポックの50％を超える。stage 3と同様に眼球運動は消失し，オトガイ筋筋電図の電位は相対的に低い。

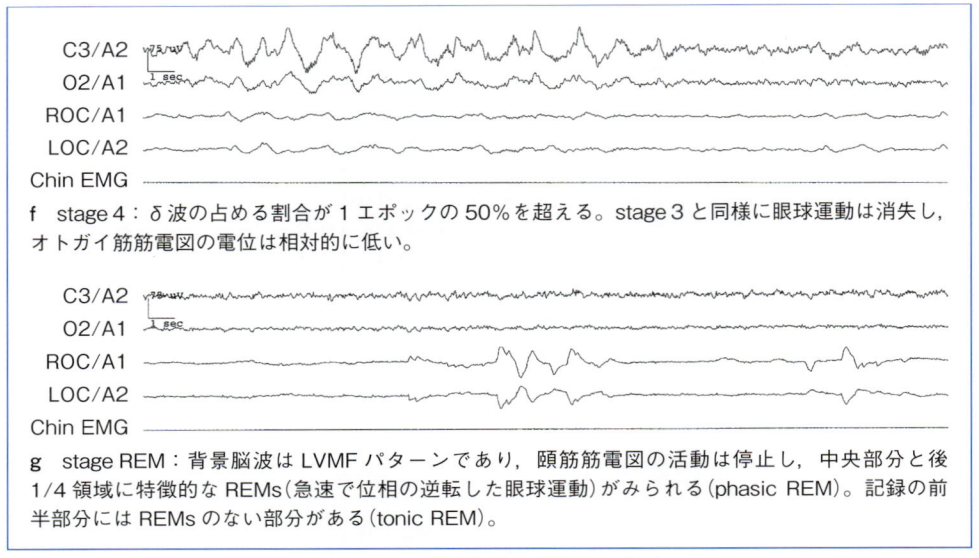

g　stage REM：背景脳波はLVMFパターンであり，頤筋筋電図の活動は停止し，中央部分と後1/4領域に特徴的なREMs（急速で位相の逆転した眼球運動）がみられる（phasic REM）。記録の前半部分にはREMsのない部分がある（tonic REM）。

図Ⅲ-25　睡眠段階の特徴（つづき）

あり，眼球運動にまばたきやREMsを認める。閉眼時には，1エポックの50％以上にα波を認め，オトガイ筋筋電図の電位は相対的に高い。意識水準が低下してくると眼球運動は緩徐（SEMs）となる。

(2) 入眠：stage 1睡眠が3エポック連続してみられた場合，最初のエポックを入眠（sleep onset）とする。あるいは，stage 2, 3, 4, REM睡眠が1エポックでもみられたら，そのエポックを入眠とする。消灯から入眠までを入眠潜時（sleep latency）とする。

(3) stage 1：1エポックに占めるα波の割合が50％未満となり，変わりにLVMFパターンと頭頂部鋭波（瘤波）が出現するようになる。眼球運動はSEMsであり，オトガイ筋筋電図の電位は相対的に高い。

(4) stage 2：睡眠紡錘波およびK複合が出現してくる。背景律動はLVMFパターンであるが，睡眠の進行に伴い徐波化傾向となる。眼球運動は消失し，頤筋筋電図の電位は相対的に高いままである。

(5) stage 3：δ波の占める割合が1エポックの20〜50％となる。眼球運動は消失し，オトガイ筋筋電図の電位は相対的に低くなる。

(6) stage 4：δ波の占める割合が1エポックの50％より大となる。Stage 3と同様に眼球運動は消失し，頤筋筋電図の電位は相対的に低くなる。

(7) stage REM：脳波はLVMFパターンであるが，non-REM期と比較して低電位となる。眼球運動に特徴的なREMsがみられ（phasic REM），オトガイ筋筋電図の電位は最も低くなる。しばしば鋸歯状波を認める。しばしばREMsのはっきりしない場合があり（tonic REM），R&Kマニュアル[2]に解析上のルールが示されている。散発的に短い持続（0.5秒未満）の筋電図電位の上昇を認めることがあるが，twitchと呼ばれる筋放電現象であり，一般的にREMs付近に出現する。

(8) 運動時間（movement time：MT）：体動により脳波活動が少なくともそのエポックの半分以上不明瞭となる場合，そのエポックをMTと判定する。

■睡眠脳波解析上のルール[2]

(1) stage 2における3分間ルール：最初の紡錘

波またはK複合から次の紡錘波またはK複合までの間が3分未満であり，その間に筋電図レベルの上昇がなければ，その間をstage 2とする．もし上記の間隔が3分以上であれば，その間をstage 1とする．仮に上記の間隔に筋電図レベルの上昇があれば，その直前までをstage 2とし，その後をstage 1とする．
(2) 紡錘波が混在したstage REMのスコアリング：詳しくはR&Kマニュアル[2]や次項末の専門書を参照．
(3) Stage REM開始のスコアリング：詳しくはR&Kマニュアル[2]や次項末の専門書を参照．
(4) Stage REM終了のスコアリング：詳しくはR&Kマニュアル[2]や次項末の専門書を参照．

■ 覚醒反応(arousal)の判定基準
　詳細は原著[3]を参照していただきたい．基本的な部分を呈示する．
(1) 覚醒反応は脳波周波数の突然の変化であり，θ波，α波，睡眠紡錘波以外の16 Hz以上の周波数を含み，以下の項目に従う．
(2) 覚醒反応を判定する前には10秒以上持続する睡眠ステージがなくてはならない．この際，R&Kのエポック単位での判定には依存しない．
(3) 2つの覚醒反応と判定するには最低10秒以上の連続した睡眠の介在が必要である．
(4) 覚醒反応と判定するには周波数変化の持続が3秒以上なければならない．
(5) non-REM睡眠の覚醒反応は，オトガイ筋筋電図の振幅の増加がなくてもよい．
(6) REM睡眠の覚醒反応は，オトガイ筋筋電図の振幅の増加を伴うときのみ判定する．

■ 呼吸イベントの判定基準
(1) 判定は1エポック2分で行うのが基本だが，1エポック5分でも解析は可能である．
(2) すでに示したように，呼吸イベントの判定基準は細部で統一されていないが，少なくとも施設内では統一しておかなければならない．
(3) 口・鼻の気流曲線，胸・腹部呼吸運動，酸素飽和度の変化(3%あるいは4%)，覚醒反応の有無，食道内圧の変化などにより判定・分類される．
(4) 判定すべき呼吸イベントは無呼吸，低呼吸，およびRERAである．これらの定義に関しては「本書で用いられる用語解説」ですでに述べた．

　無呼吸は呼吸運動(呼吸努力)の有無により，閉塞型，混合型，中枢型に分類する(図Ⅲ-26)．

> 閉塞型無呼吸(obstructive apnea)：呼吸気流の停止中に呼吸運動がみられる．
> 中枢型無呼吸(central apnea)：呼吸運動も停止する．
> 混合型無呼吸(mixed apnea)：中枢型で始まり閉塞型に移行する．本態は閉塞型と考えられている．

(5) その他，チェーン・ストークス様呼吸，低換

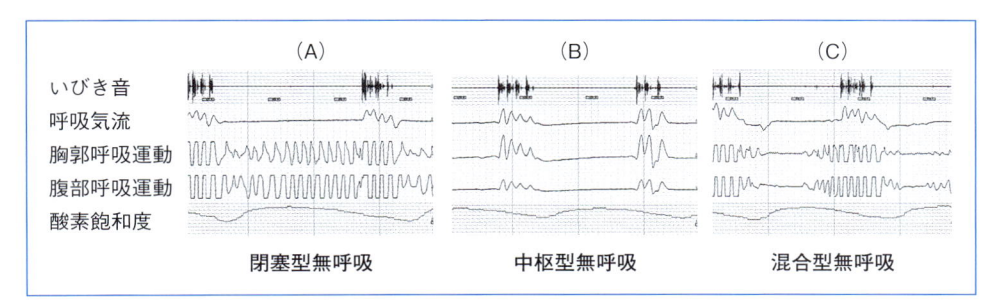

図Ⅲ-26 無呼吸のタイプ

気，頻呼吸，奇異性呼吸運動，不規則呼吸などの出現に注意する。
(6) AHI は TST 1 時間当たりの無呼吸＋低呼吸の回数とする。
(7) 呼吸障害指数（respiratory disturbance index：RDI）：この用語は様々な定義のもとに使用されている。主として簡易モニターで判定された無呼吸＋低呼吸を記録時間で除したもの，呼吸イベントとして無呼吸，低呼吸の他に RERA も加えた場合に使用する，などである。

■睡眠時周期性脚運動（PLMS：periodic leg movement in sleep）

(1) 判定は 1 エポック 5 分で，前脛骨筋の筋電図で行う。
(2) 下肢運動（LM：leg movement）：振幅が校正時の 25％を超え，0.5〜5.0 秒持続する前脛骨筋筋活動。
(3) 5〜90 秒未満の間隔で 4 回以上 LM が群発すると PLMS という。単発，入眠前，呼吸イベントに伴うものは含まれない。
(4) PLMS に含まれる LM の単位時間当たりの個数を PLMS index という。
(5) 睡眠障害国際分類第 2 版（ICSD-2）によると，成人では PLMS index 15 以上，小児では 5 以上が病的と定義されている。
(6) PLMS の頻度が高くても，自覚症状を欠く場合には周期性四肢運動障害（PLMD）とは診断しない。

■SDB を伴う患者の睡眠ステージ解析ルール[4]

(1) OSAS 患者は短い間隔で無呼吸・低呼吸を繰り返し，3 秒以上 15 秒未満の微小覚醒反応（arousal）や 15 秒以上の覚醒が反復して現れるため，厳密に R&K ルールに従って解析すると一晩のすべてが覚醒状態ということになりかねない。15 秒未満の睡眠をマイクロスリープと呼ぶことがあるが，この概念を取り入れることが有用ではないかといわれており，実際にその

ように解析されることがある。
(2) いったん stage 2 と判定されたら脳波上の覚醒反応があっても，完全な覚醒（wake）に移行しない限り satge 2 が継続していると判定する。
(3) REM 睡眠中のいびきに伴う筋電図電位の上昇は無視する（REM が継続していると判定する）。

■OSAS の PSG 記録の 1 例

図Ⅲ-27 は 1 エポック 5 分間の記録である。様々な生体現象が関連性をもってダイナミックに変動していることが理解できる。呼吸関連のデータは 1 エポック 2〜5 分の記録の方が判定しやすい。

■米国睡眠医学会（AASM）の新しい PSG 解析マニュアル（2007 年）[5]

2007 年に AASM から新しい PSG 解析マニュアルが発表された[5]。かなり大幅な変更点があり，今後，このマニュアルに従った解析方法に変更されていくものと思われる。そこで，主な変更点を簡略に呈示しておく。今まで曖昧であった小児の呼吸イベントの解析ルールが明示されており，これに関しては別項に記載する。

❶脳波装着のモンタージュ変更
　推奨 F4-M1，C4-M1，O2-M1，バックアップとして F3-M2，C3-M2，O1-M2。
　従来 C3-A2，C4-A1，O1-A2，O2-A1。
　解説 前頭部からの導出を標準に加え，片側のみで判定することとしている。M：乳様突起，A：耳朶，奇数は左側，偶数は右側の電極を意味する。

❷オトガイ筋筋電図の導出部位の変更
　推奨 下顎尖端から 1 cm 上の中央部と下顎尖端から 2 cm 下方で左右 2 cm の 3 カ所に電極を置く。前者と後者のいずれかの双極誘導として記録し，残りをバックアップとする。
　従来 オトガイ筋あるいはオトガイ下筋に 3 cm 間隔で装着した電極の双極誘導。

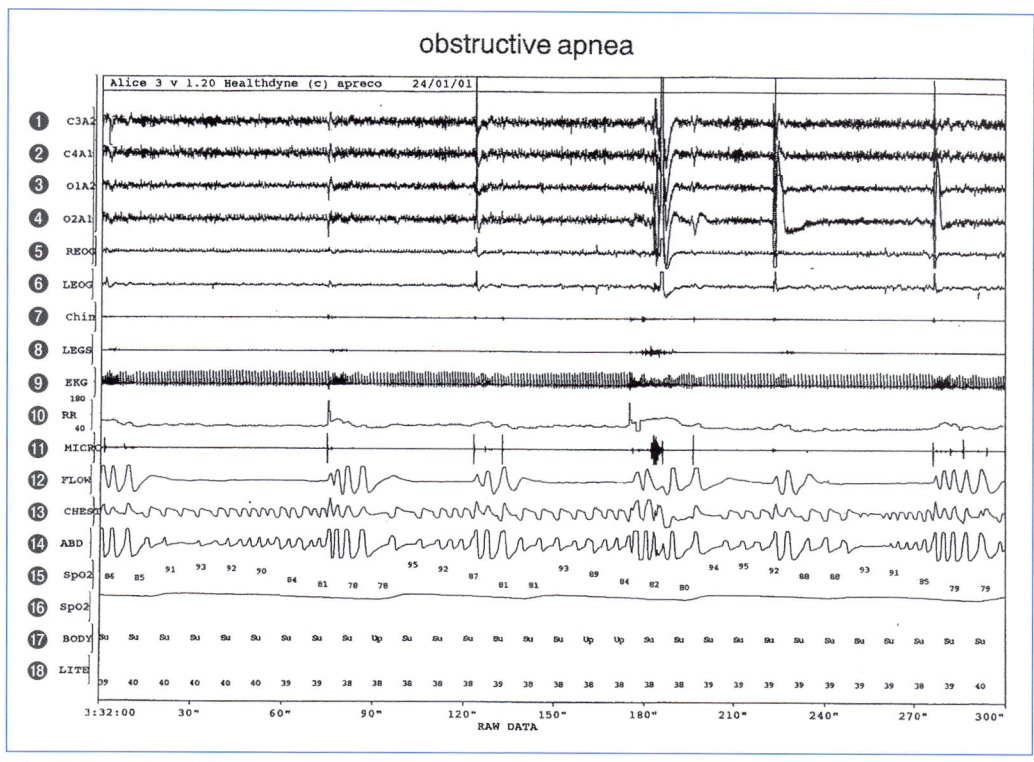

図Ⅲ-27 OSAS患者の典型的なPSG記録

❶〜❹脳波, ❺❻眼球運動, ❼オトガイ筋電図, ❽下肢筋電図, ❾心電図, ❿呼吸数, ⓫いびき音, ⓬鼻・口での気流(吸気で上向きの振れとなる), ⓭胸壁運動(吸気で上向きの振れとなる), ⓮腹壁運動(吸気で上向きの振れとなる), ⓯⓰動脈血酸素飽和度, ⓱体位, ⓲部屋の明るさ.

1ページ5分間の記録である。鼻・口での気流(⓬)は頻回に停止し, 無呼吸を繰り返していることがわかる。その際に胸壁と腹壁の呼吸運動は残っており, その振幅は互いに逆転している(奇異性呼吸運動)。このことから, 閉塞型無呼吸であると判断する。動脈血酸素飽和度(⓯, ⓰)は呼吸停止から少し遅れて下りだし, 最低値は80%にも達している。脳波には呼吸開始に一致して大きな揺れが記録されており, 脳波判定条件(20〜30秒/ページ)にするとα波が出現しており, 一時的な覚醒状態にあることがわかる。無呼吸によって低酸素血症と覚醒反応が繰り返し出現している。

❸睡眠ステージ判定区分の変更

|推奨| W(Wakefulness), N1(non-REM1), N2, N3, R(REM)に分類。

|従来| R&K基準＝W, N1, N2, N3, N4, R。

|解説| N3が徐波睡眠とされ, R&K基準のN3+N4に相当する。

❹粗大体動の扱いの変更＝体動時間(movement time, MT)の削除

|推奨| 粗大体動の混入するエポックにα波が認められれば, その持続が15秒未満でも覚醒(W)と判定する。前後のいずれかのエポックが覚醒ならWと判定する。上記以外は体動に続いたエポックと同じステージと判定する。

|従来| 体動や筋電図の混入で1エポックの半分以上にわたりEEG判読が不可能な場合, MTと判定された。

❺3分間ルールの削除

|推奨| K複合や紡錘波が出現した後, 3分以上にわたりそれらが再出現しなくても, LVMF(low voltage mixed frequency)が持続する限りStage 2とする。

|従来| 最初の紡錘波またはK複合から次の紡錘波またはK複合までの間が3分未満であり, その間に筋電図レベルの上昇がなければ, その間を

stage 2 とする．もし上記の間隔が 3 分以上であれば，その間を stage 1 とする．仮に上記の間隔に筋電図レベルの上昇があれば，その直前までを stage 2 とし，その後を stage 1 とする．

❻ 四肢運動（leg movement：LM）のスコアリング基準の変更

 推奨 持続は 0.5～10 秒，安静筋電位から 8 μV 増高．無呼吸あるいは低呼吸の開始 0.5 秒から終了後 0.5 秒までの間に出現した LM は数えない．LM と arousal は，どちらが先行しても 0.5 秒以内であれば関連ありとする．

 従来 持続は 0.5～5 秒，校正波形の 25％以上の振幅．

❼ 無呼吸，低呼吸の判定基準

 推奨 無呼吸はサーミスタセンサーで判定し，「基準振幅の 90％以上の減少で，持続は 10 秒以上」とする．低呼吸は鼻圧センサーで判定し，「基準振幅の 30％以上の減少＋4％以上の酸素飽和度の低下で，持続は 10 秒以上」とする．代替基準として，「基準振幅の 50％以上の減少＋3％以上の酸素飽和度の低下あるいは覚醒反応で，持続は 10 秒以上」が示されている．

 従来 本文参照．

 解説 従来は代替基準を用いる施設が多かった．推奨基準では，酸素飽和度の低下を伴わず，覚醒反応のみを伴う呼吸気流の減少は，おそらく呼吸努力関連覚醒（respiratory effort-related arousal：RERA）イベントとしてスコアリングされることになる．

cyclic alternating pattern（CAP）

CAP はイタリアパルマ大学の Terzano 教授が提唱した新しい睡眠脳波解析法であり，20～30 秒間のエポック毎に判定する Rechtschaffen and Kales 法（R&K 法）[2]とは異なる方法で，主として睡眠の不安定性を評価するものである[6]．従来の覚醒反応は皮質上に現れる覚醒反応（cortical arousal）である α 波，β 波を中心とした非同期性の低振幅速波をもって判定される[3]．一方，CAP では非同期性成分のみならず，K 複合波，θ または δ バーストなどの同期性成分も取り込むため，皮質下の覚醒反応（subcortical arousal）も含めて検出しているものと解釈され，より鋭敏な覚醒反応判定法と位置づけられている．

CAP 法では覚醒反応に関連した脳波をフェーズ A と呼び，その後につづく低振幅速波をフェーズ B と呼んで，それらのペアを CAP サイクルと定義する．この CAP サイクルが 2 つ以上続くときに CAP と判定される．CAP は A1 から A3 までの 3 つのサブタイプに分類される．A1 サブタイプはフェーズ A の区間の 20％未満が非同期性脳波であり，A2 サブタイプは 20％以上 50％未満，A3 サブタイプは 50％以上が非同期性脳波成分とされる．CAP の評価パラメータとしては以下のようなものがある[7]．

1）CAP 時間：総 CAP 時間

2）CAP 率：non-REM 睡眠に対する CAP 時間の割合，皮質下を含めたすべての覚醒反応の割合を示す．健康人の CAP 率は，10～19 歳で平均値 43.4％，20～39 歳で 31.9％，40～59 歳で 37.5％，60 歳以上で 55.3％，であった[8]．CAP 率の増加は睡眠の不安定性を意味する．一般に睡眠障害では CAP 率が高値となり，R&K 法で用いられるいかなるパラメータ（総睡眠時間，中途覚醒時間，覚醒指数，徐波睡眠時間，睡眠効率など）よりも不眠症患者の主観的評価との相関が強いと報告されている[9]．

3）サブタイプ A1，A2，A3 回数：入眠から最終覚醒までの各サブタイプの回数

CAP 法による解析の臨床的な意義に関しては明らかでない点も多いが，R&K 法と併用することにより，病態生理のより深い理解の一助になる可能性がある．

ここでは，小曽根らがまとめた，各種の睡眠障害における CAP パラメータの特徴を表示しておく（**表Ⅲ-15**）[7]．

表Ⅲ-15　各種の睡眠障害における CAP パラメータの特徴

		CAP率	A1	A2	A3	サブタイプの優位性
不眠症群	精神生理性不眠	↑	↑	↑	↑↑	A1＝A3
	睡眠状態誤認	↑	↑	—	—	A1＞A3
	気分障害（うつ病）	↓（↑）				
睡眠関連呼吸障害群	睡眠時無呼吸症候群	↑↑	↓	↑	↑↑	A1＜A3
	上気道抵抗症候群	↑↑				
	小児の睡眠呼吸障害	↑	—	↑	↑	A1＜A3
中枢性過眠症候群	ナルコレプシー（カタプレキシーを伴う）	↓	↓	↓	—	A1A2
睡眠時随伴症群	睡眠時遊行症	↑↑	↑	—	—	A1
	夜驚症	—	↑	—	—	A1
睡眠関連運動障害群	周期性四肢運動障害	↑				

↑・↓：健常群と比較して有意差を認めたもの
—：健常群と比較して有意差がないもの

（文献7から引用）

（榊原博樹・齊藤八千代・平田正敏・藤田志保）

■文献

1) Morgan EJ: Organization and management of a sleep disorders center in the United States. pp120-130, 睡眠呼吸フォーラム1998 in 浦添講演集, 1998
2) Rechtschaffen A, Kales A: A manual of standardized terminology, techniques and scoring system for sleep stages of human subjects. UCLA Brain Information Service / Brain Research Institute, Los Angeles, California, 1968
3) ASDA task force: EEG arousals: scoring rules and examples: a preliminary report from the Sleep Disorders Atlas Task Force of the American Sleep Disorders Association. Sleep 15: 173-184, 1992
4) Carskadon MA, Rechtschaffen A: Monitoring and scoring human sleep. in kryger MH, Roth T, Dement WC (eds): Principles and practice of sleep medicine, 3rd ed, pp1197-1215, WB Saunders, Philadelphia, 2000
5) Iber C, Ancoli-Israel S, Chesson A, et al: The AASM manual for the scoring of sleep and associated events: Rules, terminology and technical specifications. pp48-49, AASM, Westchester, 2007
6) Terzano MG, Parrino L, Smerieri A, et al: Atlas, rules and recording techniques for the scoring of cyclic alternating pattern (CAP) inhuman sleep. Sleep Med 2: 537-533, 2001
7) 小木曽基裕, 八木朝子, 伊藤 洋：Cyclic alterating pattern 法, どう理解し, どう利用すればよいか. 臨床脳波52：1-9, 2010
8) Parrino L, Boselli M, Spaggiari MC, et al: Cyclic alternating pattern (CAP) in normal sleep: polysomnographic parameters indifferent age group. Electroenceph Clin Neurophysiol 107: 439-450, 1998
9) Terzano MG, Parrino L, Spaggiari MC, et al: CAP variables and arousals as sleep electroencepharogram markers for primary insomnia. Clin Neurophysiol 114: 1715-1723, 2003

7 PSG 報告書の読み方

報告書の作成・読み方

■各種の変数と定義

PSG 報告書に使用される睡眠変数(sleep variables)を中心にして，その定義を表Ⅲ-16 に示した．これらの変数によって睡眠構築や病的な生体現象を定量的に表すことができ，異常の有無や経過の判断が容易となる．

その際に判断の基準となる参考値を以下に示す(健康な若年成人の値であり，年齢により変化する)[1]．

```
睡眠の長さ：Weekday  平均 7.5～8 時間
           Weekend  平均 8.5 時間
入眠潜時：0～25 分
睡眠周期(non-REM/REM cycle)：80～100 分
non-REM 睡眠と REM 睡眠の分布：睡眠は
  non-REM 睡眠から入る．徐波睡眠は睡眠
  前 1/3，REM 睡眠は後 1/3 に優位に出現
  する．
総 REM 期数：4～6 回/夜
non-REM 睡眠：睡眠時間(SPT)の 75～80%
  覚醒段階：SPT の 5%未満
  睡眠段階(stage)1：SPT の 2～5%
  睡眠段階(stage)2：SPT の 45～55%
  睡眠段階(stage)3：SPT の 3～8%
  睡眠段階(stage)4：SPT の 10～15%
REM 睡眠：SPT の 20～25%
睡眠効率：75～97%
睡眠段階移行回数：25～70 回
```

■睡眠経過図(hypnogram, sleep histogram)

一晩の睡眠段階の変化と持続時間を時系列で図示すると睡眠経過をより明確に知ることができる．さらに酸素飽和度の変化や無呼吸・低呼吸イベント，覚醒反応，下肢の不随意運動，体位などのデータを時系列を一致させて表示すると病的な生体現象と睡眠構築の関係を理解しやすくなる．重症 OSAS の CPAP 治療前後の例を示す(図Ⅲ-28)．

参考図書

睡眠医療全般あるいは PSG 解析に役立つ参考図書の一部をリストする．

- Rechtschaffen A, Kales A：A manual of standardized terminology, techniques and scoring system for sleep stages of human subjects. UCLA Brain Information Service / Brain Research Institute, Los Angeles, California, 1968
- American Academy of Slep Medicine：The international classification of sleep disorders, 2nd ed. American Academy of Sleep Medicine, Westchester, 2005
- Kryger MH, Roth T, Dement WC (eds)：Principles and practice of sleep medicine, 4th ed. WB Saunders, Philadelphia, 2005
- American Academy of Slep Medicine：The AASM manual for the scoring of sleep and associated events. American Academy of Sleep Medicine, Westchester, 2007
- 日本睡眠学会(編)：睡眠学ハンドブック．朝倉書店，1994
- 大熊輝雄：臨床脳波学，第 5 版．医学書院，1999
- 太田龍朗，大川匡子，塩澤全司(編)：臨床睡眠医学．朝倉書店，1999
- 睡眠呼吸障害研究会：成人の睡眠時無呼吸症候群—診断と治療のためのガイドライン．メディカルレビュー社，2005
- 日本睡眠学会(編)：臨床睡眠検査マニュアル．ライフ・サイエンス，2006
- 久保木富房，井上雄一(監)：睡眠障害診療マニュアル．ライフ・サイエンス，2006
- 日本睡眠学会(編)：睡眠学．朝倉書店，2009

表Ⅲ-16　PSG報告書に使用される変数とその定義

全記録時間(total recording period：TRP)：記録開始から終了までの時間。
全就床時間(time in bed：TIB)：就床から起床までの時間。
全睡眠時間(total sleep time：TST)：入眠から翌朝の最後の覚醒までの時間のうち中途覚醒を除いた時間。
睡眠効率(sleep efficiency)：$TST \div TIB \times 100\%$
睡眠期間(sleep period time：SPT)：入眠から翌朝の最後の覚醒までの時間。
睡眠段階出現時間：全記録時間において、各睡眠段階の占める時間。
TS1：non-REM睡眠stage 1の占める時間。
TS2：non-REM睡眠stage 2の占める時間。
TS3：non-REM睡眠stage 3の占める時間。
TS4：non-REM睡眠stage 4の占める時間。
TSR：REM睡眠の占める時間。
睡眠段階出現率
TIB、SPT、TSTにおける各睡眠段階出現率
%SW：覚醒段階の占める割合。
%S1：non-REM睡眠stage 1の占める割合。
%S2：non-REM睡眠stage 2の占める割合。
%S3：non-REM睡眠stage 3の占める割合。
%S4：non-REM睡眠stage 4の占める割合。
%SR：REM睡眠の占める割合。
中途覚醒(wake time after sleep onset：WASO, intermittent awakening)：SPT内での覚醒時間。
覚醒反応回数(number of arousals)：SPT内での覚醒回数。
覚醒反応指数(arousal index)：SPT 1時間当たりの覚醒反応回数。
睡眠段階移行数(stage shifts)：睡眠段階の移行した回数。
入眠潜時、睡眠潜時(sleep latency)：記録開始から入眠までに要した時間。
REM潜時(REM latency)：入眠からREM睡眠の出現するまでに要した時間。
REM活動(REM activity)：単位時間内に急速眼球運動が1回以上出現した場合を出現とみなし、その出現単位総数をいう。
睡眠周期(sleep cycle)：入院より最初のREM睡眠の終わりまで、その後はREM睡眠の終了より次のREM睡眠の終了までの時間。
REM睡眠間隔(REM sleep interval)：REM睡眠が終わった時点から次のREM睡眠が始まるまでの時間で、この間の中途覚醒は除く場合もある。
無呼吸指数(apnea index：AI)：TST 1時間当たりの無呼吸の回数。閉塞型、中枢型、混合型に分けて計算する。
無呼吸・低呼吸指数(apnea hypopnea index：AHI)：TST 1時間当たりの無呼吸＋低呼吸の回数。Non-REM期とREM期別に表示したり、体位別に表示すると有用なことがある。
呼吸イベント持続時間：無呼吸、低呼吸の最大持続時間、平均持続時間。
酸素飽和度低下指数(oxygen desaturation index：ODI)：TST 1時間当たり、3%あるいは4%以上酸素飽和度が低下した回数(3%ODI、4%ODI)。
平均SpO_2値、最低SpO_2値
Time of $SpO_2<90\%$：SpO_2値が90%未満になった時間の合計(min)。
%T90(%Time of $SpO_2<90\%$)：SpO_2値が90%未満になった時間の割合(%TST)。

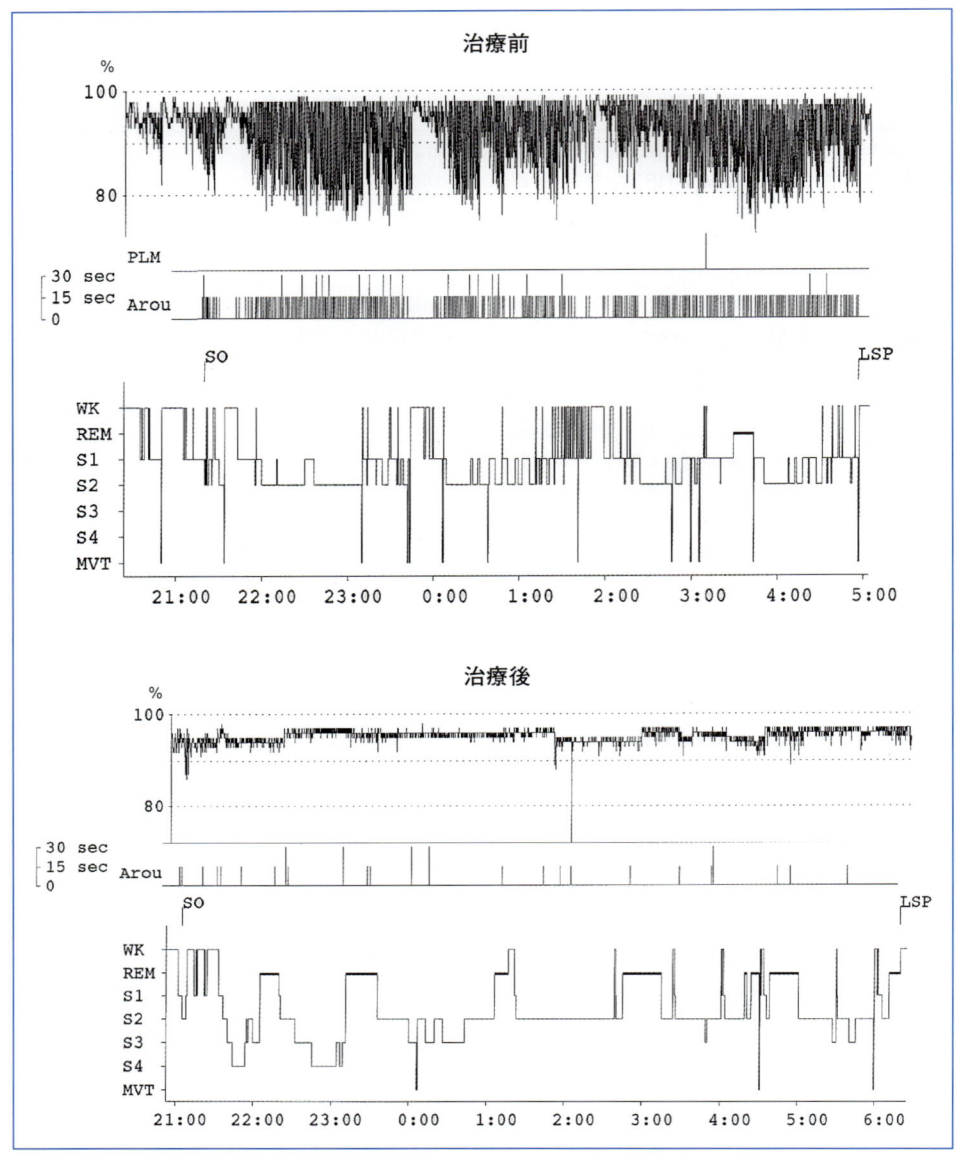

図Ⅲ-28　睡眠経過図
重症 OSAS の CPAP 治療前後の睡眠経過図。

（榊原博樹・齊藤八千代）

■文献
1）堀　有行：PSG 所見の評価と報告書作成．日本睡眠学会（編）：臨床睡眠検査マニュアル，pp69-77，ライフ・サイエンス，2006

8 PSG 検査を中心にしたクリニカルパスの実際

　藤田保健衛生大学病院では，1985 年に初めて睡眠呼吸障害（SDB）の診療を開始して以来，徐々にではあるが着実に設備の充実と専門の医師・検査技師の養成をはかり，1997 年からは臨床検査部内に 3 床の個室をもつ SDB 検査室を設置して，診療科の枠を超えて連日 PSG を行える体制を整え現在に至っている。このように複数の診療科と種々の職種の人々が数多く関わるような大病院においては，診療をよりスムーズかつ確実に行うためにクリニカルパス（図Ⅲ-29）を用いることが有用である。

外来における PSG 検査の予約

　SDB をもつ患者の症状は，睡眠時のいびき・無呼吸や日中の眠気といった定型的なものの他にも，頭痛，全身倦怠感，口渇，夜間頻尿など多様である。したがって，これらの患者が最初に訪れる診療科は，呼吸器内科，耳鼻咽喉科，精神科，神経内科など多岐にわたる。時には，循環器内科，内分泌代謝内科，脳神経外科などにおいて合併症の治療中に SDB が発見されることも多い。特にすべての診療科をもつ大学病院や総合病院の場合は，訪れた患者が戸惑うことも少なくない。当院でも呼吸器内科に SDB 外来，精神科に睡眠外来，耳鼻咽喉科にいびき外来が設置されており，患者がどの診療科に受診するかをコントロールすることは難しい。しかし当院では，いかなる診療科から PSG 検査が依頼された場合でも，その PSG 検査結果は必ず複数科の専門医師と PSG 専任の検査技師による症例カンファレンスにて検討を行ったうえで報告書を作成し，適切な治療がなされるよう指導する体制をとっている。

　われわれの診療科（呼吸器内科）における PSG 検査は，原則として初診患者の場合は午前中に入院して 2 泊 3 日，再検査の場合は午後 3 時頃に入院して 1 泊 2 日で行い，退院は午前 11 時頃としている。他の施設では，夕方に入院して PSG 検査だけを行い，早朝に退院するシステムをとっているところもあるが，当院のような外来患者がきわめて多い病院の場合には，種々の検査や生活指導をすべて外来で行うことは人的・時間的に困難な面が多く，また SDB を全身的な生活習慣病として捉えた場合，この検査入院を契機に綿密な合併症のチェックや生活指導を行うことも重要であると考え，このような短期入院による検査を主体に行っている。

　具体的には，PSG の予約は SDB 検査室へ電話にて行い，同時にオーダリング入力によって病棟への入院を予約する。その際，PSG の内容だけでなく，入院時に採血，X 線検査，生理学的検査などがどの程度必要なのかを正確に入院主治医や検査技師に伝達することが重要で，クリニカルパスの使用によってこの点を確実に行うことができるようになっている。

　外来におけるクリニカルパスの流れは，外来主治医が PSG の電話予約後に記載し，次に外来看護師が各項目をチェックしたあとで SDB 検査室に送り，入院日まで保管することになる。

第Ⅲ部 SASの診断と治療

終夜睡眠ポリグラフ（PSG）検査のクリニカルパス

カルテ番号：＿＿＿＿＿
氏名：＿＿＿＿＿
PSG 検査日：　／　／
SAS 整理番号：＿＿＿＿＿

Day	指導・教育・説明	検査・治療・他科受診	書類	評価・特記事項	サイン
検査予約時（　／　）	□問診・診察 □検査内容説明 □入院時持参機器（□なし） 　□CPAP　□歯科装具 □常用薬の確認（□なし） □入院予約オーダー入力 □入院オリエンテーション 　□患者連絡先確認 　□個室・総室（料金）確認 　□検査・駐車料金確認 　□病衣サイズ確認 　□入院時持参物品確認 　□入院手続方法の説明 □会計・検査へ案内	□PSG 予約（□オーダー入力済） 　（　／　）より（　）泊 □入院時検査内容 　□胸部X線写真（□不要） 　□セファロメトリー（□不要） 　□一般採血（□不要） 　□75 gOGTT（□不要） 　□心電図（□不要） 　□肺機能（□不要） 　□ホルター心電図（□不要）→ 　□負荷心電図 　　（□不要　□TM　□DM）→ 　□感染症採血（□外来施行済）	□入院予約オーダー入力 □紹介状確認（□なし） 　□受診報告書の作成 　　□FAX　□郵送　□手渡し □クリニカルパスを睡眠呼吸障害検査室へ移動	□PSG 検査内容 　□初診検査 　□歯科装具 　□CPAP 　　□オート 　　□マニュアル 　　□固定（　　）cmH$_2$O 　□食道内圧 　□MSLT 　□その他（　　　）	外来主治医 外来看護師
入院初日（　／　）	□問診・診察 □検査内容説明 □バイタル測定 □入院時オリエンテーション 　□食事内容の確認 　□採血, 75 gOGTT の説明 　□延食の説明 □リストバンド装着 □病衣の手渡し □院内・検査室案内 □夜間トイレの確認	□動脈血ガス分析 □検査指示入力（当日分） 　□胸部X線写真（□なし） 　□セファロメトリー（□なし） 　□心電図（□なし） 　□肺機能（□なし） 　□ホルター心電図（□なし） □検査指示入力（翌日分） 　□一般採血（□なし） 　□75 gOGTT（□なし） □身長・体重測定 □他科依頼（□なし）	□クリニカルパスを病棟へ移動 □入院診療計画書 □採血・採尿同意書 □肉眼写真同意書 □入院指示書記入 □他科依頼書（□不要） 　□耳鼻咽喉科□歯科 　□その他（　　　　　） □退院指示書記入 □個室申請書（□なし） □病衣借受同意書 □入院診療計画書 □褥瘡危険因子評価表 □身体拘束の説明書 □キーパーソンの記入 □クリニカルパスを睡眠呼吸障害検査室へ移動		入院主治医 病棟看護師
	□問診票記入・確認 □検査内容の理解度を確認 　　　（□追加説明あり） □皮膚アレルギーの確認	□ホルター心電図（□なし） □胸部X線写真（□なし） □セファロメトリー（□なし） □心電図（□なし） □肺機能（□なし） □顔写真（□なし） □その他検査（　　　　）	□PSG ホルダー抽出（□新規作成） □ワークシート作成 □患者情報データベース入力		検査技師
入院2日目（　／　）1泊入院の場合は,次ページに記載	□PSG 開始前の体調 □起床時の状況	□PSG 開始	□開始時状況の記載 □夜間起床時の状態記載		当直技師
	□PSG 結果説明 □2日目検査内容説明 □75 gOGTT 確認 □延食の説明	□PSG 結果確認 □2日目検査内容決定 　□再検査　□歯科装具 　□CPAP 　　□オート□マニュアル 　　□固定（　　）cmH$_2$O 　□背枕　□食道内圧 　□その他（　　　　）			入院主治医
	CPAP を処方する場合 □CPAP の効果の説明 □機種確認（　　　） □マスク合わせ		□PSG 結果データベース入力 □PSG 結果報告書出力 □ワークシートの作成	□PSG 手動解析 　□AHI（　　）回/時 　□Arousal（　　）回/時	検査技師
退院日	□PSG 開始前の体調 □起床時の状況	□PSG 開始	□開始時状況の記載 □夜間・起床時の状態記載		当直技師

（つづく）

図Ⅲ-29　PSG のクリニカルパス

III.8 PSG検査を中心にしたクリニカルパスの実際

Day	指導・教育・説明	検査・治療・他科受診	書類	評価・特記事項	サイン
退院日 （　/　）	□PSG自動解析結果説明 □他科受診結果説明 □今後の診療方針の説明 CPAPを処方する場合 □新規処方時 　□効果の説明 　□使用方法の説明 　□契約書の説明・手渡し 　□CPAP日誌の手渡し □継続使用時 　□条件設定の説明	□PSG自動解析結果確認 □ODI（　）回/時 □他科受診結果確認 □CPAP処方（□なし） □次回PSG予約（□なし） 　（　/　）より（　）泊 □新規クリティカルパス作成 □新規処方　□処方変更 □条件を変えずに続行 □CPAP施行条件 　□機種（　　　　） 　□モード（□固定　□オート） 　□圧（　）〜（　）cmH$_2$O 　□ランプ時間（　）分 　□加湿器（□なし） 　□マスク（　　　　） 　□チンストラップ（□なし）	□クリニカルパスを病棟へ移動 □外来予約票作成 　（　/　）（　）医師 □外来予約ノート記入 □返書（検査結果）の作成 　（□なし　□外来にて作成） □退院時処方（□なし） □退院時要約作成 □CPAP療法指示書作成 □データベース入力 　　（CPAP処方内容）	□診療方針	入院 主治医
	□退院時処方（□なし） □当科外来受診日 □他科外来受診日（□なし） □外来予約票手渡し □入院料金支払 □CPAP処方のある場合 　□CPAP指示書手渡し		□クリニカルパスを睡眠呼吸障害検査室へ移動		病棟 看護師
退院後			□データベース入力 　□PSG結果 　□問診票結果 　□採血結果 　□肺機能結果 □結果報告書出力 　□PSG結果 　□採血結果（患者用） □クリニカルパスを患者ホルダー内に保管	□PSG手動解析 　□AHI（　）回/時 　□Arousal（　）回/時	検査 技師
	睡眠呼吸障害カンファレンス（　/　） □診断名（　　　　　　　　　） □診療方針（□退院時に同じ） □問題点・外来診察医への申し送り				総括 医師
結果 説明時 （　/　）	□問診・診察 □PSG結果報告書手渡し □PSG結果説明 □採血結果手渡し □採血結果説明 □その他検査結果説明 □次回予約 CPAP処方中の場合 □CPAP日誌 □副作用・合併症 □CPAP指示書手渡し	□他科依頼（□なし） 　□耳鼻咽喉科　□歯科 　□その他（　　　　）	□返書（検査結果）の作成 　（□なし　□発送済） □CPAP療法指示書作成	□診療方針の変更 　　　　　　　（□なし）	外来 主治医

藤田保健衛生大学病院睡眠呼吸障害検査室

図III-29　PSGのクリニカルパス（つづき）

入院初日

　入院患者を担当する主治医は，原則としてSDBを専門とする医師が分担しているが，主治医の他の業務との関係や，患者が病室にいる時間がきわめて限られていることから，入院の2～3日間を1人の医師で管理するのは困難であるため，複数の医師が交代で行っている。入院当日の担当医は，SDB検査室より各患者のクリニカルパスを病棟に持参し，記載された外来主治医の指示に従い，患者に検査内容の説明や検査オーダーのコンピュータ入力，書類の作成を行う。

　さらに，入院患者は病棟看護師よりオリエンテーションを受けるが，患者が入院する病棟は，必ずしも頻繁にSDBを扱っている病棟とは限らず，また担当する看護師すべてがPSG検査入院の内容を熟知しているわけではない。そこでクリニカルパスでは，PSGに特有な事項として，検査前に必ず洗面，洗髪，髭剃りを行うことなどを強調している。そして，これら医師と看護師によるオリエンテーションの終了後，看護師は再びクリニカルパスをSDB検査室に送付する。このクリニカルパスは退院日の朝までSDB検査室にて管理される。

　入院初日の午後，X線検査や生理検査の終了後に，専任の検査技師が患者に面接して問診票を記入してもらい，クリニカルパスの内容に従ってPSGの準備を行う。同時にPSGに対する患者の理解度を確認し，必要ならば説明を追加する。これらの問診票や種々の検査結果は，睡眠呼吸障害検査室において患者ごとのフォルダを作成し一元管理すると同時に，ワークシートとPC上のデータベースにも情報を入力する。これらのフォルダやワークシートは，PSG前にすべて専任の検査技師が準備しておく。

　当院でのPSGは，専任の検査技師だけでなく，検査方法の教育を十分に受けた多くの検査技師が交代で当直することで行い，医師は原則的には装着時にのみ立ち会い，以後は自宅待機としている。そこでクリニカルパスやワークシートには，主治医や専任技師からの注意点や申し送りを記載し，スムーズにPSGが行われるよう留意している。また，当直の検査技師からの情報ももれなく伝達されるようにクリニカルパスは活用されている。

PSG結果解析と2日目検査内容の決定

　当院では，連日2人の専任技師がPSGの解析を行っているため，PSG検査終了日のうちに正確な手動解析結果を得ることができる。一般的な初診患者の検査入院(2泊3日)の場合，2日目の担当医はPSG結果や当直技師の報告をもとに2日目のPSGの方針を決定する。すなわちAHIが20以上の場合は，原則としてCPAPタイトレーションを指示し，それ以外の場合には，PSG検査時に十分な睡眠が得られたかを患者に確認し，手動解析の結果を待って，再検査，食道内圧，背枕を追加したPSGなどを選択する。

　なお，治療効果判定のためのPSG検査の場合や何らかの事情で1泊の入院のみでPSG検査を行った場合には，退院時までに手動解析の結果を知ることは難しいため，主治医は酸素飽和度低下指数(ODI)を主とした自動解析の結果を暫定結果として患者に説明し，診療方針の決定は症例カンファレンスに持ち越すか，改めてPSG検査を施行したうえで決定することとしている。

　初日のPSGにて重症のOSASと診断された患者に対しては，2日目にはCPAP導入のためのタイトレーションを施行することになる。CPAP治療導入後のアドヒアランスを改善するためには，導入時に十分な患者指導を行うことが重要であるため，2日目の午後には専任の技師がCPAPの機種やマスクの選定とともに，資料を用いてCPAPの原理や効能についてよく説明を行う。この際に患者の理解度が不十分で，CPAPの継続が困難と思われる場合には，その旨をクリニカルパスに記

載し，病棟主治医や外来主治医との連携によって，CPAP治療を導入できるよう努力する。

退院時

　患者は，予約されたPSGが終了した日の午前中には退院することになる。退院日には，当日の担当医が，最後のPSG自動解析結果を確認したうえでクリニカルパスを病棟へ持参し，患者に暫定的な診療方針を説明し結果説明のための外来受診日を決定する。一般的な外来受診日は，退院の翌週の週末であることが多い。ここでは，担当医がどのような診療方針を患者に説明したかをクリニカルパスに記載しておくことによって，後日の症例カンファレンスや外来での結果説明との整合性を保つことができる。

　時には，それまでの検査のみでは確定診断に至らない症例や，耳鼻咽喉科，歯科，精神科などとの連携を必要とする症例もあるため，できる限り他科への診療予約や再検査の予約は退院時に行っておくことも必要である。

　CPAPを新たに処方する患者が退院する場合には，CPAPの効能や使用法だけでなく，保険診療でCPAPを使用するためのレンタルシステムの説明や月1回の通院の必要性を詳細に患者に説明しておかなければならない。

　退院時に必要なすべての書類の作成や患者への説明が終了し，患者が退院した後，クリニカルパスは再度，SDB検査室に送付され，患者毎のホルダー内に保管する。

症例カンファレンスと結果説明

　当院では2週間に1回のペースで，SDBに関係する診療科（呼吸器内科，精神科，耳鼻咽喉科，歯科など）の専門医師が集まって，すべてのPSG症例の検討を行っている。この検討会によって患者の診療方針が大きく変わることはほとんどないが，一定の水準の診療レベルを保ち，すべてのSDB患者に平等な医療を提供するためには重要なプロセスである。

　最後に，外来主治医がPSG結果と最終的な診療方針を患者に説明する。この外来は患者ごとのフォルダやX線写真を前日に準備して，すべて完全予約制で行っている。外来主治医は，入院カルテ，退院時要約などとともにクリニカルパスを参照することで，適切な診療を行うことができる。

クリニカルパスの導入と効能

　ここまで，当院におけるPSG検査の流れとクリニカルパスの効能について概説した。一般的にクリニカルパス導入の利点として，入院期間の短縮，医療費の抑制などが強調されているが，当院におけるクリニカルパスの効能としては，このような経済学的側面よりも，診療の質の向上という側面が大きいと思われる。

　今回紹介したように，総合病院においてPSGを施行するためには，医師，看護師，検査技師など多くのスタッフの関与が必要で，その有機的な連携をはかって初めて質の高い医療が提供できるといえる。今後，PSGの導入を検討している病院ではぜひこの点に留意して診療を行っていただきたい。

（佐々木文彦）

■文献
1）縣　俊彦：EBMのためのクリティカル・パス．中外医学社，2001
2）American Academy of Sleep Medicine：Sleep Center Management Manual. American Academy of Sleep Medicine, Rochester, 2000

第Ⅲ部
SASの診断と治療

9 日中過眠
OSASの鑑別疾患

はじめに

　日中過眠とは，覚醒を維持し活動すべき時間帯に過剰な眠気を呈し，実際眠り込んでしまったりあるいはそこまで至らなくとも活動に支障をきたしたりする状態を指す。睡眠障害においては，不眠に比べ過眠が取り上げられることは少なく，昼間の居眠りを罪悪視する日本の風土もあり，しばしば怠けや癖のようなものとして軽視されることも多い（患者自身がそのように考えていることが少なからずある）。そのため，過眠のために日常生活が大きく障害されているにもかかわらず，医療機関を訪れることなく放置されている患者は非常に多いものと考えられる。1997年にわが国で行われた調査では，一般人口中で15％にも及ぶ人が日中の眠気の問題をもっているという[1]。日中の眠気は，抑うつ気分や意欲の低下，集中困難，作業能率の低下，ひいては労務上の事故など，個人や社会にとって大きな損害を負うことにもしばしばつながっている。睡眠障害による全世界的な経済的損失は年間80兆円にも上るともいわれるが，その多くの部分は活動時間帯の眠気によるアクシデントに起因すると考えられている。スペースシャトルのチャレンジャー号の打ち上げ失敗，スリーマイル島の原発事故などもこうした要因から生じたと分析されているという[2]。したがって，日中過眠を積極的に医療の対象として捉え，対処していくことがこれからますます要請されると考えられる。

　日中過眠を呈する疾患には様々な疾患が含まれる。閉塞型睡眠時無呼吸症候群（OSAS）はその代表的なもので最も頻度が高いものの1つであるが，他にも多様な疾患が存在し，鑑別が必要となる。本項では，精神科領域で扱う睡眠障害という観点から，まず過眠症の鑑別の手順を概説し，次いで日中過眠を呈する各々の疾患の特徴や鑑別ポイントを述べる。

OSASが否定された場合に何を考えるべきか？

　実際の睡眠障害の臨床では，日中過眠やいびきの存在からOSASが疑われPSGを行った結果，これが否定され，日中過眠が何によるものか問題となるケースが大変に多い。また，OSASと診断されているケースでも他の疾患が合併して，OSASの治療が奏功しているにもかかわらず日中の眠気が残遺する場合もある。

　OSAS以外に日中の眠気の原因として考慮すべき疾患・状態を表Ⅲ-17に列挙する。ナルコレプシーは過眠症として代表的なものであるが，後述のように頻度は比較的低く，眠気をきたす疾患として鑑別の順位は必ずしも高くない。特発性過眠症はナルコレプシーよりさらに頻度は低いとされる[3]。実際の睡眠障害臨床で鑑別順位が高いのは，睡眠不足症候群，うつ病をはじめとした気分障害，むずむず脚症候群（周期性四肢運動障害を含む），概日リズム睡眠障害（精神疾患や生活習慣に基づく広義のものを含む），薬剤性などである。また，1度のPSGで無呼吸・低呼吸指数（AHI）が診断閾値以下あるいはごく軽症レベルであった

III.9 日中過眠

表III-17　日中眠気を生じる疾患・状態

- 睡眠時無呼吸症候群(SAS)
- 上気道抵抗症候群
- その他の呼吸関連睡眠障害(OSASの診断漏れ，OSASの残遺眠気)
- むずむず脚症候群(RLS)
- 周期性四肢運動障害(PLMD)
- 睡眠不足症候群
- ナルコレプシー
- 特発性過眠症
- 概日リズム睡眠障害(睡眠相後退症候群，非24時間睡眠覚醒症候群，不規則型睡眠覚醒パターン，交代勤務睡眠障害)
- 反復性過眠症
- その他の睡眠障害(睡眠の質を悪化させる何らかの要因)
- 気分障害(うつ病，躁うつ病，季節性感情障害)
- その他の精神疾患(身体表現性障害，統合失調症，認知症)
- 神経疾患(パーキンソン病，頭部外傷，遺伝疾患など)
- 身体疾患(せん妄，その他意識障害を生じる疾患など)
- 薬剤使用(特に向精神薬)

場合でも，再検査で中等度以上のOSASであることが判明しCPAP治療で改善する場合もあり，1度のPSGによるAHIが絶対的な基準ではないことも留意すべきである。

過眠症鑑別のための手順

本来過眠症状に対してはOSASに加えて上記の疾患を考慮に入れて精査を行うことが望ましいが，実際の臨床場面では日中過眠に対してまずSASが疑われてPSGが施行され，これが否定された後，次の疾患の鑑別に入るという順序となる場合が多い。ここではこうした状況(PSGは施行済みでデータがあり，睡眠関連呼吸障害が否定されている)を前提として，日中過眠を呈する疾患の鑑別のために必要な手順をまとめる。診断はこれらによる所見を総合して行う。過眠症の鑑別に関してはI.1の「過眠症の診断ガイドライン(8，9頁，図I-4a, b)」も参考にしていただきたい。なお以下の※はオプションである。

■詳細な問診
❶睡眠衛生

日常的な入床時刻，入眠時刻，起床時刻を平日・休日双方について確認することがまず重要である。これによって睡眠不足症候群，概日リズム睡眠障害の手がかりになる。職業上の状況(交代勤務の有無，残業の長さ，業務の負荷など)も睡眠に影響を与えるため聴取する。その他，睡眠の質を低下させるような睡眠環境の悪条件がないかも確認する。物理的な条件のみならず，同居者の生活状況が関係することもある。

❷睡眠障害の症状

むずむず脚症候群(RLS)，ナルコレプシーを想定して，睡眠時の足のむずつき・ぴくつき・その他の異常知覚，情動脱力発作・入眠時幻覚・睡眠麻痺について聴取する(詳細は後述)。また"OSASが否定"されていたとしてもOSASに関連する症状(いびき，呼吸停止など)についても改めて確認する。RLSやナルコレプシーに睡眠時の異常行動が伴う場合があるため[3]，これも聴取する。

❸精神症状

外見上も眠気が著しい場合は，重篤な器質的要因を考慮し，記憶・見当識を確認する。うつ症状

の有無の確認は必要で，存在する場合はさらに詳しい精神科的評価が必要である．心理的ストレス要因についても聴取する．まれに統合失調症もあり得るので，被害念慮や幻聴の有無なども一応確認したほうがよい．

❹ その他の身体状況

合併症あるいは既往歴，現在内服中の薬剤について確認する．また，眠気以外の身体症状がないかも聴取する．アルコール・喫煙についても睡眠衛生に関わることであり聴取する．

■ 身体的，神経学的診察

何らかの身体的・神経学的疾患が疑われる場合には特に詳細に施行する．

■ 睡眠日誌，※アクチグラフィー

患者に毎日の睡眠時間帯を帯状のグラフで記入してもらう．睡眠時間と睡眠覚醒リズムなど現在の睡眠状況を確認するために必須のものである．PSG，反復睡眠潜時検査（MSLT）を施行する場合も検査に影響する直近の睡眠状況の確認のために施行する．睡眠・覚醒パターンのより正確な把握が必要な際には，腕時計型の動作記録装置であるアクチグラフを用いる．

■ 血液検査，※HLA 検査，※髄液検査

日中の眠気をきたす身体的異常がないか確認のため通常のスクリーニングの血液検査を行う．炎症反応，甲状腺機能，さらに RLS や周期性四肢運動障害（PLMD）を想定してフェリチン・血清鉄も測定する価値がある．HLA 検査はナルコレプシーの診断の補助として行われているが（後述），現在まだ保険適用がなく，また後述のように結果の解釈は慎重にすべきである．髄液検査は中枢感染症や脱髄性疾患が疑われる場合に行う．髄液オレキシン測定は現在保険認可されていないが，睡眠障害国際分類第 2 版（ICSD-2[3]）に診断項目として採り入れられており，カタプレキシーを伴うナルコレプシーが疑われる場合には強力な診断材料となる．

■ 頭部 MRI 検査，脳波検査，※脳血流シンチ

脳腫瘍などの中枢系疾患による過眠があり得るため，頭部 MRI を原則施行する．意識混濁やその他器質的要因を除外するため脳波検査も施行する．中枢感染症や脱髄性疾患などが疑われる場合には脳血流シンチも行う．

■ PSG 再検査，MSLT，※MWT

PSG は患者も施行側もある程度の負担を要するため，1 度施行されていればそのデータを生かして診断を進めるに越したことはない．しかしながら，MSLT を行うために前夜の PSG で一定以上の睡眠の確認が必要になること，初回検査でごく軽度とされた睡眠関連呼吸障害が 2 回目で中等症以上と診断されることもあること，施設によっては PSG での無呼吸イベント以外の評価が不十分なこともあることなどから，再評価の過程で 1 度は PSG の再検査を行うことが必要と考えられる．

MSLT は現在のところ日中眠気の評価に対するゴールドスタンダードであり，ICSD-2 の診断基準に大幅に採り入れられているため，現在過眠症の診断にはほぼ必須となっている．過眠症全般においてみられる平均睡眠潜時の短縮，およびナルコレプシーに特異性の高い入眠時 REM 期（sleep onset REM period：SOREMP）の検出が目的であるが，いくつか問題点もある．ICSD-2 にも記載されているが，健康人中 30％ に平均睡眠潜時 8 分以下という過眠症を満たす所見がみられるとされ，また睡眠不足症候群でも複数回の SOREMP が認められることがある[3]．一般人口を対象に MSLT を行った調査で，平均睡眠潜時 8 分以下＋SOREMP が 2 回以上というナルコレプシーの MSLT の基準を満たしたのは男性の 5.9％，女性の 1.1％ で，報告されているナルコレプシーの頻度より大幅に高かったという報告もある[4]．このため，MSLT における平均睡眠潜時の

病的意義を確認する目的で保険認可はされていないが患者の余裕が許せば覚醒維持検査（maintenance of wakefull test：MWT）を追加することもわれわれの施設では行っている。

（北島剛司・冨田悟江）

■文献
1) Liu X, Uchiyama M, Kim K, et al：Sleep loss and daytime sleepiness in the general adult population of Japan. Psychiatry Res 93：1-11, 2000
2) Kryger MH, RT, Dement WC（eds）：Principle and practice of sleep medicine, 4th ed. saunders, Philadelphia, 2005
3) American Academy of Sleep Medicine：International classification of sleep disorders, 2nd ed：Diagnostic and coding manual. Westchester, 2005
4) Mignot, E, Lin L, Fin L, et al：Correlates of sleep-onset REM periods during the Multiple Sleep Latency Test in community adults. Brain 129：1609-1623, 2006

---

column⑬　長期断眠の帰結

　シカゴ大学のレヒトシャッフェンらは，ネズミを用いて実験的に断眠の影響を調べている．彼らは睡眠脳波と連動して睡眠を妨害するような装置を作成し，すべての眠り，深い non-REM 睡眠のみ，あるいは REM 睡眠のみを奪って観察した．当初，ネズミは猛烈な食欲を示してさかんに餌を食べたが，体重はかえって 20％ほど減り，手足や尻尾の皮膚には炎症が発生し，毛は黄ばんでしまい，全身的な衰弱が明らかであった．結局，全断眠では約 3 週間，深い non-REM 断眠では約 6 週間，REM 断眠では約 5 週間で死亡してしまったという．死期が近づくにつれて血中のストレス関連ホルモンが上昇し，病理解剖では副腎肥大以外には目立った変化はみられなかった．

　SAS では無呼吸・低呼吸のために頻回の覚醒反応が惹起され，深睡眠や REM 睡眠の減少など，高度の睡眠障害にさらされる．本来，休息が得られるべき就寝時に高度のストレスにさらされる点も断眠実験に似ている．SAS 患者は上記のネズミに似た睡眠障害の下に長期にわたっておかれることになり，この点からも生命予後への影響が危惧される．

（井上昌次郎著：睡眠の不思議．講談社現代新書，1988 を参考にした）

第Ⅲ部
SASの診断と治療

10 日中過眠と精神神経疾患

日中過眠をきたす疾患・状態について各々の症状, 鑑別のポイント, 治療について概説する。診断基準は2005年にアメリカ睡眠学会によって作成された睡眠障害国際分類第2版(ICSD-2[1])を用いるのが原則である(2010年夏に日本語版も刊行される予定である)。各々の疾患の詳細については他の成書[2]も参照されたい。

むずむず脚症候群, 周期性四肢運動障害

不眠および日中の眠気を生じる代表的な睡眠障害であり, 頻度が高い。この2つは病態がほぼ重なっていることが推定されている。

■むずむず脚症候群(restless legs syndrome：RLS)

❶概要・臨床症状

就床時や中途覚醒時に下肢を中心に不快な異常感覚が起こり, そのために入眠困難や中途覚醒, さらに日中の眠気が生じる病態である。異常感覚の特徴として, 皮膚の表面ではなく, より深部に感じられ, 「虫が這うような」「チクチクする」「火照る」などと形容されることが多い。足を動かしたり冷やしたり動き回ったりすると異常感覚は軽減し楽になるが, 就床すると症状は再燃する。異常感覚は下腿部に最も多く認められるが, 大腿, 顔面, 上肢, 体幹に広がることもある。これらの症状は, 夕方から夜にかけて多く生じ, 夜間後半から早朝にかけては軽減する。

次に述べる周期性四肢運動障害(PLMD)の際にみられる睡眠時周期性脚運動はRLSの90％にみられる[1]。

頻度は高く, 一般人口の5〜10％にRLSの症状がみられる[1]。多くは成人以降に発症し, 中年から老年にかけての初発が多いが, 小児での発症もみられICSD-2では専用の診断基準もある[1,3,4]。女性にやや多いとする報告が多い。遺伝的要因の関与が指摘されている他[5], 身体疾患や条件(妊娠, 鉄欠乏性貧血, 腎不全による透析中, 胃切除後, 慢性関節リウマチ, 抗うつ剤, カフェイン他など)によって生じる2次性(症候性)のものがしばしばみられる。小児では注意欠陥・多動性障害(ADHD)との合併が多くみられる[4]。

❷診断のポイント

ICSD-2による診断基準[3]を表Ⅲ-18に示す。

異常感覚が原因で入眠困難や中途覚醒が生じ, 起床時に爽快感を欠いたり日中過眠を呈したりするという点が診断の手がかりとなる。診断基準では, これ以外に症状の日内変動, 動かしたくなる衝動などが求められている。RLSではPLMDを合併することが多いので, PLMDの特徴である足関節の背屈を中心とした周期的な不随意運動が夜間にないか家人に確認することも診断の補助となる。

異常感覚を起こす疾患の鑑別としては, 中枢ドパミン遮断薬を服用している際のアカシジア, 足がつって痛みを伴うこむら返り, 皮膚瘙痒症などが挙げられる。上記身体要因の有無の確認も必要である。

❸治療

海外ではドパミンアゴニストによる治療が第一

206

表Ⅲ-18　ICSD-2によるむずむず脚症候群の診断基準（12歳以上の大人における基準）

A. 患者は脚を動かしたくなる衝動を訴えるが，これは通常脚の落ち着かないもしくは不快な感覚を伴うか，それによって引き起こされるものである。
B. 動かしたくなる衝動もしくは不快な感覚は，就床中あるいは横になったり座ったりしているなど活動していない間に始まるか増悪する。
C. 動かしたくなる衝動もしくは不快な感覚は，歩いたりストレッチをしたりという動作によって，少なくともその活動を続ける間は部分的あるいは完全に軽快する。
D. 動かしたくなる衝動もしくは不快な感覚は，夕方あるいは夜にだけ生じるかあるいは増悪する。
E. この状態は他の睡眠障害，身体的あるいは神経学的な障害，精神障害，薬物使用，あるいは物質使用障害によってうまく説明できない。

（文献3より引用）

選択になっており，わが国でも2010年にプラミペキソールがRLSに対して保険適用を得ている。ロピニロール，ペルゴリドなどの他のドパミンアゴニストも海外では良好なエビデンスが存在するが[2]，日本では保険適用を得ていない。従来行われてきたベンゾジアゼピン系薬物であるクロナゼパムの夕食前または就寝前投与も有効であることが多い。原疾患の治療あるいは誘因の除去により，RLSの症状が改善する場合がある。

■周期性四肢運動障害（periodic limb movement disorder：PLMD）

❶概要・臨床症状

入眠期や睡眠中に片側あるいは両側足関節の背屈を主体とするバビンスキー反射に類似した不随意運動（PLMS）が周期的に反復して出現する病態である。RLSと異なり，患者は不随意運動を自覚していないことも多い。一回の持続時間は0.5～5秒，出現間隔は5～90秒である。浅いnon-REM睡眠期に多く，REM睡眠期には通常みられない[1]。覚醒時に出現することもある。睡眠の第1周期に最も多く出現し，朝方には軽減する。PLMSはしばしば覚醒反応を伴い，夜間睡眠は分断され深睡眠が減少する。また，覚醒時に生じる場合には入眠障害をきたす。これら睡眠の質や量の低下により日中の眠気，倦怠感が生じる。

PLMSそのものの頻度は高いが，実際に睡眠障害を生じるのはその一部と考えられている[1]。中年以降，加齢とともに増加するが小児でもみられる[6]。女性のほうがやや多い。

❷診断のポイント

本人や家族への問診により覚醒時や睡眠中に四肢の不随意運動がないかどうかを確認することが必要である。睡眠中に起こるものは本人の自覚がない場合も多いため，原因不明の不眠・日中の眠気の際には本疾患も疑う必要がある。正確な診断には，PSGを施行して周期性四肢運動指数（PLMS index：1時間あたりのPLMSの回数）が成人の場合15以上あることを確認する[3]。ただし，ナルコレプシーでもPLMSが認められる場合が多いため[7]，その鑑別は必要である。PLMDにもRLSと同様の身体疾患や条件による二次性のものがあるのでその検索が必要である。なお，覚醒から睡眠に移行する際に身体全体に瞬間的に筋の収縮が起こりぴくつくことが健康人でもみられるが，周期的に多発することはなくPLMDとは異なるものである。

❸治療

RLSとPLMDは共通した病態と考えられており，治療法も共通している。

睡眠不足症候群（insufficient sleep syndrome：ISS）

必ずしも代表的な過眠症として取り扱われていないが，実際にはOSAS以外に日中の眠気を生じるもので鑑別の上位に挙げられるべき睡眠障害である。

❶ 概要・臨床症状

睡眠機構には異常がないが，正常な覚醒状態を維持するために必要な夜間の睡眠時間が慢性的に不足しているものを指す。長期間この寝不足状態が続くと，日中の眠気，注意散漫，倦怠感，うつ状態などを引き起こすようになるが，本人はそれが睡眠障害によるものだとは自覚していないことも多い。

❷ 診断のポイント（診断基準は表Ⅲ-19[1]）

青年期，あるいはいわゆる働き盛りの年代の患者で日中の眠気を訴える場合にはまず考えなければならない病態といってよい。日常的な睡眠時間が6時間を割り込んでいる場合に強く疑う。睡眠日誌をつけさせて日常的に睡眠時間が短縮していることを確認する。休日の睡眠時間が平日に比べ2時間以上延長していること，休暇中に眠気が改善することが参考所見となる。客観的所見としては，PSGでは睡眠潜時の短縮，睡眠効率の増加（90％以上），総睡眠時間の延長などが認められる。MSLTで複数回のSOREMP（入眠時REM期）が出現することがあるため[1]，ナルコレプシーとの鑑別に注意する必要がある。

❸ 治療

十分な夜間の睡眠時間を確保させ，規則正しい起床や就床の習慣を守らせることが必要である。睡眠日誌を継続してつけさせることが本人の自覚を促すうえで治療的である。睡眠不足は蓄積するため1日だけ睡眠を多く取っても必ずしも改善しないことを教育することも必要である。

元来，通常の人よりも長く睡眠時間を必要とする体質の人が存在し，成人で9時間以上睡眠時間を必要とする者を長時間睡眠者と呼ぶ。この場合，通常望ましい7時間程度の睡眠時間でも睡眠不足を生じうるため，さらに睡眠時間の確保が必要になる。

ナルコレプシー（narcolepsy）

日中の著しい眠気，情動脱力発作（カタプレキシー），入眠時幻覚，睡眠麻痺などを基本的な症状としてもつ代表的な過眠症の1つである。

❶ 概要・臨床症状

最も基本的な症状は，日中の耐え難い眠気と繰り返し起こる居眠りである。これが毎日長期にわたって継続する。人との会話中や危険な作業中など通常では考えられない場面においても居眠りをしてしまうことがあり，重症の眠気により知らない間に眠りこんでしまうことを睡眠発作と呼ぶ。通常，居眠りは10〜20分ほど続き，居眠り後の目覚めの際には眠気が失せ爽快感がある。

情動脱力発作は，喜び，笑い，驚き，怒りなど

表Ⅲ-19 ICSD-2による睡眠不足症候群の診断基準

A. 患者は著しい眠気を，あるいは思春期前であれば眠気を示唆するような行動の異常を訴える。異常な睡眠パターンは少なくとも3カ月間ほとんど毎日みられる。
B. 病歴，睡眠日誌，あるいはアクチグラフィーによって確かめられた患者の習慣的な睡眠エピソードは，年齢を加味した正常データから期待されるより通常短い。
(注：長時間睡眠者の場合，習慣的な睡眠時間は年齢を加味した正常データに基づけば正常範囲かもしれない。しかしながら，その睡眠時間はこの群においては不足であるのかもしれない。)
C. 習慣的な睡眠スケジュールどおりでない場合（週末あるいは休暇中），患者は通常よりかなり長く眠る。
D. もし診断のためのPSGが施行された場合（診断に必須ではない），睡眠潜時は10分以内で，睡眠効率は90％以上である。反復睡眠潜時検査（MSLT）では8分以下に短縮した平均睡眠潜時（複数のSOREMPを伴う場合とそうでない場合とがある）が認められ得る。
E. 過眠は他の睡眠障害，身体的あるいは神経学的な障害，精神障害，薬物使用，あるいは物質使用障害によってうまく説明できない。

（文献1より引用）

の感情の動きによって誘発される骨格筋の緊張の低下または消失発作である。この脱力発作は，全身あるいは身体の一部に局限して生じ，ろれつが回らなくなる，物を手から落とす，膝がガクンとなる，頭が垂れ下がるなどの症状が出現する。発作の程度は様々で，本人のみが脱力感を自覚するものから転倒して外傷を負うものまである。持続時間は1〜2秒のものが最も多く，長くても数分以内である[8]。意識は清明であるのが特徴である。

就床後まもなく自覚的には半分目覚めているときに，生々しい現実感を伴った幻覚を体験することを入眠時幻覚という。人間や動物がのしかかってきたり化け物が侵入してきたりするような体験で強い現実感と恐怖感を伴うことが多く，幻視，幻触，身体運動感覚，まれに幻聴もみられる。その際に，全身の脱力症状のために体を動かすことも声を出すこともできない金縛り状態となり強い恐怖感を体験することが多いが，これを睡眠麻痺と呼ぶ。持続時間は数分以内であり自然に回復する。入眠時幻覚と睡眠麻痺は同時に生じることが多い。

日中の眠気や居眠りの発症，情動脱力発作の発症ともに10〜20歳代に最も多いが，海外のデータでは中年期にもピークがみられ[9]，また少数であるが5歳以下での発症もあり得る[2,3]。日中の眠気がまず出現し，ほぼ同時期か遅れて情動脱力発作が出現してくるのが一般的である。中には，情動脱力発作の出現が40年以上遅れる場合もある[1]。近年の精力的な研究により，視床下部オレキシン神経系の機能障害が病態であることが明らかになってきている[10]。

頻度は人種差があり，日本人は比較的高い（0.16〜0.18%）[1]が，それでも他の過眠を呈する疾患の中では少ない比率である。

ICSD-2では情動脱力発作を伴うものと伴わないものの2つに診断が分けられたが，後者の病因的同一性についてはなお現在も議論がある。

❷診断のポイント（診断基準は表Ⅲ-20[1]）

日中の過度の眠気を訴え，情動脱力発作を伴う場合にはナルコレプシーと診断できるが，いずれも患者の申告による症状であるため極力PSGとMSLTで診断を確定する（情動脱力発作を伴わないナルコレプシーの診断においてはPSGとMSLTは必須である）。情動脱力発作は軽微なものでは具体的で適切な問診をしないと見逃されることもあるので注意を要する。睡眠麻痺と入眠時幻覚は必ずしもすべての患者に出現するわけではなく，健康人においても20%が体験するとされる。PSGでは睡眠潜時の短縮や入眠直後にREM睡眠期の出現（SOREMP）を認めることが多いが，PSGでのSOREMPに関してはナルコレプシーでも認められない患者がいる一方，健常者や他の睡眠障害においてもみられうるなど特異性は低い。MSLTでは健常人では15〜20分程度の睡眠潜時がナルコレプシー患者では10分以下，多くは5分以下に短縮している（ICSD-2での診断基準は8分以下である）。また，MSLTでSOREMPが2回以上認められることは診断的意義が高くICSD-2で必須として求められているが，時に睡眠不足で認められる場合があるため，検査前の睡眠状況などに十分注意する必要がある。なお，ナルコレプシー患者ではPLMSが高率にみられる[7]。

髄液中のオレキシン（ヒポクレチン）の低下は情動脱力発作を伴うナルコレプシーで高い疾患特異性が報告されており，ICSD-2ではMSLTと同等に診断基準に採用されている（保険適用外）。ただし，情動脱力発作を伴わない場合は低下が認められるのは少数である。HLA（ヒト組織適合抗原）との強い関連が知られており，情動脱力発作を伴う場合はDR2/DRB1*1501とDQB1*0602が（特に日本人では）ほとんどの例で陽性であるが[1,8]，情動脱力発作を伴わない場合ではDQB1*0602の陽性は40%であり，他方正常者でも12〜38%が陽性である[1]（保険適用外）。

なお，ナルコレプシー患者にはOSASが重複している頻度が高いことにも留意すべきである。

表Ⅲ-20　ICSD-2によるナルコレプシーの診断基準

情動脱力発作を伴うナルコレプシー
- A. 少なくとも3カ月間ほとんど毎日起こる日中の過度の眠気を訴える。
- B. 確実に情動脱力発作の既往がある。この発作は，情動が誘因となって起こる突然かつ一過性の筋緊張の消失と定義づけられる。
    - 注：情動脱力発作とみなされるには，笑っていたとかふざけていたというような強い情動が誘因となっていなければならない。また，一般的に両側性に起こる短い（2分未満）ものでなければならない。意識は少なくともエピソードの開始時には保たれている。一過性で回復可能な深部腱反射の消失を伴う情動脱力発作が観察されることはまれであるが，非常に有力な診断材料となる。
- C. 情動脱力発作を伴うナルコレプシーの診断は，可能な限りPSGと続けてその後に施行される反復睡眠潜時検査（MSLT）によって確定されるべきである。すなわち，前夜に最低6時間の十分な睡眠をとったうえで施行されたMSLTにおいて，平均睡眠潜時は8分以下かつ2回以上のSOREMPという所見を認める。これに代替するものとして，CSFのヒポクレチン-1濃度が110 pg/mL以下あるいは健康人平均の3分の1である。
    - 注：MSLTで認められる2回以上のSOREMPは非常に特異的な所見である。一方，平均睡眠潜時が8分未満という所見は，健康人口中30％に認められる。CSFヒポクレチン-1濃度の低下（110 pg/ml以下あるいは健康人平均の3分の1）は情動脱力発作を伴うナルコレプシー患者の90％以上に認められ，コントロール群や他の疾患の患者ではほとんど認められない所見である。
- D. 過眠は，他の睡眠障害，内科疾患や神経疾患，精神疾患，薬物の使用，物質使用障害ではうまく説明できない。

情動脱力発作を伴わないナルコレプシー
- A. 少なくとも3カ月間ほとんど毎日起こる日中の過度の眠気を訴える。
- B. 不確か，あるいは典型的でない情動脱力発作様のエピソードの報告はされても，典型的な情動脱力発作は存在しない。
- C. 情動脱力発作を伴わないナルコレプシーの診断は，PSGと続けてその後に施行されるMSLTによって確定されるべきである。すなわち，前夜に最低6時間の十分な睡眠をとったうえで施行されたMSLTにおいて，平均睡眠潜時は8分以下かつ2回以上のSOREMPという所見を認める。
    - 注：MSLTにおける2回以上のSOREMPの存在は，特異的な所見である。一方，平均睡眠潜時が8分未満という所見は健康人中30％に認められる。
- D. 過眠は，他の睡眠障害，内科疾患や神経疾患，精神疾患，薬物の使用，物質使用障害ではうまく説明できない。

（文献1より引用）

様々な疾患で二次性にナルコレプシーを生じることが報告されており，注意を要する（後述）。

❸治療

眠気に関しては欧米ではモダフィニルが第1選択となっており[11,12]，わが国でも2007年より導入され使用の頻度が高くなっている。従来使用されてきたメチルフェニデートは乱用の問題からわが国では2008年より処方に厳しい条件が課されており，今後使用頻度は減少することが予測される。しかし，高い覚醒刺激効果より今後なお使用は続けられると考えられ，依存性・精神病症状惹起作用・自律神経刺激作用などに十分留意して使用する必要がある。ペモリンはメチルフェニデートに比べて長時間作用であり従来ナルコレプシーに対して使用されてきたが，まれながら致死的な肝障害を生じうることからアメリカ睡眠学会のガイドラインでは推奨しないとされている[12]。

情動脱力発作，入眠時幻覚，睡眠麻痺に対しては，保険適用外であるが三環系抗うつ薬あるいはSSRI・SNRIを夕食後あるいは就寝前に少量使用するのが有効である。

患者の夜間睡眠は浅く中途覚醒が多いので，不眠を自覚するものに対しては睡眠薬を投与することもある。規則正しい日常生活を送り睡眠不足を避けることが重要である。昼休みには短時間昼寝をすることも眠気の軽減に効果的である。

表Ⅲ-21　ICSD-2 による特発性過眠症の診断基準

長時間睡眠を伴う特発性過眠症
A. 少なくとも 3 カ月以上ほとんど毎日起こる日中の眠気を訴える。
B. 問診，アクチグラフィー，あるいは睡眠日誌によって，延長した夜間の睡眠（10 時間以上）が確認される。朝覚醒すること，あるいは昼寝から覚醒することがほとんどいつも困難である。
C. PSG によって日中の過度の眠気を起こす他の原因が除外されている。
D. PSG によって睡眠潜時の短縮や 10 時間以上に延長した睡眠時間が示されている。
E. もし PSG に続いて MSLT が施行されたならば，8 分未満の睡眠潜時かつ 2 回未満の SOREMP を認める。長時間睡眠を伴う特発性過眠症における平均睡眠潜時は 6.2±3.0 分である。
（注：MSLT における平均睡眠潜時が 8 分未満という所見は一般人口の 30％に認められる。長時間睡眠を伴う特発性過眠症の診断に到るにあたっては，MSLT における平均睡眠潜時と，患者の症状，特に臨床的に重要な眠気の訴えに対する臨床家の解釈との両者が考慮に入れられるべきである。）
F. 過眠は，他の睡眠障害，内科疾患や神経疾患，精神疾患，薬物の使用，物質使用障害ではうまく説明できない。
（注：重要であるが，頭部外傷は眠気の原因として考慮すべきではない。）

長時間睡眠を伴わない特発性過眠症
A. 少なくとも 3 カ月以上ほとんど毎日起こる日中の眠気を訴える。
B. 問診，アクチグラフィー，あるいは睡眠日誌によって，正常な夜間の睡眠（6 時間以上 10 時間未満）が確認される。
C. PSG によって日中の過度の眠気を起こす他の原因が除外されている。
D. PSG によって 6 時間以上 10 時間未満の正常な長さの睡眠時間が示されている。
E. PSG に続いて施行された MSLT において 8 分未満の睡眠潜時かつ 2 回未満の SOREMP を認める。特発性過眠症の平均睡眠潜時は 6.2±3.0 分である。
（注：8 分未満という睡眠潜時は一般人口の 30％に認められる。長時間睡眠を伴わない特発性過眠症の診断に至るにあたっては，MSLT における平均睡眠潜時と，患者の症状，特に臨床的に重要な眠気の訴えに対する臨床家の解釈との両者が考慮に入れられるべきである。）
F. 過眠は，他の睡眠障害，内科疾患や神経疾患，精神疾患，薬物の使用，物質使用障害ではうまく説明できない。

（文献 1 より引用）

特発性過眠症（idiopathic hypersomnia）

ナルコレプシーと並ぶ代表的な過眠症の 1 つであるが，実際には他の睡眠障害の除外によって診断されるべきものである。

❶概要・臨床症状

昼間の眠気と居眠りが主症状である点でナルコレプシーと共通する。しかし，眠気の程度はナルコレプシーに比して弱く睡眠発作が生じることは少ない。ナルコレプシーに比べて居眠りで長時間眠ってしまう傾向にあり，目覚めの爽快感を欠く[13]。無理に覚醒させると見当識障害を呈することもある。夜間の睡眠は長めのものが多い。情動脱力発作はないが，睡眠麻痺と入眠時幻覚は認めることがある。

病態ははっきりしておらず，発症は 10〜20 代とされている。頻度はナルコレプシーよりも少ないと考えられており，ナルコレプシーの 60％との報告もある[13]。

ICSD-2 では長時間睡眠（10 時間以上）を伴うものとそうでないものに診断が分けられている[3]。

❷診断のポイント（診断基準は表Ⅲ-21[1]）

若年で発症し，昼間の過度な眠気を訴える疾患の中で他の疾患が否定されたときにこの疾患の可能性を検討する。他の睡眠障害の除外のために PSG は必須であり，加えて眠気の客観的評価のためにも MSLT も原則施行すべきで（ICSD2 では長時間睡眠を伴わないものについては必須としている[1]），眠気の基準はナルコレプシー同様に平均睡眠潜時が 8 分以下で SOREMP は 2 回未満とされる。

❸治療

十分な睡眠をとらせて規則正しい生活を送らせることがまず必要である。薬物としては，海外ではモダフィニルが第1選択であるが[12]，日本では現在保険適用となっていない。適用外使用でメチルフェニデート，ペモリンなどの中枢神経刺激薬が使用されてきたがナルコレプシーの場合に比べて効果は劣り，今後使用は減少すると考えられる。

概日リズム睡眠障害（circadian rhythm sleep disorders：CRSD）

概日リズム睡眠障害では，睡眠を維持する機構に問題はないが生物時計の調節障害をきたすために社会的に望ましい時間帯に眠ることができず，入眠困難，覚醒困難，覚醒している必要のある時間帯の眠気を生じる。実際に日中の眠気として問題になるのは睡眠相後退症候群，非24時間睡眠覚醒症候群，交代勤務睡眠障害である。

■睡眠相後退症候群
❶概要・臨床症状

睡眠時間帯が社会的に望ましい時間帯より大幅に遅れて固定していることが特徴である。夕方以降目が冴えて午前0時前には寝付けず，午前2時以降に入眠し朝の覚醒時刻は遅れる。睡眠は正常であるが，睡眠時間は一般にやや長めであり，無理に覚醒させた場合には日中に眠気を生じ集中力を欠いたり身体不調を訴えたりする。朝の起床困難のためしばしば出勤・登校困難を生じる。一般的には本人の自然なリズムで遅い時刻に覚醒した後には眠気は生じないが，睡眠不足が重複した場合や，日によって睡眠相のばらつきが著しい場合などには過眠様の症状として捉えられることがある。しばしば抑うつ症状，種々の身体症状（頭痛，胃腸障害，倦怠感など）を伴う。

思春期から青年期にかけて発症しやすい。罹患率は日本で0.13％[14]，ノルウェーで0.17％[15]と報告されている。10〜20代では，勉強や仕事，遊びなどで夜更かしをする機会が多く，特に時間的に自由になる休暇には睡眠時間帯が遅れやすい。それでも，大半の者は休暇が終われば必要に応じて睡眠時間帯を早め社会的に必要とされる時刻に起床できるようになる。しかし，本症候群では夜型の生活をもとに戻すことができないのが特徴である。

❷診断のポイント

望ましい時間に入眠・覚醒することができないという訴えがあり，睡眠日誌あるいはアクチグラフィーによって睡眠相の後退が固定されていることが確認されれば診断される（ICSD-2では最低7日間の睡眠日誌あるいはアクチグラフィーが求められている）[1]。診断にPSGは必要ではないが[16]，OSASのために朝の覚醒困難，ひいては睡眠覚醒リズムの後退傾向を示す場合があることに一応留意する必要はある。日中の眠気が主訴であってもほとんどの場合夕方から夜にかけて眠気は消失することで，他の過眠症と鑑別できる。表面上睡眠覚醒リズムが後退していても本人の生活態度の問題が大きい場合が多いので注意を要する。

❸治療

朝の高照度光照射の有効性が実証されている[16]。軽症の場合には，朝に規則的に太陽光を浴びることで症状が改善する場合がある。入眠時間の数時間前になったら照明を落として暗い環境をつくることも必要である。メラトニンの就寝前投与が奏功することが実証されているが[16]，アメリカでは健康食品と同等の扱いであり，日本でも医薬品として認可されておらず個人輸入に頼っているのが実情である。日本ではビタミンB_{12}がこれまで使用されてきており実際奏功するケースもみられるが，有効性の実証には成功しておらず海外では推奨されていない[16]。短時間型睡眠導入剤が入眠困難に対してある程度有効である場合があるが，有効性は実証されておらず[16]，補助的な役割にとどまる。毎日3時間程度ずつ就床，起床時刻

を遅らせ最終的に望ましい時間帯に固定させる時間療法が奏功する場合もあるが，効果の持続の問題と，次に述べる非24時間睡眠覚醒症候群に移行する危険性もある。入院治療は多くの場合少なくとも一時的には改善をもたらすが，退院後に再燃することが多い。遅くまでインターネットなどをしない，朝食をきちんととる，日中活動へのモチベーションを保つなど，患者本人の努力も治療上必要な要素となる。

■非24時間睡眠覚醒症候群
❶概要・臨床症状
　時間の手がかりのない隔離状態に置かれると，人の睡眠覚醒リズム（概日リズム）は約25時間周期となる。健常人では，この睡眠覚醒リズムを自然界のリズムや社会的制約などの外的因子によって24時間のリズムに調節して生活している。この調節ができず24時間より長い周期のリズムを呈し，入眠時刻，覚醒時刻が毎日後退していくことが基本的な症状である。毎日の遅れは1時間程度のものが多いが3時間近く遅れるものや，1～3時間の間で変動するものもある。昼間に睡眠時間帯が来る時期に無理やり覚醒していると過度の眠気や集中力低下，倦怠感などが出現する。周期的に日中過眠状態を呈することがある。

　一般人口の中ではまれな疾患であり，睡眠相後退症候群より遥かに少ない。視覚障害者や引きこもりの生活状況で生じることも多いが，特にこういった障害がないものにもみられる。睡眠相後退症候群から移行する場合もある。

❷診断のポイント
　睡眠日誌を1カ月間程度記録させ睡眠覚醒のパターンを確認する（ICSD-2では最低7日間の睡眠日誌あるいはアクチグラフィーが求められている[1]）。入眠時刻および覚醒時刻が毎日一定時間遅れてゆくことが確認できれば診断できる。周期的に過眠状態となる場合，反復性過眠症との鑑別が問題となりうるが，寛解期に無症候となる反復性過眠症との鑑別は困難ではない。

❸治療
　睡眠相後退症候群とほぼ同様である。

■交代勤務睡眠障害
❶概要・臨床症状
　交代勤務者においてみられる睡眠障害である。人間の体内リズムは急激な睡眠覚醒のスケジュールの変化に即座に同調することができないため，時差のある地域に移動した際に生じる時差症候群（Jet Lag）と似た状態になる。交代勤務者の8割が睡眠障害を訴えているといわれている。地域・国による交代勤務者の頻度にもよるが，一般人口の2～5％という推定[3]もある。

　眠るべき時間での不眠とともに勤務時間帯の眠気，疲労感，思考能力の低下，めまいや吐き気，下痢などの症状として認められる。個人によって症状の出やすいシフトと出にくいシフトが決まっていることが多いが，全般的な睡眠衛生の悪化により持続的に勤務時間帯の眠気を生じることがある。

　交代勤務睡眠障害を軽減する理想的なローテーションはいまだはっきりしない[2]。

❷診断のポイント
　交代勤務と睡眠覚醒障害の発症に関連性があることを確認すること，他の睡眠障害によってうまく説明できないことが診断の要件である。

❸治療
　交代勤務自体を中止すれば回復するが，現実には困難な場合が多い。睡眠時間の確保のため短時間作用の睡眠薬が使用される場合があるが，その是非については議論もある[16]。アメリカではモダフィニルが使用される場合があるが[16]，日本では保険適用外である。

反復性過眠症

❶概要・臨床症状
　数日から数週間続く傾眠期が不定の間隔で出現

するが，自然に回復し症状は消失するという特異的な経過をたどる．傾眠期が突然起こることもあるが，不眠，飲酒，ストレス，感染症などが誘因となることが多く，女性では月経も誘因となる．頭重，全身倦怠感，離人感などを前駆症状として訴える場合もある．傾眠期になると1日中臥床しているが，食事や排泄は自発的に行うことができる．患者を目覚めさせることは可能であるが，不機嫌であったりぼうっとしていたりして反応は鈍い．傾眠期の出来事は健忘を残すことが多い．きわめてまれな疾患で男性が2～3倍女性より多い．初発は10代が多いが20歳以降でもみられる．

反復性過眠症の中で，傾眠期に過食，性欲亢進，攻撃性などの症状を伴う一群をクライネ-レビン症候群（Kleine-Levin syndrome）症候群と呼ぶ[3]．

❷ 診断のポイント

反復する過眠エピソードについて，それぞれにおいて過眠の症状が一定期間続いた後に完全に消失するという経過の特徴が診断のポイントになる．

❸ 治療

規則正しい生活を送り，誘因となる睡眠不足，飲酒などを避けるよう指導する．炭酸リチウムが予防に有効との報告があるが[17]，現在のところ確立した治療法はない．

気分障害

日中の眠気をきたす気分障害として有名なのは季節性感情障害であるが，非季節性のうつ病あるいは躁うつ病でも日中の眠気を生じることがある．（これらは，ICSD-2 では hypersomnia not due to substance or known physiological condition に分類される）

■ 季節性感情障害
❶ 概要・臨床症状

気分障害の1亜型で，特定の季節にうつ状態を呈しその他の時期には寛解，あるいは軽躁～躁状態を示す疾患である．秋から冬にかけてうつ状態を呈する冬型が多い．冬型に関しては，日照時間に依存することが推測されており，初発年齢は一般のうつ病では40～50代にピークがくるのに比して若く20代にピークがくる．女性に多い．症状は，抑うつ気分，不安，悲哀感，活動性低下など一般のうつ病の症状の他に，日中の過度の眠気，夜間の睡眠時間の延長，炭水化物の過剰摂取，体重増加など特徴的な症状が多くのものにみられる．カナダ，アメリカでの頻度は0.4～2.7％と報告されている[18]．

❷ 診断のポイント

季節に関連して毎年上記のような症状が繰り返し生じる点が診断のポイントである．DSM-Ⅳでは最近2年間連続の季節性の大うつ病エピソードの存在と非季節性大うつ病エピソードの欠如（対側の季節での完全寛解か軽躁～躁転）が求められている[19]．

❸ 治療

第一選択の治療法は，高照度光療法である．早朝に1～2時間程度，2,500～10,000ルクスの高照度光照射を行う．抗うつ薬であるSSRIも光療法と同等に有効であることが実証されている[18]．

■ 非季節性のうつ病（大うつ病性障害），躁うつ病（双極性障害）
❶ 概要・臨床症状

精神疾患の主要なものである一般的な（非季節性の）うつ病あるいは躁うつ病のうつ病相でも，時に不眠ではなく過眠を生じることがある．その他の症状は，抑うつ気分，意欲の低下，興味・喜びの喪失，焦燥感，食欲不振あるいは増加，易疲労，自責・無価値感，集中困難，希死念慮などである．亜型である"非定型病像"では過眠・過食・対人過敏・鉛様の感覚が特徴となる[19]．うつ病の生涯罹患率は10％を超えるといわれるが，過眠を呈するものはそのうちの一部である．

❷診断のポイント

DSM-Ⅳに従った場合，上記症状のうち5つがほぼ1日中，2週間以上にわたって持続することで大うつ病エピソードを診断するが，この場合日中過眠も診断項目に含まれる[19]。心因や性格要因が強い場合には診断が困難な場合もあり，専門家にゆだねるのが望ましい。すでに薬物療法が行われている場合は，それによる日中眠気を考慮する必要がある。気分障害にはOSASが合併しやすい[20]ことにも留意が必要である。

❸治療

抗うつ薬や気分安定薬を中心とした薬物療法，精神療法などを用いて治療を行う（詳細は成書を参照）。ちなみに，これまで難治性のうつ病に対してメチルフェニデートが使用される場合があったが，乱用の問題から2008年より保険適用外とされ厳しく規制されている。

その他

■その他の精神疾患

上記気分障害以外にも様々な精神疾患で日中過眠を生じうる。統合失調症は幻覚・妄想や持続的な陰性症状（情緒的引きこもり，意欲低下，感情鈍麻など）を主徴とする代表的精神疾患で，通常は過覚醒や不眠を呈するが，軽症例でまれに日中過眠が前景となる場合があるため注意が必要である。心因によって眠気症状が増強する場合があり，身体表現性障害（転換性障害を含む）の診断が考慮される。また，認知症で睡眠覚醒リズムが不明確となり日中過眠を生じる場合がある。

■その他の睡眠関連呼吸障害

睡眠中に呼吸努力が亢進するために夜間の睡眠が分断され日中の眠気を生じる病態が上気道抵抗症候群である。この場合，AHIの上昇や動脈血酸素飽和濃度の低下は認めない。主訴は昼間の眠気であるので，問診だけでは特発性過眠症との鑑別が困難なことがある。PSGにて他に原因がない覚醒反応の増加が認められることがポイントで，睡眠中の奇異性呼吸の存在も参考となる。正確には食道内圧のモニタリングが必要である。また，一度のPSGによってAHIが比較的低値であっても再検査で中等度以上のOSASが判明する場合があり，全体の症状がOSASでうまく説明できる場合には考慮する必要がある。

■その他の神経疾患，身体疾患

パーキンソン病による日中眠気が有名で，二次性の情動脱力発作を伴わないナルコレプシーの診断もあり得る[3]。ただしこの場合，薬剤による眠気も考慮する必要がある。頭部外傷後にも過眠症が生じうるが，情動脱力発作を伴うナルコレプシーの報告もある[1]。その他，遺伝性疾患（Niemann Pick typeC 他），脳腫瘍・中枢感染症・脳血管障害・脱髄性疾患などに基づく脳障害によってナルコレプシーあるいは過眠症状が生じることがある[1,10]。また甲状腺機能低下症，肝性脳症，慢性腎不全，副腎不全などによっても過眠症状が生じることがある（詳しくはICSD-2を参照[1]）。

■その他の睡眠障害

明らかな睡眠時間の不足でなくとも，睡眠衛生の問題，すなわち不規則な生活リズム，睡眠時間に対する過度のこだわり，カフェインやニコチンの過剰摂取，就寝前のアルコール摂取などにより不眠をきたし，二次的に日中の過眠をきたしていることがある。騒音，温度，湿度，寝具など環境要因によって不眠・睡眠の質の低下を生じている可能性の検討も必要である。

■日中過眠を惹起する薬物

眠気を生じる薬物としては，睡眠薬，抗うつ薬，抗不安薬，抗精神病薬，抗てんかん薬，抗ヒスタミン薬，などが挙げられる。特に高齢者においては，薬物の作用が強く出現しやすいために注意が必要である。

おわりに

　OSAS以外にも日中眠気の原因として鑑別すべきものは，以上のように非常に多岐にわたる．眠気の要因は複合することもあり，また実際にははっきり鑑別できず，特に睡眠不足や睡眠リズムに関する問題については治療的介入をしながら診断を検討してゆくことが必要になる場合もある．しかしながら，前述のように眠気は個人と社会に大きな損失を与えるものであるし，最近は中枢刺激薬の乱用の問題もクローズアップされていることを考えると，診断・治療の正確さが求められている．今後さらに知見の蓄積によって診療技術の向上をはかることがわれわれ睡眠医療に携わるものに求められているといえよう．

〈北島剛司・冨田悟江〉

■文献

1) American Academy of sleep Medicine : International classification of sleep disorders, 2nd ed : Diagnostic and coding manual. Westchester, 2005
2) Kryger MH, RT, Dement WC (eds) : Principle and practice of sleep medicine, 4th ed. Saunders, Philadelphia, 2005
3) Kotagal S, Silber MH : Childhood-onset restless legs syndrome. Ann Neurol 56 : 803-807, 2004
4) Picchietti D, Allen RP, Walters RP, et al : Restless legs syndrome : prevalence and impact in children and adolescents-the Peds REST study. Pediatrics 120 : 253-266, 2007
5) Mignot E : A step forward for restless legs syndrome. Nat Genet 39 : 938-939, 2007
6) Picchietti DL, AS Walters : Moderate to severe periodic limb movement disorder in childhood and adolescence. Sleep 22 : 297-300, 1999
7) Dauvilliers Y, Pennestri MH, Petit D, et al : Periodic leg movements during sleep and wakefulness in narcolepsy. J Sleep Res 16 : 333-339, 2007
8) 本多　裕 : ナルコレプシーの研究．悠飛社，2002
9) Dauvilliers Y, Montplaisir J, Molinari N, et al : Age at onset of narcolepsy in two large populations of patients in France and Quebec. Neurology 57 : 2029-2033, 2001
10) 神林　崇，吉　祥，近藤英明，他 : 過眠症の分子遺伝学．分子精神医学 5 : 23-31, 2005
11) Dauvilliers Y, Arnulf I, Mignot E : Narcolepsy with cataplexy. Lancet 369 : 499-511, 2007
12) Morgenthaler TI, Rochester MN, USA.aasm@aasm-net.org, et al : Practice parameters for the treatment of narcolepsy and other hypersomnias of central origin. Sleep 30 : 1705-1711, 2007
13) Anderson KN, Pilsworth S, Sharples LD, et al : Idiopathic hypersomnia : a study of 77 cases. Sleep 30 : 1274-1281, 2007
14) Yazaki, M, Shirakawa S, Okawa M, et al : Demography of sleep disturbances associated with circadian rhythm disorders in Japan. Psychiatry Clin Neurosci 53 : 267-268, 1999
15) Schrader H, Bovim G, Sand T : The prevalence of delayed and advanced sleep phase syndromes. J Sleep Res 2 : 51-55, 1993
16) Morgenthaler TI, Lee-Chiong T, Alessi C, et al : Practice parameters for the clinical evaluation and treatment of circadian rhythm sleep disorders : An American Academy of Sleep Medicine report. Sleep 30 : 1445-1459, 2007
17) Arnulf I, Zeitzer JM, File J, et al : Kleine-Levin syndrome : a systematic review of 186 cases in the literature. Brain 128 : 2763-2776, 2005
18) Lam RW, Levitt AJ, Levitan RD, et al : The Can-SAD study : a randomized controlled trial of the effectiveness of light therapy and fluoxetine in patients with winter seasonal affective disorder. Am J Psychiatry 163 : 805-812, 2006
19) 髙橋三郎，大野　裕，染矢俊幸（訳）: DSM-Ⅳ-TR 精神疾患の診断・統計マニュアル．医学書院，2004
20) 粥川裕平，岡田　保 : SASとうつ病の関係は？　肥満と糖尿病 4 : 433-435, 2005

11 治療適応と治療方法の選択

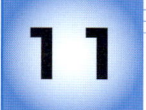

　現在，OSASの治療として一般的に行われているものは，根治療法としては，肥満に対する減量療法（食事療法，運動療法，薬物治療など）と外科的治療があり，対症療法としては，CPAP療法，口腔内装置，側臥位または腹臥位睡眠などがある。これらの中からどの治療方法を選択するかは，PSG上の無呼吸・低呼吸指数（AHI）と，患者の自覚症状や合併症の有無を中心として種々の要素を勘案して慎重に行う必要がある。さらに日本においては，CPAP療法の保険適用が，AHIが20（簡易モニターの場合は40）以上の症例に限られているため，いかにCPAP療法が効果的であったとしても，上気道抵抗症候群（upper airway resistance syndrome：UARS）のように，AHIが少ない症例にCPAPを適応することができない。

　図Ⅲ-30[1]は厚生労働省精神・神経疾患委託費による「睡眠障害医療における政策医療ネットワーク構築のための医療機関連携のガイドライン作成に関する研究」班（平成17～19年度，以下ガ

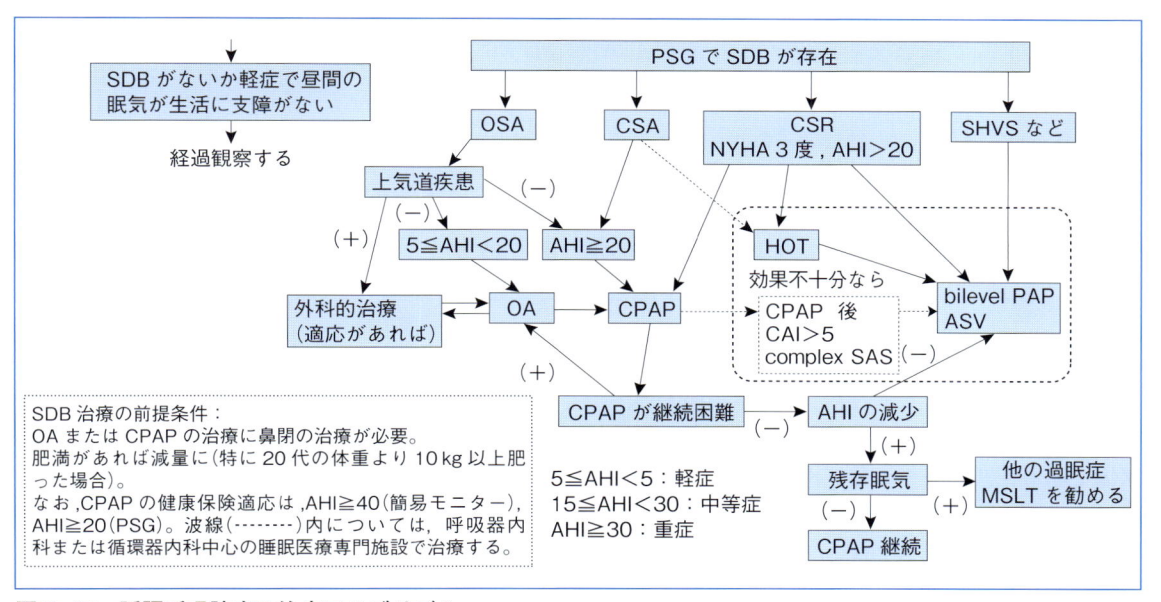

図Ⅲ-30　睡眠呼吸障害の治療アルゴリズム

AHI：apnea hypopnea index（無呼吸低呼吸指数），ASV：adaptive pressure support servo-ventilation（サーボ制御圧感知型人工呼吸器），complex SAS：complex sleep apnea syndrome（複合性睡眠時無呼吸症候群），CPAP：continuous positive airway pressure（持続陽圧呼吸），CSA：central sleep apnea（中枢性無呼吸），CSR：Cheyne-Stokes respiration（チェーン・ストークス呼吸），OA：oral appliance（口腔内装置），OSA：obstructive sleep apnea（閉塞性睡眠時無呼吸），PSG：polysomnography〔（終夜）睡眠ポリグラフ検査〕，SDB：sleep-disordered breathing（睡眠時呼吸障害），SHVS：sleep hypoventilation syndrome（睡眠時低換気症候群），HOT：在宅酸素療法

（文献1より引用）

表Ⅲ-22 治療方法の選択

1) 簡易モニターまたはPSGによる検査で以下のa），b），c）に該当し，昼間の眠気が生活に支障のない場合は，経過観察する。
   a) 簡易モニターでAHIまたは3%ODIが5未満，およびESS<11。
   b) 簡易モニターでAHIまたは3%ODIが5以上かつ15未満，およびESS<11で，心疾患や脳梗塞などの既往がない。
   c) PSGでAHI<5，さらにSOREMP，PLMS，RWA，RBDなど他の睡眠障害を疑う所見がない。
2) PSGでOSASと診断された場合
   a) 耳鼻咽喉科や歯科・口腔外科などで，外科的手術の適応がある上気道の疾患（扁桃肥大，鼻閉を伴う鼻疾患，顎顔面形態異常など）があるかを診断してもらい，適応があれば，外科的手術を推奨する。
   b) 耳鼻咽喉科や歯科・口腔外科などで上気道の疾患（扁桃肥大，鼻閉を伴う鼻疾患，顎顔面形態異常など）がないか，あっても軽微で外科的手術の適応がないとき，5≦AHI<20の場合はOA作成のため歯科へ紹介する。
   c) 耳鼻咽喉科や歯科・口腔外科などで上気道の疾患（扁桃肥大，鼻閉を伴う鼻疾患，顎顔面形態異常など）がないか，あっても軽微で外科的手術の適応がないとき，AHI≧20の場合はCPAPを導入する。
3) PSGでOSASと診断され，CPAP療法を施行したが，複合性SAS（complex SAS）が存在する場合，bilevel PAPまたはASVを導入する。
4) PSGでOSASと診断され，CPAP療法を施行したが，継続困難な場合，OA作成のため歯科へ紹介する。
5) PSGでOSASと診断され，CPAP療法を施行したが，昼間の眠気が残存する場合，他の原因の可能性を検索する。
6) PSGでCSASあるいはCSRと診断され，AHI≧20の場合は，CPAP療法またはHOTを導入する。CPAPの有効性を早期に評価し，無効ならばbilevel PAPまたはASVを導入する。
7) CSASあるいはCSRでHOTを導入したが，効果不十分ならば，bilevel PAPまたはASVを導入する。
8) PSGでSHVSと診断されたとき，bilevel PAPまたはASVを導入する。

表Ⅲ-23 CPAP治療の評価

PSGあるいは簡易モニターによる有効性評価はおおむね1年ごと，または病状に変化のあったときに実施する。可能な限りPSGによる評価が望ましいが，下記の条件①②をともに満たせば簡易モニターでもよい。
①CPAP適応前にAHI<30
②睡眠障害に関連した症状（ESS≧11，熟睡感欠如，倦怠感など）がなく，心・脳血管障害の既往や合併がない。

イドライン研究班）の報告書で提示された「睡眠呼吸障害の治療アルゴリズム」である。簡易モニターまたはPSGの結果に基づいた治療アルゴリズムであり，現在までの知見を踏まえた最も包括的な治療指針といえる。日本の保険適用に合わせ，AHIが20以上をCPAPの対象としているが，いわゆる重症とされる30に満たないものについては，心血管障害や脳血管障害などの合併症・既往症がなく，日中の眠気や朝の頭痛などの自覚症状も乏しい場合には必ずしもCPAPを導入せず，口腔内装具や側臥位睡眠を選択してもよいと考える。また，一時盛んに行われた口蓋垂口蓋咽頭形成術（uvulopalatopharyngoplasty：UPPP）は，あくまでCPAP療法や口腔内装具治療が成功しなかった場合の二次的治療法として位置づけられる。

図Ⅲ-30にしたがって作成した表Ⅲ-22，23を示す[1]。

（榊原博樹）

■文献
1) 篠邊龍二郎, 塩見利明, 井上雄一, 他：睡眠障害の診断・治療ガイドライン―睡眠呼吸障害の診断・治療・連携ガイドライン. 睡眠医療 2：271-278, 2008

12 OSAS の治療：概観

　上気道閉塞の原因とその部位を可能な限り明らかにしたうえで治療法を選択するべきであり，画一的な治療を強いてはならない．このためには甲状腺機能低下症のような原因疾患の有無，口腔や鼻咽頭の注意深い視診，セファログラム，上気道CTやMRI，喉頭ファイバースコープ検査，鼻腔通気度検査などを行う．メタボリックシンドロームや生活習慣病の合併をチェックし，必要ならOSASと同時に治療を行う．

❶原因疾患の治療

　甲状腺機能低下症はOSASに似た症状を呈するうえにOSASの原因ともなる．甲状腺機能を正常化するだけでSDBは軽快することが多い．その他，上気道の狭小化をきたすような原因疾患があればその治療を優先する．

❷生活習慣の改善と減量

　日本においては，肥満がOSASの主たる原因である患者の頻度は欧米ほど多くないが，半数以上のOSAS患者は減量を要する程度の肥満をきたしている．減量によって肥満のあるOSAS患者のAHIが改善することは数多く報告されており[1-6]，肥満自体がメタボリックシンドロームをきたして心血管リスクを上昇させることからみても，減量が生命予後の改善につながることは間違いない．

　具体的な減量方法については成書に譲るが，仮にOSASについてはCPAP療法などでコントロールできたとしても，肥満に対する生活指導，食事療法，運動療法などは，看護師や栄養士の協力を得ながら継続して行っていく必要がある．

❸側臥位睡眠

　CPAP療法の適応にならないような軽症のOSAS症例でのPSGをみると，体位依存性に仰臥位のときのみに無呼吸低呼吸イベントが出現していることがある．また体位依存性のない重症のOSAS患者においても，仰臥位のときに最も無呼吸イベントや覚醒反応が多いのが一般的である[7]．このような症例では睡眠時に側臥位を保つ方策（図Ⅲ-31）を施すことで，ある程度の治療効果を得ることができる[8,9]．

　われわれは以前にクッションに紐を縫いつけ背中に背負うような形で固定する背枕の効果を検討したが，ほぼ全例に側臥位を維持する効果があり，AHIの改善効果も約3分の2の症例で認められた（図Ⅲ-32）．最近ではより装着性を改善した腰に巻くタイプの枕（腰枕）も販売されている．われわれはこの枕を使用することによって，AHIが55から8まで改善し，QOLが著明に改善した78歳の男性例を経験した．CPAPや口腔内装具の使用が難しい高齢者にはぜひ試みてほしい治療法である（Ⅳ.3の266〜267頁も参照）．

❹CPAP

　Ⅲ.13, 14に述べる．

❺口腔内装置（OA）

　Ⅲ.15, 16に述べる．

❻手術療法

　Ⅲ.17に述べる．

❼薬物療法

　炭酸脱水酵素阻害薬であるアセタゾラミド（ダイアモックス）は腎からの重炭酸イオン排出を促して代謝性アシドーシスを生じ，これにより換気

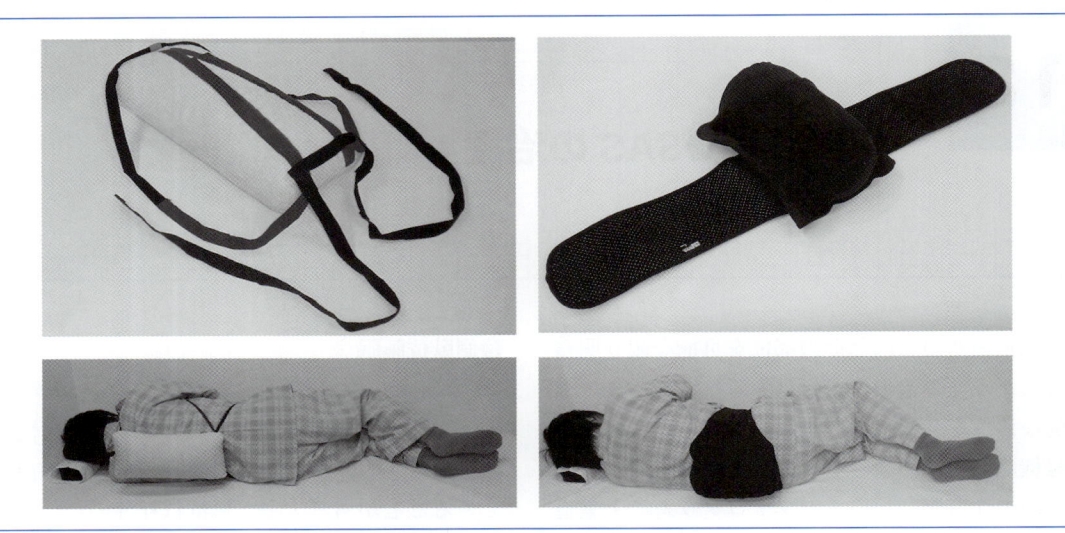

図Ⅲ-31 側臥位を保持する背枕(左)および腰枕(右)

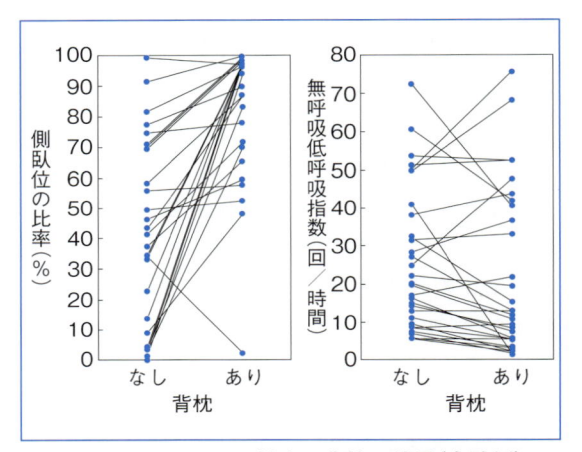

図Ⅲ-32 OSASに対する背枕の効果(自験例)

ドライブを亢進する。保険診療上，SASに適応をもつ唯一の治療薬として承認されているが，中枢型睡眠時無呼吸症候群(CSAS)を対象とするものであり，OSASに適応はない。その他プロゲステロン製剤や抗うつ薬，セロトニンⅠ型受容体作動薬，セロトニンⅡ・Ⅲ型受容体拮抗薬などが検討されてきたが，現時点ではOSASに有効な薬物療法はない。

(榊原博樹・佐々木文彦)

■文献

1) Harman E, Wynne JW, Block AJ, et al: The effect of weight loss on sleep-disordered breathing and oxygen desaturation in morbidity obese men. Chest 82: 291-294, 1982
2) Smith PL, Gold AR, Meyers DA, et al: Weight loss in mildly to moderately obese patients with obstructive sleep apnea. Ann Intern Med 103: 850-855, 1985
3) Rubinstein I, Colapinto N, Rotstein LE, et al: Improvement in upper airway function after weight loss in patients with obstructive sleep apnea. Am Rev Respir Dis 138: 1192-1195, 1988
4) Schwartz AR, Gold AR, Schubert N, et al: Effect of weight loss on upper airway collapsibility in obstructive sleep apnea. Am Rev Respir Dis 144: 494-498, 1991
5) Strobel RJ, Rosen RC: Obesity and weight loss in obstructive sleep apnea: a critical review. Sleep 19: 104-115, 1996
6) Kansanen M, Vanninen E, Tuunainen A, et al: The effect of a very low-calorie diet-induced weight loss on the severity of obstructive sleep apnea. Clin Physiol 18: 377-385, 1998
7) Oksenbert A, Khamaysi I, Siverbert DS, et al: Assosiation of body position with severity of apneic events in patients with severe non-positional obstructive sleep apnea. Chest 118: 1018-1024, 2000
8) Jokic R, Klimaszewski A, Crossley M, et al: Positional treatment vs. continuous positive airway pressure in patients with positional obstructive sleep apnea syndrome. Chest 115: 771-781, 1999
9) Berger M, Oksenberg A, Silverberg DS, et al: Avoiding the supine position during sleep lowers 24h blood pressure in obstructive sleep apnea (OSA) patients. J Hum Hypertens 11: 657-664, 1997

13 CPAP 療法

適応

持続陽圧呼吸(continuous positive airway pressure：CPAP)療法は OSAS に対する治療の中で最も奏功率の高い治療法であり，OSAS の重症度のいかんに関わらず無呼吸・低呼吸イベントを改善することができる。しかし，日本においては CPAP 療法の保険適用が表Ⅲ-24 に示すように AHI が 20 以上の症例で日中の眠気や朝の頭痛の自覚症状があるものに限られることから，中等症から重症患者に対する治療と位置づけられる。なおこの保険適用では，AHI が 40 以上の症例では日中の眠気や朝の頭痛などの自覚症状が強ければ，脳波検査を含む PSG による睡眠障害の証明がなくとも CPAP 療法を行ってよいことになっ

表Ⅲ-24　CPAP 療法の保険適用

在宅持続陽圧呼吸療法指導管理料

1. **算定点数**
   在宅持続陽圧呼吸療法指導管理料(月1回)250 点
   経鼻的持続陽圧呼吸療法用治療器加算(月1回)1,210 点

2. **対象患者**
   睡眠時無呼吸症候群である患者で，以下のすべての基準に該当する患者。ただし，無呼吸低呼吸指数が 40 以上である患者については，②の要件を満たせば対象患者となる。
   ①無呼吸低呼吸指数(1時間当たりの無呼吸数および低呼吸数をいう)が 20 以上
   ②日中の傾眠，起床時の頭痛などの自覚症状が強く，日常生活に支障をきたしている症例
   ③睡眠ポリグラフィ上，頻回の睡眠時無呼吸が原因で，睡眠の分断化，深睡眠が著しく減少または欠如し，持続陽圧呼吸療法により睡眠ポリグラフィ上，睡眠の分断が消失，深睡眠が出現し，睡眠段階が正常化する症例

3. **在宅療養指導管理料**
   (a) 算定の原則
   　在宅持続陽圧呼吸療法を行っている入院外の患者に対して，在宅持続陽圧呼吸療法に関する指導管理を行った場合に，月1回に限り算定する。
   (b) 留意事項
   　(1) 在宅持続陽圧呼吸療法とは，睡眠時無呼吸症候群である患者について，在宅において実施する呼吸療法をいう。
   　(2) 当該治療開始後，1，2カ月の治療状況を評価し，当該療法の継続が可能であると認められる症例についてのみ，引き続き算定の対象となる。
   　(3) 持続陽圧呼吸療法装置は当該保険医療機関が患者に賃与する。なお，当該装置に係る費用(装置に必要な回路部品その他の付属品等に係る費用含む)については所定点数に含まれ，別に算定できない。

4. **在宅療養指導管理材料加算**
   経鼻的持続陽圧呼吸療法用治療器加算
   (a) 算定の原則
   　在宅持続陽圧呼吸療法を行っている入院外の患者に対して，経鼻的持続陽圧呼吸療法用治療器を使用した場合に，在宅持続陽圧呼吸療法指導管理料の所定点数に加算する。

ている。言い換えれば、脳波検査を含まない簡易モニター検査しか行っていない場合には、AHIが40以上ない限りCPAP療法を保険診療で行うことはできないので、PSGを施行したうえでCPAP治療を導入する必要がある。

ただしAHIが20未満であるなど保険適用がない場合でも口腔内装具など他の治療では効果が得られず、CPAP療法によってのみ劇的に日中の眠気などの自覚症状が改善するような症例も時折みられる。このような場合には患者が機器を自費購入することによってCPAP療法を施行することも可能であるため、CPAP治療の適応と保険適用は必ずしも一致しないと考えるべきである。

治療の実際

日中の眠気や朝の頭痛などの自覚症状があり、PSGや簡易モニターにてCPAP療法の適応であると判断した場合には、CPAPタイトレーションを行い適切な条件設定を行った後に在宅での治療を開始する。わが国では保険診療によりCPAP療法を行う場合には、必ず月1回の外来受診を行い在宅持続陽圧呼吸療法指導管理料の一部から機器使用料を支払うことになっている。この場合の患者負担は一般的な3割負担の場合には毎月5000円ほどになる。この外来診察時には、CPAPの使用状況、副作用の有無、自他覚症状の変動などをチェックすることが必要である。

なお、最近のCPAP機器は、機器の使用頻度、供給圧の変化、空気漏れの程度をはじめとして、無呼吸低呼吸イベントまでもが機器内に記録されており（図Ⅲ-33）、これを小さなメモリーカードに移して持ち運ぶことができるようになっている。このメモリーカードを用いて機器の圧設定などを変更することもできるため、毎回の受診時には可能な限りこの記録を確認してきめ細かく管理していくことが、長期間の治療を成功させる助けとなる。ただし、CPAP機器による呼吸イベントの診断に関しては、その精度を検証した報告がないため、注意して利用するべきである。

CPAP機器を毎日十分に使用することができて順調に自覚症状が改善した症例であっても、漫然と同じ条件で治療を継続することは慎まなければならない。可能であれば年に1回、少なくとも3年に1回程度はCPAP装着時のPSGや簡易モニターを行い、効果の持続を確認すべきである。また特に肥満や糖尿病、高血圧症などを合併している場合には、定期的に血液検査を行ったり、他院や検診での結果をチェックしたりすることも重要である。CPAP治療を行う医師は必ずしも内科医であるとは限らないが、何科の医師であってもOSASは生活習慣病の一病態であるとの認識に立って、定期的な経過観察を行い、必要であれば専門医への受診を勧めるべきである。

副作用とその対策

CPAP療法はすべてのOSASに対してきわめて有効な治療法であるが、種々の副作用のために継続が困難となる症例も少なくない[1]。表Ⅲ-25にCPAP療法において起こりうる合併症とその対策について列挙した。これらの中でも特に頻度の多いものは、陽圧呼吸による呼吸困難感、鼻閉・鼻汁などの鼻症状、口渇などである。

CPAP装置を装着した場合に呼吸困難を訴える場合には、まずランプ時間（低い圧から始めて設定圧に到達するまでの時間）を長めに設定することから始める。それでも、圧の上昇によりなかなか入眠できないような症例には、auto CPAP（APAP）装置への変更を行う。また主に呼気時に苦痛を訴える場合には、自動的に呼気時の圧力を下げる機能をもったCPAP装置やbilevel PAP装置に変更するのも有用である。

鼻閉・鼻汁などの鼻症状が強い場合には、口からの空気漏れが原因で鼻腔を通過する冷気の量が増加していることが多く、チンストラップや口

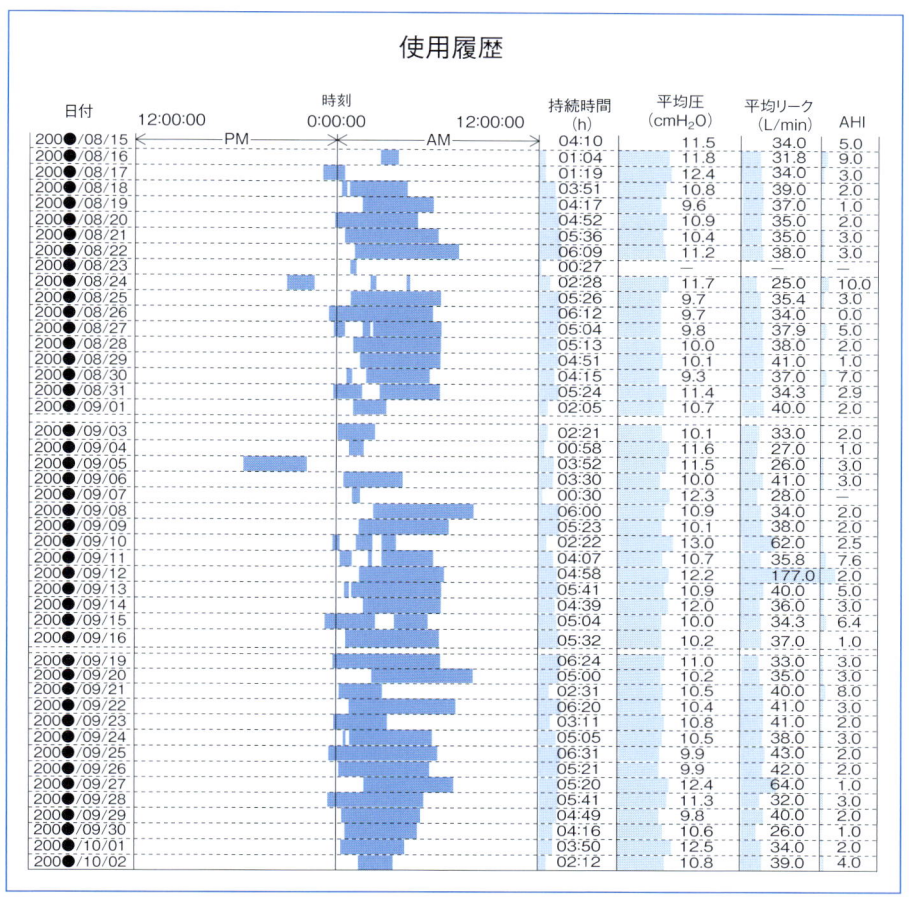

図Ⅲ-33 CRAP 使用記録

■：使用している時間帯，平均圧(cmH₂O)：供給圧の平均値を表す，平均リーク(L/min)：空気漏れの平均値を表す

Breas isleep20i を使用。毎日の使用時間，供給圧の平均値，空気漏れの平均値，無呼吸・低呼吸指数が示されている。

テープ，フルフェイスマスクなどで対策する必要があり[1,2]，口渇についても同様である。また，もともとアレルギー性鼻炎などを合併している症例には副腎皮質ステロイドや抗ヒスタミン薬の点鼻薬，抗アレルギー薬の内服などにより十分に鼻炎症状をコントロールしながらCPAPを導入する必要がある。また，鼻中隔彎曲症や鼻茸などの器質的な変化がある場合には積極的に耳鼻咽喉科的手術を考慮すべきである。また鼻粘膜への刺激を減らすために，CPAP装置に(加温)加湿器を組み込むことも有効であることが多い[4]。

complex SAS や中枢性無呼吸・チェーン・ストークス呼吸に対する治療

近年，一部のOSAS患者の中に，CPAPを使用するとかえって中枢性無呼吸(central sleep apnea：CSA)やチェーン・ストークス呼吸(Cheyne-Stokes breathing：CSB)が増加して，睡眠中の低酸素血症や覚醒反応が増悪する症例が少数ながら認められることが報告され，complex SASとして注目されている[5,6]。この疾患の独立性についてはいまだに議論がなされているが，特

表Ⅲ-25　CPAP療法の副作用・合併症とその対策

1. マスク・機器本体に関するもの
   - (ア) マスクからの空気漏れによる騒音，不快感，眼の乾燥・結膜炎など
       - 対策：ヘッドギアの調整，適切な装着方法の指導，マスク形式の変更。
   - (イ) マスクの接触部位の皮膚炎，潰瘍形成
       - 対策：異なる型のマスクを交互に使用，鼻カニューレ型マスクの使用，絆創膏やガーゼによる皮膚保護。
   - (ウ) 夜間のマスクの脱落
       - 対策：ヘッドギア，マスク形式の変更，供給圧の変更，auto CPAP(APAP)装置への変更，低圧アラームの使用。
   - (エ) マスク内の結露(特に冬期間)
       - 対策：マスク内にティッシュペーパーやガーゼ片を入れる，チューブを布団にいれて温度低下を防ぐ，チューブにカバーをつける，朝まで部屋の暖房を続ける。
   - (オ) 機器本体の騒音
       - 対策：送気チューブを長くする。機器にクッションを敷く。別の機種に交換する。
2. 鼻腔，口腔の症状
   - (ア) 鼻の痛み，乾燥，鼻出血
       - 対策：(加温)加湿器の使用，生理食塩水の点鼻。
   - (イ) 鼻汁，鼻閉，鼻炎
       - 対策：ステロイド薬の点鼻，抗ヒスタミン薬の点鼻・内服，抗コリン薬の点鼻，(加温)加湿器の使用フルフェイスマスクへの変更，鼻腔の手術。
   - (ウ) 口からの空気漏れ，口腔の乾燥
       - 対策：(加温)加湿器の使用，チンストラップ・口テープの使用，フルフェイスマスクへの変更，供給圧を下げる，bilevel PAPやAPAP装置への変更。
3. 加圧に関する問題
   - (ア) 不快感
       - 対策：ランプ時間の設定，bilevel PAPやAPAP装置への変更，睡眠導入剤(短時間作働型)の使用，他の治療(減量，側臥位，口腔内装具，外科手術など)を併用し供給圧を下げる。
   - (イ) 呼気時の呼吸困難感
       - 対策：呼気時の減圧機構をもつ装置やbilevel PAPの使用。
   - (ウ) 圧の不足感，いびきの残存
       - 対策：設定圧を1 cmH$_2$Oずつ上げる，APAP装置への変更。
   - (エ) 最高圧でも効果不十分
       - 対策：他の治療の併用，bilevel PAPの使用，ASVや従量式換気装置の使用，酸素の付加。
4. CPAPの効果に関する問題
   - (ア) 使用頻度不足
       - 対策：累積使用時間の確認，メモリーによる使用記録の確認，同居者への指導。
   - (イ) 中枢性無呼吸や低酸素血症の残存
       - 対策：bilevel PAPの使用，ASVや従量式換気装置の使用，酸素の付加。
5. その他
   - (ア) 胸痛，腹部膨満感
       - 対策：設定圧を下げる，APAP装置への変更。

に心機能が低下した症例や高齢者などでは，時折みられる病態である。

このようにCPAPでは十分に改善することができないCSA/CSBに対する治療を行うために開発された装置がadaptive servo ventilator(ASV)で，患者の1呼吸ごとに気道圧や気流を測定して必要な補助圧の量を計算し供給する機能をもっており，CSA/CSRにおける無呼吸・低呼吸イベントの際には補助圧を増加して肺胞低換気を改善し，逆に過呼吸時や正常呼吸時には補助圧を自動的に減少して過換気を防ぐことができる[7-10]。図Ⅲ-34に拡張型心筋症に伴うCSA/CSRに対してASBを装着した実例を示す。典型的なCSBの呼吸パターンにASVがすばやく反応して，呼吸が正常化していることがわかる。この症例では，CPAPではAHIが増悪しているが，ASVは完璧に無呼吸・低呼吸イベントを抑制し良好な睡眠が得られている。

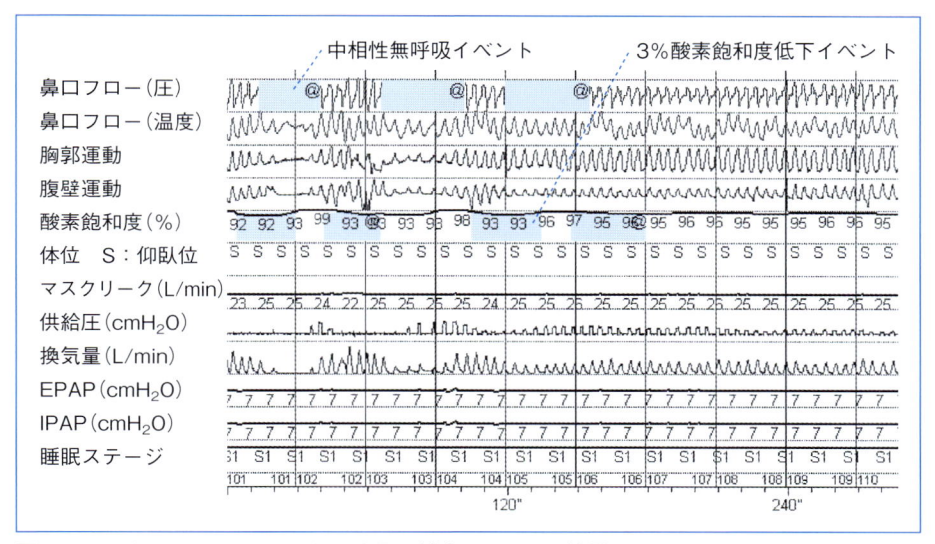

図Ⅲ-34 チェーン・ストークス呼吸に対するASVの効果
換気量の減少に対応して自動的に供給圧が変化し，中枢性無呼吸イベントが消失している。

　このようにCSA/CSBに対して非常に有効なASVではあるが，在宅にて継続するためには在宅人工呼吸療法管理料を算定する必要があり，CPAPの場合の約5倍の患者負担が発生するため，特定疾患や身体障害者認定などの公的補助を利用できない場合にはコスト的な面から導入が難しいことがある。

（佐々木文彦）

■文献
1) Engleman HM, Asgari-Jirhandeh N, McLeod AL, et al: Self-reported use of CPAP and benefits of CPAP therapy: a patient survey. Chest 109: 1470-1476, 1996
2) Richards GN, Cistulli PA, Ungar RG, et al: Mouth leak with nasal continuous positive airway pressure increases nasal airway resistance. Am J Respir Crit Care Med 154: 182-186, 1996
3) Mortimore IL, Whittle AT, Douglas NJ: Comparison of node and face mask CPAP therapy for sleep apnoea. Thorax 53: 290-292, 1998
4) Massie CA, Hart RW, Peralez K, et al: Effect of humidification on nasal symptoms and compliance in sleep apnea patients using continuous positive airway pressure. Chest 116: 403-408, 1999
5) Gilmartin GS, Daly RW, Thomas RJ: Recognition and management of complex sleep-disordered breathing. Curr Opin Pulm Med 11: 485-493, 2005
6) Morgenthaler TI, Kagramanov V, Hanak V, et al: Complex sleep apnea syndrome: is it a unique clinical syndrome? Sleep 29: 1203-1209, 2006
7) Pepperell JC, Maskell NA, Jones DR, et al: A randomized controlled trial of adaptive ventilation for Cheyne-Stokes breathing in heart failure. Am J Respir Crit Care Med 168: 1109-1114, 2003
8) Philippe C, Stoica-Herman M, Drouot X, et al: Compliance with and effectiveness of adaptive servoventilation versus continuous positive airway pressure in the treatment of Cheyne-Stokes respiration in heart failure over a six month period. Heart 92: 337-342, 2006
9) Brown LK: Filling in the gaps: the role of noninvasive adaptive servoventilation for heart failure-related central sleep apnea. Chest 134: 4-7, 2008
10) Arzt M, Wensel R, Montalvan S, et al: Effects of dynamic bilevel positive airway pressure support on central sleep apnea in men with heart failure. Chest 134: 61-66, 2008

第Ⅲ部
SAS の診断と治療

14 CPAP タイトレーションの実際

CPAP と理論的背景

CPAP は，1981 年に Sullivan ら[1]が初めて報告して以来種々の改良が重ねられ，OSAS の治療として現在最も有効で確立された方法となっている。本法が OSAS 患者の上気道閉塞を改善する主要な機序は，空気圧が副木のように上気道を支えることである（図Ⅲ-35）。CPAP を使用している際には上気道筋群は弛緩し，CPAP 装置からの空気圧によって上気道は受動的に拡張する[2-4]。ダイナミック MRI や CT などを用いた検討では，上気道の拡張は前後方向よりも横方向に著明であり，呼気終末に最も狭窄する部位に対しても十分な拡張効果を有することが明らかになっている[5-7]。さらに CPAP による肺気量の変化が間接的に上気道抵抗に影響を与えるという報告もある[8-10]。

OSAS に対する CPAP の効果については数多くの無作為化比較試験がなされており，明確なエビデンスが得られている[11]。いびきや無呼吸・低呼吸イベント，自覚的および他覚的な眠気などの一般的な OSAS の症候だけでなく，認知能力，不眠，気分障害などの二次的な症候や，ひいては QOL そのものを改善することが明らかにされている[12-18]。また生命予後についても，近年 AHI が 30 以上の症例は急性心筋梗塞の発症率およびそれによる死亡率がきわめて高い（12 年間で約 30％が発症し，約 15％が死亡する）のに対し，より軽症の OSAS 患者や重症であっても CPAP 療

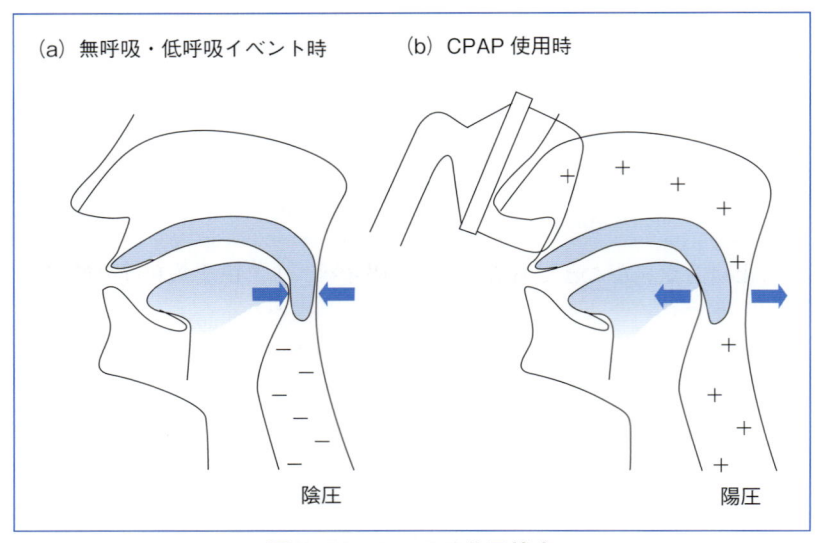

(a) 無呼吸・低呼吸イベント時　　(b) CPAP 使用時

陰圧　　　　　　　　　　　　　陽圧

図Ⅲ-35　CPAP の作用機序

法を施行している患者は，健常者との間に有意な差がないことが報告されている[19]。

タイトレーションの前に

PSGによってCPAP治療の適応があると診断された場合，担当医はその有効性，治療を継続することの重要性，治療にかかるコスト，副作用などについて十分に患者に説明しなければならない。同時にCPAP以外の治療の方法（減量，側臥位睡眠，口腔内装具，外科手術など）の適応があるか否かを示し，十分に議論したうえで患者の承諾を得ることが重要である。これらの説明にはできる限り十分に時間をかけ，パンフレット，スライドプレゼンテーション，ビデオなどを使用することも有効である[20]。可能な場合は，配偶者などの同居者と一緒にこれらの説明を行ったほうが治療の継続率がよいことが報告されている[21]。

CPAP治療を受けることに患者が同意した場合には，CPAP機器を選択し適正な圧で処方することが必要となるが，この処方圧を決定するためのPSG検査をCPAPタイトレーションという。最近は機器の改良により，患者の無呼吸・低呼吸イベント，いびき，気流制限などを自動的に検知して供給圧を調節するauto CPAP装置（APAP）が数多く発売されており，CPAPタイトレーションを行うことなしにAPAP装置を処方することもできるが，長期的に治療効果を保ちかつ治療を継続させるためには，最初にCPAPタイトレーションを行い，無呼吸・低呼吸イベントの消失を数値によって示すことは有意義なことである。

CPAPタイトレーションを行う前には，患者が最も快適に使用できそうなマスクの種類とサイズを選択したうえで，接触部分が痛くない程度にヘッドギアのストラップの長さを調節しておく。そして，実際にCPAP装置を接続して最低圧で駆動し数分間使用させ，マスクからの空気漏れのないようにヘッドギアを微調整する。この際，鼻閉が強くどうしてもCPAPを装着して鼻呼吸ができない場合には，鼻閉を改善するために抗ヒスタミン剤の点鼻を行ったり，口も同時に覆うようなマスク（フルフェイスマスク）へ変更したりすることも考慮する。また鼻閉がなくとも，すぐに開口してしまうような場合には，チンストラップを追加使用したり，口に1 cm程度の幅のテープを貼ったりして，開口を予防することも有効である。このようにタイトレーション前にCPAP装置を試用することは，患者の治療への決意を改めて確認するとともに，あらかじめCPAPの使用に関する問題点を洗い出して対策を立てることができるという意義がある。

マニュアルタイトレーション

マニュアルタイトレーションは，CPAPの処方圧を決定するための基本的な方法で，患者に固定圧方式のCPAP装置を装着してPSGを行い，遠隔操作で徐々に供給圧を上下しながら無呼吸・低呼吸イベントをリアルタイムで観察して至適な圧を決定する。この方法は，検査技師が確実にいびきや無呼吸・低呼吸イベントを消失させ，かつ圧の上昇による途中覚醒や中枢性無呼吸を誘発しないような最低限の供給圧を決定することができる。

この検査の具体的な施行方法は施設によって異なると思われるが，われわれの施設では図Ⅲ-36に示すような表を用いて，それぞれの圧における睡眠の相，体位，いびき，無呼吸イベント，低呼吸イベント，酸素飽和度の低下，覚醒反応の有無などを記録している。圧の変更は，最低5分間程度各指標を観察し，いびきや無呼吸・低呼吸イベントが残存している場合には，2 cmH$_2$Oずつ圧を上昇し，これらのイベントが消失するまで続ける。また逆にいったんこれらのイベントが消失しても，中枢性無呼吸や覚醒が起きるようであれば1 cmH$_2$Oずつ圧を下げる。またREM睡眠期に

第Ⅲ部 SASの診断と治療

マニュアルタイトレーション

名前：＿＿＿＿＿＿＿＿＿＿＿＿＿＿　　　　　　　　　　　　　　　　　　　＿＿＿年＿＿＿月＿＿＿日
SAS番号：＿＿＿＿＿＿　　　　ID番号＿＿＿＿＿＿＿＿　　　　PSG番号＿＿＿＿＿＿＿

時刻	圧力 (cmH$_2$O)	REM non-REM	中枢性無呼吸	閉塞性無呼吸	混合性無呼吸	低呼吸	いびき	SaO$_2$の低下	Arousal (微小覚醒)	体位
20:42	3	W								S
:49	5	N	+		+	+	+	+	+	S
:53	6	N		+		+		+	+	S
:57	7	N			+	+	+	+	+	S
21:06	8	N				+		+	+	S
:53	9	N				+		+	+	S
22:38	10	N				+				S
23:56	11	R		+				+	+	S
1:27	10	N							+	S
:48	5	W				+		+	+	S
2:05	7	N				+		+	+	S
:37	9	R				+		+	+	S
3:36	10	N				+		+	+	S
:44	11	N								S
:48	9	W				+		+	+	S
4:03	10	N				+				S
:19	11	R				+			+	S
:24	5	W								R

図Ⅲ-36　マニュアルタイトレーション記録
W：wake（覚醒），N：non-REM睡眠，R：REM睡眠，S：仰臥位，R：右仰臥位
初回PSGにてAHI 46.8回/時間と重症のOSASと診断された患者に対するマニュアルタイトレーション時の観察記録である。3 cmH$_2$Oの供給圧にて開始し，入眠を確認してから1～2 cmH$_2$Oずつ手動で供給圧を上げている。本例では11 cmH$_2$Oまで圧を上げても，わずかに閉塞性無呼吸や低呼吸イベントが残存しているが，11 cmH$_2$Oの時点で覚醒してしまうため，至適圧は10 cmH$_2$O以下と予想される。

は，呼吸状態が不安定になりやすいため，1 cmH$_2$Oずつ圧を変更して微調整している。われわれは，この方法で決定した圧をもとに，暫定的に処方圧を決定し，翌朝，CPAP機器を処方しているが，最終的にはPSGを解析したのちに，図Ⅲ-37のような解析結果をもとに供給圧を設定し直すようにしている。

このようにマニュアルタイトレーションは，単純明快な圧の決定方法であるが，その欠点としては，検査技師が呼吸イベントや睡眠構築の観察と圧の調整を絶えず行い続ける必要があるため，同時に複数の患者に施行することが困難であることが挙げられる。したがって，CPAPを導入するすべての患者にマニュアルタイトレーションを行うことは不可能であり，後述するAPAPタイトレーションと使い分けていくことが必要である。当院においては，診断PSG時の睡眠潜時が長い（寝つきが悪い）場合，鼻閉が強い場合，すぐに開口してしまう場合，中枢性無呼吸やチェーン・ストークス呼吸が認められる場合などをマニュアル

CPAP レポート

CPAP distribution

level	periods (# of)	time (min)	sleep (%)	REM (%)	SWS (%)	CA (#)	OA (#)	MA (#)	index (#apn/h)	HYP (#)	index (#hyp/h)	index (#apn+#hyp/h)	desat (#)	index (#des/h)	snoring (%)
5	1	17.6	81.3	18.8	0.0	0	0	0	0.0	2	60.8	6.8	2	6.8	0.0
6	1	3.7	94.6	0.0	0.0	0	0	1	16.2	3	48.6	64.9	4	64.9	0.0
7	2	41.0	96.8	67.6	0.0	1	3	0	5.9	4	5.9	11.7	6	8.8	0.0
8	1	47.0	100.0	0.0	0.0	0	1	0	1.3	1	1.3	2.6	1	1.3	0.0
9	3	118.8	90.9	3.4	0.0	1	1	2	2.0	7	3.5	5.6	5	2.5	0.0
10	4	119.6	91.3	15.8	0.0	0	4	0	2.0	5	2.5	4.5	5	2.5	0.0
11	3	105.8	92.9	15.7	0.0	1	3	0	2.3	2	1.1	3.4	4	2.3	0.0

図Ⅲ-37 マニュアルタイトレーション解析結果
上記症例の解析結果レポートである。供給圧が 8 cmH₂O でも AHI（#apn + #hyp/h）は 2.6 回/時間と 5 未満になっているが，この期間には REM 睡眠が含まれておらず，9 cmH₂O では AHI が 5.6 回/時間と増加しているため，至適圧は 10 cmH₂O と判断した。

タイトレーションの適応としている。

bilevel PAP タイトレーション

bilevel PAP は，吸気時と呼気時に異なる圧を供給する機能を有する機器で，呼気時に吸気時よりいくらか低い圧を供給することによって呼気時の抵抗を減らして呼吸を行いやすくすることができる[22]。また，吸気圧（inspiratory positive airway pressure：IPAP）と呼気圧（expiratory positive airway pressure：EPAP）の差が，呼吸を補助する圧（pressure support）として作用するため，低換気を伴うような病態，例えば肥満低換気症候群，COPD，神経筋疾患など，CPAP 装置では低酸素血症を改善できないような場合にも効果を得ることができる[23]。

bilevel PAP の適正圧を決定する際には，先述したマニュアルタイトレーションを行う必要がある。この場合には，まず IPAP と EPAP を同時に無呼吸イベントが消失するまで 2 cmH₂O ずつ上昇させ，その後，いびきや低呼吸イベントが消失するまで IPAP のみを 1 cmH₂O ずつ上昇させてすべてのイベントが消失し，かつ覚醒しないような圧力を決定する方法が一般的である。なお，bilevel PAP 装置には，吸気と呼気の切り替えを感知する機能が備わっているが，あらかじめ覚醒時に患者に機器を装着して，最も呼吸がしやすい感度を大まかに決めておく必要がある。

APAP タイトレーション

最近の電子技術の進歩により，CPAP 装置が患者のいびき（気流の振動），無呼吸・低呼吸（気流の低下），気流制限（気流波形の平坦化）などをモニターして自動的に供給圧を変動させる，いわゆる auto CPAP（APAP）装置が各社から発売され主流の機器となっている。APAP タイトレーションは，これらの APAP 装置を用いて，無呼吸・低呼吸イベントが消失する圧を求めて，固定圧 CPAP の設定圧とする方法である[24-26]。

APAP タイトレーションは，マニュアルタイトレーションに比べてきわめて簡便であるため，現在最も一般的に行われている供給圧の決定方法であるが，その施行方法にはいくつかの種類があ

る。すなわち脳波記録を含む PSG を行う場合には検査技師がフルに監視する場合と患者が入眠するまでのみ監視する場合，脳波記録を含まない簡易モニターを用いる場合には入院にて行う場合と家庭で行う場合，さらには全く検査機器を用いずに自宅に APAP 装置を貸し出して装置内に記録された種々のデータから必要な圧を推測する方法などもある。なお最近では CPAP タイトレーションを全く行わずに，最初から APAP 装置を処方してしまう場合もある。

APAP タイトレーションによって固定圧 CPAP の圧を決定する際には，いずれの方法をとる場合にも APAP 装置に記録された 1 晩の圧変化や無呼吸・低呼吸イベントなどを参考にする（図Ⅲ-38）。機種によって異なるが，これらのデータのうち，最高圧，95 パーセンタイル圧，90 パーセンタイル圧，平均圧などを処方圧として用いることが多い。われわれは，ある機種による APAP タイトレーション時には，最初は平均圧に近い圧で処方しておき，PSG の解析後に適正な圧に変更するようにしている。

前述した種々の方式のうちどの方法を用いて APAP タイトレーションを行うかは施設の診療形態や方針によって異なり，一概にどれを行うべきかを決めつけることはできない。またどのような方法をとろうと，その後の CPAP 使用のアド

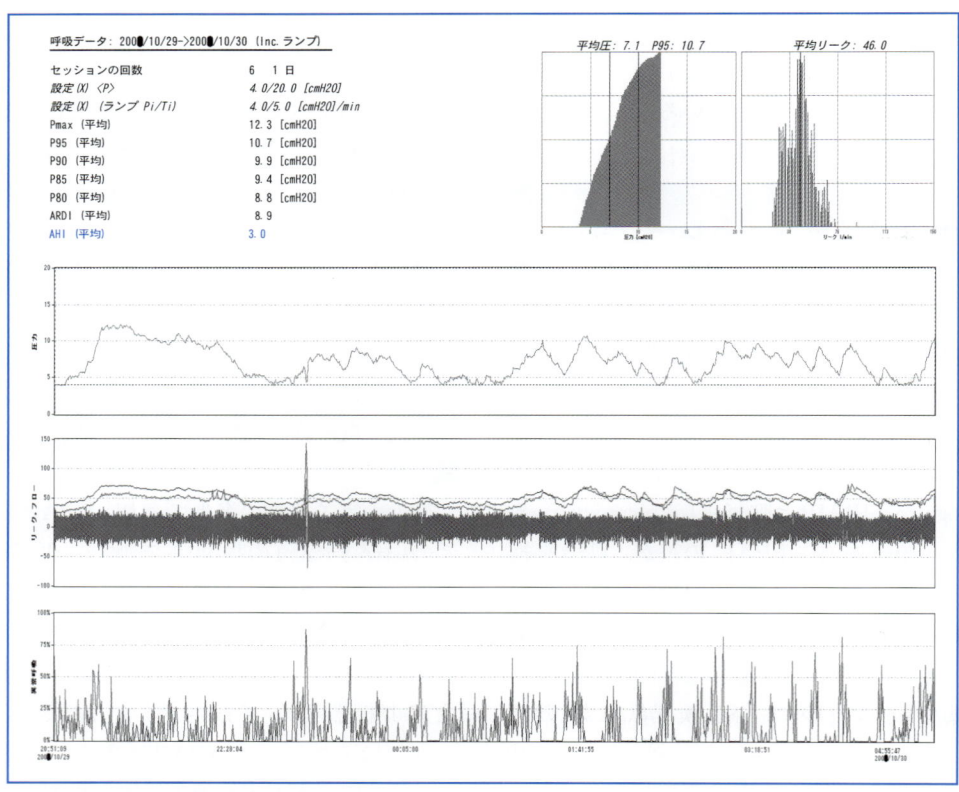

図Ⅲ-38　APAP 装置の圧記録
Pmax：供給圧の最高値，P95, P90, P85, P80：供給圧分布の 95％値，90％値，85％値，80％値，ARDI：無呼吸・低呼吸・気流制限が占める時間の割合（％），AHI：無呼吸低呼吸指数（回/時間）
APAP 装置（Breas iSleep20i）に記録された 1 晩の供給圧，空気漏れの頻度分布図と時間推移および異常呼吸（無呼吸・低呼吸・気流制限）頻度の推移を示す。供給圧は 4〜12 cmH$_2$O の間で変動しているが，おおむね 10 cmH$_2$O 以下であり，平均圧 7.1 cmH$_2$O，95％値 10.7 cmH$_2$O と較差が大きいため，10 cmH$_2$O を至適圧と判断した。供給圧に応じて空気漏れも変動しているがおおむね許容範囲であることがわかる。

ヒアランスにはさほど影響を与えないとする報告もある．したがって最も重要なことは，CPAP治療開始後にも十分に患者の自覚症状の変化やCPAPの使用状況に留意し，効果が認められない場合や後述するような副作用が出現した場合にはきめ細かく対応することであると思われる．そして特にPSG検査を行わずにAPAPを導入した場合には，できるだけ早期に効果判定のためのPSG（または簡易モニター検査）を施行すべきである．

このようにAPAPタイトレーションはどのような施設においても施行しやすいCPAPの導入法であるが，その問題点としては，(1)開口やマスクからの空気漏れによって十分な圧の上昇が起こらずに，無呼吸・低呼吸イベントが残存してしまう場合，(2)圧の上昇に伴い中枢性無呼吸やチェーン・ストークス呼吸などが出現する場合，(3)圧の上昇により無呼吸を伴わない覚醒が起こる場合，(4)CPAP装置を装着すると全く入眠できない場合などが挙げられる．これらの問題点はもし検査技師が監視中であれば，マスクを付け直す，口を閉じるため口テープやチンストラップを用いる，途中からマニュアルタイトレーションに変更する，睡眠導入剤を使用するなどの対応を行うことができるが，監視下で行わなかった場合には改めてマニュアルタイトレーションを行うべきである．

スプリットナイトPSG

これまで述べた種々のPSG検査はいずれも1晩の間，同じ形式の検査を行うものであるが，中等症から重症のOSAS患者においてCPAP療法を導入するためには少なくとも2回のPSGを行わなければならず，コスト的に問題があるのも事実である．そこで1晩の間に診断のためのPSGとCPAPタイトレーションを連続して行い，1回の検査でCPAPを導入するものが，スプリットナイト（split night）PSGである[27-30]．

この検査では最初の3〜4時間は普通にPSGを行いながらリアルタイムに検査技師が解析を行い，中等症または重症（AHIが20以上）であった場合に，残りの4〜5時間にCPAPタイトレーションを行う．なお，もし前半にこれだけの無呼吸・低呼吸イベントが認められなかった場合には，CPAPタイトレーションは行わずに，終夜，診断のためのPSGを行うことになる．

この方法はCPAP治療の導入が明らかに必要と思われるような典型的な自他覚症状がある患者や，すでにスクリーニング検査として経皮的酸素飽和度測定や簡易モニターを行って重症のOSASであることが確実である患者に対しては有用である．しかし，より軽症のOSASで体位やREM睡眠などに依存して無呼吸・低呼吸イベントが変動するような症例では，確実な診断ができない可能性が高く，初回検査のルーチンとしてこの方法を用いることはあまり勧められない．われわれは，すでに簡易モニターを行って重症のOSASであることが確実で自覚症状がきわめて強い場合や，心不全などの合併症のためCPAP導入を急ぐ必要がある場合に限って本法を施行している．

一方，われわれはこのスプリットナイトPSGをCPAP療法の効果判定に応用している．すなわち前半の3〜4時間（少なくとも1回のREM睡眠があることが望ましい）にこれまで使用している圧での固定圧CPAPの効果判定を行い，後半にマニュアルタイトレーションを行うもので，CPAPを使用しても途中覚醒が多い症例，眠気が改善しない症例，体重の著明な増減のある症例などにより至適な圧を設定することができる．

（佐々木文彦）

■文献
1) Sullivan CE, Issa FG, Berthon-Jones M, et al：Reversal of obstructive sleep apnoea by continuous positive airway pressure applied through nares. Lancet 1：862-865, 1981
2) Strohl KP, Redline S：Nasal CPAP therapy, upper

airway muscle activation and obstructive sleep apnea. Am Rev Respir Dis 134 : 555-558, 1986

3) Alex CG, Aronson RM, Onal E, et al : Effects of continuous positive airway pressure on upper airway and respiratory muscle activity. J Appl Physiol 62 : 2026-2030, 1987

4) Kuna ST, Bedi DG, Ryckman C, et al : Effect of nasal airway positive pressure on upper airway size and configuration. Am Rev Respir Dis 138 : 969-975, 1988

5) Abbey NC, Block AJ, Green D, et al : Measurement of pharyngeal volume by digitized magnetic resonance imaging : Effect of nasal continuous positive airway pressure. Am Rev Respir Dis 140 : 717-723, 1989

6) Schwab RJ, Gefter WB, Hoffman EA, et al : Dynamic upper airway imaging during awake respiration in normal subjects and patients with sleep-disordered breathing. Am Rev Respir Dis 148 : 1385-1400, 1993

7) Schwab RJ, Pack AI, Gupta KB, et al : Upper airway and soft tissue structural changes influences by CPAP in normal subjects. Am J Respir Crit Care Med 154 : 1106-1116, 1996

8) Series F, Cormier Y, Lampron N, et al : Increasing functional residual capacity may reserve obstructive sleep apnea. Sleep 11 : 349-353, 1988

9) Abbey NC, Cooper KR, Kwentus JA : Benefit of nasal CPAP in obstructive sleep apnea is due to positive pharyngeal pressure. Sleep 12 : 420-422, 1989

10) Series F, Cormier Y, Couture J, et al : Changes in upper airway resistance with lung infration and positive airway pressure. J Appl Physiol 68 : 1075-1079, 1990

11) Giles TL, Lasserson TJ, Smith BH, et al : Continuous positive airways pressure for obstructive sleep apnoea in adults. Cochrane Database Syst Rev : CD001106, 2006

12) Engleman HM, Cheshire KE, Deary IJ, et al : Randomized placebo-controlled crossover trial of continuous positive airway pressure for mild sleep apnea/hypopnea syndrome. Am J Respir Crit Care Med 159 : 461-467, 1999

13) Douglas NJ : Systematic review of the efficacy of nasal CPAP. Thorax 53 : 414-415, 1998

14) Engleman HM, Martin SE, Deary IJ, et al : Effect of continuous positive airway pressure treatment on daytime function in sleep apnoea/hypopnoea syndrome. Lancet 343 : 572-575, 1994

15) Jenkinson C, Davies RJ, Mullins R, et al : Comparison of therapeutic and subtherapeutic nasal continuous positive airway pressure for obstructive sleep apnoea : a randomized prospective parallel trial. Lancet 353 : 2100-2105, 1999

16) Redline S, Adams N, Strauss ME, et al : Improvement of mild sleep-disordered breathing with CPAP compared with conservative therapy. Am J Respir Crit Care Med 157 : 858-865, 1998

17) Ballester E, Badia JR, Hernandez L, et al : Evidence of the effectiveness of continuous positive airway pressure in the treatment of sleep apnea/hypopnoea syndrome. Am J Respir Crit Care Med 159 : 495-501, 1999

18) Barnes M, McEvoy RD, Banks S, et al : Efficacy of positive airway pressure and oral appliance in mild to moderate obstructive sleep apnea. Am J Respir Crit Care Med 170 : 656-664, 2004

19) Marin JM, Carrizo SJ, Vicente E, et al : Long-term cardiovascular outcomes in men with obstructive sleep apnoea-hypopnoea with or without treatment with continuous positive airway pressure : an observational study. Lancet 365 : 1046-1053, 2005

20) Chervin RD, Theut M, Bassetti C, et al : Compliance with nasal CPAP can be improved by simple interventions. Sleep 20 : 284-289, 1997

21) Hoy CJ, Vennelle M, Kingshott RN, et al : Can intensive support improve continuous positive airway pressure use in patients with the sleep apnea/hypopnoea syndrome? Am J Respir Crit Care Med 159 : 1096-1100, 1999

22) Sanders MH, Kern N : Obstructive sleep apnea treated by independently adjusted inspiratory and expiratory positive airway pressures via nasal mask. Chest 98 : 317-324, 1990

23) Claman DM, Piper A, Sanders M : Nocturnal noninvasive positive pressure ventilatory assistance. Chest 110 : 1581-1588, 1996

24) Lloberes P, Ballester E, Montserrat JM, et al : Comparison of manual and automatic CPAP titration in patients with sleep apnea/hypopnea syndrome. Am J Respir Crit Care Med 154 : 1755-1758, 1996

25) Teschler H, Berthon-Jones M, Thompson AB, et al : Automated continuous positive airway pressure titration for obstructive sleep apnea syndrome. Am J Respir Crit Care Med 154 : 734-740, 1996

26) Stradling JR, Barbour C, Pitson DJ, et al : Automatic nasal continuous positive airway pressure titration in the laboratory : patient outcomes. Thorax 52 : 72-75, 1997

27) Fleury B, Rakatonanahary D, Tehindrazanarivelo AD, et al : Long-term compliance to continuous positive airway pressure therapy (nCPAP) set up during a split-night polysomnography. Sleep 17 : 512-515, 1994

28) Yamashiro Y, Kryger MH : CPAP titration for sleep apnea using a split-night protocol. Chest 107 : 62-66, 1995

29) Strollo PJ, Sanders MH, Costantino JP, et al : Split-night studies for the diagnosis and treatment of sleep-disordered breathing. Sleep 19 : S255-S259, 1996

30) McArdle N, Grove A, Devereux G, et al : Split-night versus full-night studies for sleep apnoea/hypopnoea syndrome. Eur Respir J 15 : 670-675, 2000

15 口腔内装置によるOSASの治療
診療連携の立場から

はじめに

　わが国では2004年4月から閉塞性睡眠時無呼吸症候群(OSAS)に対する口腔内装置(oral appliance：OA)治療が保険適用となり，主として軽症～中等症OSASやCPAPを導入・継続できない重症OSASの治療に用いられている。

　ここでは厚生労働省精神・神経疾患研究委託費「睡眠障害医療における政策医療ネットワーク構築のための医療機関連携のガイドライン作成に関する研究」班(平成17～19年度)でまとめられた「睡眠呼吸障害の口腔内装置(OA)治療のための医療連携ガイドライン」[1]を引用してOSASのOA治療に関するエビデンスを概説したうえで，医科と歯科の診療連携のあり方を中心にして具体的なOA治療の進め方に関して解説する。次項Ⅲ.16には歯科の立場からみたOA治療の実際が解説されているので，そちらも参照していただきたい。

OA治療効果に関するエビデンスと課題

■装置の名称

　OAには下顎を前方に移動して固定する装置と舌を前方に保持する装置(tongue retaining device：TRD)がある。前者はOAの他にmandibular advancement splint, dental appliance, mandibular advancement device(MAD), mandibular advancement device(MRD)などとも呼称されている。TRDに関してはOSASに対する有効性・有用性を示す科学的なデータが乏しく，現時点では使用を推奨できない。

■OAが有効であるエビデンス

　2006年のCochrane Database[2]には下顎移動ゼロのOAをコントロールにした無作為対照試験(RCT)6報，経鼻持続陽圧呼吸療法(CPAP)と比較したRCT9報が採用されている。その結果，コントロールと比べて無呼吸低呼吸指数(AHI)は基準値24.9回/時間から−15.2回/時間(95%CI＝−19.4～−10.9)，Epworth眠気スケール(ESS)は基準値11.6から−1.8(95%CI＝−2.7～−0.90)，SpO_2最低値は基準値85.7%から＋3.4%(95%CI＝2.3～4.5)といずれも有意に改善した(2～4報の平行比較試験による)と報告されている。CPAPとの比較では，AHI，覚醒指数，SpO_2最低値のいずれもCPAPのほうが有意に優れていた。ただし，同程度の効果が得られた場合には，患者はCPAPよりもOAを好む傾向がみられた。これらのRCT研究では軽症～中等症のOSASが主たる対象になっているが，重症例も少なからず含まれており，AHI 30以上の重症例でも27例中11例(41%)のAHIが10未満に減少して症状の寛解が得られている(5報のRCT研究の合計)。軽症～中等症だけでなく，重症例の中にもOAの有効な症例が存在することは間違いない。

　OA治療によりいびきは90%以上の症例で患者の満足が得られる程度にまで改善する[3]。昼間の眠気も軽くなることが，maintenance wakefullness test(MWT)でも確認されている[4,5]。睡

眠脳波上は non-REM I 期の減少，徐波睡眠と REM 睡眠の増加，覚醒反応の減少がみられ，明らかに睡眠の質は改善する[3]）。ただし，5年程度の長期効果は確認されている[6]が，それ以上の長期効果や合併症の予防効果，生命予後に関してはデータがないため，AHI が 30 以上の重症例に OA を適用する際にはこの点を十分に説明して患者の了承を得る必要がある。

■有効性の予測

OA の治療効果に寄与すると指摘されている要因は以下のようなものである[7]が，確実な基準はない。

> ①臨床所見：若年者，AHI 低値（軽症〜中等症），BMI 低値，短頸囲（頸が太くない），体位依存性 OSA
> ②顎顔面形態：より狭い中咽頭，overjet（上顎切歯先端から下顎切歯先端までの水平距離のこと：後方向がプラス）低値，正常な下顎長，舌骨低位がない，軟口蓋長が短い，上顔面高と下顔面高の比が小さい，下顔面高が正常か小さい，軟口蓋と舌が小さい，軟口蓋後部の気道径が大きい，前頭蓋底と下顎底面との角度が大きい，下顎が小さいか後方への変位が大きい。

■OA の副作用

1995 年までの報告をまとめた Lowe の総説では，唾液分泌過多と顎関節の違和感など副作用の頻度は少なくないが，いずれも軽微であり，治療を中止するほど重篤なものはないとされている[8]。5 年以上 OA 治療を続けた 106 例について検討した報告では，咬合の変化が 14％ にみられ，そのうちの 2 例は治療の中止が必要と判断された[9]。OA の副作用評価を目的にした研究もあり（22 症例，使用期間は 12〜30 カ月）[10]，口腔内乾燥（86％），歯痛（59％），唾液分泌過多（55％），咬筋緊張（36％），顎関節痛（41％），咬合変化（32％）がみられたが，いずれも起床後数分で消失し，治療の中止が必要となった症例はなかった。セファログラムでは overbite（上顎切歯先端から下顎切歯先端までの垂直距離のこと：上方向がプラス）と overjet，および上顎切歯の傾斜がわずかだが有意に減少した。これらのセファログラム上の変化はその後の多数例による詳細な検討によっても確認された[11,12]。成人であっても，長期にわたる OA の使用により，わずかではあるが咬合変化の発生することが明らかとなった。顎機能は咀嚼や会話にとってきわめて重要であり，OSAS に OA 治療を適用する際には定期的な歯牙と顎関節機能の評価が不可欠である。

■課題

軽症でも効果のない症例がある一方，重症でも著効する症例がある。有効性を規定する因子を明らかにすることと，肥満者や重症例への適応基準が必要である。5 年以上の長期成績や OSAS 合併症の予防効果，生命予後改善効果なども明らかにする必要がある。OA を作製する際のタイトレーション方法を確立する必要もある。このような課題は残っているが，有効な場合には CPAP と比べて患者の受容性は高く，医療費の低減も可能であり，エビデンスを得ながら適応を確認していく必要がある。

睡眠呼吸障害の口腔内装置（OA）治療のための医療連携ガイドライン

■OA の適応基準

❶適応基準

OA の適応を決める際，SDB の評価は PSG によるべきだが，以下のすべてに該当する場合は簡易モニターによる診断でもよい。
(1) 呼吸障害指数（RDI）*が 15 未満
(2) ESS が 11 未満で睡眠障害に関連した症状（昼間眠気，熟睡感欠如，倦怠感，集中力障害など）がない

(3) 心・脳血管障害の既往や合併がない

＊ここでは PSG により診断された 1 時間当たりの無呼吸＋低呼吸イベントの回数を AHI と呼び，簡易モニターにより診断された 1 時間当たりの無呼吸＋低呼吸イベントを RDI の回数とする。

OA の適応基準は以下の（1）あるいは（2）とする。

(1) RDI 15 未満あるいは AHI 20 未満の OSAS で減量や睡眠時の体位（非仰臥位睡眠）では効果が不十分か期待できない症例
(2) AHI 20 以上の OSAS で CPAP 治療の導入や継続が困難な症例

AHI が 20 以上の症例はまず CPAP 治療を試みる。特に AHI が 30 以上，あるいは AHI が 20 以上で心血管障害・脳血管障害の既往や合併を有する場合は，CPAP 治療の可否が重篤な合併症の発症や生命予後に影響する可能性があり，CPAP 治療の必要性（CPAP 治療を受けない場合の危険性）に関する説明や機器（各種の固定圧型 CPAP や bilevel PAP，auto CPAP 自動圧調整型 PAP）およびインターフェイス選択の工夫を尽くしたうえで適応を判断する。

❷ **適応除外**

一般的な適応除外としては以下のような場合が考えられるが，専門医や OA 治療に精通した歯科医の判断を仰ぐべきである。

(1) 重篤な呼吸不全や心不全
(2) 鼻呼吸が不可能な程度の鼻閉：まず鼻閉の治療を行う。
(3) 高度の扁桃肥大：可能ならまず手術を行う。
(4) 高度の顎変形症（小下顎症，上顎後退症，顎関節強直症など）：可能ならまずこれらの治療を行う。
(5) 口腔内や顎・顎関節の状態が装置装着に適さない例（無歯顎，重度の歯周病，顎関節障害など）：治療が可能な場合は治療後に適応の可否を再評価する。
(6) 疼痛や違和感が強く装着が困難な例
(7) 口腔内装置に対して理解と同意が得られない例
(8) 精神的に装着が困難な例

■ **医療機関連携のために必要な情報**

❶ **歯科へ紹介するために医科が必要とする情報：OA の作製手順**

施設や装置を適応するまでに必要とされる診療内容によって異なるが，標準的には以下のようになる。

(1) 初診：口腔内診査（一般診査と下顎運動状態など），パノラマ X 線，頭部 X 線規格写真（セファログラム），口腔模型のための印象採得。歯石沈着がみられるときには歯石除去を行う。
(2) 2 回目受診：口腔模型，セファログラム分析の結果から口腔内装置が適応であると判断した場合は，装置作製のための印象採得，下顎移動量測定（咬合器装着のための下顎位置決定）。
(3) 3 回目受診：装置の試適，下顎位置を決定して上下装置を固定。
(4) 経過観察：1〜3 カ月ごとの受診とする。

施設によっては（1）（2）を 1 日で行う場合もある。

❷ **紹介を受ける際に歯科が必要とする患者情報**

(1) 必須項目
　a) OA 治療の目的：AHI の減少か症状の改善か
　b) OSAS の診断法が明記され，その検査データが記載されていること

検査データとしては，AHI あるいは RDI，酸素飽和度最低値，酸素飽和度が 90％ 未満の時間と時間割合，（覚醒反応指数，睡眠効率）＊ が必須。

＊括弧内は PSG 検査の場合

てんかんあるいは周期性四肢運動障害など，PSG 上明らかになった合併病態の有無

　c) 主要な症状・症候，現病歴，既往歴，治療内容
　d) 合併症：高血圧症，糖尿病，感染性疾患などの患者情報の提供

(2) 可能なら望ましい情報
　a) 睡眠構築，睡眠体位などの分析データ
　b) 主要な症状・症候のチェックリスト，ESS，QOL 調査票など：ある程度の症例数の紹介があるようなら，医科と歯科で相談のうえ，自己記入式の質問票を作成してそのコピーを患者情報に添付するとよい。治療効果の評価にも役立つ。

■ OA 作製上の課題

OA には様々なタイプがある（上下一体型か分離型，軟性か硬性，カスタムメイドタイプか既製タイプなど）が，現時点では特定のタイプの OA に有用性が高いというエビデンスはなく，歯科医が歯牙や顎顔面形態などに応じて作製している。保険診療上の制約も多い。

タイトレーションは下顎の前方および垂直移動距離（量）を決定することであり，OA の有効性を担保するためには重要なステップであるが，これにも確立された方法はない。

OA の有効性は作製する歯科医の技量に影響される。技量の向上は作製した OA の正しい評価から得られ，この点からも評価を担当する医科との緊密な医療連携が必須である。有効性の高い均質な OA が作製できるような技量の共有化と普及が望まれる。

■ 有効性の評価

❶ 歯科で行うこと

(1) いびきや無呼吸の有無だけでなく，その他の OSAS 関連症状（昼間眠気や倦怠感，頻回の中途覚醒など）に関しても効果を確認する。
(2) 十分なアドヒアランスの確認：4 時間以上の装着で週 5 日以上を基準とする。
(3) 歯牙や顎関節の違和感や疼痛の出現，歯牙の動揺・破損・冠の脱落，歯周病の発生や増悪，咬合異常，口腔乾燥，流涎など副作用や歯科的合併症の有無を診査する。
(4) 自覚的な有効性と十分なアドヒアランス，副作用・合併症のないことが確認され，装置の使用に慣れた時期（概ね使用開始 1〜3 カ月程度）に PSG あるいは簡易モニターによる他覚的な有効性評価を行う。
(5) 上記 (1)〜(3) の段階で問題があれば装置の調整など必要な対策を講じる。

❷ 医科で行うこと

(1) 歯科での装置の作製と調整が終了し，PSG あるいは簡易モニターによる有効性の評価を依頼された時期（概ね装置の使用後 1〜3 カ月程度）に自覚症状を評価する。評価項目は ESS（眠気の評価），PSQI（睡眠の質の評価），質問紙による OSAS 関連症状など，である。
(2) PSG あるいは簡易モニターによる有効性評価（装置の作製・装着後 1〜3 カ月）

可能な限り PSG による評価が望ましいが，OA 適応前に以下のすべてに該当する場合は簡易装置でもよい。
　a) RDI が 15 未満あるいは AHI が 20 未満
　b) ESS 11 未満，かつ睡眠障害に関連した症状（昼間眠気，熟睡感欠如，倦怠感，集中力障害など）がない
　c) 心・脳血管障害の既往や合併がない
(3) 合併症があれば，その疾患に関連した項目（血圧，空腹時血糖値，HbA_{1c} など）を再検査する。
(4) 有効性の評価基準：以下のすべてを満たす場合に有効とする。
　a) OSAS 関連症状の改善〜消失
　b) AHI が 50% 以上減少し，かつ OA 装着時の AHI が 10 未満
　c) 歯科的副作用や合併症がない
(5) その後の措置

OA が有効の場合：OA 治療を継続し，3〜6 カ月ごとに外来で経過観察する。

OA が無効の場合：歯科での再調整の可否を打診するとともに他の治療法（減量，外科治療，CPAP による再治療など）について考慮する。

■経過観察
❶歯科での経過観察
（1） OA は長期使用により顎運動障害を生じたり，固定源となる歯や歯周組織への負担過重による違和感，動揺，破折，冠の脱落，不可逆的な咬合異常などが現れることがあるので，少なくとも 3 カ月に 1 度程度は歯科的診察を行う必要がある。

（2） OA は義歯と同様に，破損，消耗，着色などが生ずる。頻回に破損する場合は適応，装置の設計を含めて再考する必要がある。

（3） OSAS 関連症状の増悪がみられた場合，可能なら OA を再調整するとともに医科に紹介する。OA を調整しても効果が持続できない場合は，他の治療法への変更を促す。

（4） 安定した効果が持続している場合でも 1 年ごとに重症度の再評価を行うのが望ましい。

❷医科での経過観察
（1） OA が有効と判定された場合は 3〜6 カ月ごとに受診させ，OSAS 関連症状の有無と程度，OA 使用のアドヒアランス，副作用や歯科的合併症の有無をチェックする。

（2） OSAS 関連症状が増悪した場合は，その原因究明に当たるとともに必要なら PSG あるいは簡易モニターによる再評価を行い，歯科に OA 再調整の可否を打診する。

（3） OA 使用のアドヒアランスの低下や歯科的副作用や合併症が出現した場合は速やかに歯科に紹介し，OA 再調整の可否を打診する。

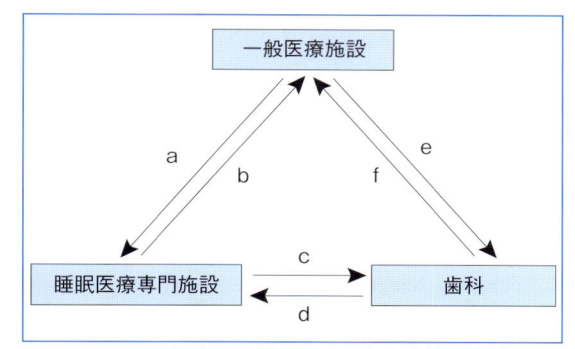

図Ⅲ-39　OA 治療を中心にした診療連携：各施設の役割

一般医療施設
1) 簡易モニターによる SDB のスクリーニングを行い，PSG の必要な症例を睡眠医療専門施設に紹介する(a)。
2) 睡眠医療専門施設との連携の下に CPAP などの治療・管理を行う(b)。
3) CPAP やその他の治療の効果が不十分であったり，治療の継続が困難な場合に OA 治療を含む他の治療の適応に関して睡眠医療専門施設にコンサルトする(a)。
4) 一定の条件を満たした症例に関して，歯科に OA 治療の依頼をする(e)。
5) 一定の条件を満たした症例に関して，簡易モニターにより OA 治療の効果を判定し，歯科と連携して管理する(f)。

睡眠医療専門施設
1) OA 治療の適応症例を歯科に紹介する(c)。
2) OA 治療の効果を判定し，歯科と連携して管理する(d)。
3) 依頼に基づき PSG を含む総合的な診断を行い，診断結果と治療指針を示す(a)。
3) 一般医療施設と連携して必要な治療（CPAP あるいは OA 治療など）を導入・管理する(b)。

歯科
1) 一般医療施設あるいは睡眠医療専門施設からの紹介を受けて，歯科的に OA の適応を診断し，適応があれば OA 治療を導入し，医療施設と連携して管理する(c, e)。
2) OA 治療の効果判定を依頼する(d, f)。
3) 診療の中から見出される PSG あるいは簡易モニターによる検査適応者を紹介する(d, f)。OSAS 患者は顎顔面形態や咽頭形態に異常をもつことが多く，OSAS 関連症状の有無を確認することにより，スクリーニングの役割を果たすことができる。

■各医療機関の役割と連携の留意点
以上の医療連携における各施設（医科を一般医療施設と睡眠医療専門施設に分けた）の役割を示した（図Ⅲ-39）。これらの連携を緊密に構築・維持するために，SDB に関するセミナーや講演会，OA 作製講習会などを開催し，これらを通じて SDB の病態や診断・治療に関する共通の認識を醸成する。また，患者を介してのみならず，直接診療情報を共有化できるシステム（情報のオンライン化など）の構築を目指す。

（榊原博樹）

■文献
1) 榊原博樹，河野正己，江崎和久，他：睡眠障害の診断・治療ガイドライン─睡眠呼吸障害の口腔内装置

(OA)治療のためのガイドライン．睡眠医療 2：279-284, 2008
2) Lim J, Lasserson TJ, Fleetham J, et al : Oral appliances for obstructive sleep apnoea : Cochrane Database of Systematic Reviews Issue 1, Art No : CD004435, 2006 (http://www.thecochranelibrary.com).
3) Petijean T, Chammas N, Iangevin B : Principles of mandibular advancement device applied to the therapeutic of snoring and sleep apnea syndrome. Sleep 23 : S166-S171, 2000
4) Bloch KE, Iseli A, Zhang JN : A randomized, controlled crossover trial of two oral appliances for sleep apnea treatment. Am J Respir Crit care Med 162 : 246-251, 2000
5) Menn SJ, Loube DI, Morgan TD : The mandibular repositioning device : Role in the treatment of obstructive sleep apnea. Sleep 19 : 794-800, 1996
6) Marklund M, Sahlin C, Stenlund H, et al : Mandibular advancement device in patients with obstructive sleep apnea : Long-term effects on apnea and sleep. Chest 120 : 162-169, 2001
7) Cartwrigt RD, Samelson C : The effect of a nonsurgical treatment for obstructive sleep apnea : The tongue-retaining-device. JAMA 248 : 705-710, 1982
8) Lowe AL : Dental appliances for the treatment of snoring and obstructive sleep apneas. *in* Kryger M, Roth T, Dement W (eds) : Principles and practice of sleep medicine, 2nd ed, pp722-735, WB Saunders Comp, Philadelphia, 1994
9) Pantin CC, Hillman DR, Tennant M : Dental side effects of an oral device to treat snoring and obstructive sleep apnea. Sleep 22 : 237-240, 1999
10) Fritsch KM, Iseli A, Russi EW : Side effects of mandibular advancement devices for sleep apnea treatment. Am J Respir Crit Care Med 164 : 813-818, 2001
11) Rose EC, Staats R, Virchow C Jr : Occlusal and skeletal effects of an oral appliance in the treatment of obstructive sleep apnea. Chest 122 : 871-877, 2002
12) Robertson C, Herbison P, Harkness M : Dental and occlusal changes during mandibular advancement splint therapy in sleep disordered patients. Eur J Orthod 25 : 371-376, 2003

16 口腔内装置によるOSASの治療の実際
歯科の立場から

　OSASの治療法には，CPAPや耳鼻咽喉科的治療と，歯科における口腔内装置がある。このような治療法のうち，個々の症例でどの方法を選択すべきか明確なエビデンスはまだ存在しない。日本の健康保険におけるCPAPの適応基準は20≦AHIとなっている。歯科における口腔内装置の適応基準は，「医科においてPSGが施行されOSASと診断された症例」となっている。Guilleminault[1]やその後の研究の進展[2]から，OSASの診断基準は5≦AHIと考えるのが妥当であり，健康保険における口腔内装置の適応もこれに準ずると考える。現在われわれは，5≦AHI＜20のOSAS症例と，20≦AHIであってもアドヒアランスの問題などでCPAPが使用できない症例に，口腔内装置を用いている。さらに一部の上気道抵抗症候群にも用いている[3]。しかし，このような選択も健康保険の適応基準を配慮しているものであり，明確なエビデンスに基づいているものではない。

　このような状況の中で，OSASの治療に携わる医療関係者諸氏に，治療法の1つとして口腔内装置を選択する際の参考として，本項を利用していただければ幸いである。

口腔内装置の種類

　OSASのための口腔内装置は，以前はdental appliance（DA）と記載されていた。「dental」は歯を意味するため，ふさわしくないと考えられる。oral appliance（OA）と記載するべきである。正確には，oral appliance for sleep apnea syndrome（OA for SAS）と記載すべきである。本項では，OSASのための口腔内装置を以下"OA"と表記する。

　OAには多くのデザインが存在し，使用されている。代表的な装置の写真を図Ⅲ-40，41に示す（図Ⅲ-40は，菊池哲先生の御厚意により，「睡眠医歯学の臨床―睡眠時無呼吸症候群と口腔内装置」[4]より転載）。これらの装置は，舌を前方に保持する装置と，下顎を前方に保持する装置とに分けることができる。下顎を前方に保持する装置は，下顎を動かし開閉口できるタイプと下顎を固定するタイプ，鼻呼吸しかできないタイプと口呼吸もできるタイプに分けることができる。われわれが主に使用している装置（図Ⅲ-41d）は，下顎前方保持固定型で鼻呼吸しかできない装置である。

　これらのOAの作用機序は異なっており[5,6]，その効果も差があると予想されるが，まだ明確なエビデンスはない。したがって，個々の症例でどの装置を選択すべきか明確な基準はない。それぞれの施設で使い慣れたOAが採用されているのが現状である。装置を制作・装着・管理する歯科医師，歯科技工士をはじめとする医療スタッフにとって使い慣れた装置がトラブルも少なく，それなりの効果を発揮できるのも事実である。

第Ⅲ部
SASの診断と治療

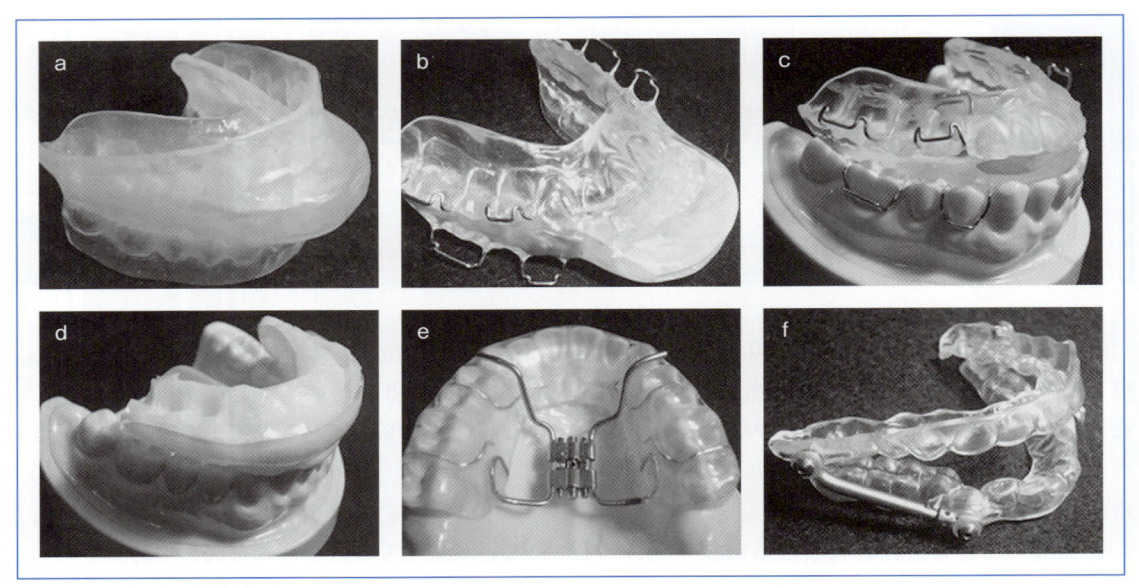

図Ⅲ-40 各種口腔内装置
a：tongue retaining device, b：nocturnal airway patency appliance, c：mandibular repositioner, d：snore guard, e：klearway, f：harbst appliance

（文献4より転載）

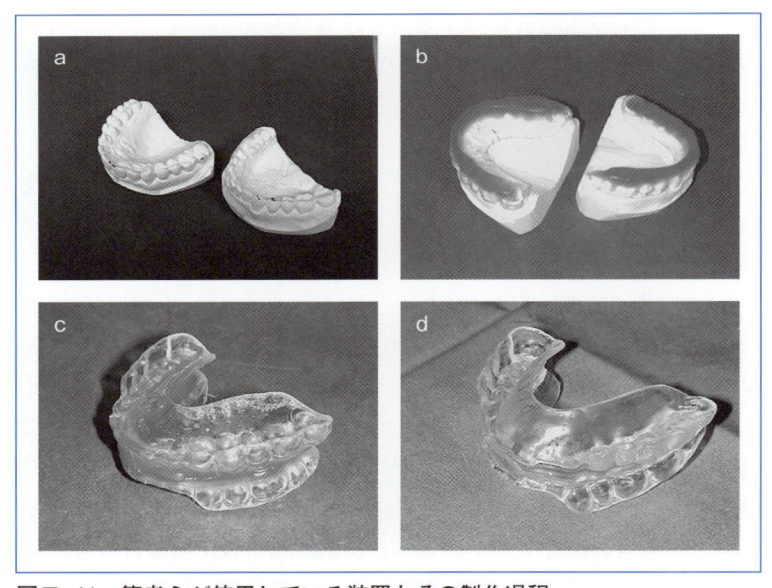

図Ⅲ-41 筆者らが使用している装置とその製作過程
a：口腔の石膏模型，b：顎位決定床，c：顎位の決定（上下のプレートを，口腔内でパラフィンを軟化し固定），d：OA完成（下顎前方保持固定型で口呼吸はできない）

口腔内装置によるOSAS治療の実際

■口腔内装置の適応

OAの適応は，前述したようにOSASと診断された症例である。OAは軽症例に用いるべきであるとの意見もある[7]。しかし，後に示すように，重症であってもOAがきわめて有効である症例もあり，一概に適応外とはいえない。また，アドヒアランスが得られずCPAPが使用できない症例が34%あるとの報告もある[8]。20≦AHIでCPAPの適応症例であるが，アドヒアランスが悪くCPAPが使用できない症例をこのまま放置しておくのは問題がある。このような症例にOAを適用し，睡眠中の呼吸をある程度改善することは，有意義である[7]。

OAを適応するには，ある程度口腔内などの環境が整っている必要がある。中川[9]は適応除外項目として，次のように列挙している。①残存歯数の少ないもの，②重度歯周病，③高度の鼻閉，④顎関節症，⑤顕著な扁桃肥大，⑥明らかな顎形態異常（小下顎症），⑦自己管理不能な精神障害，⑧心身症。ただし，①や②にも装置の材質を変えるなどして対応できる症例もあると記載している。

江崎[10]は適応外症例を次のように記載している。①装置により下顎前方固定ができない，②あるいは気道拡大がはかれない症例。さらに適応を十分検討する必要がある症例として次のような条件を挙げている。①固定源の歯が少ないまたは歯周疾患による歯の同様が著しい，②下顎前方移動制限がある（顎関節症患者など），③顎顔面形態異常が強く下顎前方移動しても舌の前方牽引が難しい，④肥満が強く下顎前方移動しても舌の前方牽引が難しい。

筆者もほぼ同様に考えており，筆者の考えている適応除外症例について以下に解説する。

❶残存歯数が少ない症例

顎や装置を安定して保持することが困難である。特に下顎の多数歯欠損は，装置の保持が困難である。OAは臼歯部で保持するため，上顎または下顎の前歯部しか残存していない症例は，歯への負担が大きく避けるべきである。近年，インプラントによる治療が盛んに行われている。少数歯のインプラントは問題ないと考えている。多数歯にわたるインプラントはまだエビデンスがなく未知であり，OAの使用は避けている。

❷歯周疾患が顕著な症例

歯周疾患が顕著で歯の動揺が顕著な症例は，OAの適応から除外すべきである。しかしすべての歯周疾患が適応から除外すべきとは限らない。軽度・中程度の歯周疾患で動揺が軽度な症例では，歯周疾患の治療を先行し，ブラッシングなどの指導を徹底すれば，十分OAの適応となる。

❸齲蝕やその継発疾患が認められる症例

齲蝕などの硬組織疾患は，その治療がきちんと施行されていれば問題ない。未治療や十分な治療がなされていない症例では，それらの治療を先行・完了してから装置の作製に入るべきである。多数歯にわたるブリッジ（橋義歯）や遊離端ブリッジの症例は，慎重に検討する必用がある。

❹顎関節症やその他の異常で，下顎を前方に移動しづらい症例や開口制限のある症例

顎関節症症例のすべてが，OAの適応除外ではないと考える。下顎を前方に出しづらい症例や開口制限のある症例では，装置の効果は十分発揮されない。クリック音やクレピタス音といった関節雑音，顎関節症・リウマチ・その他の疾患に起因する関節突起の吸収が認められる症例では，慎重に対応すべきである。

❺鼻呼吸が困難な症例

原則的にOAの装着は困難である。OAのみでなく，CPAPも困難である。起床時は鼻呼吸であっても，睡眠中は口呼吸をしている症例も多い。耳鼻咽喉科での治療を先行すべきである。

❻自己管理が不可能な精神疾患・心身症・その他の障害をもった症例

原則的にはOAの適応除外症例である。たとえ装置を作製しても，長期に装着し続けられない

ことも多い．かえって口腔内が不潔になり，他の口腔疾患を発症してしまう症例も多い．

近年比較的増加しているのは，精神科より紹介されてくるOSASを合併したうつ病の症例である．患者の協力が得られるなら，まずOAでOSASを改善し，うつ病の治療を行うのが好ましいと考えられる．

上記以外に大切なことは，患者自身のモチベーションとパーソナリティである．モチベーションが高く，OAや口腔を自己管理できるパーソナリティが好ましい．

医科の先生方に気を付けていただきたいのは，OSASと診断しOAの適応と考え，歯科へ紹介されるときに，口腔内の状況などによってはOAが作製できない可能性があることを，患者に説明していただきたいという点である．

■口腔内装置の作製

われわれが用いているOAは，前述したように，下顎前方保持固定型で鼻呼吸しかできないタイプである．われわれの製作過程の概略を解説する．

❶初日（診査・説明）

OSASとOAについて説明をする．次に口腔内を診査し，パノラマX線写真や頭部X線規格写真を撮影し，OAの適応について診査・検討する．必要があれば，その他の診査を追加する．また装置完成後の管理などについても説明をし，患者の同意を得る．

❷2日目（印象採得）

この日は印象採得を行う．可及的に精密な印象採得を行う．上下顎とも，最後方臼歯の遠心まで，唇側・頬側は歯肉頬移行部までできるだけ深く，下顎の舌側は少なくとも顎舌骨筋線までは印象範囲に含める．

❸2日目後の技工操作（顎位決定床作製）

印象に硬石膏を流し，石膏模型を作製する（図Ⅲ-41a）．この石膏模型と初日の診査結果を照合しながら，OAの適応，装置のデザインを検討する．この石膏模型の副模型を作製し，作業模型とする．作業模型のアンダーカットの強い部分をブロックアウトする．臼歯部の頬舌側のアンダーカットは少し残しておき，装置の保持に利用する．次に作業模型の余分な部分をトリミングする．エルコプレスなどで，この副模型にプラスチック板をプレスする．われわれがよく用いている素材は，Erkodurの2mm厚である．プレスされたプラスチックをトリミングする．頬側唇側は，臼歯部は歯頸部まで，前歯は切縁を1mm被うようにする．上顎の口蓋部側は，歯頸部より10～20mm離れた部分まで被う．下顎舌側は顎舌骨筋線まで被う．このプレスされた上下のプラスチックにパラフィンの蠟堤を付け，顎位決定床とする（図Ⅲ-41）．

❹3日目（顎位決定）

この日は，OAの上下顎の位置関係を決定する．まず鼾音テスト[5]のため，患者に鼻呼吸しながら鼾音を出させる．次に，事前に作製しておいた上下顎の咬合採得床を口腔内に装着する．下顎を少し前方に出した位置で上下の蠟堤が均一に接触するように削除・調整する．このとき，最終的な蠟堤の高さより1mm程度高くしておく．蠟堤の高さは，症例によって異なる．床を装着したまま下顎を最も後方に下げ，上下蠟堤の正中と左右側方にマークを付ける．このマークが，顎位移動量の目安となる．片顎の蠟堤を熱で少し軟化し，下顎を少し前方に出した位置で軽く咬合させ，上下の蠟堤を固定する．このときに前に付けたマークのずれで，下顎の前方移動量を計測する．上下顎の蠟堤を一塊として外し，上下の蠟堤を熱したスパチェラで軟化し，固定する（図Ⅲ-41c）．この咬合床を再度口腔内に戻し，顎位の確認をする．鼾音が出せる症例では鼾音テスト[5]を行い，鼾音が改善することを確認する．問題があれば，上下の蠟堤を分離し，再度顎位の決定を行う．

❺3日目後の技工操作（OA完成）

顎位を決定した咬合採得床を作業模型に戻し，上下顎の模型を咬合器に装着する．矯正歯科用の

FKO咬合器などでも十分である．次にパラフィンワックスを除去する．模型についたままのプレスされたプラスチックの間を，即時重合レジンで固定する．臼歯部はほぼ咬合面を被う幅で，前歯部は切端間を埋めるようにできるだけ薄く，レジンを盛る．最後に装置を模型より外し，研磨調整を行い，OAを完成する（図Ⅲ-41d）．

❻ 4日目（OA装着）

OAを口腔内に装着する．患者自身で装置の脱着ができように，アンダーカットの量や方向を微調整する．次に再度鼾音テストを行い，装置の効果を確認する．最後に装置の使用法や管理方法などについて，十分な説明を行う．特にわれわれの装置は熱に弱いため，この点については十分な説明をする必要がある．きわめて特殊な状況ではあるが，室内で犬を飼っている家庭で犬がOAを玩具にしてしまい，再製となった症例も多数あるので注意を要する．説明を終え患者の納得が得られたなら，第1回目の経過観察のための予約をとる．最初の経過観察は，1週間以上1カ月以内が適当である．

■**口腔内装置装着後の経過観察**

患者がOAに慣れ，就寝中に装置を装着し続けることができるようになることが大切である．個人差があるが，最低でも数日を要する．最初の経過観察では，装置の装着に慣れたか，顎関節や筋肉に疼痛や異常は発生していないか，いびきは改善したか，日中の眠気は改善したか，などを診査・問診する．何か問題があれば，その問題点を解決する方法を検討・相談する．比較的多いのは，就寝中に鼻呼吸が困難となり，OAを無意識に外してしまう症例である．OAを装着し，初めて就寝中に口呼吸していることに気がつく患者も多い．このようなときには，まず装置を一晩中装着して就寝できるようにすることが大切である．われわれがよく行う方法は，装置の前歯部に口呼吸用の穴を開けることである．この穴はチェアーサイドですぐに開けることができるし，必要がな

くなったらすぐに即時重合レジンで塞ぐことも可能である．患者がOAの効果を自覚できるようになったら，耳鼻咽喉科を受診するように説明する．

問題点がなければ，さらに紹介元の医療機関へOAの効果判定のための術後のPSG検査などの依頼をし，長期管理に入る．患者がOAに慣れていなければ，術後検査を少し遅らせることもしばしばある．

OAによるOSASの治療は，装置を装着して終わるのではなく，この時点から始まるといっても過言ではないと考えている．この件については，後でもう少し詳しく解説する．

口腔内装置の効果

われわれの施設におけるOAの効果について，他の施設のデータと比較しながら解説する．われわれのデータの対象は，男性218名，女性30名，計248名である．このデータには，われわれの施設でOSASの治療を始めた初期に治療の最初の選択肢としてOAを用いた症例，OAを用いたが結果が思わしくなくCPAPに移行した症例，OSASが重症・中等症で最初にCPAPを試みたがアドヒアランスが悪くOAに移行してきた症例なども含めている．UPPPなどの外科治療が施行され，その後OAを適用した症例は，対象から外した．装着前のAHIにより，5≦AHI<20を軽症，20≦AHI<40を中等症，40≦AHIを重症とし検討した．

■**口腔内装置装着前後AHIの変化**

装着前後のAHIの変化を，表Ⅲ-26，図Ⅲ-42に示した．男性も女性も，軽症，中等症，重症のいずれの群間においても，装着後のAHIは危険率1%で有意差をもって改善していた．中川や市岡ら[11-13]も，装着前平均30.2のAIが，装着後平均9.3へ改善したと報告している．中川の別の報

表Ⅲ-26　口腔内装置装着前後のAHIの変化

		軽症 5≦AHI<20		中等症 20≦AHI<40		重症 40≦AHI	
		装着前	装着後	装着前	装着後	装着前	装着後
男性	n 平均 (SD)	55 12.9 (3.6)	7.8 (7.5)	91 29.6 (6.2)	13.2 (11.6)	72 57.0 (12.1)	29.7 (19.2)
		└─**─┘		└─**─┘		└─**─┘	
女性	n 平均 (SD)	10 12.7 (4.3)	5.4 (4.8)	11 30.1 (6.2)	13.2 (9.8)	9 58.7 (15.2)	15.9 (12.6)
		└─**─┘		└─**─┘		└─**─┘	

（＊：$p≦0.05$，＊＊：$p≦0.01$）

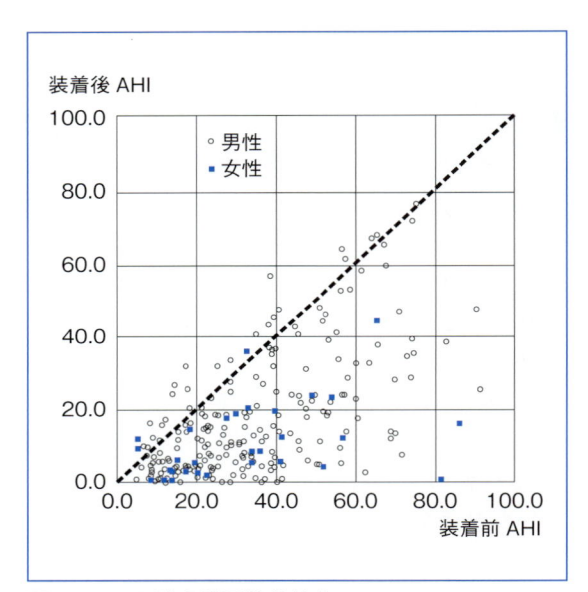

図Ⅲ-42　口腔内装置装着前後のAHI

告[9]では，装着前29.7のAIが装着後11.9と改善していた。

図Ⅲ-42は，装着前と装着後のAHIをグラフに示したものである。図中の破線は，装着前後のAHIが等しいラインである。この破線より下の症例は，OA装着によりAHIが改善していることを，上の症例は装着後のAHIがかえって悪くなっていることを示す。軽症，中等症，重症のいずれの群においても，ほとんどの症例でAHIの改善が認められた。しかしAHIが悪化する症例も認められた。中川らも5≦AI<20の軽症群で，装着後のAIが悪化する症例を報告している[9]。OAを装着することでかえってAHIが悪くなる症例も存在することは，OA装着後の検査や術後の管理が大切であることを示唆している。

■口腔内装置によるAHIの改善率と軽症，中等症，重症群間の比較

OAによるAHIの改善率を，表Ⅲ-27に示した。「改善率＝（装着前AHI－装着後AHI）/装着前AHI×100」として計算した。各群の改善率は39.8～71.9％であり，男性すべての平均改善率は49.4％，女性すべての改善率は57.1％であった。中川ら[9]は，改善率20％以上を示した症例が93％あり，50％以上の改善率を示した症例が72％，80％以上の改善率を示した症例が35.2％あったと報告している。

軽症，中等症，重症群間の比較をすると，男性の軽症と中等症の間に危険率1％で有意な差をもって，軽症の改善率が低かった。この他の群間では，有意差を認めなかった。これは軽症群の装着前のAHIが低かったための結果と考えられた。OAはその重症度に関係なく，術前のAHIを平均約50％減少させることができると考えられた。ここでは上記のような形で効果を評価したが，AHIが50％減少したからといって，AHIが60から30に減少することにどれほどの意味があるのか疑問である。やはり，OA装着前にいかに重

表Ⅲ-27　AHI改善率

		軽症 5≦AHI＜20	中等症 20≦AHI＜40	重症 40≦AHI	計
男性	n 平均 (SD)	55 39.8% (52.3)	91 56.0% (34.0)	72 48.5% (31.5)	218 49.4% (37.8)
女性	n 平均 (SD)	10 42.8% (68.8)	11 58.0% (29.2)	9 71.9% (20.4)	30 57.1% (39.8)

（＊：$p≤0.05$，＊＊：$p≤0.01$）

表Ⅲ-28　arousal indexの変化

		軽症 5≦AHI＜20 装着前	装着後	中等症 20≦AHI＜40 装着前	装着後	重症 40≦AHI 装着前	装着後
男性	n 平均 (SD)	48 11.3 (4.2)	8.3 (5.9)	83 19.7 (7.7)	10.3 (8.1)	54 43.5 (14.7)	23.2 (16.8)
女性	n 平均 (SD)	7 8.4 (2.5)	5.2 (2.8)	11 20.5 (10.5)	6.9 (5.6)	8 44.3 (15.9)	16.1 (9.2)

（＊：$p≤0.05$，＊＊：$p≤0.01$）

症であっても，OA装着後のAHIが15未満，できれば10未満にまで減少したケースのみを有効と評価すべきであろう．

■**口腔内装置装着前後のarousal indexの変化**

OA装着前後のarousal index（覚醒指数）を**表Ⅲ-28**に示した．女性の軽症で5％，その他すべての群で1％の危険率をもって，装着後のarousal indexが改善していた．このことより，OAは睡眠の質も改善することができると考えられた．

口腔内装置装着後の管理

OAの装着に患者が慣れたら最初にしなければならないことは，OAの効果の評価である．装置を装着した状態でPSG検査を施行し，SDBや睡眠がどの程度改善したかを評価しなくてはならない．もし効果が十分でなければ，その対策を検討しなくてはならない．選択肢の1つは，装置の下顎前方移動量を増加することである[14]．装置の上下を分割し，下顎をもう少し前に出した位置で再固定する．下顎の前方移動量を多くすれば，呼吸の改善ははかれるが，患者の違和感や不快症状が増加する可能性も高くなる．第2の選択肢は，CPAP治療へ変更することである．AHIが20以上でありながらCPAPを継続できなかった症例では，再びCPAPを選択することはきわめて困難である．諸般の事情からOAの効果が十分でないが，他に選択肢がないためにOAを継続することになったときには，特に慎重な経過観察が必用である．睡眠時の体位や減量指導の強化など，他の治療を併用しながら経過をみることになる．関連各科が連携・協議しながら，今後の治療方針や管理について検討していくことが望ましい．

初期効果を確認後も3カ月～1年に1度の長期の経過観察を継続する。OAのチェックはもちろん、いびきや日中傾眠の変化も問診する必要がある。顎関節や歯周疾患などの継続的な管理も必要である。OSASの病状も加齢とともに変化していくことがある。また、自覚症状に乏しく、患者自身がSASが重症化していることに気がつかないこともある。特に術前AHIが20以上でCPAPが継続できなかった症例に関しては、1年に1回程度PSG検査を施行し、重症度の変化を観察することが望ましい。軽症でOAを使い続けている症例でも、装置の耐久力に限界があるため定期的なチェックが必要である。われわれの装置は、個人差はあるが平均3年前後で再製作することが多い。このときには再度PSG検査を行い、重症度や病状の変化があれば、OAを再製作すべきか他の治療法へ移行するべきかを含めて検討することにしている。

OSAS治療の今後

■外科矯正治療によるOSAS治療

OSASに対する治療法としては、CPAPもOAも、睡眠中の呼吸状態を改善するための対症療法である。根本的にOSASを治療する方法として、外科矯正治療が考えられている。OSAS症例は、下顎が後退している（下顎が小さい）傾向があると報告されている[15,16]。成長がすでに終了した症例や、先天異常などで下顎を成長させることが困難な症例には、歯科矯正治療と外科的な手段を組み合わせることにより、咬合を安定させつつ下顎を前方移動する（下顎を大きくする）ことが可能である。

外科矯正治療の一般的な手順について記載する。外科手術前の矯正治療に約2～3年かけ、手術後に安定した咬合が得られるよう歯列を矯正しておく（術前矯正）。その後、外科的に顎骨を移動する。下顎を後退させる手術、下顎を前方延長する手術、上顎を前方に移動する手術、さらに上下顎を組み合わせた手術が行われる。顎骨の移動方法には、手術により一期に移動する方法と、仮骨延長術に準じた漸次延長術がある[17]。どの手術を行うか、術前の治療方針の検討により決定される。この外科手術の後、微細な咬合調整のために、半年から1年の術後矯正が行われる。

このような外科矯正治療が、OSASを主訴とする成人症例にどの程度受け入れられるかは不明である。しかし外科矯正治療がこのようなOSASの改善にもつながる可能性を秘めていることは、これから徐々に認知されていくと考えられる。

ピエール・ロバン症候群（Pierre Robin sequence）、トリーチャー・コリンズ症候群（Treacher Collins syndrome）などの鰓弓原性先天異常、クルーゾン症候群（Crouzon syndrome）、アペール症候群（Apert syndrome）などの頭蓋早期骨癒合症といった先天性疾患では、成長期における起床中や睡眠中の呼吸障害が大きな問題となる。このような症例では、外科矯正治療が患児の呼吸障害を改善する治療法の1つとして考えられる。鰓弓原性奇形では下顎の前方移動、頭蓋早期骨癒合症では上顎の前方移動が必要となることが多い。

われわれも、外科的矯正治療によるOSASの改善や先天性異常の症例の呼吸改善を目的とした外科的矯正治療に着手している。今後これらの治療がますます発展していくと考えられる。

■成長期における歯科矯正治療によるOSASの予防

下顎後退型の上顎前突症例が、OSASになりやすいことは前述した[15,16]。このような顔面形態は、先天異常がなくかつ成長期であれば、外科的手段を用いなくとも改善できる症例も多い。この歯科矯正治療は従来より行われてきた治療である。しかし、呼吸やOSASといった面からの検討が始まったばかりである。

図Ⅲ-43, 44に成長期に下顎の前方発育を促進

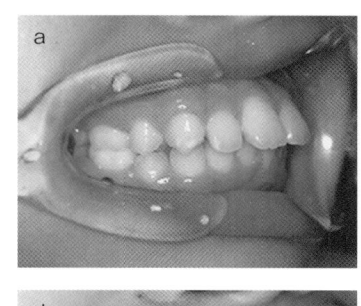

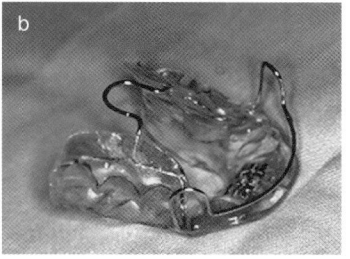

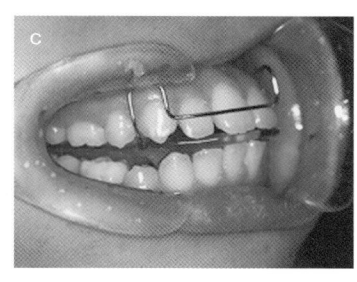

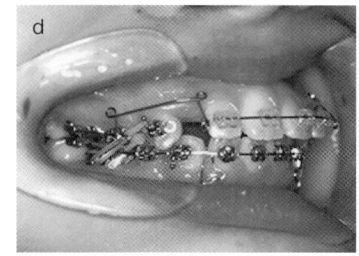

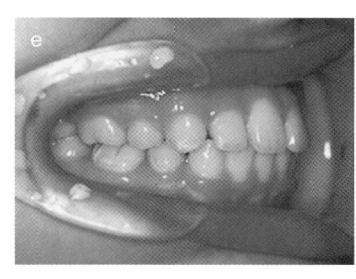

Bionato により下顎の成長を促進し，Multi Bracket system で咬合を完成した症例．

図Ⅲ-43 上顎前突治療症例
a：10y8m 治療前〔下顎が後退し，上顎前突（出っ歯）が顕著である〕，b：10y11m バイオネーター，c：10y11m バイオネーターによる下顎成長促進中，d：13y2m 左右上下第１小臼歯を抜歯し，マルチブラケットにて治療中，e：14y9m 治療終了（上下顎のバランスもよくなり，出っ歯も改善し，咬合も安定した）

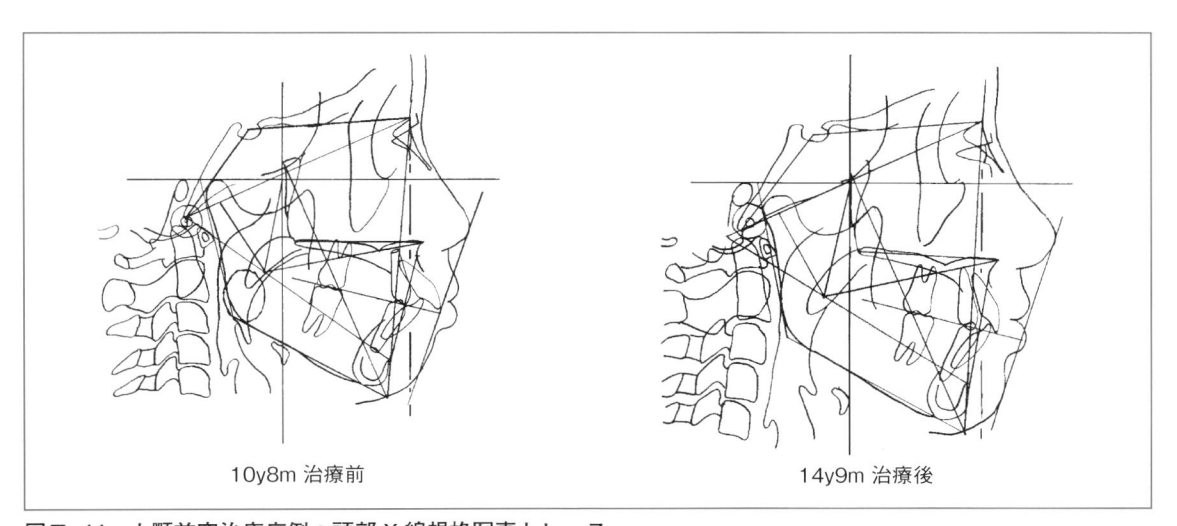

10y8m 治療前   14y9m 治療後

図Ⅲ-44 上顎前突治療症例：頭部 X 線規格写真トレース
成長期に下顎の成長を促進させるバイオネーターを使用し，上下顎のバランスがよくなった．

するバイオネーターと，マルチブラケットを用いて左右上下顎第１小臼歯を便宜抜去し，上顎前突を治療した症例と，その頭部 X 線規格写真のトレースを示す．下顎の前方への成長が加速され，上下顎のバランスがよくなっている．以前に治療した症例であり，術前術後の PSG などの評価は行っていない．このような治療が OSAS の予防につながる可能性は高い．今後エビデンスが蓄積されていけば，OSAS の予防という観点からも再度注目されるであろう．

謝辞

　菊池　哲先生の御厚意により，各種OAの写真を文献4より転用させていただきました．ここで感謝の意を表します．先天異常など治療をともにさせていただいております藤田保健衛生大学医学部形成外科の吉村陽子教授，奥本隆行講師に感謝の意を表します．さらに，ともにOSASのOAにより治療に携わっていただいております歯科口腔外科の近藤俊助手，黒部小児歯科医院の黒部理恵子先生にも感謝の意を表します．

（今村基尊）

■文献

1) Guilleminault C, Tilkian A, Dement WC, et al: The sleep apnea syndromes. Annual Review of Medicine 27: 465-484, 1976
2) 塩見利明：睡眠時無呼吸症候群の診断と治療．山田史郎，塩見利明（編）：睡眠時無呼吸症候群の歯科保険診療，pp2-28，医歯薬出版，2004
3) 中野　剛，川上義和：第1章　定義と分類．本間日臣（編）：睡眠時無呼吸症候群，克誠堂出版，1996
4) 菊池　哲，細川音絵，伊藤直道：SAS用口腔内装置．塩見利明，菊池哲（編）：睡眠医歯学の臨床—睡眠時無呼吸症候群と口腔内装置，pp136-144，ヒョーロン・パブリッシャーズ，2004
5) Esaki K, Kanegae H, Uchida T, et al: Treatment of sleep apnea with a new separated type of dental appliance (Mandibular advancing positioner). The Kurume Medical Journal 44: 315-319, 1997
6) Ono T, Lowe AA, Ferguson KA, et al: A tongue retaining device and sleep-state genioglossus muscle activity in patients with sleep apnea. Am J Orthod 66: 273-280, 1996
7) American Sleep Disorders Association Standards of Practice Committee: Practice parameters for the treatment of snoring and obstructive sleep apnea with oral appliances. Sleep 18: 511-513, 1995
8) Fleetham J H: Oral appliance for snoring and obstructive sleep apnea syndrome. in McNicholas WT, Phillips EA (eds): Breathing disorder in sleep, pp157-163, W. B. Saunders, London, 2002
9) 中川健三：OSASに対するスリープスプリントの効果．黒崎紀正，黒田敬之，中川健三，他（監修）：いびきと睡眠時無呼吸症候群の歯科的治療—スリープスプリントの効果と製作法，pp98-131，砂書房，1999
10) 江崎和久：歯科における検査・歯科的な適応の診断．山田史郎，塩見利明（編）：睡眠時無呼吸症候群の歯科保健診療，pp48-55，医歯薬出版，2004
11) Ichioka M, Tojo N, Yoshizawa M, et al: A dental device for the treatment of obstructive sleep apnea: A primary study. Otolaryngol Head Neck Surg 104: 555-558, 1991
12) 中川健三，市岡正彦，千田　守，他：いびきの治療—睡眠時無呼吸症候群に対するスリープ・スプリントの効果．歯科医展望 73: 1535-1550, 1989
13) 市岡正彦，長谷川誠，中川健三：歯科的口腔内装置による治療．本間日臣（編）：睡眠時無呼吸症候群，pp88-98，克誠堂出版，1996
14) 中川健三：スリープスプリントの制作法と装着時の注意点．黒崎紀正，黒田敬之，中川健三，他（監修）：いびきと睡眠時無呼吸症候群の歯科的治療—スリープスプリントの効果と製作法，pp132-141，砂書房，1999
15) Sakakibara H, Tong M, Matsushita K: Cephalometric abnormalities in non-obese and obese patients with obstructive sleep apnea. Eur Respir J 13: 403-410, 1999
16) 宮尾悦子：SASと不正咬合．塩見利明，菊池　哲（編）：睡眠医歯学の臨床—睡眠時無呼吸症候群と口腔内装置，pp128-133，ヒョーロン・パブリッシャーズ，2004
17) McCarthy JG, Schreiber J, Karp N, et al: Lengthening the human mandible by gradual distraction. Plast Reconstr Surg 89: 1-8, 1992

17 耳鼻咽喉科治療の適応と限界

口蓋垂軟口蓋咽頭形成術(uvulopalatopharyngoplasty：UPPP)

■適応の定義の難しさ

　UPPPという術式はFujitaらによって開発されたものであり[1]，はじめに両側口蓋扁桃を摘出したあと扁桃の前後に存在する口蓋弓，口蓋垂を切除し，その後，前後の口蓋弓，切除された口蓋垂の表裏を縫合し，中咽頭を拡大する(図Ⅲ-45)。UPPPの手術適応は治療成績が術者・麻酔科医の技量に左右されるところが多いため，個人によってその適応がかなり異なってくると考えられ，一般的に定義するのは難しいかと思われる。

　まず第一の難点は手術における危険性である。UPPPの気道狭窄・術後出血に関しては，Sherら[2]の「UPPPの合併症」に関するところに詳しく記載されている。この論文ではUPPPに関する37論文を分析しているが，特に合併症に関する記載のないのが19論文であり，合併症があったと記載されているのは18論文であった。気道狭窄に関しては周術期に気道閉塞を起こしたが何とかうまくその状態から危険回避できた論文が2つ，気道閉塞により死に至った論文が1つであった。気道閉塞により死に至った論文はHaavistoら[3]によるもので，UPPP 101症例中，術後に気

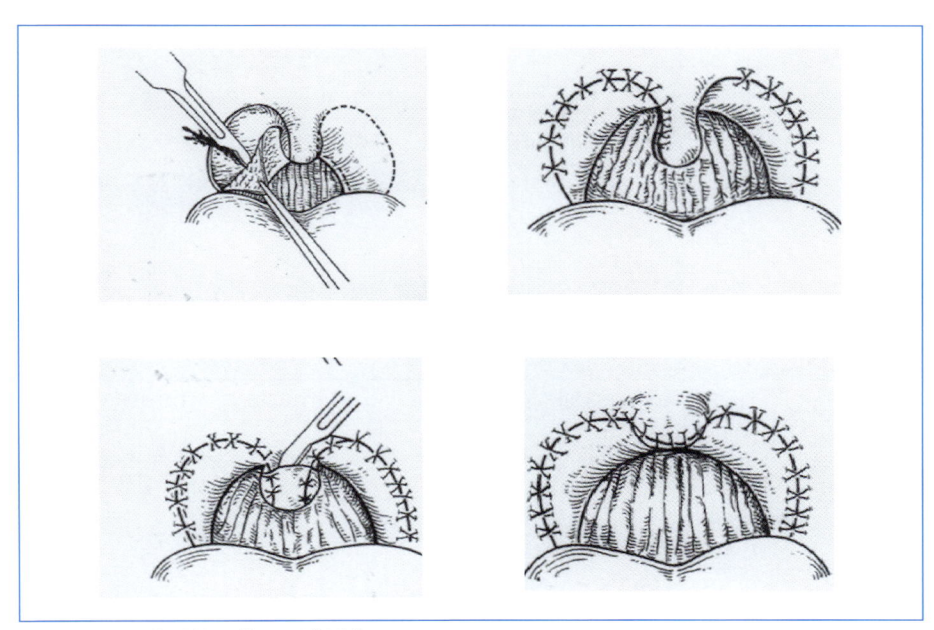

図Ⅲ-45　口蓋垂軟口蓋咽頭成形術

(文献1より引用)

道閉塞を起こした症例が11例(11%),そのうち1例が術後3日目に死亡している(表Ⅲ-29)。Esclamadoら[4]によると，UPPP 135症例中，周術期に気道閉塞を起こした症例が14例(10%)，内訳は挿管失敗が7例，術後の気道閉塞が7例であった。そのうち1例が手術前の挿管困難のトラブルが原因で死亡している。

一方，術後出血においてはHaavistoら[3]では101例中14例(14%)，そのうち全身麻酔下でもう1度止血術を試みたのが5例(5%)であり，Esclamadoら[4]の文献においては，術後出血はすべて手術室に搬送を要するほどの出血のみをカウントしており，それらは135例中3例(2%)であった。さらにFairbanks[5]は，アメリカで72の地域から9年間にわたるUPPPの合併症を質問用紙を送る形式で集めた。その報告では死に至ったのが16例，瀕死の状態に至ったのが8例であった。死亡原因の内訳は手術時に起こった出血死1例，呼吸困難死が12例，原因不明死(心筋梗塞や脳血管障害の可能性はあり)3例であった。

日本においてはUPPP後，術後気道閉塞や術後出血の合併症につき詳細な統計を行った論文は未だないが，UPPP手術後気道閉塞での死亡例などの新聞での報道や，それら手術後の死亡例に対する若干の報告例はある[6-8]。水面下にはニアミス症例も含め不幸な合併症が時に散発しているのではないかと考える。

第2の難点は手術成績の不確かさにある。本手術に関する19論文を集めた検討では，無呼吸指数(AI)あるいは無呼吸・低呼吸指数(AHI)が術後50%以上減少したものを有効と考えると57.9%となり，さらにAI<10あるいはAHI<20という条件も加えると40.7%となった(表Ⅲ-30)[2,9]。長期成績になるとさらに厳しく，酸素飽和度低下指数(oxygen desaturation index：ODI)が半減するものを有効と考えると21カ月後で38.8%[10]，23カ月後で34%[11]であった。また，Heらは，AIが20以上の症例について何も治療をしていないcontrol群とCPAP使用群，UPPPを行った群の9年間の死亡率を比較した。それによるとCPAP使用群には死亡症例がなかったのに対し，UPPPを行った群にはcontrol群とあまり変わらないぐらいの死亡数があった[12]。この論文によると，UPPPはOSASに関連して発症する心筋梗塞・脳血管障害のリスクを減らすことはできないと推定している。これに対し西村ら[13]はHeらと

表Ⅲ-29 UPPP術後合併症

1)手術直後の気道閉塞	11% 死亡1名
2)手術直後に再手術を要するほどの出血	5%
3)1年後の軟口蓋機能不全(鼻腔への逆流)	24%
4)咽頭乾燥感	31%
5)嚥下に関する訴え	10%

(文献3より引用)

表Ⅲ-30 UPPPの有効性(19論文，345症例のまとめ)

有効性判断基準	Ⅰ型(n=111)	Ⅱ型あるいはⅢ型(n=57)	不明(n=177)	合計(n=345)	P
AIが50%以上減少	65/78(83.3)	4/21(19.0)	60/97(61.9)	129/196(65.8)	P<0.0001
AHIが50%以上減少	47/70(67.1)	9/38(23.7)	56/97(57.7)	114/216(52.8)	P<0.0001
AIあるいはAHIが50%以上減少	83/109(76.1)	12/57(21.1)	100/171(58.5)	195/337(57.9)	P<0.0001
AHIが50%以上減少し術後のAHIが20%未満，あるいはAIが50%以上減少し術後のAIが10未満	57/109(52.3)	3/57(5.3)	77/171(45.0)	137/337(40.7)	P<0.0001

狭窄あるいは虚脱部位が軟口蓋であるものをⅠ型，軟口蓋および舌根部であるものをⅡ型，舌根部であるものをⅢ型とした。p値は「Ⅰ型」と「Ⅱ型あるいはⅢ型」の比較結果。AI判定とAHI判定の両者に含まれる症例がある。

(文献2,9より引用)

同様の研究を行い，術後長期経過においても心筋梗塞・脳血管障害による死亡はほとんどないとしている。この結果の差異は，人種差によるものか，あるいは研究対象や手術術式の差によるものか，はっきりさせるべきと考える。これらの危険性・不確実性のある治療方法であることから，適応を慎重に考えたい。OSASの治療としてはCPAPが最もエビデンスが多く，ゴールドスタンダードと考えられている現在，手術治療は以前より明らかな術後の効果を示せなければならない。

■適応と効果

具体的なUPPPの適応としては，下顎後退の少ない，咽頭側壁粘膜肥大のみられない，Mackenzie分類Ⅱ，Ⅲ度の扁桃肥大症例としてよいという報告[14]，口蓋扁桃肥大，後口蓋扁桃弓の過大，軟口蓋，口蓋垂の過伸長例がよいという報告[15]，薬物内視鏡下で，軟口蓋が全周囲型に閉塞する型はUPPPには不適であるとする報告[16]などがあり，扁桃肥大の症例にはある程度効果があり，肥満症例にはUPPP単独では治癒が難しいことが実証されている[17]。現時点では，扁桃肥大を伴わない症例，肥満症例，循環器系に問題がある症例はCPAP療法を含めた保存的治療を優先させることが肝要である。

■手術の注意点

手術の際は，挿管を含めた周術期の管理が非常に重要になるため，術者だけでなく，熟練した麻酔科医の下で手術が行われなければならない。OSAS患者は手術時・周術期の気道確保が難しいうえに，肥満，糖尿病，心疾患などを合併していることが多く，重篤な事故につながる危険性が高い。麻酔科では難易度に応じた挿管手順の確認を勧めている（表Ⅲ-31）[18]。手術直後には手術侵襲による粘膜の浮腫から一時的な気道狭窄が発生することがあり，気道閉塞を回避するために気管切開が必要になることもある。この分野の専門医の多い秋田大学医学部附属病院の耳鼻咽喉科による

表Ⅲ-31 OSAS患者における挿管の手順の一例

肥満，OSAS患者における麻酔導入時の注意（気管切開へのタイミング）

1. 麻酔をある程度深くしたあと，バッグを押してみて換気が保たれるのを確認してから筋弛緩薬を投与（麻酔を深くして長時間作用性の筋弛緩薬を用いた後，気道確保できなかった場合は最悪）

↓×

2. 導入時のバッグ押しのトライアルにて換気が困難な場合，十分な酸素化の後，短時間作用性の静脈内麻酔薬とスキサメトニウム（サクシン）を投与して挿管を試みる

↓×

3. NLAと気道表面麻酔下での意識下挿管

↓×

4. 気管切開

（文献18より引用）

表Ⅲ-32 UPPP，扁桃摘出術を難しくさせる因子

1. 肥満
2. 軟口蓋低位
3. 舌が大きい
4. 口腔内の奥行きが長い
5. 炎症が強い
6. 出血傾向

これらの因子が2つ以上重なれば，手術は通常と異なり相当の困難を予想しなければならない

（文献19より引用）

と，OSAS 106症例の手術治療のうち，術前および麻酔導入後に気管切開が必要になった症例が3例（3％）にも上ったという[18]。このような危険を回避するための準備はぜひ必要と思われる。UPPP，扁桃摘出術を困難にさせる因子を表Ⅲ-32に示した[19]。手術自体に関しては，軟口蓋の側方は切らず，口蓋垂も切除を1/3〜1/2程度にとどめることが奨励されている[15]。周術期の危険性を考えると，UPPPは決して簡単な手術ではないという認識が必要である。

口蓋扁桃摘出術

■適応と効果

従来，慢性扁桃炎の治療として成人・小児ともにこの術式が施行され，OSASに対しては主に小児の症例が対象とされていた．近年，成人のOSASに関しても，扁桃肥大の症例には手術侵襲がUPPPより比較的少ないことから，この術式を選択する試みが行われており，良好な結果が得られている[20-22]．短期成績ではあるが，扁桃が互いに接するほど肥大している例では扁桃摘出術を行った後，AHIが術後50％以上減少し，かつAHI≦20であった割合は88.9％(8/9)にまでに達した[20]．宮崎は，成人でも中等度以上の口蓋扁桃肥大で軟口蓋長が正常範囲(35 mm以下)の例では，扁桃摘出で80％以上のAHI減少効果が得られるとしている[21]．自験例では，扁桃肥大がMackenzieの分類(図Ⅲ-46)[23]でⅡおよびⅢの症例に関しては，AHIが術後50％以上減少したものを有効とすると，75％がこれに相当した[22]．UPPPに比べ手術後の合併症はずっと少ない利点があり(肥満症例はこの限りでない)，扁桃肥大をもつ成人OSASに対しては，扁桃摘出術とUPPPのどちらを実施するべきか，今後もEBMに基づいた議論が必要である．

■手術成績

当院においては口蓋扁桃肥大例には小児のみならず成人のOSASにも年齢が40歳以下でやせ型(BMIが25以下)の人には，この術式を採用している．UPPPより手術侵襲が少ないといわれているこの術式であっても，術後気道確保に関するトラブルを経験することがある．わが国の口蓋扁桃摘出後の出血に関しては，牛飼ら[24]が詳しく報告している．それによると1974年から1983年の10年間に耳鼻医事問題委員会が集計した扁桃摘出に関わるトラブルは270件あり，このうち術後出血が221件で，うち4例は死亡に至っている．海外ではWindfuhr[25]が扁桃摘出の5～39日後に死亡に至った小児5症例に関して詳細な検討を行っている．術後合併症による死亡率はおおよそ1～2万：1の割合であり[25]，UPPPの500：1[26]よりはずっと少ないが，大量出血が発生すると重大な事態になることに留意すべきであり，UPPP同様にリスクの高い症例(表Ⅲ-32)に関しては，手術適応を慎重に検討する必要がある．

鼻手術治療(鼻中隔矯正術，下鼻甲介切除術，内視鏡下鼻内副鼻腔手術)

鼻呼吸障害はOSAS治療の第一選択であるCPAPのアドヒアランスを下げる大きな要因の1つである．鼻中隔彎曲症や肥厚性鼻炎，慢性副鼻腔炎による鼻茸がある場合，多くの患者は鼻閉感を訴える．しかし，鼻閉感というのはきわめて曖昧な自覚症状であり，精神的あるいは身体的な状況に影響されやすく，訴えの個人差も大きいものである[27]．そのために，CPAP治療を開始するときに鼻閉感を訴えても，漫然と点鼻薬を投与するようなケースが多いのではないかと思われる．当院では鼻閉の客観的な指標となる鼻腔通気度の測定を積極的に行い，手術適応の決定に役立ててい

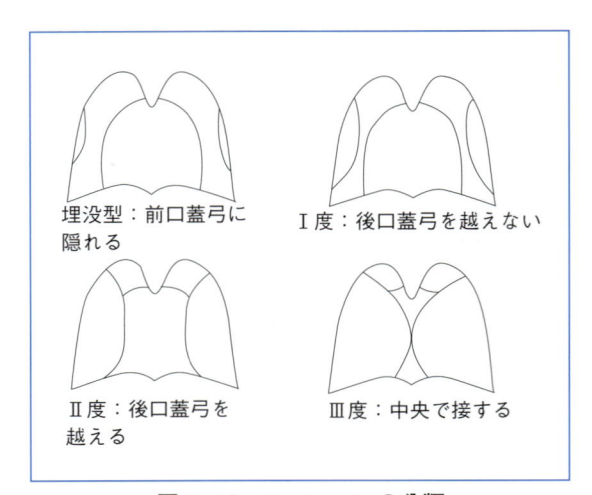

図Ⅲ-46　Mackenzieの分類
（文献23より引用）

埋没型：前口蓋弓に隠れる
Ⅰ度：後口蓋弓を越えない
Ⅱ度：後口蓋弓を越える
Ⅲ度：中央で接する

る。筆者らの検討によると，両側鼻腔通気度が$0.38 Pa/cm^3$/秒以上でCPAPが使えない患者に対しては積極的に鼻手術を行ったほうがよいという結果が得られている[28]。Friedmanらは鼻中隔彎曲症や肥厚性鼻炎のあるOSAS患者50人に鼻手術治療を行ったところ，78％の患者で昼間の活動性が活発化し，かつCPAPの至適圧が有意に低下したと報告している[29]。日本でも千葉らがCPAP治療中のOSAS患者に鼻手術治療を行い，CPAPの至適圧が有意に低下したと報告している[30]。一般に鼻呼吸障害がCPAP使用の障害になっている場合，咽頭やセファロメトリー所見が正常に近いOSASに関しては，積極的な鼻手術治療の適応になる[9]。多くの場合，鼻手術単独ではOSAS自体を改善できないが[29,31]，鼻中隔彎曲症や肥厚性鼻炎，慢性副鼻腔炎のために鼻呼吸障害を訴えているCPAP使用者は多く，CPAPの使用アドヒアランスを上げ，OSAS患者のQOLを向上させるためにも，鼻手術の適応を検討すべき症例は少なくない。

ラジオ波による軟口蓋形成術（radio-frequency palatoplasty）

近年，高周波帯域のラジオ周波数を利用した機器による治療（Somnoplasty, Coblation）が導入されてきた。粘膜下や組織内に刺入したプローブ先端からラジオ波が流れるとその周囲の細胞レベルでイオン攪乱が起こり発熱する。Somunoplastyでは局所組織の温度が75～85℃に保たれ，局所組織に蛋白変性が起こり，内側の軟部組織が瘢痕凝固し軟口蓋の長径が縮小される。原則的に日帰り手術であり，手術後の疼痛がきわめて軽く[32]，いびきや軽度の睡眠時無呼吸に有効といわれている[33]。しかし，口蓋垂が落ちてしまうほどの軟部組織壊死を起こしたり，舌根部の腫脹を起こしたりと意外に合併症が多いという報告もあり[34]，注意が必要である。Coblationに関しては，加藤らの報告では，AHIが50％以上改善したのは6/8例（75％）と良好であった[35]。

レーザーによる口蓋垂軟口蓋形成術（laser-assisted uvulopalatoplasty：LAUP）

Kamami[36]によって始められたこの手術法は，炭酸ガスレーザーを用いて口蓋垂と軟口蓋を部分切除する術式である。簡便な術式であり，日帰り手術も可能である。いびき症や以前の定義でいう上気道抵抗症候群などには8割の有効率を示す[37]が，一部の粗悪な美容形成外科で乱用されているように，必要な検査をしないでこの手術を適用するようなことは厳に慎むべきである。手術適応としては，Krepsiら[38]は，無呼吸指数（AI）が20未満で，咽頭側索の肥厚，扁桃肥大，口蓋筋肥厚などの重症OSASの患者は適応でないとしている。手術前に，術後瘢痕が残りやすいことや，術後疼痛も決して軽くないことなどしっかりとした説明が必要と考える。

その他の手術

下顎骨部分切離・オトガイ筋前方牽引固定術＋舌骨筋切離・舌骨固定術（inferior sagital mandibular osteotomy and genioglossal advancement with hyoid myotomy and suspension：GAHM）[39,40]や，上顎骨・下顎骨切離前方転位術（maxillomandibular osteotomy and advancemant：MMO）[41,42]などがあるが，これらは主に口腔外科の領域であり，耳鼻咽喉科の領域ではほとんど行われていない。

以上，日本の耳鼻咽喉科領域でよく行われる術式について記述した。どの術式を選択するにしてもその術式の利点・欠点についてエビデンスに基づいた情報を患者に公開し，そのうえで術式を決

定することが今後のOSASの外科的治療について重要なことだと考える。

(中田誠一)

■文献

1) Fujita S, Conway WA, Zorick F, et al: Surgical correction of anatomic abnormalities in obstructive sleep apnea syndrome, Uvulopalatopharyngoplasty. Otolaryngol Head Neck Surg 89: 923-934, 1981
2) Sher AE, Schechtman KB, Piccirillo JF: The efficacy of surgical modification of the upper airway in adult with obstructive sleep apnea syndrome. Sleep 19: 156-177, 1995
3) Havvisto L, Suonpää J: Complication of uvutopalatopharyngoplasty. Clin Otolaryngol 19: 243-247, 1994
4) Esclamado RM, Glenn MG, Cummings CW, et al: Perioperative complications and risk factors in the surgical treatment of obstructive sleep apnea syndrome. Laryngoscope 99: 1125-1129, 1989
5) Fairbanks DNF: Uvulopalatopharyngoplasty complications and avoidance strategies. Otolaryngol Head Neck Surg 102: 239-245, 1990
6) 大滝 一, 堤 若子, 佐藤邦広, 他: 睡眠時無呼吸症候群術後出血死の1症例. 日耳鼻 104: 943, 2001
7) 黒田さゆり, 藤野裕士, 美馬 昴, 他: 術後上気道閉塞を起こした睡眠時無呼吸症候群患者の2症例. 臨床麻酔 18: 1603-1604, 1994
8) 岡崎悦夫, 箱崎半道, 岡田了三, 他: 睡眠時無呼吸症候群の術後突然死した剖検例. 心臓 29: 54-56, 1997
9) 榊原博樹: 睡眠時無呼吸症候群の治療. 呼と循 49: 1069-1077, 2001
10) Larsson LH, Carlsson Nordlander B, Svanborg E, et al: Four-year follow-up after uvutopalatopharyngoplasty in 50 unselected patients with obstructive sleep apnea syndrome. Laryngoscope 104: 1362-1368, 1994
11) Boot H, Poublon RML, Van Wegen R, et al: Long-term results of uvutopalatopharyngoplasty for obstructive sleep apnea syndrome. Laryngoscope 110: 469-475, 2000
12) He J, Kryger MH, Roth T, et al: Motality and apnea index in obstructive sleep apnea: Experience in 385 male patients. Chest 94: 9-14, 1988
13) 西村忠郎, 川勝健司, 鈴木賢二, 他: OSASの治療戦略と手術治療の生命予後. 現代医学 51: 373-378, 2004
14) 臼井信郎: UPPPの適応と手術のコツ. MB ENT 16: 24-30, 2002
15) 中田誠一, 宮崎総一郎: 閉塞性睡眠時無呼吸症候群の耳鼻科的治療. Modern Physician 29: 1203-1207, 2009
16) Iwanaga K, Hasegawa K, Nishimura T, et al: Endscopic examination of obstructive sleep apnea syndrome patients during drug-induced sleep. Acta Otolaryngol Suppl (Stockh) 550: 36-40, 2003
17) Friedman M, Ibrahim H, Bass L: Clinincal staging for sleep-disordered breathing. Otolaryngol Head Neck Surg 127: 13-21, 2002
18) 盛 直久: 症例検討睡眠時無呼吸症候群 麻酔科アプローチ1—安全な麻酔管理を目指して. LISA 4: 358-363, 1997
19) 中田誠一, 中島 務: 術後患者の気道確保. MB ENT 50: 59-64, 2005
20) Verse T, Béatrice AK, Brosch S, et al: Tonsillectomy as a treatment of obstructive sleep apnea in adults with tonsillar hypertrophy. Laryngoscope 110: 1556-1559, 2000
21) Miyazaki S, Itasaka Y, Togawa K, et al: Effectiveness of tonsillectomy in adult sleep apnea syndrome. Psychiatry Clin Neursci 52: 222-223, 1998
22) Nakata S, Noda A, Nakashima T, et al: Results of tonsillectomy for obstructive sleep apnea syndrome in adults with tonsillar hypertrophy. Internatinal Congress Series 1257: 95-98, 2003
23) 西村忠郎: 口蓋扁桃肥大. 日本口腔・咽頭科学会(編) 口腔咽頭の臨床, pp156-157, 医学書院, 1998
24) 牛飼雅人, 黒野祐一: 扁桃手術におけるトラブルの予防と対応. JOHNS 19: 403-406, 2003
25) Windfuhr JP: Lethal poat-tonsillectomy hemorrhage. Auris Nasus Larynx 30: 391-396, 2003
26) Kezirian EJ, Weaver EM, Henderson W, et al: Incidence of serious complications after uvulopalatopharyngoplasty. Laryngoscope 114: 450-453, 2004
27) 内藤健晴: 鼻閉の客観化に関する研究の進歩. 耳喉頭頸 72: 479-488, 2000
28) Nakata S, Noda A, Nakashima T, et al: Nasal resistance for determinant factor of nasal surgery in CPAP failure patients with obstructive sleep apnea syndrome. Rhinology 44: 296-299, 2005
29) Friedman M, Tanyeri H, Caldarelli D, et al: Effect of improved nasal breathing on obstructive sleep apnea. Otolaryngol Head Neck Surg 122: 71-74, 2000
30) 千葉伸太郎, 太田正治, 森山 寛, 他: 閉塞性睡眠時無呼吸症候群に対するn-CPAP療法と鼻手術の治療効果. 耳展 45: 114-118, 2002
31) Sériès F, Pierre SST, Carrier G: Effect of surgical correction of nasal obstruction in the treatment of obstructive sleep apnea. Am Rev Respir Dis 146: 1261-1265, 1992
32) Troell RJ, Powell NB, Guilleminaut C, et al: Comparison of postoperative pain between laser-assisted uvulopalatoplasty, uvutopalatopharyngoplasty, and radiofrequency tissue volume reduction of the plate. Otolaryngol Head Neck Surg 122: 402-409, 2000
33) Powell NB, Riley RW, Guilleminaut C, et al: Radiofrequency volumetric tissue reduction of the plate in subjects with sleep-disordered breathing. Chest 113: 1163-1174, 1998
34) Pazos G, Mair EA: Complications of radiofrequency ablation in the treatment of sleep-disordered breathing. Otolaryngol Head Neck Surg 125: 462-467, 2001
35) 加藤高英, 中山明峰, 稲福 繁, 他: 睡眠時無呼吸障

害に対する軟口蓋—高周波治療．耳鼻臨床 95：1165-1169, 2002
36) Kamami YV: Laser CO$_2$ for snoring-preliminary results. Acta Otolaryngol Belg 44：451-456, 1990
37) 鈴木雅明，本間理香子，池田勝久，他：局所麻酔下口蓋垂口蓋形成術の検討．口咽科 13：327-331, 2001
38) Krepsi YP: the success of LAUP in select patients with sleep-related breathing disorders. Arch Otolaryngol Head Neck Surg 124：721, 1998
39) Riley RW, Powell NB, Guilleminaut C: Inferior mandibular osteotomy and hyoid myotomy suspension for obstructive sleep apnea: a review of 55 patients. J Oral Maxillofac Surg 47：159-164, 1989
40) Riley RW, Powell NB, Guilleminaut C: Obstructive sleep apnea and the hyoid: a revised surgical procedure. Otolaryngol Head Neck Surg 111：717-721, 1994
41) Hochban W, Bradendrug U, Peter JH: Surgical treatment of obstructive sleep apnea by maxillomandibular advancement. Sleep 17：624-629, 1994
42) Wait PD, Wootn V, Lachner J, et al: Maxillomandibular advancement surgery in 23 patients with obstructive sleep apnea syndrome. J Oral Maxillofac Surg 47：1256-1261, 1989

---

column⑭　断眠の世界記録・日本記録

　断眠の世界記録は 264 時間 12 分（11 日と 12 分）であり，1964 年のクリスマスに 17 歳の米国人男子高校生が達成した．実験後，わずか 14 時間 40 分の睡眠で元気を回復したという．睡眠の負債はごく一部の返済でバランスがとれるらしい．ただし，睡眠の構造は著しく変化しており，REM 睡眠と深い non-REM 睡眠が増加していた．OSAS 患者に CPAP を導入した最初の夜には，上記の長期断眠後の睡眠と同じ様な現象がみられる．
　日本の断眠記録は，1966 年 8 月に 23 歳の男性が達成した 101 時間 8 分 30 秒である．この人の場合，血圧，体温，呼吸，脈拍などにはほとんど変化がなかったが，食欲が増進して体重が 1.5kg 増えた．3 日目以降は目立って計算力が低下し，刺激に対する反応が遅くなった．OSAS 患者にも同じような症状が確認できる．

（井上昌次郎著：睡眠の不思議．講談社現代新書，1988 を参考にした）

第Ⅲ部
SASの診断と治療

18 予後

SASの生命予後年齢および性差の影響

OSASには高血圧症，冠動脈疾患，脳血管障害の合併が多く，血管障害による死亡率の高いことが報告されていた（図Ⅲ-47）[1]。また，気管切開によりOSAを完全に治療すると，肥満は残存しても心筋梗塞の発生が減って生命予後が著しく改善することも知られていた（表Ⅲ-33）[1]。

その後，以下に示すスペインの疫学成績（2005年）が発表されるまでは，Heらの報告（1988年）が唯一ともいえる予後調査成績であった[2]。彼らの報告は地域の衛生データを基にしたレトロスペクティブなものであり，死亡原因に関する記載がないなど，きわめて不十分なものであった。しかし，CPAPの有効性の確認や適応基準の決定などに大きな影響を与えた。彼らはAIが20以下の群（n＝142）と20より大きい群（n＝104）に分けて累積生存率をみた。AI＞20群は明らかに累積生存率が低く，8年後には平均63±7％であった（AI≦20群のそれは96±2％）（図Ⅲ-48）。この生存率の差は，高血圧症や虚血性心疾患，脳梗塞などの影響が少ない50歳未満のグループでより明瞭に認められ，OSASが生命予後に影響していることは間違いないと思われた。治療に関しては，気管切開群（n＝33）と経鼻持続陽圧呼吸（nCPAP）群（n＝25）には死亡例がなく，両者は明らかに予後

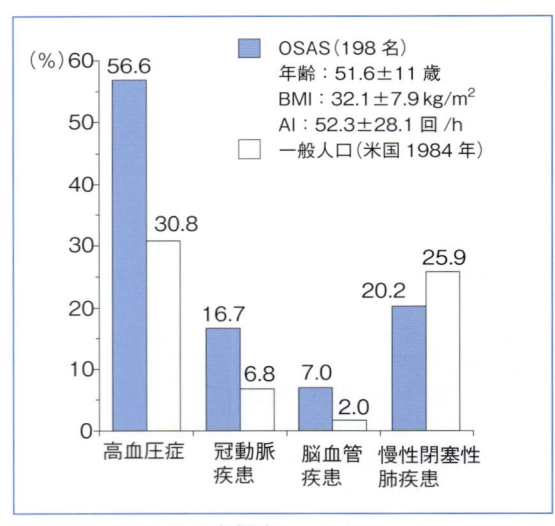

図Ⅲ-47 OSASの合併症
年齢を調整した合併症の頻度を一般人口と比較している。
高血圧症は1.8倍，冠動脈疾患は2.5倍，脳血管疾患は3.5倍であったが，COPDの有病率には差がなかった。

OSAS（198名）
年齢：51.6±11歳
BMI：32.1±7.9 kg/m²
AI：52.3±28.1回/h
一般人口（米国 1984年）

高血圧症 56.6 / 30.8
冠動脈疾患 16.7 / 6.8
脳血管疾患 7.0 / 2.0
慢性閉塞性肺疾患 20.2 / 25.9

表Ⅲ-33 OSASの7年間の合併症発生率と死亡率

		気管切開 （71名）	保存的治療 （127名）
観察開始時			
年齢	years	49±11	53±11
肥満度（BMI）	kg/m²	34.0±7.7	31.0±8.0
無呼吸指数	n/h	69±23	43±31
高血圧症	n(%)	－2(－2.8)	10(7.9)
冠動脈疾患	n(%)	5(7.0)	11(8.7)
心筋梗塞	n(%)	1(1.4)	11(8.7)
脳梗塞	n(%)	1(1.4)	7(5.5)
昼間傾眠	n(%)	－56(－78.8)	－48(37.8)
死亡	n(%)	2(2.8)	22(17.3)
血管障害による死亡	n(%)	1(1.4)	14(11.0)

気管切開をした71名と減量を中心にした保存的治療を指示された127名の予後を前向きに7年間調査した。保存的治療群は新たに10名（7.9％）が高血圧を発症し，11名（8.7％）が心筋梗塞になり，14名（11.0％）が血管障害で死亡した。気管切開群では新たな高血圧症の発症がなく，心筋梗塞の発症（1.4％）や血管障害による死亡（1.4％）も明らかに少なかった。

（文献1より引用）

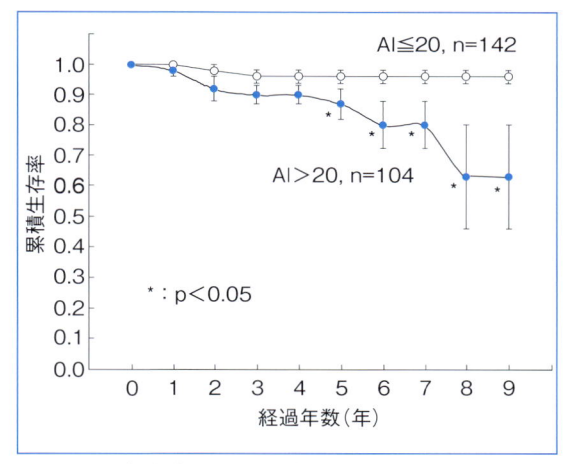

図Ⅲ-48　無治療のOSAS患者の生命予後
Heらは246名の無治療のOSAS患者をAIが20以下の群（n＝142）と20より大きい群（n＝104）に分けて累積生存率を調べた．AI＞20群は明らかに累積生存率が低く，8年後には平均0.63±0.17であった（AI≦20群のそれは0.96±0.02）．

（文献2より引用）

を改善した．この報告から，AI＞20の中等症以上のOSASには積極的な治療が必要であり，治療することにより生命予後の改善する可能性が示された．また，CPAPの長期有用性が確認された．

Lavieら（イスラエル，1995年）は，1976年から1988年に彼らの施設で診断された1,620名（男性90%）のSAS患者の死亡数と死亡原因を調査し，一般人口の予測値と比較した[3]．その結果，40代と50代の男性患者の死亡が有意に大きく，年齢やBMI，高血圧症とともにAIが死亡の予測因子であった．70代の死亡はかえって有意に少なく，女性に関しては解析ができなかった．2005年には同じ筆者により，14,589名の男性のスリープクリニック受診者を対象とした調査成績が発表された[4]．その結果，AHIが10以下を対照群とするとAHI＞30は有意に死亡リスクが高く，さらに年代別の死亡率を一般人口と比較すると，50歳未満の年代で有意差がみられ，これより高齢者の死亡率比には差がなかった．Martiら（スペイン，2002年）は，1982年から1992年に彼らの施設で診断された444名のSAS患者の死亡数と死亡原因を一般人口およびSAS治療の有無で比較した[5]．その結果，未治療のSAS患者の調整死亡率は一般人口と比べて有意に高く，特に50歳未満の年代でその差が大きかった．一方，治療中のSAS患者の死亡率には有意差はみられなかった．

2005年，Marinらにより同じくスペインから大規模な疫学成績が報告された[6]．すなわち，PSGで確定した重症OSASや健康人を含む1,600名余の男性（健康人：264名，いびき症：377名，AHIが5〜30の軽症・中等症OSAS：403名，AHIが30以上の無治療の重症OSAS：235名，CPAP治療を続けた重症OSAS：372名）の心血管イベントの発生や生命予後を12年間前向きに追跡したものである．平均年齢は50歳，平均BMIは30程度であり，これらの背景については健康人と重症OSAS群には差がなかった．その結果，無治療の重症OSASは10年間で31.9%が心血管イベントを起こし，そのために10.6%が死亡した．これは健康人の7.5%，3.0%と比べて明らかに高率であった．その他のグループに関しては健康人と有意差がなく，CPAPの生命予後に対する有効性も確認された（図Ⅲ-49）．また，この研究ではAHIが30未満のOSASに関しては睡眠時の呼吸障害が生命予後に影響することはなかった．このグループの治療目標は日中傾眠などの自覚症状の解除におくべきことを示している．

以上のように，スリープラボで診断されたSASを対象とすると，AHIが30以上の重症例の生命予後は年齢や体格を一致させた一般人口と比べても，AHIが10〜15未満の軽症SASと比べても有意に悪いことが明らかになっている．年代別では50歳未満で死亡の増加が明らかであり，これより高齢者への影響はハッキリしなくなる．ただし，これらは男性を対象とした成績であり，女性のSASに関しては今のところ信頼できる報告がない．

第Ⅲ部
SAS の診断と治療

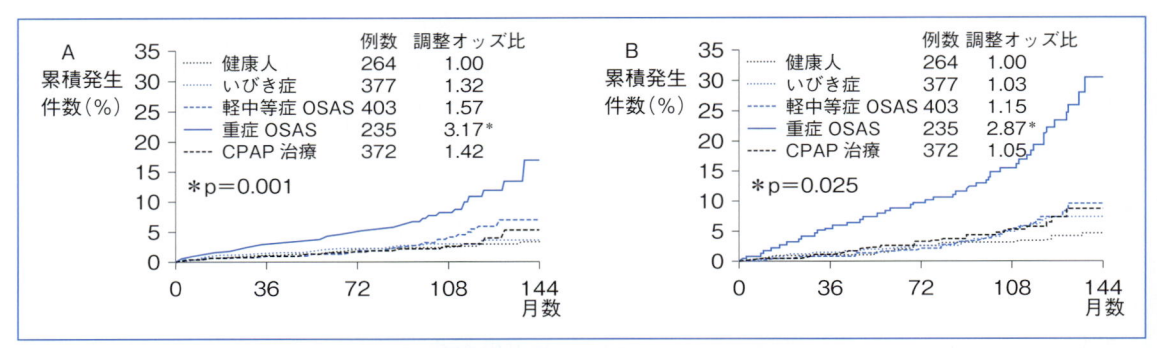

図Ⅲ-49 男性 OSAS 患者（平均年齢 50 歳）の診断後 12 年間の致死的心血管イベント（心筋梗塞）の発生率
(文献 6 より引用・作図)

一般人口にみられる SDB・SAS の生命予後

　オーストラリアから一般人口を対象として 14 年間の経過観察をした成績が報告され，AHI が 15 以上の中等・重症 SDB・SAS は死亡リスクが有意に高いとされている（調整ハザード比：6.24, 95％信頼区間：2.01〜19.39）[7]。米国からは 18 年間の経過観察をした，ウィスコンシン・コホート研究（対象者は 1,522 名）の成果が報告され，AHI が 5 未満を対照とした際の AHI が 30 以上の重症 SDB・SAS の全死亡および心血管死のリスクの調整ハザード比は 3.8（95％信頼区間：1.6〜9.0）と 5.2（1.4〜19.2）にも達した[8]。これらの成績は類似しているが，いずれも性差や年齢の影響に関しては触れられていない。最近，米国の大規模疫学研究（Sleep-Heart-Health Study：SHHS）の対象者（6,441 名）から得られた予後調査の成績が発表された[9]。前 2 者と同じく AHI が 30 以上の重症 SDB・SAS については全死亡のリスク比が 1.46（95％信頼区間：1.14〜1.86）と有意に高値であった。ただし，女性と 70 歳以上の男性に関しては死亡に対する SDB・SAS の影響が明らかではなかった。このように，一般人口を対象とした調査に関しても，AHI が 30 以上の重症の SDB・SAS は中年〜壮年の男性の生命予後に重大な影響を及ぼす。しかし，女性や高齢者に関しては今のところその影響が明らかでない。

高血圧症および心血管障害，脳血管障害に合併する SDB・SAS の影響

　高血圧症および心血管障害や脳血管障害には SDB・SAS が高頻度で合併する（Ⅱ.2〜4, 53, 61, 63 頁）。SDB・SAS がこれらの疾患の発症や増悪に関与しているものと考えられている。さらに，SDB・SAS が合併するとこれらの疾患の予後が明らかに増悪することが判明している。すなわち，以下のような報告がある。AHI≧10 の SDB・SAS は急性冠症候群の再発作を有意に高める（調整ハザード比＝11.61, 95％信頼域＝2.17-62.24）[10]。同様の報告は他にもあり[11]，SDB・SAS を合併した冠動脈疾患に対しては CPAP が有効であることも示されている[12]。同じく AHI≧10 の SDB・SAS は脳卒中の再発を有意に高める（調整ハザード比＝1.97, 95％信頼区間＝1.12-3.48）[13]（Ⅱ.3 の図Ⅱ-5, 61 頁）。さらに，AHI≧20 の SDB・SAS は脳梗塞の再発作を有意に高め（調整ハザード比＝1.58, 95％信頼域＝1.01-2.49），CPAP に予防効果のあることが示されている[14]（Ⅱ.3 の図Ⅱ-6, 62 頁）。以上のように，心血管障害や脳血管障害の診療の過程では SDB・SAS の合併の有無を検討することが必須であり，SDB・SAS を合併する場合は適切な治療により再発作を予防し，生命予後を改善することも可能となる。

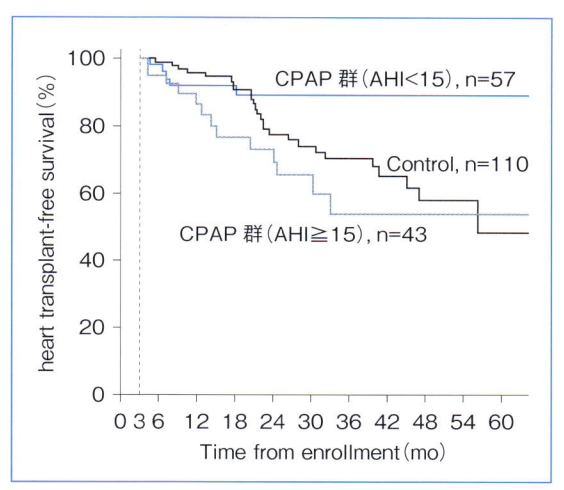

図Ⅲ-50 慢性心不全に対するCPAPの効果（カナダのCANPAP Studyのまとめ）

CPAP非適用群（＝コントロール，n＝110）とCPAP有効群（AHIが15未満に減少，n＝57），CPAP効果不十分群（AHIが15以上に留まる，n＝43）の予後を比較した。
CPAP群（AHI＜15）vs. control：HR 0.35（0.13〜0.92），p＝0.034
CPAP群（AHI≧15）vs. control：HR 1.63（0.80〜3.35），p＝0.180
CPAP無効例の初期の予後はかえって不良となる。効かないCPAPの使用を続けてはいけない。

（文献17より引用・作図）

慢性心不全に合併するSDB・SASの影響

本書のⅡ.2（53頁）で示したように薬物療法でコントロールが不十分な慢性心不全には閉塞型だけでなく，中枢型SDB・SASの合併する頻度が著しく高く，チェーン・ストークス呼吸を含む，AHIが15以上の中枢型無呼吸（CSR-CSA）の合併が約1/3（30〜50％）にみられる。CSR-CSAが合併すると心不全の生命予後が著しく悪化する[15]。カナダで行われた大規模な臨床研究により，CPAPが一部のCSR-CSA合併心不全患者の心機能を回復させ，予後まで改善することが明らかにされた（図Ⅲ-50）[16,17]。ただし，CPAPで呼吸障害が改善するのは症例の6割程度であり，CPAP無効例にCPAP使用を続けるとかえって予後不良となる可能性も指摘されている[17]。

CPAPの効果を1〜2カ月で評価し，無効ならば在宅酸素療法，あるいはASVへの変更を考慮すべきである[18]。

慢性心不全の約1/4（10〜30％）には，AHIが15以上の閉塞型SDB・SASが合併しており，やはり心不全を増悪させ，予後を著しく悪化させる[19]。当然ながら，CPAPはこのような閉塞型SDB・SASを合併した心不全の予後を著明に改善する[20]。

すでに述べたように心血管障害，脳血管障害，糖代謝障害・糖尿病，メタボリックシンドロームはSDB・SASを合併することが多く，これらの血管障害や一部の代謝障害の発症や増悪に関与し，さらに予後を増悪させることが明らかになっている。コントロール不良の慢性心不全には閉塞型SDB・SASだけでなく，CSR-CSAの合併頻度が著しく高く，やはり予後を悪化させる。CPAPはこれらの血管障害や心不全の予後を明らかに改善する。このような有効な治療法があることからも，少なくとも心血管障害や脳血管障害，心不全の診療に際しては，SDB・SASの合併の有無に注意し，適切な診断的および治療的な介入のできる診療体制を整備することは医療者の責務である。

（榊原博樹）

■文献

1) Partinen M, Guilleminault C : Daytime sleepiness and vascular morbidity at seven-year follow-up in obstructive sleep apnea patients. Chest 97 : 27-32, 1990
2) He J, Kryger M, Zorick FJ, et al : Mortality and apnea index in obstructive sleep apnea : Experience in 385 male patients. Chest 94 : 9-14, 1988
3) Lavie P, Herer P, Peled R, et al : Mortality in sleep apnea patients : A multivariate analysis of risk factors. Sleep 18 : 149-157, 1995
4) Lavie P, Lavie L, Herer P : All-cause mortality in males with sleep apnoea syndrome : Declining mortality rates with age. Eur Respir J 25 : 514-520, 2005
5) Marti S, Sampol G, Munoz X, et al : Mortality in severe sleep apnoea/hypopnoea syndrome patients : Impact of treatment. Eur Respir J 20 : 1511-1518, 2002
6) Marin JM, Carrizo SJ, Vicente E, et al : Long-term

cardiovascular outcomes in men with obstructive sleep apnoea-hypopnoea with or without treatment with continuous positive airway pressure : an observational study. Lancet 365 : 1046-1053, 2005
7) Marshall NS, Wong KK, Liu PY, et al : Sleep apnea as an independent risk factor for all-cause mortality : The busselton health study. Sleep 31 : 1079-1085, 2008
8) Young T, Finn L, Peppard PE, et al : Sleep disordered breathing and mortality: Eighteen-year follow-up of the wisconsin sleep cohort. Sleep 31 : 1071-1078, 2008
9) Punjabi NM, Caffo BS, Goodwin JL, et al : Sleep-disordered breathing and mortality : A prospective cohort study. PLoS Medicine 6 : e1000132, 2009
10) Yumino D, Tsurumi Y, Takagi A, et al : Impact of obstructive sleep apnea on clinical and angiographic outcomes following percutaneous coronary intervention in patients with acute coronary syndrome. Am J Cardiol 99 : 26-30, 2007
11) Peker Y, Carson J, Hedner J : Increased incidence of corobary artery disease in sleep apnoea : a long-term follow-up study. Eur Respir J 28 : 596-602, 2006
12) Milleron O, Pilliere R, Foucher A, et al : Benefits of obstructive sleep apnoea treatment in coronary artery disease : a long-term follow-up study. Eur Heart J 25 : 728-734, 2004
13) Yaggi HK, Concato J, Kernan WN, et al : Obstructive sleep apnea as a risk factor for stroke and death. N Engl J Med 353 : 2034-2041, 2005
14) Martínez-García MA, Soler-Cataluña JJ, Ejarque-Martínez L, et al : Continuous positive airway pressure treatment reduces mortality in patients with ischemic stroke and obstructive sleep apnea : a 5-year follow-up study. Am J Respir Crit Care Med 180 : 36-41, 2009
15) Javaheri S, Shukla R, Zeigler H, et al : Central sleep apnea, right ventricular dysfunction, and low diastolic blood pressure are predictors of mortality in systolic heart failure. J Am Coll Cardiology 49 : 2028-2034, 2007
16) Bradley TD, Logan AG, Kimoff RJ, et al : Continuous positive airway pressure for central sleep apnea and heart failure : New Engl J Med 353 : 2025-2033, 2005
17) Arzt M, Floras JS, Logan AG, et al : Suppression of central sleep apnea by continuous positive airway pressure and transplant-free survival in heart failure : A post hoc analysis of the canadian continuous positive airway pressure for patients with central sleep apnea and heart failure trial (CANPAP). Circulation 115 : 3173-3180, 2007
18) Teschler H, Dohring J, Wang YM, et al : Adaptive pressure support servo-ventilation : A novel treatment for Cheyne-Stokes respiration in heart failure. Am J Respir Crif Care Med 164 : 614-619, 2001
19) Wang H, Parker JD, Newton GE, et al : Influence of obstructive sleep apnea on mortality in patients with heart failure. J Am Coll Cardiol 49 : 1625-1631, 2007
20) Kasai T, Narui K, Dohi T, et al : Prognosis of patients with heart failure and obstructive sleep apnea treated with continuous positive airway pressure. Chest 133 : 690-696, 2008

第Ⅳ部
症例から学ぶSAS

第Ⅳ部 症例から学ぶ SAS

1 典型的な重症 OSAS と CPAP の効果

症例

■**患者**：56歳, 男性。身長 179 cm, 体重 104 kg, BMI 32.5。

■**主訴**：習慣性いびき, 睡眠中の無呼吸指摘, 夜間の頻回の中途覚醒と排尿, 昼間眠気。

■**既往歴**：高血圧, 糖尿病。

■**現病歴**：肥満が目立ち始めた 30 代からいびきがひどく, 睡眠中にいびきが止まり喘ぐような呼吸を繰り返すことも指摘されていた。10 年前から高血圧症, 5 年前から糖尿病と診断されて内服薬を投与されている。2～3 年前から睡眠中の中途覚醒が頻回となり, 1 晩に 2～3 回排尿のために起きるようになった。昼間眠気も顕著でデスクワークに支障がでるようになった。OSAS 疑いで紹介されて受診した。ESS：13 点。

■**身体所見**：口峡の幅：クラス 3, 軟口蓋/舌肥大：クラス 4, 扁桃肥大：1 度, 甲状腺腫大：なし, 下顎後退：あり。血圧：156/96 mmHg。

■**セファログラム**：MP-H(下顎底と舌骨の距離)が 26 mm(基準値 14.0±6.4 mm), PAS(舌根部の気道最小前後径)が 5 mm(基準値 12.4±4.4 mm)であった。

■**PSG**：REM 睡眠時の 5 分間の記録を図Ⅳ-1 に示した。鼻・口での呼吸気流は頻回に停止し, 無呼吸を繰り返している。その際に胸壁と腹壁の呼吸運動は残っており, その振幅は互いに逆転している(奇異性呼吸運動)。このことから, 閉塞型無呼吸であると判断する。SpO_2 は呼吸停止から少し遅れて下りだし, 最低値は 50％台にも達している。脳波には呼吸開始に一致して大きな振れが記録されており, REM 睡眠にもかかわらず, オトガイ筋電図活性も一過性に高まっている。脳波判読条件(20～30 秒/ページ)にすると α 波が出現しており, 一時的な覚醒状態にあることがわかる。無呼吸に伴い低酸素血症と覚醒反応が繰り返し出現している。

■**PSG まとめ**(表Ⅳ-1)：無呼吸指数(AI)は 66.0 で, そのほとんどは閉塞型～混合型であった。無呼吸低呼吸指数(AHI)は 92.5, ％T90 は 53.0％, 最低 SpO_2 値は 55.0％にも達し, 覚醒指数も 76.4 と高度の障害を伴っていた。典型的な重症 OSAS の所見であった。

■**睡眠経過図**(図Ⅳ-2)：酸素飽和度は終夜にわたり低下を繰り返し, 特に REM 睡眠時に高度であった。

　咽頭腔の狭小化が顕著だが, 舌の関与が推定され, 手術の適応にはならないと判断された。減量指導と CPAP(固定圧 9 cmH$_2$O)が導入された。CPAP により頻回の中途覚醒と夜間排尿はなくなり, 昼間眠気も消失した(ESS：8 点)。

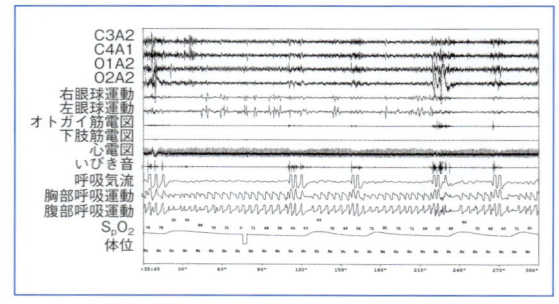

図Ⅳ-1　PSG(REM 睡眠, 5 分間の記録)

IV.1 典型的な重症 OSAS と CPAP の効果

表IV-1　PSG 成績

		診断時	CPAP 治療（導入2カ月後）
全就床時間（TIB）	分	488	500
睡眠期間（SPT）	分	463	469
全睡眠時間（TST）	分	449	422
睡眠効率	%TIB	91.9	84.3
中途覚醒	%SPT	3.0	10.1
REM	%TST	18.5	19.1
non-REM 1 期	%TST	3.3	3.8
non-REM 2 期	%TST	77.8	54.4
non-REM 3 期	%TST	0.0	18.2
non-REM 4 期	%TST	0.0	4.3
覚醒指数	回数/1 時間	76.4	3.1
睡眠潜時	分	25	29
REM 潜時	分	92	57
無呼吸指数	回数/TST 1 時間	66.0	0.4
閉塞型無呼吸	回数/TST 1 時間	50.7	0.3
中枢型無呼吸	回数/TST 1 時間	0.3	0.0
混合型無呼吸	回数/TST 1 時間	13.0	0.1
無呼吸低呼吸指数	回数/TST 1 時間	92.5	1.1
3%ODI	回数/TST 1 時間	65.3	0.8
%T90	%TIB	53.0	0.0
最低 SpO_2 値	%	55.0	87.0

REM：レム睡眠，non-REM：ノンレム睡眠，3%ODI（3%oxygen desaturation index）：3%以上酸素飽和度が低下した1時間当たりの回数，%T90（%time of SpO_2<90%）：SpO_2 値が 90% 未満になった時間の割合．

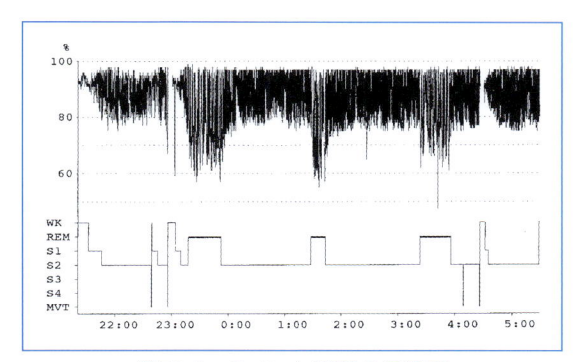

図IV-2　SpO_2 と睡眠の経過図

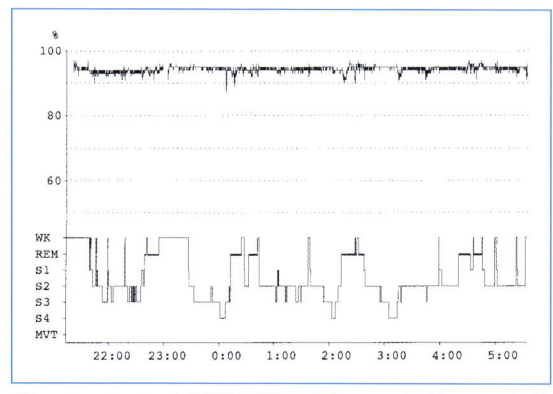

図IV-3　SpO_2 と睡眠の経過図（CPAP 継続2カ月目）

■CPAP 療法中の PSG まとめと睡眠経過図（表IV-1，図IV-3）：AI は 0.4，AHI は 1.1，経皮酸素飽和度が 90% を切ることはなくなり，最低 SpO_2 値は 87% と呼吸障害は著明に改善した．深睡眠がみられるようになり，覚醒指数は 3.1 と著明に減少した．

（榊原博樹）

第IV部 症例から学ぶ SAS

2 REM 関連睡眠呼吸障害

症例

- **患者**：50歳，女性。身長145.7 cm，体重56.5 kg，BMI 26.6。
- **主訴**：習慣性いびき，昼間眠気。
- **既往歴**：高血圧。
- **現病歴**：5年前から高血圧症で受診中。この頃から習慣性のいびきが徐々に増悪してきたために受診した。昼間眠気はあるが，日常生活には支障がない。ESS：12点。
- **身体所見**：口峡の幅：クラス3，軟口蓋/舌肥大：クラス3，扁桃肥大：1度，甲状腺腫大：なし，下顎後退：あり。血圧：148/92 mmHg。
- **セファログラム**：MP-H が16 mm，PAS が10 mm であった。
- **PSG（図IV-4）**：REM 睡眠時の5分間の記録を図1に示した。鼻・口での呼吸気流は回数も深さも不規則で頻回に停止し，持続の短い無呼吸を繰り返している。その際に胸壁と腹壁の呼吸運動は残っており，奇異性呼吸運動を呈している。このような閉塞型無呼吸は non-REM 期にはほとんど観察できなかった。
- **PSG まとめ（表IV-2）と睡眠経過図（図IV-5）**：AHI は21.8，覚醒指数は18.1であり，そのほとんどは閉塞型であった。中等症の OSAS と診断できる症例だが，SDB を non-REM 期と REM 期に分けて検討すると，non-REM 期の AHI が11.6に過ぎないのに REM 期には59.3にも達することが判明した。睡眠経過図からも SDB が REM 期に集中していることが明らかである。

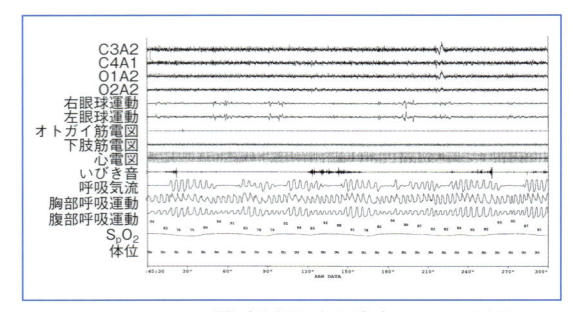

図IV-4 REM 関連睡眠呼吸障害：PSG 所見

解説：REM 関連睡眠呼吸障害

一般に軽症〜中等症の OSAS では，REM 期に SDB が著明になることが多いが，この症例のように特に REM 期に優位にみられる場合は REM 関連睡眠呼吸障害あるいは REM 特異的睡眠呼吸障害（rapid eye movement-specific sleep-disordered breathing：REM-specific SDB）と呼ばれ，以下のように定義されている。すなわち，REM 期の AHI と non-REM 期の AHI の比が2.0より大きいとき（AHI-REM/AHI-non-REM ratio＞2.0）に診断される[1]。スリープラボで診断された OSAS（n＝415）を対象にすると，全体で36.4％が REM 関連睡眠呼吸障害であり，重症度別では軽症の73.1％，中等症の47.2％，重症の6.9％に相当したという。OSAS には男性が多いが，REM 関連睡眠呼吸障害は男女比がほぼ等しく，臨床症状の頻度や ESS スコア，MWT の睡眠潜時は REM 関連睡眠呼吸障害とそれ以外とでは差がな

IV.2 REM 関連呼吸障害

表IV-2　PSG 成績

	単位	測定値
全就床時間（TIB）	分	496
睡眠期間（SPT）	分	468
全睡眠時間（TST）	分	418
睡眠効率	%TIB	84.3
中途覚醒	%SPT	10.7
REM	%TST	21.5
non-REM 1 期	%TST	7.1
non-REM 2 期	%TST	48.6
non-REM 3 期	%TST	21.7
non-REM 4 期	%TST	0.0
覚醒指数	回数/1 時間	18.1
睡眠潜時	分	26
REM 潜時	分	65.5
無呼吸指数	回数/TST 1 時間	7.0
閉塞型無呼吸	回数/TST 1 時間	7.0
中枢型無呼吸	回数/TST 1 時間	0.0
混合型無呼吸	回数/TST 1 時間	0.1
無呼吸低呼吸指数	回数/TST 1 時間	21.8
3%ODI	回数/TST 1 時間	18.5
%T90	%TIB	21.0
最低 SpO_2 値	%	72.0
non-REM		
無呼吸指数	回数/non-REM 1 時間	0.7
無呼吸低呼吸指数	回数/non-REM 1 時間	11.6
REM		
無呼吸指数	回数/REM 1 時間	30.0
無呼吸低呼吸指数	回数/REM 1 時間	59.3

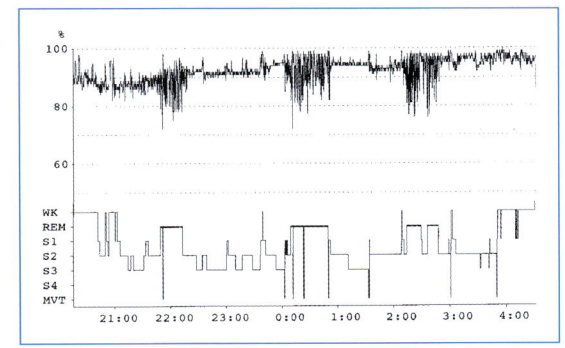

図IV-5　REM 関連睡眠呼吸障害：睡眠経過図

睡眠時無呼吸の可能性を考え，睡眠経過図を注意深く俯瞰・解析するとともに睡眠ステージ別あるいは睡眠体位別に呼吸イベントを集計してみるべきである。

このような症例に CPAP を処方するときには，REM 期と non-REM 期で必要な CPAP 圧が著しく異なることが多く，auto CPAP のよい適応である。

（榊原博樹・平田正敏）

かった[1]。

■教訓

臨床症状や所見が AHI と一致しない場合は，REM 関連睡眠呼吸障害や次項 IV.3 に示す体位性

■文献

1) Haba-Rubio J, Janssens JP, Rochat T, et al：Rapid eye movement-related disordered breathing：Clinical and polysomnographic features. Chest 128：3350-3357, 2005

第IV部
症例から学ぶ SAS

3 体位性睡眠時無呼吸と背枕の効果

症例

■**患者**：40歳，男性。身長162 cm，体重70.5 kg，BMI 26.9。
■**主訴**：習慣性いびき，睡眠中の無呼吸指摘，昼間眠気，全身倦怠感。
■**既往歴**：なし。
■**現病歴**：10年以上前から習慣性のいびきがあり，最近は無呼吸も指摘されている。起床時に爽快感がなく，終日全身倦怠感が強い。昼間眠気があり，集中力の低下と相まって仕事に支障をきたしている。ESS：13点。
■**身体所見**：口峡の幅：クラス3，軟口蓋/舌肥大：クラス3，扁桃肥大：1度，甲状腺腫大：なし，下顎後退：あり。血圧：142/90 mmHg。
■**セファログラム**：MP-H が20 mm，PAS が10 mm であった。

表IV-3　PSG成績と背枕の効果

	単位	診断時	背枕
全就床時間(TIB)	分	418	446
睡眠期間(SPT)	分	397	435
全睡眠時間(TST)	分	395	434
睡眠効率	%TIB	94.4	97.3
中途覚醒	%SPT	0.5	0.1
REM	%TST	12.0	30.7
non-REM 1期	%TST	2.6	0.3
non-REM 2期	%TST	70.8	54.2
non-REM 3期	%TST	13.0	7.9
non-REM 4期	%TST	0.0	5.3
覚醒指数	回数/1時間	26.6	14.9
睡眠潜時	分	15.5	11
REM潜時	分	162	53
無呼吸指数	回数/TST 1時間	28.2	4.7
無呼吸低呼吸指数	回数/TST 1時間	32.3	12.7
3%ODI	回数/TST 1時間	20.2	3.8
%T90	%TIB	9.7	1.0
最低SpO$_2$値	%	78.0	85.0
仰臥位			
時間(SPT)	分	256.0	17.0
無呼吸指数	回数/TST 1時間	43.7	35.3
無呼吸低呼吸指数	回数/TST 1時間	49.1	45.9
側臥位			
時間(SPT)	分	141.0	418.0
無呼吸指数	回数/TST 1時間	0.0	3.4
無呼吸低呼吸指数	回数/TST 1時間	1.3	11.4

IV.3 体位性睡眠時無呼吸と背枕の効果

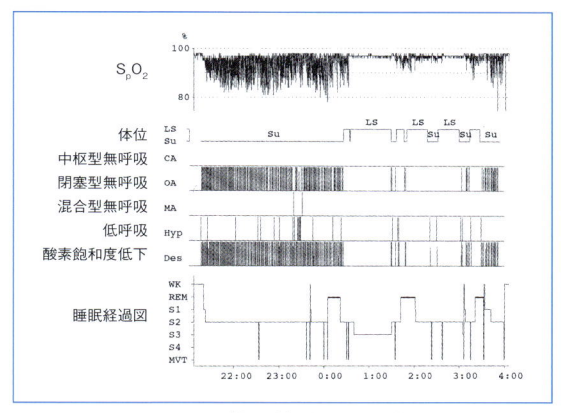

図IV-6 体位性睡眠呼吸障害

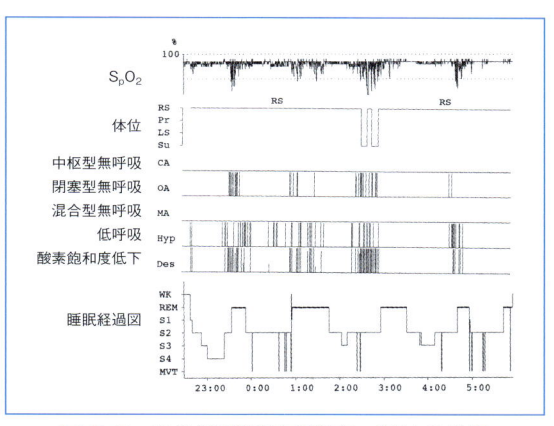

図IV-7 体位性睡眠呼吸障害：背枕の効果

■**PSGまとめ（表IV-3）と睡眠経過図（図IV-6）**：AHIは32.3，覚醒指数は26.6であり，そのほとんどは閉塞型無呼吸であった。重症のOSASと診断できる症例だが，睡眠経過図では午前0時過ぎに突然呼吸障害と覚醒反応が消失しており，その原因が体位（仰臥位から側臥位に変化）にあることがわかる。SDBを仰臥位と側臥位に分けて検討すると，側臥位のAHIが1.3に過ぎないのに仰臥位には49.1にも達する。睡眠経過図からもSDBが仰臥位に集中していることが明らかである。

■**背枕の効果（図IV-7）**：この症例のように睡眠体位の影響が顕著な症例には，強制的に側臥位を保持させる装具が有用なことがある（III.12の219～220頁も参照）。Tシャツの背中にテニスボールを縫い込むことも行われるが，「背枕」あるいは「腰枕」といわれる枕のようなクッションを背負って就寝することで仰臥位になるのを防ぐ装具がある。これを着用してPSGを行ったのが図IV-7と表IV-3右である。就寝時間のほとんどは右側臥位になっており，背枕が側臥位誘導に有効に働いていることを確認できる。その結果，AHIは12.7まで減少し，覚醒指数も半減した。

解説：体位性睡眠時無呼吸

一般に体位性睡眠時無呼吸は仰臥位のAHIが非仰臥位の2倍以上であるときに診断されるが[1]，これに非仰臥位のAHIが5あるいは15未満という条件を付けることもある[2,3]。頻度は調査対象により様々だが30～50％と推定されている。PSGで診断されたSAS患者（326名）を対象にすると，軽症の49.5％，中等症の19.4％，重症の6.5％が体位性睡眠時無呼吸であったという[4]。体位性睡眠時無呼吸は非体位性睡眠時無呼吸と比べると重症度が軽く，肥満が軽度で若年であった。また，PSG上の睡眠構築は比較的保たれており，MSLTによる眠気も軽度であるという報告がある[2]。

（榊原博樹・平田正敏）

■**文献**
1) Cartwright RD : Effect of sleep position on sleep apnea severity. Sleep 7 : 110-114, 1984
2) Oksenberg A, Silverberg DS, Arons E, et al : Positional vs nonpositional obstructive sleep apnea patients : Anthromorphic, nocturnal polysomnographic, and multiple sleep latency test data. Chest 112 : 629-639, 1997
3) Cartwright R, Ristanovic R, Diaz f, et al : A comparative study of treatments for positional sleep apnea. Sleep 14 : 546-552, 1991
4) Mador MJ, Kufel TJ, Magalang UJ, et al : Prevalence of positional sleep apnea in patients undergoing polysomnography. Chest 128 : 2130-2137, 2005

第Ⅳ部
症例から学ぶSAS

4 呼吸努力関連覚醒（RERA）の多いOSAS

症例

■**患者**：40歳，男性。身長168 cm，体重70.0 kg，BMI 24.8。

■**主訴**：習慣性いびき，昼間眠気，起床時爽快感の欠如，全身倦怠感。

■**既往歴**：なし。

■**現病歴**：10年以上前から習慣性のいびきがあり，無呼吸も指摘されている。起床時に爽快感がなく，終日全身倦怠感が強い。4～5年前からは昼間眠気が強い。ESS：13点。パルスオキシメーターによるスクリーニングでは3％ODI：5.6回/時間，％T90（SpO_2値が90％未満になった時間の割合）：0.5％であった。

以上のように習慣性いびきや無呼吸の指摘，昼間眠気など典型的なOSASの症候がありながら，パルスオキシメーターによるスクリーニングでは症状と一致しなかった。3％ODIの割には昼間眠気が強いため，上気道抵抗症候群（UARS）あるい

表Ⅳ-4　PSG成績

	単位	診断時	CPAP治療*
全就床時間（TIB）	分	578	490
睡眠期間（SPT）	分	494	455
全睡眠時間（TST）	分	435	382
睡眠効率	％TIB	75.3	78.0
中途覚醒	％SPT	11.9	16.0
REM	％TST	9.4	7.7
non-REM 1期	％TST	68.3	14.2
non-REM 2期	％TST	6.1	71.5
non-REM 3期	％TST	0.0	5.6
non-REM 4期	％TST	0.7	0.0
覚醒指数	回数/1時間	26.5	9.6
睡眠潜時	分	0.5	32.5
REM潜時	分	123	87
無呼吸指数	回数/TST 1時間	4.5	0.0
閉塞型無呼吸	回数/TST 1時間	4.1	0.0
中枢型無呼吸	回数/TST 1時間	0.4	0.0
混合型無呼吸	回数/TST 1時間	0.0	0.0
低呼吸指数（RERA含まず）	回数/TST 1時間	5.0	0.5
無呼吸低呼吸指数（RERA含まず）	回数/TST 1時間	9.5	0.5
RERA	回数/TST 1時間	12.0	―
無呼吸低呼吸指数（RERA含む）	回数/TST 1時間	21.5	―
3％ODI	回数/TST 1時間	6.5	0.4
％T90	％TIB	1.0	0.0
最低SpO_2値	％	87.0	90.0

*CPAP治療：auto CPAPによるタイトレーション時のPSGデータ

IV.4
呼吸努力関連覚醒の多いOSAS

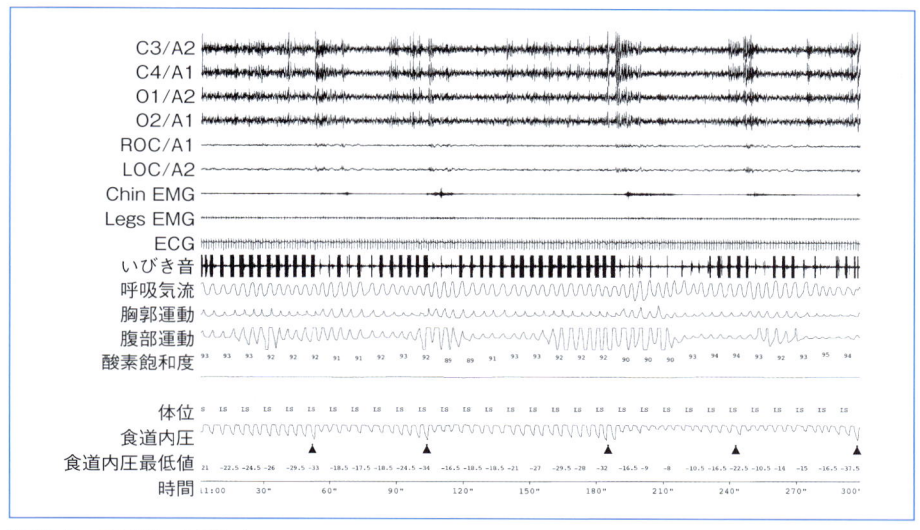

図IV-8 RERAイベント
急激な食道内圧の変化が5カ所（矢頭）でみられ，その直後に覚醒反応といびき音の軽減がみられている．呼吸気流はほとんど変化なく，無呼吸〜低呼吸はない．呼吸運動は不規則・不安定であるが，酸素飽和度の変動はわずかである．典型的なRERAイベントである．

は呼吸努力関連覚醒（RERA）の多いOSASや周期性四肢運動障害などの合併あるいは併存を疑い，食道内圧のモニターを加えてPSGを行った．

■**身体所見**：口峡の幅：クラス3，軟口蓋/舌肥大：クラス4，扁桃肥大：1度．口峡の幅は狭く，舌が盛り上がって安静呼吸では咽頭後壁は観察できなかった．

甲状腺腫大：なし．血圧：110/70 mmHg．

■**セファロメトリー**：舌骨が低位で舌根部の気道は狭小化していた．MPH 26 mm，PAS 8 mm（12.4±4.4 mm）であった．

■**PSGまとめ（表IV-4）**：食道内圧のデータなしで判定したAHIは9.5であり，一方，覚醒指数は26.5回/時間であった．両者の間に大きな乖離がみられるが，周期性四肢運動障害など覚醒を惹起するような原因はみられなかった．食道内圧の記録から覚醒反応の原因としてRERAの存在することが明らかとなり（図IV-8），その頻度は12.0回/時間に達した．AASMの規定に従ってこれを低呼吸として算定するとAHIは21.5となり，CPAPの保険適用基準に達した．そこで，CPAP導入のためにauto CPAPによりタイトレーショ

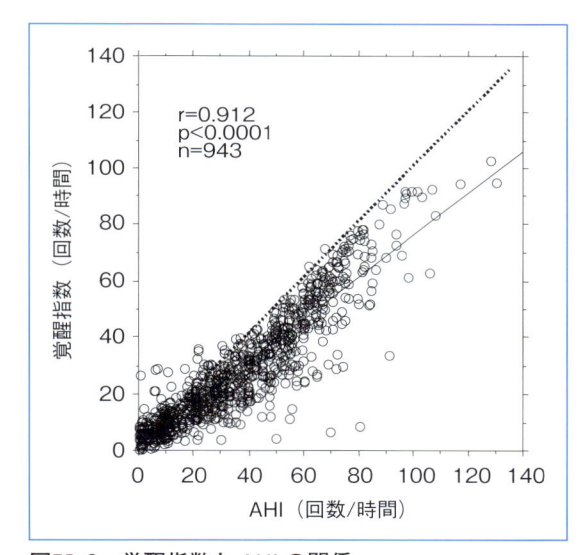

図IV-9 覚醒指数とAHIの関係
OSASの疑いでPSGを行った男性943名の覚醒指数とAHIの関係を図示した．両者の間には緊密な関係があり，無呼吸・低呼吸が覚醒反応の原因になっていることが示唆される．全体としてはAHIよりも覚醒指数の値が低いが，AHIが30未満の軽症〜中等症OSASの一部にAHIと比べて覚醒指数の大きい症例が存在する．このような症例に関しては，周期性四肢運動障害などの他の覚醒反応の原因になる疾患がない場合は，RERAの存在する可能性がある．

第Ⅳ部　症例から学ぶ SAS

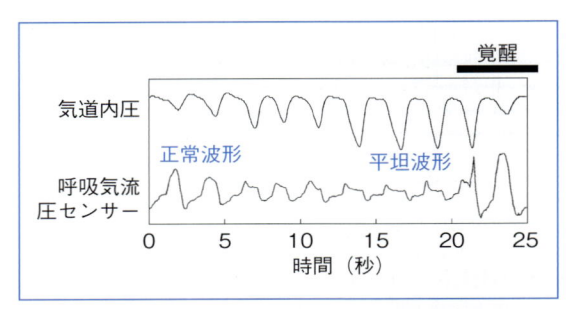

図Ⅳ-10　RERA イベントに伴う呼吸気流曲線（圧センサーによる）の平坦化

気道内圧の陰圧化（上気道抵抗の増大）とともに呼吸気流曲線が平坦化しており，覚醒と同時にそれが正常化している。呼吸気流の変化と覚醒反応との関係を観察することにより，RERA（呼吸努力関連覚醒）の存在を推定することができる[1-3]。

ンを行った。その結果，AHI は 0.5，覚醒指数は 9.6 回/時間まで改善した。CPAP 中に食道内圧のモニターはできなかったが，覚醒指数が減少したことから，RERA も消失〜著減したものと推定された。その後，在宅で 10 cmH$_2$O の固定圧 CPAP を続けることにより，昼間眠気や日中の倦怠感は改善した。

解説

■覚醒指数と AHI

図Ⅳ-9 は OSAS の疑いで PSG を行った男性 943 名の覚醒指数と AHI の関係を図示したものである。両者の間には緊密な関係があり，無呼吸・低呼吸が覚醒反応の原因になっていることが示唆される。全体としては AHI よりも覚醒指数の値が低いが，AHI が 30 未満の軽症〜中等症 OSAS の一部に AHI と比べて覚醒指数の大きい症例が存在する。このような症例に関しては，周期性四肢運動障害など他の覚醒反応の原因になる疾患がない場合は，RERA の存在する可能性がある。

AHI が 5 未満で昼間眠気と RERA が 1 時間当たり 10 回以上あると上気道抵抗症候群（UARS）

と診断できるが，AHI が 5 以上の OSAS であっても，RERA の合併で睡眠障害の増悪している症例がある。特に本症例のように，AHI が CPAP の保険適用の 20 に達しないが，昼間眠気が強くて覚醒指数が 20 を超えている場合は，RERA イベントを加えると CPAP の適応となる症例がある。

■RERA の診断

RERA の診断基準は 16 頁の**表Ⅰ-6** に示した。RERA の診断には食道内圧のモニターが必要だが，これを日常検査として行う必要はない。センサー挿入の手間や睡眠への影響など，センサーを挿入・留置するデメリットが大きいからである。実務的には食道内圧のモニターがなくても RERA の存在を推定できることが多い。手がかりをまとめると以下のようになる。

①AHI と比べて覚醒指数が大きく，他に覚醒反応を惹起する要因がない。
②覚醒反応の近辺では呼吸気流や呼吸運動が不安定である。
③圧センサー式の呼吸気流計を用いている場合は，気流波形のピークが平坦化して気流制限（＝上気道抵抗の増大）の存在が推定され[1-3]，それが覚醒反応とともに消失する（**図Ⅳ-10**）。
④無呼吸や低呼吸の場合と異なり，覚醒とともにいびきが軽くなる。

図Ⅳ-8 は本症例の RERA イベントの部分を示したものだが，上記①②④の特徴が明瞭である。覚醒反応を手がかりにして，いびき音，呼吸気流，呼吸運動，SpO$_2$ の変化を関連づけると食道内圧のモニターがなくても RERA の存在が推定できる。

図Ⅳ-11 は同じ症例の PSG 記録であるが，急激な食道内圧の変化が 5 カ所（矢頭）でみられ，その直後に脳波上の覚醒反応とオトガイ筋電図活性の上昇がみられている。前半 3 つは無呼吸に続いた現象であり，4 つ目は呼吸気流の減少と 3％の酸素飽和度の低下がみられ，低呼吸と判定できる。最後は明らかな呼吸気流の減少も酸素飽和度

IV.4 呼吸努力関連覚醒の多いOSAS

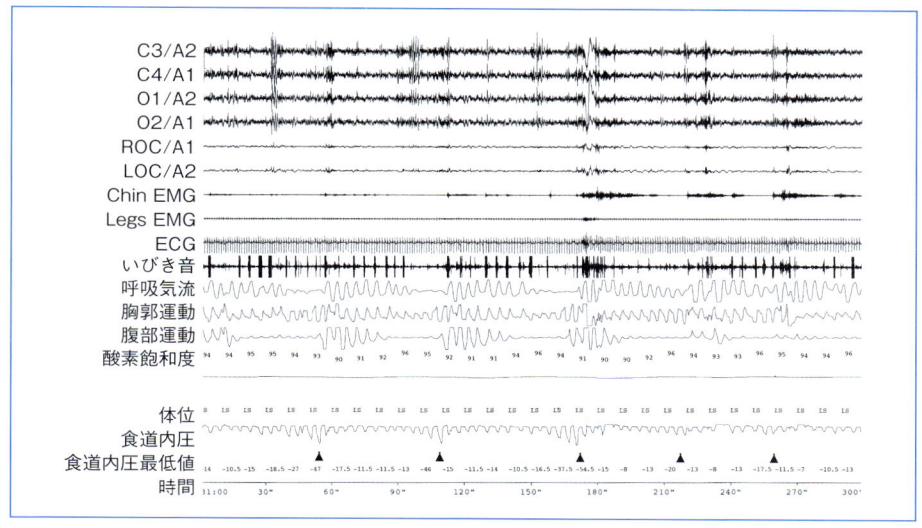

図IV-11　図1と同時期にみられた無呼吸・低呼吸およびRERAイベント
急激な食道内圧の変化が5カ所(矢頭)でみられ，その直後に脳波上の覚醒反応とオトガイ筋電図活性の上昇がみられている．前半3つは無呼吸に続いた現象であり，4つ目は呼吸気流の減少と3%の酸素飽和度の低下がみられ，低呼吸と判定できる．最後は明らかな呼吸気流の減少も酸素飽和度の低下もなく，覚醒反応のみを伴うRERAイベントである．

の低下もなく，覚醒反応のみを伴うRERAイベントである．無呼吸，低呼吸，RERAが混在することから，無呼吸・低呼吸とRERAは同じ病因に基づく表現形の違いに過ぎないと考えるのが妥当であろう．

（榊原博樹）

■文献
1) Hosselet JJ, Norman RG, Ayappa I, et al : Detection of flow limitation with a nasal cannula/pressure transducer system. Am J Respir Crit Care Med 157 : 1461-1467, 1998
2) Epstein MD, Chicoine SA, Hanumara RC : Detection of upper airway resistance syndrome using a nasal cannula/pressure transducer system. Chest 117 : 1073-1077, 2000
3) Ayappa I, Norman GH, Krieger AC, et al : Non-invasive detection of respiratory effort-related arousals (RERAs) by a nasal cannula/pressure transducer system. Sleep 23 : 763-771, 2000

第Ⅳ部 症例から学ぶSAS

5 口腔内装置（OA）が著効した重症 OSAS

症例

■**患者**：33歳，男性。身長170 cm，体重91.0 kg，BMI 31.5。

■**主訴**：習慣性いびき，睡眠中の呼吸停止，起床時の口腔内乾燥，昼間眠気。

■**既往歴**：なし。

■**現病歴**：10年以上前から習慣性のいびきがあり，無呼吸も指摘されている。肥満が著明になった2年前からは昼間眠気が強い。ESS：11点。OSASの疑いでPSGを行った。

■**身体所見**：口峡の幅：クラス2，軟口蓋/舌肥大：クラス3，扁桃肥大：1度。甲状腺腫大：なし。血圧：120/86 mmHg。

■**セファログラム（OAなし→OA装着）**：MP-H（下顎底と舌骨の距離）：23.0→17.8 mm（基準値14.0±6.4 mm），PAS（舌根部の気道最小前後径）：8.9→12.5 mm（基準値12.4±4.4 mm），over-jet（上顎切歯先端と下顎切歯先端の水平距離）：2→−2 mm（下顎の後方への変位がプラス，3 mm以上は相対的に下顎後退）

表Ⅳ-5 PSG成績

	単位	治療前	auto CPAP	OA装着
体重	Kg	91.0	91.0	91.0
BMI	kg/m²	31.5	31.5	31.5
全就床時間（TIB）	分	480	594	498
睡眠期間（SPT）	分	461	566	474
全睡眠時間（TST）	分	421	470	414
睡眠効率	%TIB	87.7	79.2	83.0
中途覚醒	%SPT	8.6	16.8	12.7
REM	%TST	14.1	22.6	12.7
non-REM 1期	%TST	3.0	3.7	4.2
non-REM 2期	%TST	72.6	56.5	71.1
non-REM 3期	%TST	5.4	12.7	6.9
non-REM 4期	%TST	0.4	2.5	1.7
覚醒指数	回数/1時間	41.0	3.9	2.9
睡眠潜時	分	19	28	23
REM潜時	分	104	153	111
無呼吸指数	回数/TST 1時間	19.6	0.4	0
閉塞型無呼吸	回数/TST 1時間	17.9	0.2	0
中枢型無呼吸	回数/TST 1時間	0	0.1	0
混合型無呼吸	回数/TST 1時間	0	0.1	0
無呼吸低呼吸指数	回数/TST 1時間	59.0	2.0	2.1
3%ODI	回数/TST 1時間	34.4	1.2	1.2
%T90	%TIB	12.1	0	0
最低SpO₂値	%	65	89	90

IV.5 口腔内装置が著効した重症OSAS

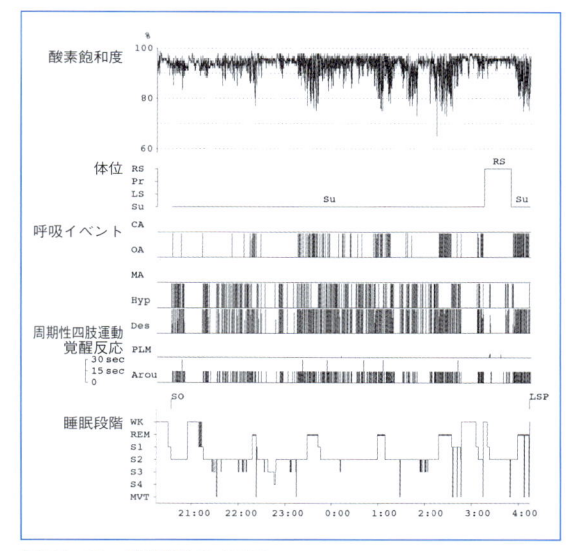

図IV-12 診断時のPSG
終夜にわたり閉塞型無呼吸と低呼吸がみられ，覚醒反応も頻回である．REM睡眠時に酸素飽和度の低下が著しい．
RS：右側臥位，Pr：腹臥位，LS：左側臥位，Su：仰臥位，CA：中枢型無呼吸，OA：閉塞型無呼吸，MA：混合型無呼吸，Hyp：低呼吸，Des：3％以上の酸素飽和度低下，PLM：周期性四肢運動，Arou：覚醒反応，wk：覚醒，REM：REM睡眠，S1：non-REM 1 期，S2：non-REM 2 期，S3：non-REM 3 期，S4：non-REM 4 期，SO：入眠，LSP：目覚め

図IV-13 OA装着中のPSG（図IV-12の半年後）
無呼吸は消失し，REM睡眠時を中心にしてわずかに低呼吸が残存するだけとなった．覚醒反応も呼吸イベントとは関連のないものがわずかに残存するだけとなった．

■**診断時のPSG**（表IV-5，図IV-12）：AIは19.6ですべて閉塞型，AHIは59，%T90は12.1%，最低SpO_2は65%，覚醒指数（ArI）は41.0であり，重症のOSASと診断すべき症例であった．

■**診断後の経過**：昼間眠気を伴うII度肥満の重症OSASであり，当然CPAPの適応となる．auto CPAPによるタイトレーションでは，AHIは2.0，%T90は0，最低SpO_2は89%，ArIは3.9まで改善した．しかし，CPAP導入に対する抵抗が強く，患者の強い希望により口腔内装置（OA）を試用した．OA使用直後からいびきと昼間眠気が軽くなったためOA治療を続け，半年後にOA装着下でPSGを行いOAの効果を評価した．

■**OA装着下でのPSG**（表IV-5，図IV-13）：無呼吸は皆無となり，AHIは2.1，%T90は0，最低SpO_2は90%，ArIは2.9であり，呼吸障害と睡眠障害は著明に改善した．auto CPAPと同様

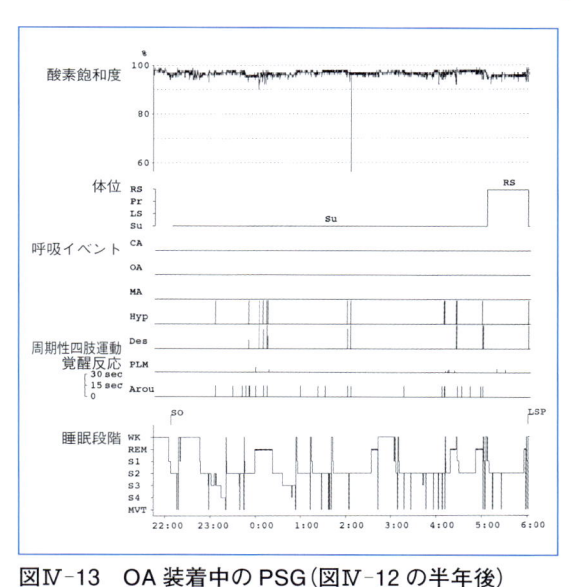

に呼吸障害と睡眠障害は完璧に消失した．睡眠効率はむしろOAのほうが良好であった．患者はCPAPよりもOA治療を希望したため，3カ月ごとの定期受診と減量努力を条件にOA治療を続けることにした．

解説

一般的なOAの適応基準は以下の①あるいは②とされている．

① RDI 15未満あるいはAHI 20未満のOSASで減量や睡眠時の体位（非仰臥位睡眠）では効果が不十分か期待できない症例

② AHI 20以上のOSASでCPAP治療の導入や継続が困難な症例

AHIが20以上の症例はまずCPAP治療を試みる．特にAHIが30以上，あるいはAHIが20以上で心血管障害・脳血管障害の既往や合併を有する場合は，CPAP治療の可否が重篤な合併症の発症や生命予後に影響する可能性があり，CPAP治

療の必要性(CPAP治療を受けない場合の危険性)に関する説明や機器(各種の固定圧型CPAPやbilevel PAP, auto CPAP)およびインターフェイス選択の工夫を尽くしたうえで適応を判断する。

その他，OAの治療効果に寄与すると指摘されている要因は以下のようなものである[1]。

臨床所見：若年者，AHI低値(軽症～中等症)，BMI低値，短頸囲(頸が太くない)，体位性睡眠時無呼吸

顎顔面形態：より狭い中咽頭，overjet(上顎切歯先端から下顎切歯先端までの水平距離：後方向がプラス)低値，正常な下顎長，舌骨低位がない，軟口蓋長が短い，上顔面高と下顔面高の比が小さい，下顔面高が正常か小さい，軟口蓋と舌が小さい，軟口蓋後部の気道径が大きい，前頭蓋底と下顎底面との角度が大きい，下顎が小さいか後方への変位が大きい

■教訓

一般的には本症例のように重症で肥満したOSASに対するOAの有効性は低い。重症OSASの心血管障害に対する影響は深刻であり，長期効果の確認されたCPAPを適用するべきであるが，中には本症例のようにOAが著効する場合もある。CPAPを拒否する患者には試みるべきである。

（榊原博樹）

■文献

1) Cartwrigt RD, Samelson C : The effect of a nonsurgical treatment for obstructive sleep apnea : The tongue-retaining-device. JAMA 248 : 705-710, 1982

6 重症OSASを伴う肥満低換気症候群
減量と口腔内装置によりPSGが正常化した症例

症例

■**患者**：39歳，女性。身長154.4 cm, 体重125.0 kg, BMI 52.7。

■**主訴**：習慣性いびき，睡眠中の呼吸停止，頻回の中途覚醒と排尿，起床時の爽快感欠如，昼間眠気。

■**既往歴**：なし。

■**現病歴**：思春期から高度に肥満しており，10年以上前から習慣性のいびきと無呼吸を指摘されている。その他，数年前から主訴に示したような症状を伴っていた。肥満の原因となるような基礎疾患はなく，内分泌内科で単純性肥満と診断され，減量のために入院した。ESS：11点。OSASの疑いでPSGを行った。

■**身体所見**：甲状腺腫大：なし。血圧：151/91 mmHg。

■**呼吸機能検査**（表IV-6）：肥満による予備呼気量（ERV）の減少が著明なため，機能的残気量（FRC＝RV＋ERV）が小さくなり，クロージングキャパシティ（CC＝RV＋CV）を下回っている。

表IV-6 呼吸機能検査成績

項目	単位	測定値（％標準値）	測定値（％標準値）	測定値（％標準値）
日付		1999年2月中旬	2000年4月上旬	2003年4月下旬
年齢	yr	39	40	44
体重	kg	125.0	72.8	128.0
BMI	kg/m^2	52.7	30.2	54.0
VC	L	2.47(89.9)	3.35(121.6)	2.33(87.3)
FVC	L	2.37(86.3)	3.28(119.1)	2.18(81.7)
FEV1	L	1.92(76.2)	2.73(108.1)	1.69(66.8)
FEV1/FVC	%	77.7	81.5	77.5
TLC	L	3.72(92.0)	4.97(122.1)	3.90(97.6)
RV	L	1.23(59.2)	1.62(113.3)	1.57(110.3)
FRC	L	1.34(54.6)	2.62(106.7)	1.65(68.2)
ERV	L	0.11(10.7)	1.00(97.6)	0.08(8.0)
CV	L	0.22	0.66	
CC	L	1.45	2.28	
BGA(Sitting)				
pH		7.36	7.40	7.36
PaCO$_2$	Torr	45.5	41.3	47.0
PaO$_2$	Torr	77.7	86.5	73.0
A-aDO$_2$	Torr	15.4	11.9	18.2
BGA(Supine)				
pH		7.41		
PaCO$_2$	Torr	40.7		
PaO$_2$	Torr	64.4		
A-aDO$_2$	Torr	34.7		

第Ⅳ部
症例から学ぶ SAS

表Ⅳ-7 PSG 成績

	単位	治療前	CPAP*	減量	減量＋OA
体重	kg	125.0	125.0	72.8	72.8
BMI	kg/m²	52.7	52.7	30.2	30.2
全就床時間(TIB)	分	456	300	522	426
睡眠期間(SPT)	分	422	277	493	410
全睡眠時間(TST)	分	357	239	351	393
睡眠効率	%TIB	78.3	79.5	67.2	92.3
中途覚醒	%SPT	15.4	13.7	28.7	4.0
REM	%TST	0	21.2	21.0	18.4
non-REM 1 期	%TST	22.6	21.0	17.3	2.3
non-REM 2 期	%TST	76.7	34.0	57.8	64.0
non-REM 3 期	%TST	0	22.4	2.7	14.8
non-REM 4 期	%TST	0	0	0	0.1
覚醒指数	回数/1 時間	96.8	15.2	11.0	1.6
睡眠潜時	分	29.5	16.5	22.5	9.0
REM 潜時	分	—	39.5	268	71.0
無呼吸指数	回数/TST 1 時間	118.2	13.1	15.6	0.1
閉塞型無呼吸	回数/TST 1 時間	99.8	10.8	7.9	0
中枢型無呼吸	回数/TST 1 時間	0	0.4	3.2	0.1
混合型無呼吸	回数/TST 1 時間	0.1	0	0	0
無呼吸低呼吸指数	回数/TST 1 時間	120.2	18.7	22.5	0.1
3%ODI	回数/TST 1 時間	89.3	16.4	12.1	0
%T90	%TIB	52.0	10.5	1.1	0
最低 SpO₂ 値	%	47	74	78	95

＊CPAP：auto CPAP によるタイトレーション

すなわち，安静呼吸時に末梢気道の閉塞が起き，換気-血流比の不均等分布が原因の低酸素血症が発生する可能性がある。坐位の動脈血ガス分析（BGA）では $PaCO_2$ がわずかに上昇しており，軽度の肺胞低換気が存在する。A-aDO₂ はかろうじて正常範囲にある。仰臥位になると恐らく FRC がさらに減少して，CC との差が大きくなり，末梢気道の閉塞による換気-血流比の不均等分布を原因とするガス交換障害が発生して A-aDO₂ が開大し，低酸素血症が発生する。覚醒時の仰臥位では低酸素刺激により換気が刺激されて換気量が増え，かえって $PaCO_2$ は低下するが，PaO_2 をかろうじて 60 Torr 台に保っているに過ぎない。

■診断時の PSG（表Ⅳ-7，図Ⅳ-14）：AHI は 118.2 でほとんどが閉塞型無呼吸であった。%T90（SpO₂ 値が 90% 未満にない時間の割合）は 52.0% にも達し，高度の低酸素血症に曝されている。重症の OSAS を伴った肥満低換気症候群（OHS）と診断した。

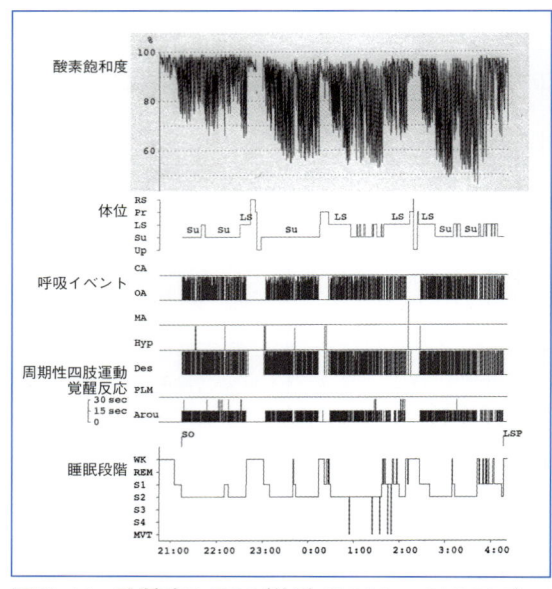

図Ⅳ-14 診断時の PSG（体重 125.0 kg，BMI 52.7）
終夜にわたり著しい低酸素血症を伴う閉塞型無呼吸がみられる。仰臥位で低酸素血症がより高度となる。REM 睡眠が出現しない。

IV.6
重症 OSAS を伴う肥満低換気症候群

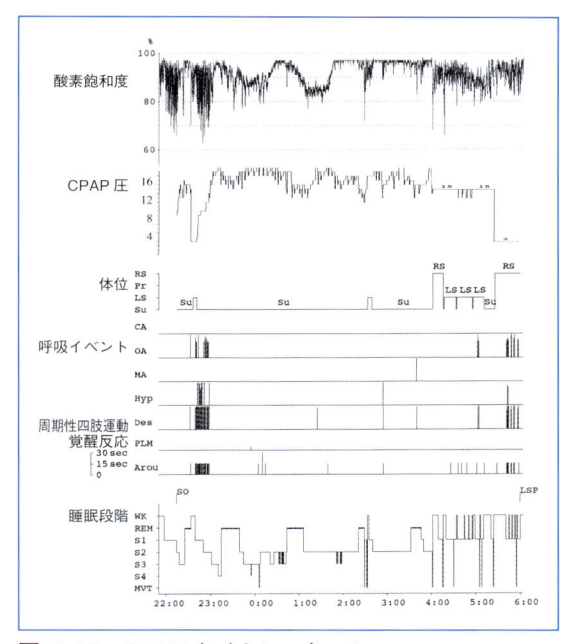

図IV-15　CPAP タイトレーション
監視下に auto CPAP を用いてタイトレーションを行った。AI は 4.6, AHI は 7.2, ArI は 6.8 と改善したが，%T90 は 28.4%，最低 SpO$_2$ は 66% であり，無呼吸や低呼吸とは関係のない高度の低酸素血症が残存した。CPAP 圧のプロフィールと酸素飽和度の時間経過はよく一致しており，CPAP 圧が 18 cmH$_2$O を下回ると低酸素血症に陥るが，入眠時以外は無呼吸や低呼吸がその原因ではなかった。

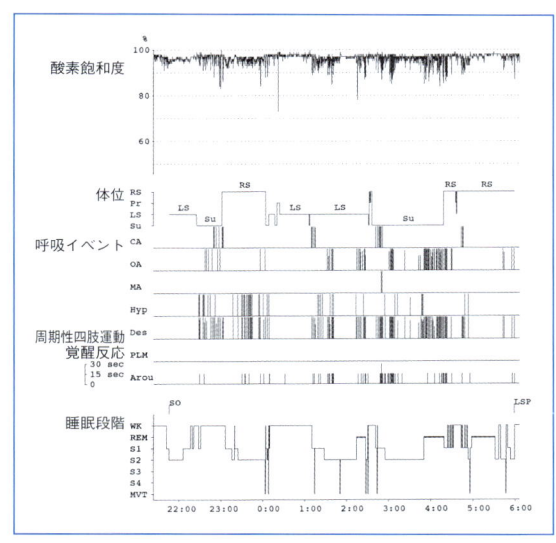

図IV-16　52.2 kg 減量後の PSG（図IV-14 の 14 カ月後，体重 72.8 kg，BMI 30.2）
中等度の無呼吸・低呼吸が残存するものの，呼吸障害と睡眠障害は著しく軽快している。

■**診断後の経過**：CPAP 治療の絶対適応であり，監視下に auto CPAP を用いてタイトレーションを行った（表IV-7，図IV-15）。AI は 4.6, AHI は 7.2, ArI は 6.8 と改善したが，%T90 は 28.4%，最低 SpO$_2$ は 66% であり，無呼吸や低呼吸とは関係のない高度の低酸素血症が認められた。CPAP 圧のプロフィールと酸素飽和度の時間経過はよく一致しており，CPAP 圧が 18 cmH$_2$O を下回ると低酸素血症に陥るが，入眠時以外は無呼吸や低呼吸がその原因ではなかった（図IV-15）。おそらく高度の肥満による FRC の減少がこの低酸素血症の原因であり，CPAP は上気道閉塞の解除だけでなく，FRC レベルの上昇を介して低酸素血症を改善しているものと推定される。その後，この症例は 18 cmH$_2$O で CPAP を続けるとともに厳しい減量治療に臨んだ。CPAP 開始後に昼間眠気を含む主症状は改善した。14 カ月後には 55.8 kg の減量に成功し，PSG を再検査した。

■**減量後の PSG**（表IV-7，図IV-16）：1 年余りで体重は 52.2 kg 減少し，72.8 kg（BMI 30.2）となった。昼間眠気は軽減し，夜間の頻回の覚醒も消失した。PSG を再検したところ，AI は 15.6, AHI は 22.5, ArI は 11.0, %T90 は 1.1%，最低 SpO$_2$ は 78% と中等度の無呼吸・低呼吸が残存するものの低酸素血症と睡眠障害は著しく改善した。OA の適用と同時に CPAP を中止し，OA の効果を PSG で判定した（表IV-6，図IV-17）。呼吸障害は完全に消失し，睡眠は正常化していた。OA 使用を続けていたが，その後体重は再び増加し，3 年後には 128 kg，BMI 54.0 にまで戻り，AI は 58.5, AHI は 86.3, %T90 は 51.0%，最低 SpO$_2$ は 61% となった。再び CPAP を適用している。

解説：肥満低換気症候群

肥満低換気症候群（obesity hypoventilation

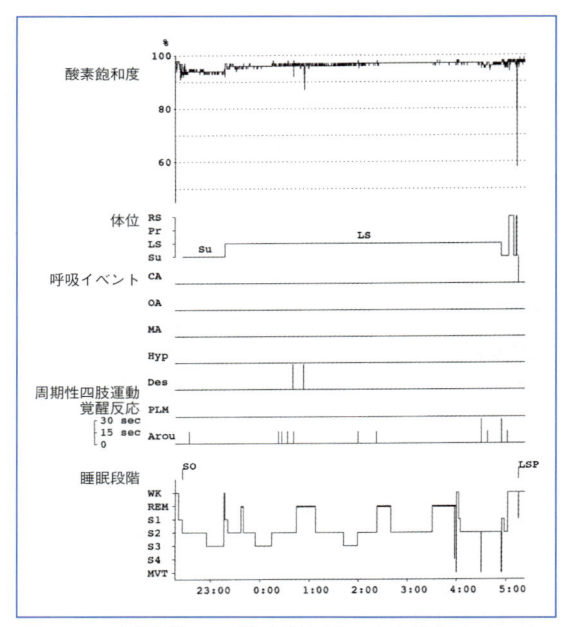

図Ⅳ-17　減量後に口腔内装置(OA)を使用した PSG（図2と同時期，体重72.8kg，BMI30.2）

OA により残存した無呼吸・低呼吸は完全に消失した。non-REM 3期がみられ，周期的な REM 睡眠が出現している。

syndrome：OHS)は，①高度の肥満(BMI≧30)，②日中の高度の傾眠，③慢性の高炭酸ガス血症($PaCO_2$≧45 Torr)，④SDB の重症度が重症以上(AHI≧30，SaO_2 最低値≦75％，SaO_2＜90％の時間が45分以上または全睡眠時間の10％以上，SaO_2＜80％の時間が10分以上などを目安に総合的に判定する)の4項目を満たす場合に診断される。ほとんどの OHS 症例は閉塞型の無呼吸・低呼吸を伴うため，現在では右心不全が顕在化した Pickwick 症候群を含めて，OHS は高度の肥満を伴う重症型の OSAS であると考えられている。しかし，一部(10％程度)に無呼吸を伴わない OHS もある。

本症例は上記の診断基準に合致し，OHS と診断できる。CPAP は有効で AHI を18.7まで減らしたが，無呼吸や低呼吸によらない低酸素血症が残存した(図Ⅳ-15)。呼吸機能検査は典型的な高度肥満の所見であり，安静呼吸時にも末梢気道閉塞による換気-血流比不均等が発生していると推定され，これが仰臥位になるとさらに増幅されて高度の低酸素血症を発生させることになる。この症例は，CPAP を続けながら減量に努力し，125.0 kg から72.8 kg(−52.2 kg)までの減量に成功したところ，AHI は22.5，％T90 が1.1％まで改善した。中等度の AHI が残存するため口腔内装置を適用したところ，AHI は0.1となり，SDB は完全に消失した。しかし，その後体重は再び増加して5年前のレベルに戻り，SDB も同様に増悪した。

■**教訓**

OHS の発症・増悪に肥満がきわめて重要な役割を果たしていることを端的に証明することになった症例といえる。同時に減量の維持が困難なことを示しており，肥満の遺伝子規定説に屈することなく，励ましと栄養指導，薬物治療，心理療法などを含めた集学的なアプローチの継続が必要であることを思い知らされた症例である。

（榊原博樹）

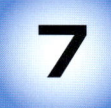

7 SASも低換気も発症しない高度の肥満症例

症例

■**患者**：25歳，男性。身長 172 cm，体重 230 kg，BMI 77.7。

■**主訴**：高度の肥満。

既往歴・家族歴：特記すべきことなし。

■**現病歴**：小学校低学年の頃から肥満があり，次第に体重が増加して25歳で230 kg（身長 172 cm，BMI 77.7）となった。肥満の精査および減量目的で内分泌内科に入院となった。内分泌的な諸検査値に異常はなく，単純性肥満と診断された。その後，SDBの合併を疑われて呼吸器内科を受診しPSGが施行された。

入院時の胸部X線写真では両側に胸水が貯留し，心陰影は拡大し，横隔膜が頭側に挙上していた。PaO_2 は 66.3 Torr，$PaCO_2$ は 43.7 Torr であった。覚醒時には $PaCO_2$ 貯留（＝低換気）は認めなかった。

■**呼吸機能検査と減量の効果**（表IV-8）：体重が

表IV-8 呼吸機能検査成績

項目	単位	初診時 測定値	初診時 %標準値	減量後 測定値	減量後 %標準値
Wt	kg	175		110	
BMI	kg/m²	59.2		37.2	
VC	L	3.68	72	5.3	103
FVC	L	3.17	62	5.04	98
FEV1	L	2.24	55	4.17	103
FEV1/FVC	%	71		83	
V50	L/sec	1.98	33	4.53	75
V25	L/sec	0.5	15	1.64	49
TLC	L	5.10	75	6.95	102
RV	L	1.42	86	1.65	100
FRC	L	2.26	62	3.32	91
ERV	L	0.84	42	1.67	84
DLco	ml/min/mmHg	28.8	72	28.6	82
DLco/VA	ml/min/mmHg/L	7.2	127	5.5	96
BGA（Sitting）					
pH		7.40		7.38	
$PaCO_2$	Torr	39.3		42.0	
PaO_2	Torr	77.4		82.7	
$A-aDO_2$	Torr	22.5		10.1	
BGA（Supine）					
pH		7.38		7.40	
$PaCO_2$	Torr	41.7		42.9	
PaO_2	Torr	58.4		73.2	
$A-aDO_2$	Torr	38.5		18.4	

175 kg にまで減少したときに精密な呼吸機能検査が行われていた．肺気量は全体的に減少がみられ，特に ERV の減少が予測値の 42% と著しく，このために FRC が 62% にまで減少している．努力呼出曲線では 1 秒量，V50，V25 ともに減少が著しく，肥満により呼出筋を有効に使えないことと，（心不全による）気道の浮腫などが関与している可能性があると思われた．肺拡散能力については異常がなかった．110 kg まで減量したときには，肺気量分画および努力性呼出曲線ともほぼ正常化していた．

■**PSG 所見**（表Ⅳ-9）：体重が 166 kg のときに実施した PSG では AI は 5.1，AHI は 8.2 とわずかであり，REM 睡眠は少ないものの深睡眠が 33.2% 得られており，覚醒指数も 3.1 と低値であった．しかし，SpO_2 が 90% 未満に低下している時間は全睡眠時間の 73% と高値であり，高度の低酸素血症が終夜にわたり持続していた．これらは一般的な SAS の PSG 所見とは全く異なるものであった．

■**酸素飽和度のモニターと減量および酸素吸入の効果**（表Ⅳ-10，図Ⅳ-18）：体重 220 kg（BMI 74.4）のとき，SpO_2 が 90% 未満の時間（%T90）は全体の 99% を占め，体重 163 kg（BMI 55.1）の時点では 64% に減少した．この時点で睡眠時に 2 L/分の酸素吸入を実施したところ，2% にまで改善したため，以後睡眠時には 2 L/分の酸素吸入が指示された．体重 127 kg（BMI 42.9）まで減量し

表Ⅳ-9　166 kg 時の PSG 成績

	単位	初診時
体重	kg	166
BMI	kg/m²	56.1
全就床時間（TIB）	分	308
睡眠期間（SPT）	分	295
全睡眠時間（TST）	分	258
睡眠効率	%TIB	87.5
中途覚醒	%SPT	12.5
REM	%TST	3.1
non-REM 1 期	%TST	32.9
non-REM 2 期	%TST	18.3
non-REM 3 期	%TST	29.5
non-REM 4 期	%TST	3.7
覚醒指数	回数/TST 1 時間	3.1
無呼吸指数	回数/TST 1 時間	5.1
閉塞型無呼吸	回数/TST 1 時間	5.0
中枢型無呼吸	回数/TST 1 時間	0
混合型無呼吸	回数/TST 1 時間	0.1
無呼吸低呼吸指数	回数/TST 1 時間	8.2
3%ODI	回数/TST 1 時間	5.0
%T90	%TIB	73
最低 SpO_2 値	%	40

表Ⅳ-10　終夜 SpO_2 モニター

	単位	2月20日	6月2日	6月4日	6月7日	9月12日
体重	kg	220	163	163	163	127
BMI	kg/m²	74.4	55.2	55.2	55.2	42.9
酸素吸入	L/分	—	—	1	2	—
Min SpO_2	%	36	60	69	82	76
Mean SpO_2	%	72	89	93	96	96
%T90	%	99	64	10	2	3

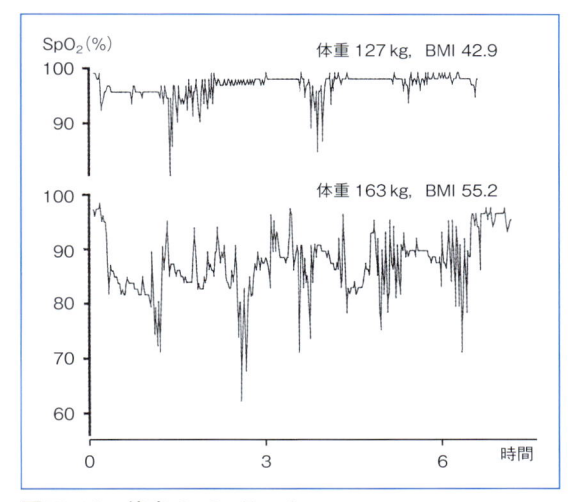

図Ⅳ-18　終夜SpO₂モニター
BMIが55.1(体重163 kg)と42.9(体重127 kg)のときの終夜SpO₂モニターの結果を示した。BMIが55.1のとき，SpO₂は終夜にわたり持続的に低値を示し，1～数分ごとに周期的に上下する無呼吸・低呼吸のパターンとは異なる。BMIが42.9になるとSpO₂の基準レベルは95％以上に上昇し，REM睡眠と思われる時期にレベルの低下がみられるが，やはり周期の短い変化はなかった。

たところ，室内気呼吸で％T90は3％にまで改善した。

■**セファログラム**：本症例のセファログラムとその計測値を典型的な重症OSASと対比して示した(図Ⅳ-19, 20)。OSASには顎顔面形態や上気道軟部組織に様々な異常がみられ，これがSDBの原因となる。図Ⅳ-19に対照として示したOSASもセファログラム上，舌下半分の面積が標準値の4SD以上も増加していた。これに反して本症例ではセファログラム上の異常が全くみられなかった。

解説

■**肥満が呼吸機能に及ぼす影響**

肥満者は胸腹壁に著明な脂肪沈着をきたし，胸郭のコンプライアンスが低下したり，横隔膜が上方に持ち上げられることにより，ERV，FRCが減少する。そして，FRCがクロージング・キャパシティ(呼出を続けたときに末梢気道の閉塞が起こり始める肺気量)を下回ると安静呼吸時にも末梢気道の閉塞が発生し，換気血流比の不均等分布により動脈血酸素分圧が低下する。臥位への体位変化により，FRCの減少はさらに高度となり，低酸素血症も増悪する。この症例のような終夜の著しい低酸素血症は，昼間の血液ガス分析を合めた検査でも把握することが難しく，夜間のSpO₂モニターや，さらに進めてPSG検査が重要と思われる。

■**肥満からOSASあるいは肥満低換気症候群(OHS)，さらにPickwick症候群へ**

肥満者にはOSASの有病率が高く，そのうちの一部がOHSを発症する。しかし，中には本症例のように無呼吸さえ発症しない高度肥満者も存在する。合併症をもたないBMI 40以上の高度の肥満者(89名)を対象にすると，1/4は単純肥満，1/2はOSAS，1/4はOHSであったという[1]。肥満からOSAS，さらにOHS，Pickwick症候群へと導く因子は何であろうか。以下に述べる。

❶**単純性肥満**

一般に高度肥満の睡眠時の呼吸異常は無呼吸あるいは低換気を伴うものと考えられているが，この症例のように無呼吸や低換気がなくても著しい低酸素血症をきたす症例がある。低酸素血症の原因は換気-血流比の不均等分布が主体であるため，この症例のように酸素吸入が有効である。

❷**OSAS**

肥満者をOSASに導く要因としては，その患者がもともともつ上気道や顎顔面の形態異常が重要と思われる。本症例のセファログラムには全く異常所見がみられなかった。本症例のように上気道や顎顔面の形態に異常がなければ，高度に肥満してもOSASは発症しないのである。

❸**OHS**

OHSの発症要因として，以下のようなものが指摘されている。①SDBがより高度であること，②肥満がより高度であること，③閉塞性換気障害の合併，④高度の飲酒，⑤換気応答の低下，

第Ⅳ部
症例から学ぶ SAS

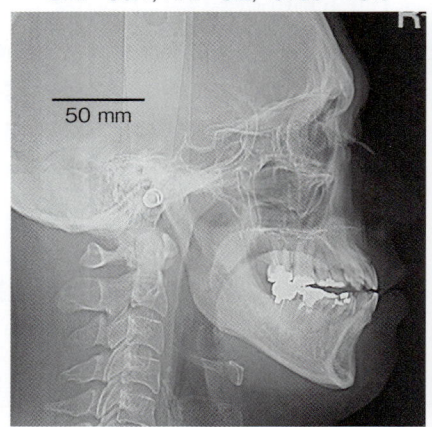

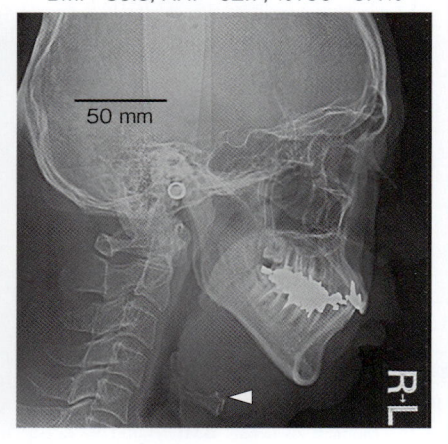

図Ⅳ-19　本症例(左)と典型的な OSAS(右)のセファログラム
一見して両者の違いがわかる。典型的な OSAS では舌骨(矢頭)の位置が低く，舌が縦長になって舌後面の気道径が著しく狭い。また，軟口蓋が長くて厚い。

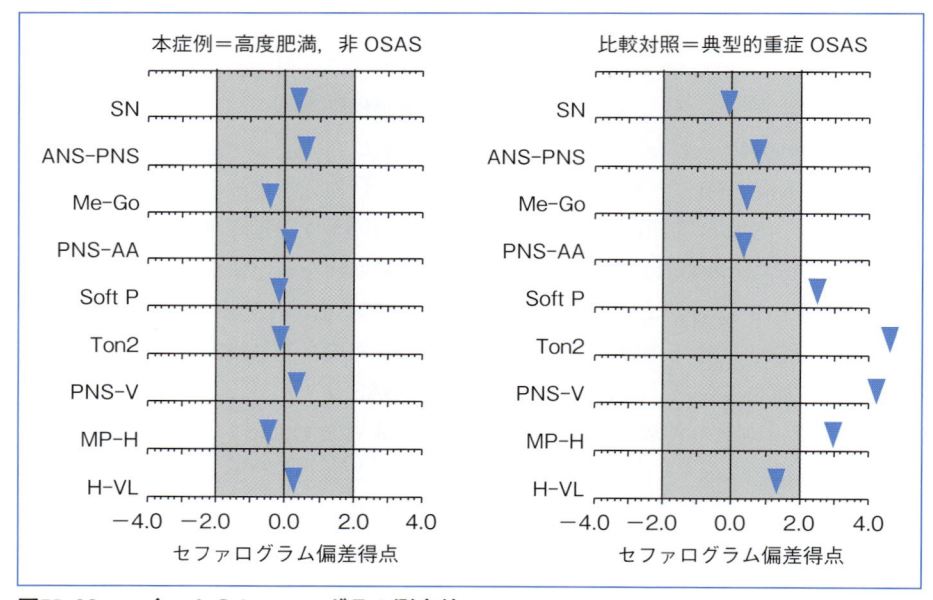

図Ⅳ-20　いくつかのセファログラム測定値
SN：頭蓋底前後径，ANS-PNS：上顎底前後径，Me-Go：下顎底前後径，PNS-AA：上顎底後端と第2頸椎前面の距離，Sof P：軟口蓋面積，Ton2：舌下半部の面積，PNS-V：上顎底後端と喉頭蓋谷の距離，MP-H：下顎底と舌骨の距離，H-VL：舌骨と頸椎前面の距離
左は症例(図Ⅳ-19の左)，右は比較のために提示した典型的な OSAS 症例(図Ⅳ-19の右)のセファログラム偏差得点値を図示した。セファログラム偏差得点＝(実測値－健康人平均値)/健康人標準偏差。

OHSでは低酸素換気応答，高炭酸ガス換気応答ともに抑制されているが[2]，気管切開やCPAPなどの治療により正常化することから，低酸素血症や高炭酸ガス血症，呼吸筋疲労などが関与して二次的に発生したものと考えられている[2]。

❹Pickwick症候群

OHSに右心不全が顕在化した症例に相当するが，重症度や罹病期間の違いであり，両者に本質的な差異はないと思われる。

〈榊原博樹〉

■文献

1) Resta O, Foschino-Barbaro MP, Bonfitto P, et al: Prevalence and mechanisms of diurnal hypercapnia in a sample of morbidly obese subjects with obstructive sleep apnoea. Respir Med 94: 240-246, 2000
2) Lopata M, Onal E: Mass loading, sleep apnea, and the pathogenesis of obesity hypoventilation. Am Rev Respir Dis 126: 640-645, 1982

第Ⅳ部 症例から学ぶSAS

8 慢性心不全に合併するチェーン・ストークス呼吸（中枢型睡眠時無呼吸）
CPAPが無効でASVが著効した症例

症例

■**患者**：43歳，男性。身長160 cm，体重80.4 kg，BMI 31.4。

■**主訴**：安静時呼吸困難。

■**既往歴**：40歳時に陳旧性心筋梗塞。

■**現病歴**：41歳頃から主に夜間の呼吸困難が出現して徐々に増悪し，座って寝ている状態が続き，眠気や呼吸困難が仕事に差し支えるようになった。いびきや中途覚醒，夜間頻尿もあり，OSASを心配してSDBの診療を主とするAクリニックを受診してPSG検査を受け，OSASと診断されてCPAP治療が開始された。CPAPは毎日使用していたが，日中の眠気や呼吸困難は改善せず，Bクリニックを受診したところ，うっ血性心不全を疑われ，大学病院の循環器科に紹介となった。来院時は安静時呼吸困難が持続しており，心エコー上，左心不全を認めたため精査加療目的で入院となった。

■**身体所見**：意識清明，体温36.6℃，血圧150/98 mmHg，脈拍94回/分。眼球結膜：黄染（−），眼瞼結膜：貧血（−），心音：清，両側下肺野に水泡音を聴取，腹部所見：平坦かつ軟，腸蠕動音正常，下肢に浮腫を認めず。

■**血液検査**：総蛋白/アルブミン：6.6/3.5 g/dL，GOT/GPT：23/15 U/mL，T-Bil：1.1 mg/dL，BUN/Crea：17.6/1.11 mg/dL，Na/K/Cl：142/3.8/109 mEq/L，CPK：312 IU/L（基準値57〜197 IU/L），CPK-MB：6.1％（基準値1〜4％），心筋トロポニンⅠ：0.47 ng/mL（基準値0.50 ng/mL未満），BNP：679 pg/mL（基準値18.4 pg/mL未満）。

■**UCG所見**：LVDd/Ds：62/48 mm，IVS/PW：14/11 mm，Ao/LA：32/56 mm，EDV/ESV：177/125 mL，EF：29％，肉眼的EF：20〜25％，LVH（＋），LV拡大著明。

左室壁の運動は全体的に高度に低下し，ドップラー上，左室流入波形は拘束パターンを呈しており，高度の拡張障害も並存していた。明らかな右心負荷は認めない。

■**入院後の経過**：入院時の検査所見から高度の心不全が認められ，ニトログリセリンおよびα型ヒト心房性ナトリウム利尿ペプチドの投与を開始したところ利尿は良好となり，呼吸困難感も改善した。しかし，心電図モニター上，完全房室ブロックが認められたため，一時的ペースメーカーを右内頸静脈から挿入した。その後，冠動脈造影検査および心筋生検を施行した結果，冠動脈の狭窄は認めず，肥大型心筋症の診断を得た。ホルター心電図では，CPAP治療をしておればペーシングの必要はなく，ペースメーカー植込みは本人が拒否したこともあり，施行されなかった。その後，カルベジロールを少量から開始し，5 mg/dayまで増量した。これらの治療により呼吸困難は改善したが，夜間の無呼吸と低酸素血症が残存するため，呼吸器内科に診療が依頼された。

■**PSG**

①診断時のPSG（Aクリニック）

睡眠効率は47.8％，中途覚醒は51.6％，覚醒指数は63.4にも達し，著しい睡眠障害がみられた。無呼吸指数（AI）は63.4であり，半分以上は

慢性心不全に合併するチェーン・ストークス呼吸(中枢型睡眠時無呼吸)

表Ⅳ-11 PSG 成績

項目	単位	診断時	CPAP 治療	ASV 治療
年齢	yr	43	43	43
体重	kg	90.4	88.4	80.0
BMI	kg/m^2	35.0	34.2	30.1
全就床時間(TIB)	分	484	508	497
睡眠期間(SPT)	分	456	460	491
全睡眠時間(TST)	分	231	221	428
睡眠効率	%TIB	47.8	43.4	86.1
中途覚醒	%SPT	51.6	52.0	36.0
REM	%TST	2.0	18.1	30.5
non-REM 1 期	%TST	46.4	64.2	35.7
non-REM 2 期	%TST	0.0	17.7	32.8
non-REM 3 期	%TST	0.0	0.0	1.0
non-REM 4 期	%TST	0.0	0.0	0.0
覚醒指数	回数/1 時間	63.4	17.4	6.2
睡眠潜時	分	26.0	39.0	0.0
REM 潜時	分	279.0	197	18.0
PLM 指数	回数/TST 1 時間	0.0	0.0	0.0
無呼吸指数	回数/TST 1 時間	63.4	49.0	0.1
閉塞型無呼吸	回数/TST 1 時間	15.2	12.2	0.1
中枢型無呼吸	回数/TST 1 時間	32.7	29.9	0.0
混合型無呼吸	回数/TST 1 時間	15.5	6.8	0.0
無呼吸低呼吸指数	回数/TST 1 時間	65.3	58.5	3.9
3%ODI	回数/TST 1 時間	97.4	69.4	3.4
%T90	%TIB	28.7	15.9	0.0
最低 SpO$_2$ 値	%	74.0	77.0	93

チェーン・ストークス呼吸を伴う中枢型無呼吸(CSR-CSA)であった。%T90 は 28.7%，最低 SpO$_2$ 値が 74.0% であり，睡眠中の低酸素血症が高度であった(表Ⅳ-11)。

②CPAP タイトレーション(A クリニック)

CPAP 圧の変化に関わらず CSR-CSA は終夜にわたり存続し(図Ⅳ-21, 22)，結局 AI は 49.8 でやはり中枢型が 60%を占めた。持続の短い覚醒-浅睡眠が反復して中途覚醒は 52.0%に達し，睡眠効率も 43.4%と不良であった。しかし，覚醒指数は 17.4 と減少して%T90 も改善していることから，CPAP にもある程度の効果はあるものと判断され，CPAP 治療を継続することになった(表Ⅳ-11)。

③ASV 治療導入時

心不全が最大限にコントロールされたこの時期でも，CPAP だけでは夜間の低酸素血症が防止できず，ASV(adaptive servoventilation)の導入を試みた。やはり，入眠すると直ちに CSR-CSA が顕著になったため，ASV 機器を作動させた(図Ⅳ-23)。一定の換気が得られるように，一呼吸ごとに自動的にわずかに吸気圧を上昇させることで無呼吸は簡単に消失した。その後も終夜にわたり一呼吸ごとに吸気圧を調整することにより，周期的な無呼吸-過換気のサイクルが消失して，換気量および SpO$_2$ は安定した(図Ⅳ-21, 23)。

解説

この症例は夜間の呼吸困難と中途覚醒，EDS から OSAS の疑いで PSG 検査を受けた。その結果，CSR-CSA が主体であったが，明らかな OSA も認められ，いびきや肥満があったことから，病態の本質は OSAS であるとの診断の下に CPAP が導入された。当時，心不全の徴候には気

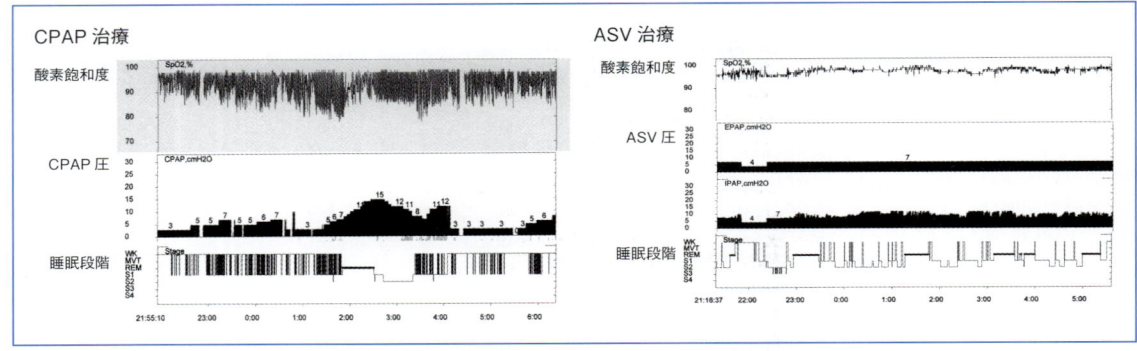

図Ⅳ-21　auto CPAP による陽圧呼吸療法と adaptive servo-ventilation（ASV）による治療
左図の CPAP では短い周期で覚醒と浅い睡眠が反復し，2時から3時半にみられた REM 睡眠期，non-REM 1 期睡眠を含めて，終夜にわたり CSR-CSA による低酸素血症がみられた．右図の ASV 治療では治療開始とともに CSR-CSA は消失し，睡眠も安定した．1 呼吸毎に細かく吸気圧の調整が行われていることがわかる．酸素飽和度の基準値は入眠前の覚醒時と比べても上昇していた．

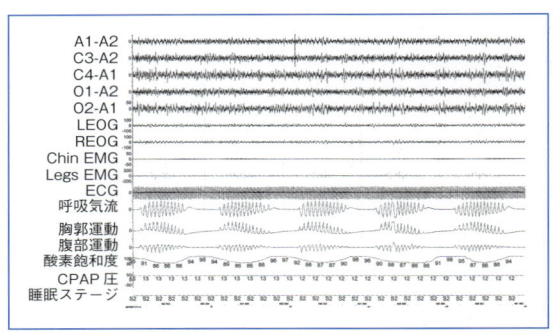

図Ⅳ-22　auto CPAP による CPAP 治療時の PSG
CPAP 圧は 13～12 cmH₂O にまで上昇しているが，CSR-CSA は続いており，終夜にわたり治療効果は得られなかった．

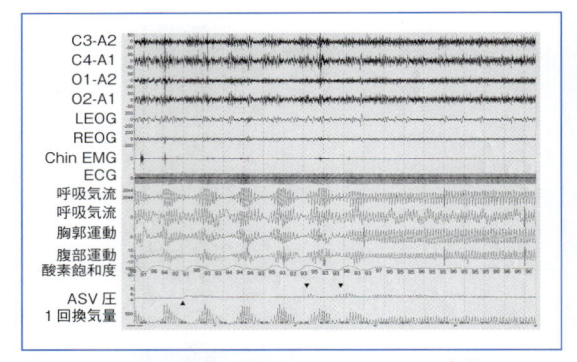

図Ⅳ-23　ASV 治療の開始による PSG の変化
入眠すると直ちに CSR-CSA が顕著になり，この時期に ASV 機器を作動させた（▲）．呼気圧は 6 cmH₂O に上昇し，開始 4 分後のわずかな吸気圧の上昇（▼）により無呼吸は簡単に消失し，周期的な無呼吸-過換気のサイクルが消失して換気量および SpO₂ は安定した．

づかれていなかったが，心不全の可能性に関して検討すべきであった．OSAS の診療を中心とするスリープクリニックでは，CSAS を経験することはまれであるが，このような症例を見逃さないように注意すべきである．

　心不全に合併する CSR-CSA の 40～60% は CPAP で改善し，AHI が 15 以下になれば心機能だけでなく生命予後も改善する．ただし，CPAP 無効例に CPAP を続けさせるとかえって 1～2 年後の予後が悪くなることが示されており，早期に CPAP の効果を評価しなければならない．CPAP 無効例には在宅酸素療法か ASV 治療を行うことになる．本症例のように，ASV 治療は心不全に合併した CSR-CSA に対してきわめて有効性が高いが，残念ながら今のところわが国では保険適用がない．

〔榊原博樹〕

9 複合性睡眠時無呼吸症候群(complex SAS)
中枢型無呼吸の出現機序の考察

症例

■**患者**：56歳，男性。身長173 cm，体重82 kg，BMI 27.4。

■**主訴**：習慣性いびき，睡眠中の無呼吸指摘，早朝覚醒。

■**既往歴**：小学2年生のとき，アデノイド，口蓋扁桃切除。

■**現病歴**：10年ほど前から主訴の症状があり，最近昼間眠気が高度になってきた。早朝4～5時頃に目が覚めてしまい，熟睡感が得られない。起床時には口腔内が乾燥しており，咽頭刺激感がとれない。ESS：9点。

■**身体所見**：口峡の幅：クラス2，軟口蓋/舌肥大：クラス4，扁桃肥大：0度。
甲状腺腫大：なし，血圧：130/90 mmHg。
HbA_{1c}：5.8％，血漿脳性ナトリウム利尿ペプチド(BNP)：14.4 pg/ml。

■**セファログラム**：MP-H 20 mm，PAS 10 mmであった。

■**診断時PSGまとめ**（表IV-12，図IV-24）：ほぼ終夜にわたり閉塞型無呼吸と一部に混合型無呼吸がみられる。1時半から2時にかけて覚醒と浅い睡眠の間のステージシフトが頻回に発生し，この時期に一致して少数の中枢型無呼吸がみられる。AIは61.3（閉塞型45.4，中枢型4.0，混合型12.0）でAHIは65.6，％T90は29.7％，最低SpO_2値は72.0％，覚醒指数は42.8であり，重症OSASと診断するべき所見であった。

■**CPAPタイトレーション**（表IV-12，図IV-25，

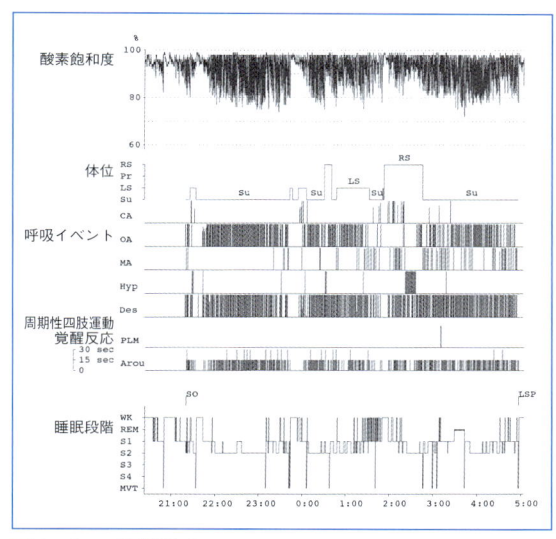

図IV-24 診断時のPSG
ほぼ終夜にわたり閉塞型無呼吸と一部に混合型無呼吸がみられる。1時半から2時にかけて覚醒が頻回に発生し，この時期に一致して少数の中枢型無呼吸がみられる。低酸素血症と覚醒反応が著明で重症のOSASと診断できる。

26）：auto CPAPでタイトレーションを行った。CPAP圧が10 cmH_2Oを超えるころからOSA，低呼吸とも消失した。CPAP圧が13 cmH_2Oを超えると覚醒と睡眠が頻回に反復するようになり，このステージシフトが著明な時期に一致してCSAが頻回に出現するようになった。最終的にAIは19.6，AHIは27.1となり，かなりの無呼吸と低呼吸が残存した。しかも，閉塞型無呼吸はほとんど消失したにもかかわらず，中枢型無呼吸が著しく増加し，AI（中枢型無呼吸のAI）が16.4にも達した。いわゆる複合性睡眠時無呼吸症候群（complex SAS）といわれる状態が出現した。図IV-26はCSAが反復している時期のPSG記録で

287

第Ⅳ部 症例から学ぶ SAS

表Ⅳ-12 PSG 成績

項目	単位	診断時	CPAP タイトレーション	固定圧 CPAP
年齢	yr	55	55	56
体重	kg	82	82	78
BMI	kg/m²	27.4	27.4	26.1
全就床時間(TIB)	分	520	500	518
睡眠期間(SPT)	分	457	463	489
全睡眠時間(TST)	分	403	298	423
睡眠効率	%TIB	77.4	59.6	81.6
中途覚醒	%SPT	11.9	35.6	13.5
REM	%TST	3.5	11.2	12.1
non-REM 1 期	%TST	48.5	31.2	7.7
non-REM 2 期	%TST	46.5	38.8	75.5
non-REM 3 期	%TST	0.0	14.8	2.4
non-REM 4 期	%TST	0.0	4.0	0.0
覚醒指数	回数/1 時間	42.8	5.7	5.3
睡眠潜時	分	32	23	29
REM 潜時	分	369	308	112
無呼吸指数	回数/TST 1 時間	61.3	19.6	0.2
閉塞型無呼吸	回数/TST 1 時間	39.8	0.5	0.0
中枢型無呼吸	回数/TST 1 時間	3.5	10.5	0.2
混合型無呼吸	回数/TST 1 時間	10.6	1.6	0.0
無呼吸低呼吸指数	回数/TST 1 時間	65.6	24.4	1.7
3%ODI	回数/TST 1 時間	41.2	7.1	1.2
%T90	%TIB	29.7	0.7	0.0
最低 SpO₂ 値	%	72	85	92

CPAP タイトレーション：auto CPAP 使用

あるが，呼吸はリズムや深さが不規則であり，CSA の持続時間も不規則であった．中枢型を主体に SDB が残存したが，低酸素血症や覚醒反応は改善していたので CPAP 圧を 10 cmH₂O として，在宅で CPAP を続けることにした．初診時の症状は間もなく消失し，熟睡感も得られるようになったので，さらに CPAP を継続した．

■**CPAP 固定圧(10 cmH₂O)下での PSG**(表Ⅳ-12，図Ⅳ-27)：17 カ月後に在宅と同じ条件の固定圧 CPAP 下で PSG を行い効果を確認した．この頃には，早朝覚醒や睡眠中の窒息感，昼間眠気は消失していた．CSA も含めて呼吸障害は完全に消失していた．

解説

本症例には心不全の徴候はなく，心不全に関連して発症した CSA ではない．典型的な complex SAS であったと考えられる．complex SAS の概念，診断基準などに関しては前述した(Ⅱ.9 の 93 頁参照)．本症例の睡眠経過図(図Ⅳ-25)や PSG 波形(図Ⅳ-26)から推定されるように，CPAP に不慣れなことによる頻回の覚醒反応(ステージシフト)が呼吸の不安定性(CO_2 感受性とセットレベルの変動)をもたらし，それが CSA の原因となっている可能性がある．17 カ月後の CPAP 実施下での PSG では，CSA を含む SDB の完全な消失が確認できたが，おそらく SDB はもっと早期に改善されていたものと思われる．少なくともこの症例の CSA は，CPAP タイトレーションによっ

IV.9

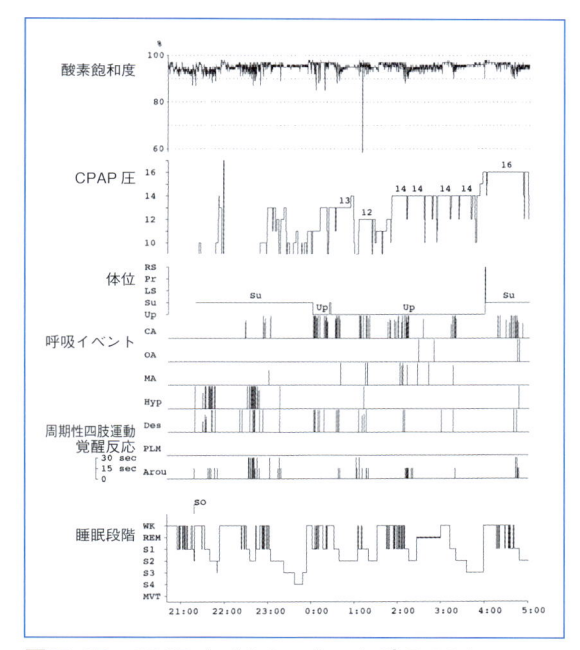

複合性睡眠時無呼吸症候群(complex SAS)

図IV-25　CPAP タイトレーション時の PSG
当初から OSA は消失し，CPAP 圧が 10 cmH$_2$O を超えるころから低呼吸も消失した．CPAP 圧が 13 cmH$_2$O を超えると覚醒と睡眠が頻回に反復するようになり，この時期に一致して CSA が頻回に出現するようになった．

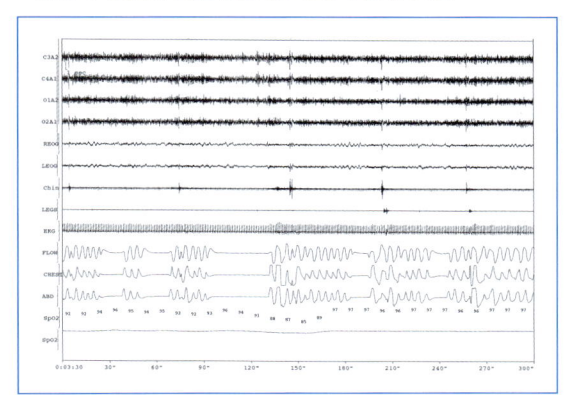

図IV-26　CPAP タイトレーション時の PSG
浅い睡眠と覚醒が頻回に反復している時期の PSG 所見である．呼吸は深さや振幅が不安定・不規則で中枢型無呼吸が反復している．この前後には閉塞型無呼吸は全く認められない．

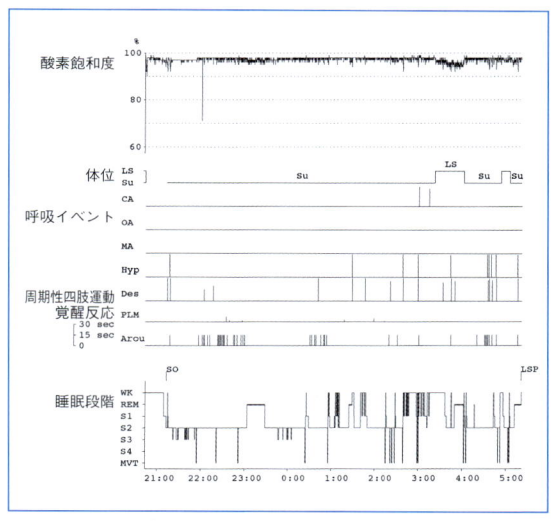

図IV-27　固定圧 CPAP 実施時の PSG（図IV-25 の 17 カ月後）
在宅と同じ条件（CPAP 圧：10 cmH$_2$O）で CPAP を実施中の PSG 所見である．OSA，CSA とも完全に消失している．中途覚醒がみられるが，タイトレーション時のような頻回の睡眠時相の変化はみられない．

て誘発された一過性の現象であり，CPAP に順応する過程で消失したものと考えられる．したがって，臨床的な意義は少ないと考えられるが，すべての complex SAS がこの症例と同じような機序で発生するとは限らないので注意深く臨床経過を観察する必要がある．

（榊原博樹）

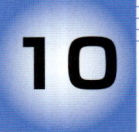

10 SASとCOPDの合併（overlap syndrome）

症例

■**患者**：64歳，男性。身長156 cm，体重73 kg，BMI 30。

■**主訴**：習慣性いびき，睡眠中の呼吸停止，昼間眠気，労作時呼吸困難。

■**既往歴**：高血圧症，狭心症。

喫煙歴：30～40本/日，20歳から63歳まで。

■**現病歴**：数年来，労作時に呼吸困難を自覚するようになった。上気道炎後には一過性に喘鳴を伴うことがある。40代から習慣性いびき，睡眠中の呼吸停止を指摘されており，1年前から昼間眠

表Ⅳ-13　呼吸機能検査成績

項目	単位	測定値	%標準値
VC	L	2.4	75.2
FVC	L	2	62.7
FEV1	L	1.11	49.2
FEV1/FVC	%	46.3	
V50	L/sec	0.57	
V25	L/sec	0.18	
TLC	L	6.18	122.0
RV	L	3.78	259.0
FRC	L	4.08	154.7
ERV	L	0.30	22.3
BGA（Sitting）			
pH		7.38	
$PaCO_2$	Torr	43	
PaO_2	Torr	72	

表Ⅳ-14　PSG成績

	単位	診断時	CPAP治療（導入2カ月後）
全就床時間(TIB)	分	482	518
睡眠期間(SPT)	分	458	371
全睡眠時間(TST)	分	374	325
睡眠効率	%TIB	77.5	62.6
中途覚醒	%SPT	18.4	10.5
REM	%TST	16.3	20.2
non-REM 1期	%TST	31.6	8.8
non-REM 2期	%TST	51.9	65.0
non-REM 3期	%TST	0.0	4.9
non-REM 4期	%TST	0.0	0.0
覚醒指数	回数/TST 1時間	50	10.5
睡眠潜時	分	24	22.5
REM潜時	分	86	99
無呼吸指数	回数/TST 1時間	62.1	5.1
閉塞型無呼吸	回数/TST 1時間	39.6	4.0
中枢型無呼吸	回数/TST 1時間	0.3	0.0
混合型無呼吸	回数/TST 1時間	10.9	0.5
無呼吸低呼吸指数	回数/TST 1時間	63.4	8.7
3%ODI	回数/TST 1時間	38.3	2.9
%T90	%TIB	18.2	0.0
最低SpO_2値	%	62.0	88.0

IV.10
SASとCOPDの合併（overlap syndrome）

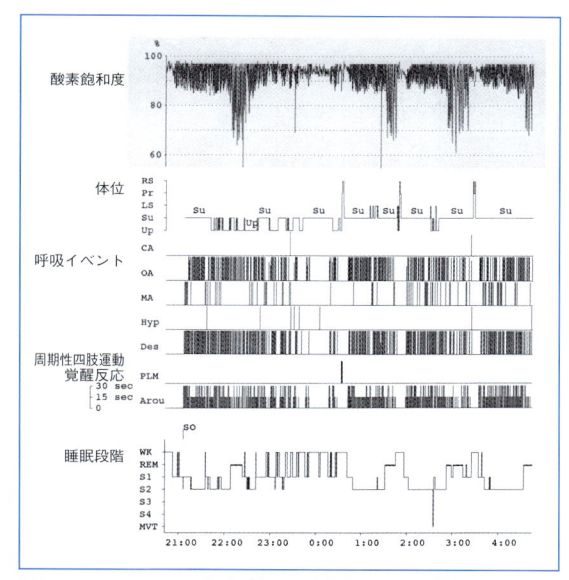

図IV-28 COPDを合併した重症OSAS（体重73 kg，BMI 30：PSG）
REM睡眠時に著しい低酸素血症が発生している。

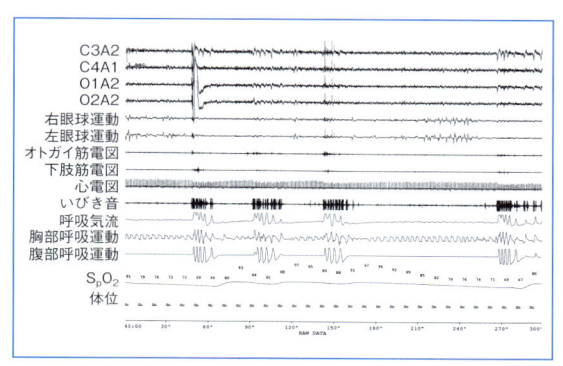

図IV-29 PSG（REM睡眠，5分間の記録）
REM睡眠時には著しく長時間の無呼吸が発生し，低酸素血症は高度となる。

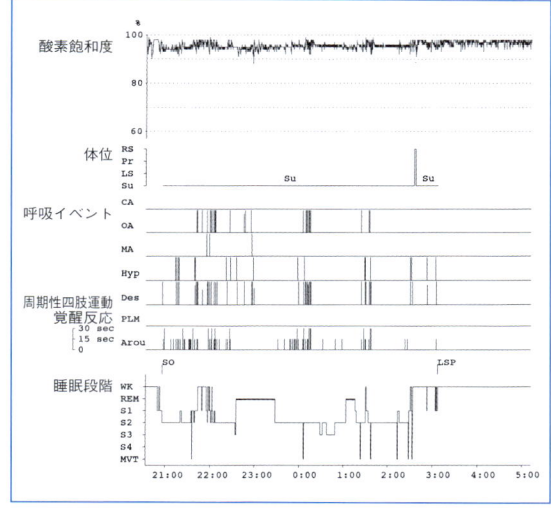

図IV-30 COPDを合併した重症OSAS（体重73 kg，BMI 30）：CPAPの有効性
CPAP 12 cmH$_2$Oで睡眠時の低酸素血症は消失した。

気が強くなっている。夜間に3～4回の中途覚醒と排尿があり，長く寝床にいても起床時の爽快感がない。ESS：13点。OSASの疑いでPSGを行うことになった。

■**身体所見**：甲状腺腫大：なし。血圧：156/94 mmHg。

■**呼吸機能検査**（表IV-13）：FVC：2.00 L，FEV1：1.11 L，%FEV1：49.2％，FEV1％：46.3％と中等度の閉塞性障害がみられた。フローボリューム曲線は典型的な肺気腫パターンであった。

■**診断時のPSG**（表IV-14，図IV-28）：AHIは63.4でほとんどが閉塞型無呼吸であった。図IV-29はREM睡眠時のPSG記録であるが，90秒を超える閉塞型無呼吸とSpO$_2$が70％を切るような，高度の低酸素血症がみられる。%T90は18.2％にも達し，高度の低酸素血症に曝されている。COPDを合併した重症のOSASと診断した。

■**診断後の経過**（表IV-14，図IV-30）：監視下にauto CPAPを用いてタイトレーションを行い，12 cmH$_2$OでCPAPを導入した。5カ月後のPSGではAIは5.1，AHIは8.7，ArIは10.5，%T90は0％と改善した。

解説

■**SASとCOPDの合併**

米国の白人男性におけるCOPDの頻度は喫煙者で14.2％，前喫煙者で6.9％，非喫煙者で3.3％であり，女性もほぼ同様の頻度とされている[1]。一方，PSGを用いた数百～数千人規模の疫学調査によると，30～60歳の成人がSDBをもつ頻度

はAHI≧5で診断すると，男性の24％，女性の9％となる[2]。診断基準を厳しくしてAHI≧15とするとその頻度は男性9％と女性4％となる。このように30歳以上の成人のSDBの有病率は著しく高いため，両者が合併することは少なくないと思われる。実際にAHIが20以上のSAS 265名の中にFEV1/VCが60％以下のCOPDは30名（11％）認められたという[3]。また，重症のOSASは同年齢の一般人口と比べて高血圧症が1.8倍，虚血性心疾患が2.5倍，脳血管障害が3.5倍多いが，COPDの頻度に関しては差がない（OSAS群20.2％，対照群25.9％）と報告されている[4]。一方，重症COPDの20％にはSDBが合併していると報告されており[5]，一般人口の有病率と変わりがない。両者が合併すると各々単独のときよりも睡眠時の低酸素血症は増悪し，高炭酸ガス血症をきたしやすく，肺高血圧症や右心不全を発症するリスクが増える。両者の合併例はoverlap syndromeと呼ばれることがある[6]（Ⅱ.18の123頁参照）。

■COPDに対するPSG検査の必要性

睡眠中の低酸素血症の程度は覚醒時の動脈血ガス分析値や換気反応から推定可能といわれる[7]。いずれの推定値も実測値との間にかなりのばらつきがあるが，その臨床的な意義に関しては今のところ明らかでない。また，夜間の平均酸素飽和度や酸素飽和度最低値は生命予後の予測因子となり得るが，肺活量や覚醒時の酸素飽和度といったより簡単に得られる指標を用いた予測を上回るものではない。さらに，夜間低酸素血症と昼間の肺高血圧とは相関のないことが明らかにされ，あえて夜間の酸素飽和度モニターをルーチンに行う必要はないという意見もある。しかし，次のような場合はPSGあるいはスクリーニングとして酸素飽和度モニターだけでも行うべきである。すなわち，①昼間の眠気や大いびきなどSASの疑われる症状をもつ場合，②昼間の動脈血酸素分圧が60 mmHg以上あるのに肺高血圧や右心不全，多血症のある場合，③酸素吸入により起床時の頭痛を訴える場合，である。

■酸素療法を実施する時の注意点

一般にSDBの合併のないCOPDに対しては，夜間睡眠中に適当な酸素吸入を行うことは有効である。しかし，両者を合併する症例に対して夜間睡眠中の酸素吸入を導入すると無呼吸が延長して危険な状態を招くことがある。SDBを合併するCOPDに対しては，まずCPAPなどを用いてSDBを的確に治療する必要がある。それだけで血液ガス所見が著明に改善する一群がある。CPAPだけで酸素化が不十分ならば酸素投与を併用するかbilevel PAPのような非侵襲的陽圧換気療法（NPPV）を考慮する。

（榊原博樹）

■文献

1) National Insutitutes of Health : Global initiative for chronic obstructive lung disease. Publication number 2701, Ntional Heart, Lung, and Blood Institute, 2001
2) Young T, Palta M, Dempsey J, et al : The occurrence of sleep-disordered breathing among middle-aged adults. N Engl J Med 328 : 1230-1235, 1993
3) Chaouat A, Weitzenblum E, Krieger J, et al : Association of chronic obstructive pulmonary disease and sleep apnea syndrome. Am J Respir Crit Care Med 151 : 82-86, 1995
4) Partinen M, Guilleminault C : Daytime sleepiness and vascular morbidity at seven-year follow-up in obstructive sleep apnea patients. Chest 97 : 27-32, 1990
5) Lin CC, Huang WC : Sleep quality and nocturnal hypoxemia in patients with chronic obstructive pulmonary disease. J Formos Med Assoc 91（Suppl 3）: S232-238, 1992
6) Flenley DC : Sleep in chronic obstructive lung disease. Clin Chest Med 6 : 651-661, 1985
7) Douglas NJ : Chronic obstructive pulmonary disease. in Kryger MH, Roth T, Dement WC（eds）: Principles and practice of sleep medicine, 3rd ed, pp965-975, WB Saunders, Philadelphia, 2000

11 甲状腺機能低下症

症例

■**患者**：54歳，男性。身長164 cm，体重74.6 kg，BMI 27.8。
■**主訴**：昼間眠気，習慣性いびき。
■**既往歴**：高血圧。
■**現病歴**：10年ほど前から高血圧症の治療を受けている。1～2年前から昼間眠気と倦怠感を自覚するようになり，動作が緩慢になってきた。睡眠中のいびきと無呼吸も指摘されるようになり，OSASを疑われて紹介された。ESSは11点であった。
■**身体所見**：口峡の幅：クラス2，軟口蓋/舌肥大：クラス4，扁桃肥大：1度。甲状腺腫大：びまん性・弾性軟。血圧：132/94 mmHg。両側下腿に圧痕の残らない浮腫がみられた。
■**甲状腺検査**：FT4：0.41 ng/mL（基準値0.82～1.67 ng/mL），FT3：1.2 pg/mL（基準値2.2～4.1 pg/mL），TSH：162.6 μU/mL（基準値0.35～3.73 μU/mL），抗サイログロブリン抗体：3,430倍（基準値100倍未満），抗甲状腺ペルオキシダーゼ抗

表Ⅳ-15　PSG成績

	単位	治療前	CPAPタイトレーション	治療15カ月後
全就床時間（TIB）	分	503	485	482
睡眠期間（SPT）	分	490	457	465
全睡眠時間（TST）	分	367	405	216
睡眠効率	%TIB	73	88.6	44.8
中途覚醒	%SPT	25.2	11.4	53.5
REM	%TST	20.4	19.8	13.0
non-REM 1期	%TST	61.2	53.8	45.6
non-REM 2期	%TST	17.0	26.5	41.4
non-REM 3期	%TST	1.4	0.0	0.0
non-REM 4期	%TST	0.0	0.0	0.0
覚醒指数	回数/1時間	25.3	10.0	23.4
睡眠潜時	分	5	15	10
REM潜時	分	118	67	260
無呼吸指数	回数/TST 1時間	25.2	3.3	1.1
閉塞型無呼吸	回数/TST 1時間	14.6	1.5	1.1
中枢型無呼吸	回数/TST 1時間	2.9	1.5	0.0
混合型無呼吸	回数/TST 1時間	7.7	0.3	0.0
無呼吸低呼吸指数	回数/TST 1時間	43.0	6.8	13.1
無呼吸最大持続時間	秒	72.5	58.0	19.0
低呼吸最大持続時間	秒	129.0	52.5	49.5
3%ODI	回数/TST 1時間	42.6	2.4	9.1
%T90	%TIB	1.7	0.0	0.0
最低SpO$_2$値	%	77.0	88.0	90.0

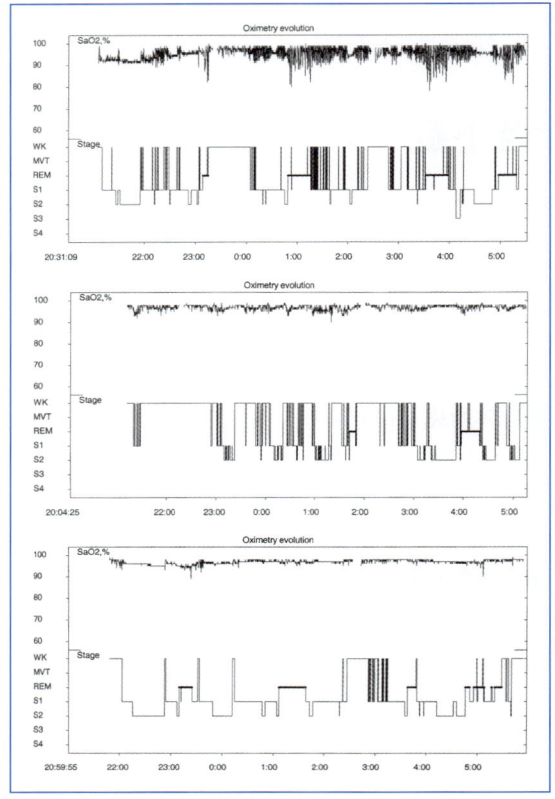

図Ⅳ-31　甲状腺機能低下症のPSG
上段は診断時のPSG，中段は同じ時期のauto CPAPによるタイトレーション，下段は甲状腺ホルモンによる治療開始15カ月後のPSG。

体：2,600倍（基準値100倍未満）。

■**セファログラム**：MP-H（下顎底と舌骨の距離）：17 mm（基準値14.0±6.4 mm），PAS（舌根部の気道前後径）：10 mm（基準値15.7±5.2 mm）。

■**PSGおよびその後の経過**：甲状腺腫大を認めたため，甲状腺ホルモン検査などを行ったところ，上記の結果が得られた。慢性甲状腺炎による甲状腺機能低下症と診断された。PSGの結果は**表Ⅳ-15，図Ⅳ-31**上段に示したとおりで，慢性甲状腺炎による甲状腺機能低下症を合併した重症OSASと診断された。直ちに甲状腺ホルモン剤の投与を開始するとともにCPAPを導入した（**図Ⅳ-31**中段）。

昼間眠気やいびき，全身倦怠感などの自覚症状は速やかに軽快した。ホルモンレベルは徐々に正常化し，15カ月後にはFT4：2.6 ng/mL，FT3：0.97 pg/mL，TSH：15.28 μU/mLであった。この時期にPSGを再検したところ，**表Ⅳ-15，図Ⅳ-31**下段に示すように，AHI 13.1 にまで改善していた。CPAPを中断しても自覚症状の増悪はみられなかったため，CPAPは終了とした。

解説：甲状腺機能低下とOSAS

昼間眠気，倦怠感，いびきは甲状腺機能低下症にも認められる症状だが，最近はそのような症例の第一の病名としては，OSASが挙げられるようである。本症例も甲状腺機能低下症よりも，むしろOSASを疑われて紹介されてきた。

一般に甲状腺機能低下症の25〜100%にSASが合併していると推定されている[3-6]。甲状腺機能低下症は以下のようないくつかの機序によりSASを合併しやすいと考えられている。すなわち，①ムコポリサッカロイドの沈着や蛋白の血管外漏出により，咽頭や舌が肥大して上気道狭窄をきたす，②浮腫やムチンの沈着による咽頭筋肉の収縮・弛緩機能の障害，③低酸素および高炭酸ガス換気応答の低下，などである。一方，OSAS患者に発見される甲状腺機能低下症は1〜3%程度と推定されており，それほど高くはない[5,7,8]。

なお，SASと内分泌異常についての詳細はⅡ．19（127〜132頁）を参照されたい。

■**教訓**

Grunsteinらは，甲状腺ホルモンの投与によりSDBが改善してCPAPを中止できるのが50%（24例中12例）であったと報告している[12]。しばしば持続の著しく長い無呼吸がみられるが，酸素消費量が少ないために何とかもちこたえられる（**図Ⅳ-32**）。しかし，甲状腺ホルモンによる治療を開始すると酸素消費量の増加から睡眠時の低酸素血症がかえって増悪し，心室性不整脈や狭心症を誘発する可能性が指摘されている[4]。したがって，甲状腺ホルモンの投与により無呼吸・低呼吸の軽快

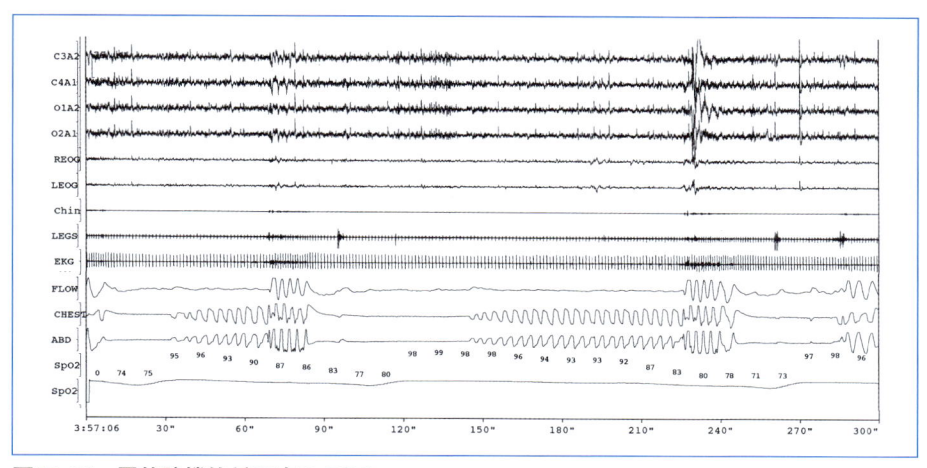

図Ⅳ-32 甲状腺機能低下症のPSG
図の中央に2分以上続く混合型無呼吸がみられる。甲状腺機能低下症では酸素消費量の減少から酸素飽和度の低下は緩やかで，結果的にこのようなきわめて長時間の無呼吸のみられることがある。無呼吸の改善を待たずにホルモン補充療法を急ぐと，酸素消費量の増加からかえって低酸素血症が高度になることがある。

する症例があるとはいえ，ホルモン治療の開始時にはCPAPを併用し，ホルモンレベルが正常化した6〜12カ月後にCPAP継続の要否を検討することが望ましい。

(榊原博樹)

■文献

1) Millman RP, Bevilacqua J, Peterson DD, et al: Central sleep apnea in hypothyroidism. Am Rev Respir Dis 127: 504-507, 1983
2) Van Dyck P, Chadband R, Chaudhary B, et al: Sleep apnea, sleep disorder, and hypothyroidism. Am J Med Sci. 298: 119-122, 1989
3) Rajagopal KR, Abbrecht PH, Derderian SS, et al: Obstructive sleep apnea in hypothyroidism. Ann Int Med 101: 491-494, 1984
4) Grunstein RR, Sullivan CE: Sleep apnea and hypothyroidism: mechanisms and management. Am J Med 85: 775-779, 1988
5) Lin CC, Tsan KW, Chen PJ: The relationship between sleep apnea syndrome and hypothyroidism. Chest 102: 1663-1667, 1992
6) Rosenow F, McCarthy V, Caruso AC: Sleep apnoea in endocrine diseases. J Sleep Research 7: 3-11, 1998
7) Winkelmann JW, Goldman H, Piscatelli N, et al: Are thyroid function tests necessary in patients with suspected sleep apnea? Sleep 19: 790-793, 1996
8) Meslier N, Giraud P, Person C, et al: Prevalence of hypothyroidism in sleep apnoea syndrome. Eur J Med 1: 437-438, 1992
9) Orr WC, Males JL, Imes NK: Myxedema and obstructive sleep apnea. Am J Med 70: 1061-1066, 1981
10) Petrof BJ, Kelly AM, Rubinstein NA, et al: Effect of hypothyroidism on myosin heavy chain expression in rat pharyngeal dilator muscles. J Appl Physiol 73: 179-187, 1992
11) Wilson WR, Bedell GN: The pulmonary abnormalities in myxedema. J Clin Invest 39: 42-55, 1960
12) Grunstein RR: Obstructive sleep apnea syndrome and hypothyroidism. Chest 105: 1296-1297, 1994

第Ⅳ部
症例から学ぶ SAS

12 ナルコレプシー

■**患者**：33歳，男性。身長181 cm，体重74.0 kg，BMI 22.6。
■**主訴**：日中の眠気。
■**既往歴**：なし。
■**病歴**：中学の頃から日中の眠気が強かったが，学生時代はあまり気に留めなかった。最近になって運転や仕事に支障が出るほどの眠気を感じるようになった。いびきを指摘されたこともあり，SASを心配して近医に受診した。簡易モニターでは明らかなSDBを認めなかったが，昼間過眠の鑑別のために紹介されてきた。ESS：21点。人を笑わせようとすると力が抜けるような感じを何度か経験している。入眠時幻覚や睡眠麻痺は自覚していなかった。ナルコレプシーの疑いでPSGと翌日に反復睡眠潜時検査（multiple sleep latency test：MSLT）が実施された。

■**PSG所見**（表Ⅳ-16，図Ⅳ-33）：AHIは0.6，3%ODIは0，最低酸素飽和度は90%であり，やはりSDBは認めなかった。全睡眠時間460分，睡眠効率89.1%，REM 26.4%，non-REM 1期

表Ⅳ-16　PSG成績

項目	単位	診断時
年齢	yr	28
体重	kg	74
BMI	kg/m²	22.6
全就床時間（TIB）	分	516
睡眠期間（SPT）	分	496
全睡眠時間（TST）	分	460
睡眠効率	%TIB	89.1
中途覚醒	%SPT	17.3
REM	%TST	27.7
non-REM 1期	%TST	12.9
non-REM 2期	%TST	50.0
non-REM 3期	%TST	9.4
non-REM 4期	%TST	0.0
覚醒指数	回数/1時間	5.6
睡眠潜時	分	1.0
REM潜時	分	1.5
PLM指数	回数/TST 1時間	0.0
無呼吸指数	回数/TST 1時間	0.0
閉塞型無呼吸	回数/TST 1時間	0.0
中枢型無呼吸	回数/TST 1時間	0.0
混合型無呼吸	回数/TST 1時間	0.0
無呼吸低呼吸指数	回数/TST 1時間	0.6
3%ODI	回数/TST 1時間	0.6
%T90	%TIB	0.0
最低SpO₂値	%	90

12.9％，non-REM 2 期 50.0％，non-REM 3＋4 期 9.4％であり，やや REM 期の割合が多かった。覚醒指数 5.6 と異常なく，PLM（周期性脚運動）はなかった。睡眠潜時は 1.0 分と極端に短く，REM 潜時は 1.5 分と入眠直後に REM 睡眠が認められた（sleep onset REM period：SOREMP）。

■MSLT（表Ⅳ-17）：4 回の入眠潜時はそれぞれ 2 分，1 分 30 秒，30 秒，1 分であり，平均 1 分 15 秒と著しく短縮していた。4 回とも SOREMP が出現しており，平均 REM 潜時は 2 分 37 秒であった。

解説：ナルコレプシー

この症例は中学時代から EDS があり，情動脱力発作（カタプレキシー）と思われるエピソードも自覚している。PSG では OSAS や PLMD など，他に日中過眠（EDS）の原因となるような疾患は認めず，全睡眠時間は十分で睡眠潜時の短縮と SOREMP を認めた。MSLT では睡眠潜時が著しく短縮しており，4 回とも SOREMP が出現した。情動脱力発作を伴うナルコレプシーと診断できる。

日中の過度の眠気を訴え，情動脱力発作を伴う場合にはナルコレプシーと診断できるが，いずれも患者の申告による症状であるため極力 PSG と MSLT で診断を確定する。情動脱力発作を伴わないナルコレプシーの診断においては PSG と MSLT は必須である。睡眠麻痺と入眠時幻覚は必ずしもすべての患者に出現するわけではなく，健康人においても 20％ が体験するとされる。PSG では睡眠潜時の短縮や SOREMP を認めることが多いが，PSG での SOREMP に関してはナルコレプシーでも認められない患者がいる一方で，健常者や他の睡眠障害においてもみられるなど特異性は低い。MSLT に関しては，健常人では 15～20 分程度の睡眠潜時がナルコレプシー患者では 10 分以下，多くは 5 分以下に短縮している（ICSD-2 の診断基準は 8 分以下）。また，MSLT で SOREMP が 2 回以上認められることは診断的意義が高く ICSD-2 では必須としているが，睡眠不足でもみられることがあり，検査前の睡眠状況などに十分注意する必要がある。

髄液中のオレキシン（ヒポクレチン）の低下は情動脱力発作を伴うナルコレプシーで高い疾患特異性が報告されており，ICSD-2 では MSLT と同等に診断基準に採用されている。ただし，わが国

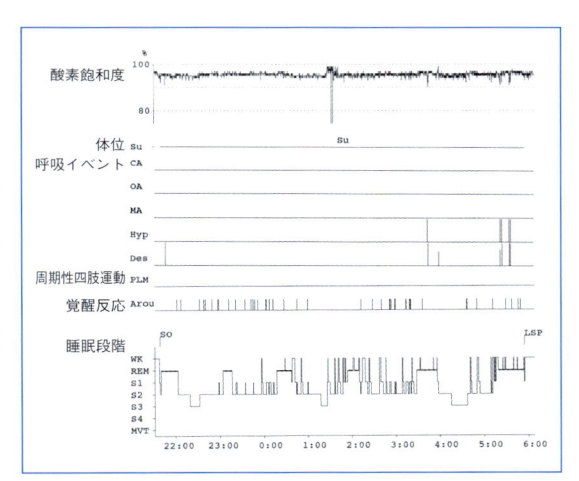

図Ⅳ-33 診断時の PSG
SDB は全くみられない。PLM もみられなかった。覚醒反応は 1 時間に 5.6 回で異常なかった。睡眠潜時が 1 分と短く，入眠時にいきなり REM 睡眠が出現していた。

表Ⅳ-17 反復睡眠潜時検査（MSLT）結果

	NAP1	NAP2	NAP3	NAP4	平均
開始時刻	8:30	10:30	12:30	14:30	
入床時間	10′00″	6′00″	8′00″	4′00″	
睡眠潜時	2′00″	1′30″	0′30″	1′00″	1′15″
REM 潜時	4′30″	2′00″	3′00″	1′00″	2′37″

NAP：睡眠潜時検査

では保険適用外であり，検査の実施が困難である。また，HLA（ヒト組織適合抗原）との関連性が知られており，日本人で情動脱力発作を伴う場合は DR2/DRB1*1501 と DQB1*0602 がほとんどの例で陽性であるが，健常者でも 12～38％が陽性となり，結局ナルコレプシーの有病率を考えると DR2 陽性例の約 200 人に 1 人のみがナルコレプシーということになり，特異性がきわめて低くて診断的意義は小さい。

■教訓

　ナルコレプシーは PLMD や OSAS といった過眠症の原因となる他の疾患を合併することも少なくないため，ナルコレプシーを疑った場合は過眠症の鑑別のために PSG と MSLT は必須の検査である。わが国では 2008 年から MSLT が保険適用の検査となり，前夜の PSG と含めて 5,000 点が算定できる。

〈榊原博樹・藤田志保〉

13 周期性四肢運動障害
periodic limb movement disorder：PLMD

症例

■**患者**：50歳，男性。身長163 cm，体重73 kg，BMI 27.5。
■**主訴**：日中の眠気，倦怠感。
■**既往歴**：なし。
■**病歴**：5～6年前から日中眠気が強くてデスク作業中に居眠りをしてしまうことがあり，仕事に支障がでるようになった。寝付きは困難でないが，眠りが浅い感じがし，一晩に2～3回は目が覚めて排尿に起きる。起床時には熟睡感がなく，日中に全身倦怠感がある。睡眠時間は6時間程度で交代勤務はない。カタプレキシー様症状や入眠時幻覚，睡眠麻痺症状はない。下肢の異常感覚もない。いびきは飲酒時に指摘される程度。ESS：10点。精神科を受診し，過眠症状の原因疾患精査，OSASやナルコレプシーの鑑別のためにPSG検査となった。
■**PSG解説**：non-REM 2期の5分間の記録を図IV-34に示した。呼吸は安定しており，無呼吸，低呼吸，低酸素血症も認めない。20～50秒間隔で周期的な1～2秒の前脛骨筋筋活動(leg movement：LM)がみられ，その直後に覚醒反応がみられる。このように5～90秒間隔で4回以上LMが出現するとき，睡眠時周期性脚運動(periodic limb movement in sleep：PLMS)と呼ぶ。
■**睡眠経過図**(図IV-35)，**PSGまとめ**(表IV-18)：睡眠潜時は12分と短く，入眠障害はなかった。持続の長い6回の中途覚醒がみられ，non-REM 3期およびREM期を除いたnon-REM 2期に著明なPLMと覚醒反応がみられる。PLM指数は30.6，そのうち覚醒反応を伴うPLMは25.1，睡眠効率(%TIB)は74.1%であった。

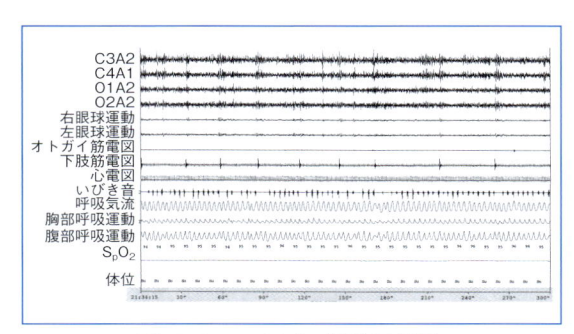

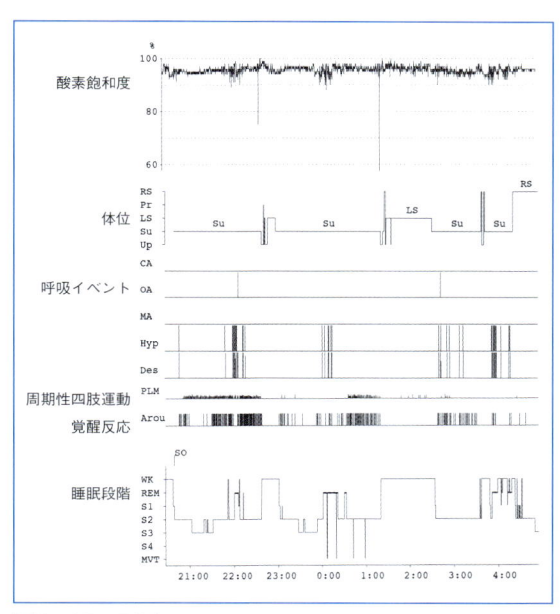

図IV-34 PSG（5分間の記録）

図IV-35 PSG
持続1時間以上を含む6回の中途覚醒がみられ，non-REM 3期およびREM期を除いたnon-REM 2期に著明なPLMと覚醒反応がみられる。

表Ⅳ-18 PSG成績

項目	単位		項目	単位	
全就床時間(TIB)	分	508	LM指数	回数/TST 1時間	122.4
睡眠期間(SPT)	分	496	PLM指数	回数/TST 1時間	30.6
全睡眠時間(TST)	分	368	PLM覚醒指数	回数/TST 1時間	25.1
睡眠効率	%TIB	74.1			
中途覚醒	%SPT	25.9	無呼吸指数	回数/TST 1時間	0.3
REM	%TST	11.5	閉塞型無呼吸	回数/TST 1時間	0.2
non-REM 1期	%TST	3.0	中枢型無呼吸	回数/TST 1時間	0.0
non-REM 2期	%TST	70.6	混合型無呼吸	回数/TST 1時間	0.0
non-REM 3+4期	%TST	14.4	無呼吸低呼吸指数	回数/TST 1時間	4.2
覚醒指数	回数/1時間	28.8	3%ODI	回数/TST 1時間	2.8
睡眠潜時	分	12	%T90	%TIB	0.1
REM潜時	分	81	最低SpO$_2$値	%	88.0

LM指数：TST1時間当たりのLM(limb movement)の回数，PLM指数：TST1時間当たりのPLM(periodic limb movement)の回数，PLM覚醒指数：覚醒反応を伴うPLMのTST1時間当たりの回数

解説：PLMS

　PLMSはスリープセンターを受診する不眠患者の原因の10～12%を占めるが，過眠を訴える患者には2～3%に認められるに過ぎない[1]。むずむず脚症候群(RLS)のほとんど(90%近く)はPLMSを伴うが，PLMSのごく一部がRLSをもつに過ぎない。通常，患者自身は不随意運動に気づいていないが，ベッドパートナーはこれに気づいており，心配していることが多い。PLM覚醒反応が増えると睡眠の質に影響し，熟睡感の欠如や昼間の眠気などの症状を伴うとき，周期性四肢運動障害(periodic limb movement disorder：PLMD)と診断される。PLMDの診断基準はⅢ.10(207頁)に示した。通常PLM覚醒指数が1時間に25回以上のとき(PLM-arousal index≧25)，睡眠障害に由来する症状を伴うことが多い。本症例は上記の診断基準に合致しており，PLMDと診断した。

　50歳以下でPLMSが頻回に出現することは少ないが(5%程度)，加齢により増加し，高齢者ではPLM指数5以上の有病率は50%近くなるという[2,3]。OSASやREM睡眠行動異常症，ナルコレプシーに合併することも多いが，OSASの無呼吸終了時にみられるPLMSはカウントしないことになっている。

（榊原博樹・藤田志保）

■文献
1) Berry RB: Sleep Medicine Pearls. Hanley & Belfus, INC, Philadelphia, 1999
2) Bixler EO, Kales A, Vela-Bueno A, et al: Nocturnal myoclonus and noucurnal myoclonic activity in a normal population. Res Commun Chem Pathol Pharmacol 36: 129-140, 1982
3) Ancoli-Israel S, Kripke DF, Klauber MR, et al: Periodic limb movements in sleep in community-dwelling elderly. Sleep 14: 496-500, 1991

14 睡眠時無呼吸が診断の契機となった先天性ミオパチー（ネマリンミオパチー）

症例

■**患者**：35歳，男性。身長172 cm，体重75.0 kg，BMI 25.4。

■**主訴**：睡眠時の無呼吸指摘，夜間中途覚醒，起床時の頭痛。

■**既往歴**：1歳時，口蓋裂手術。29歳時に拡張型心筋症と診断され，アミオダロン，ジゴキシン，メトプロロール，カンデサルタン，フロセミド，塩化カリウムを内服中。

■**家族歴**：特記すべき事項なし。

■**生活歴**：アルコールは付き合い程度。喫煙なし。タクシー運転手として通常に勤務していた。アレルギー歴：特記すべき事項なし。

■**現病歴**：34歳ごろから夜間の中途覚醒と起床時の頭痛を自覚するようになった。家族から睡眠時の呼吸停止を指摘されてるが，いびきはひどくなかった。主治医の循環器内科医によりSASが疑われ，簡易モニター検査が行われた。RDIは29.3で無呼吸はすべて混合型，最低SpO_2値は20％，平均SpO_2値は77％，覚醒指数は42.4であった。拡張型心筋症によるCSASと低酸素血症が疑われ，精査加療目的で紹介受診となった。

■**身体所見**：意識清明。体温35.2℃。血圧121/85 mmHg。心音：純，整。下肢に浮腫なし。入院時には神経学的な異常には気付かれなかった。小顎（＋），口峡の幅：Ⅱ，軟口蓋：Ⅱ，扁桃肥大（－）。ESS：12点。

■**血液生化学検査**：異常所見なし。CPK：20 IU/L，BNP：86.1 pg/mL。

■**胸部X線写真**：心陰影（心胸郭比56％）の拡大と側彎を認めた。

■**呼吸機能検査**：
・肺活量　1.73 L（42.4％予測値）
・1秒量　1.44 L（38.3％予測値）
・1秒率　83.2％
・全肺気量　2.54 L（43.3％予測値）
・残気量　0.81 L（56.6％予測値）
・残気率　31.9％
・機能的残気量　1.41 L（47.1％予測値）
・予備呼気量　0.60 L（35.6％予測値）
・肺拡散能　15.98 ml/mmHg/sec（58.2％予測値）

■**動脈血ガス分析（室内気呼吸）**：pH：7.31，$PaCO_2$：76.9 Torr，PaO_2：51.9 Torr，HCO_3^-：37.4 mEq/L。

■**入院後の経過とPSG検査結果**：初回のPSG（図Ⅳ-36，表Ⅳ-19）では，AIは37.1でほとんどは混合型，一部にチェーン・ストークス呼吸がみられた。AHIは99.3，％T90は77.6％，最低SpO_2値は69％，覚醒指数は79.5と高度のSDB，高度の低酸素血症，および高度の睡眠障害が存在した。チェーン・ストークス呼吸がみられたため，翌日にASVのタイトレーションと導入を行った。AHIは14.6と改善したが，％T90は76.9％，最低SpO_2値は68％と低酸素血症に関しては全く改善していなかった（図Ⅳ-37，表Ⅳ-19）。

この時点で上記の呼吸機能検査と動脈血ガス分析の結果が明らかとなり，高度の拘束性換気障害とその結果としての肺胞低換気と低酸素血症（Ⅱ型呼吸不全）の存在が確認された。肺胞気動脈血

第Ⅳ部
症例から学ぶ SAS

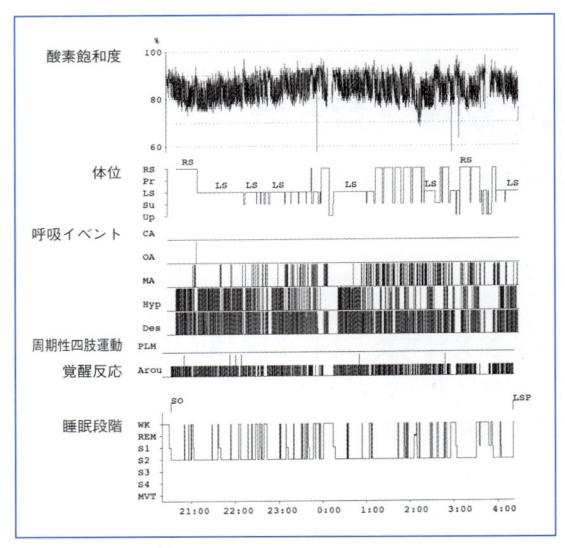

図Ⅳ-36 診断時のPSG
終夜にわたり混合型無呼吸と低呼吸がみられ，覚醒反応や中途覚醒も頻回である．ほとんどがnon-REM 2期の睡眠であり，REM睡眠はほとんど出現していない．低酸素血症が著明で呼吸をしても酸素飽和度が90％にまで回復していない．

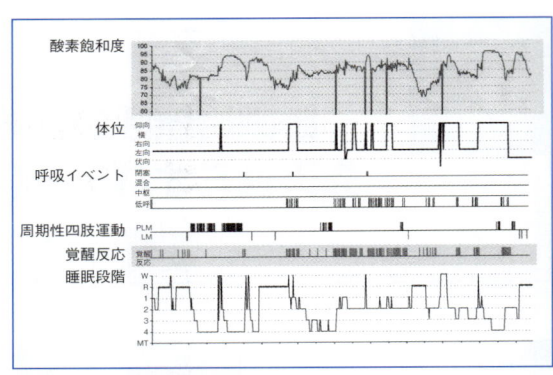

図Ⅳ-37 ASV導入時のPSG
無呼吸はほとんど消失して軽度の低呼吸が残存する程度にまで改善し，覚醒反応も減少して中途覚醒も少なくなった．深睡眠がみられるようになり，長時間続くREM睡眠も出現している．しかし，持続的な低酸素血症が残存しており，特にREM期に高度であった．
中枢：中枢型無呼吸，閉塞：閉塞型無呼吸，混合：混合型無呼吸，低呼：低呼吸，PLM：周期性四肢運動，W：覚醒，R：REM睡眠，1, 2, 3, 4：non-REM1期，2期，3期，4期，MT：体動

表Ⅳ-19 PSG成績

項目	単位	診断時	ASV導入時	NPPV導入時
年齢	yr	35	35	35
体重	kg	75	75	75
BMI	kg/m^2	25.4	25.4	25.4
全就床時間(TIB)	分	482	314	475
睡眠期間(SPT)	分	468	314	425
全睡眠時間(TST)	分	380	301	400
睡眠効率	%TIB	78.8	96	84.2
中途覚醒	%SPT	18.8	4	5.9
REM	%TST	0.9	22.4	10.7
non-REM 1期	%TST	5.3	7.2	5
non-REM 2期	%TST	93.8	37.4	66.3
non-REM 3期	%TST	0	12	9.8
non-REM 4期	%TST	0	21.1	8.2
覚醒指数	回数/1時間	79.5	23.1	27.7
睡眠潜時	分	12.5	0	50
REM潜時	分	333	5	131
PLM指数	回数/TST 1時間	0	22	84.6
無呼吸指数	回数/TST 1時間	37.1	1.2	0
閉塞型無呼吸	回数/TST 1時間	0.1	1.2	0
中枢型無呼吸	回数/TST 1時間	0	0	0
混合型無呼吸	回数/TST 1時間	36.9	0	0
無呼吸低呼吸指数	回数/TST 1時間	99.3	14.6	4.7
3％ODI	回数/TST 1時間	53.8	11.2	6
%T90	%TIB	77.6	76.9	4.8
最低SpO$_2$値	%	69	68	79

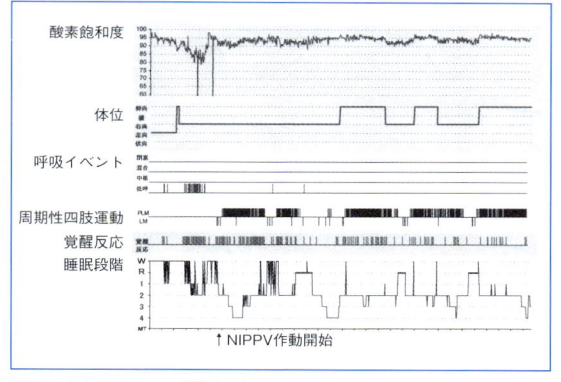

図Ⅳ-38　NPPV導入時のPSG
NPPV作動後から無呼吸・低呼吸はほぼ完全に消失し，酸素飽和度も90％未満にまで落ち込むことはなかった。深睡眠と周期的なREM睡眠も出現した。NPPV作動直後から周期性四肢運動が著明となり覚醒反応も多かったが，後半では周期性四肢運動は残存したものの覚醒反応は減少した。

酸素分圧較差は2.0 Torrであり，低酸素血症は純粋な肺胞低換気によるものと推定された。原因としては何らかの神経筋疾患が疑われ，睡眠時の換気の改善には非侵襲的陽圧換気療法（NPPV）が必要と判断された。

NPPV装着下（5〜12 cmH₂O，呼吸回数15回/min）でのPSGでは，AHIは4.7，SpO₂＜90％時間は4.8％，SpO₂最低値は79％と，著明な改善がみられた（図Ⅳ-38，表Ⅳ-19）。

神経筋疾患の可能性を考慮しながら，改めて問診を取り直すと「子供の頃から転びやすかった」，「生後六カ月まで首がすわらなかった」などのエピソードが聴取され，尖足歩行や登攀性起立もみられたため，NPPVを続けながら神経内科で精査することになった。

確定診断のための筋生検では，筋線維は大小不同を呈して形態的に円形，小径化しており，Gomori染色において少数の筋細胞内に赤紫色に染まるrod状構造物（nemaline body）を認め，ネマリンミオパチーと診断された。

NPPVにより，起床時の動脈血ガス分析はpH：7.35，PaCO₂：70.6 Torr，PaO₂：71.1 Torr，HCO₃⁻：37.8 mEq/Lと低酸素の改善が得られ，自覚症状も改善したため在宅でNPPVを継続することになった。

解説：ネマリンミオパチー

ネマリンミオパチーは先天性ミオパチーの一病型である。先天性ミオパチーは，一般に非進行性または緩徐進行性の経過をとるミオパチーの総称であり，筋生検の特殊染色所見によって診断される。ネマリンミオパチーは筋線維内に糸くず状の構造物（ネマリン小体）を認めるのが特徴である。その頻度は10万出生につき2人程度と推定されている。筋力低下のパターンなどの臨床的な特徴と発症年齢から，乳児重症型，良性先天型，成人型の3つのタイプに分類されている。本症例は35歳になるまで診断されなかったが，小児期から筋力低下を疑わせる症状があり，良性先天型であると考えられる。本症例と同じように拡張型心筋症を合併したネマリンミオパチーが1990年までに8症例報告されており，そのうちの5症例には心筋細胞内にネマリン小体が認められている[1]。本症例の心筋にはネマリン小体が認められなかった。

神経筋疾患の中には，呼吸筋障害による睡眠中の呼吸障害や呼吸不全が四肢の筋障害に先行することがある。PSG上は本症例のように持続する低酸素血症がみられ，特にREM睡眠で顕著となる。

（榊原博樹・三重野ゆうき）

■文献
1) Ishibashi-Ueda H, Imakita M, Yutani C, et al：Congenital nemaline myopathy with dilated cardiomyopathy：an autopsy study. Hum Pathol 21：77-82, 1990

索 引

和文索引

あ
アカシジア　7
アクチグラフィー　204, 212
アクロメガリー　129
アスペルガー障害　3
アセタゾラミド　219
アディポカイン（アディポサイトカイン）　44, 66
アディポネクチン　44, 66
アデノイド　111, 112, 120
　── 顔貌　120
　── 切除術　114
　── ・扁桃手術　117
アデノシンデアミナーゼ　44
アドヒアランス　90, 93
　──, CPAP 治療の
　　54, 64, 93, 97, 106, 200, 239, 241, 252, 253
　──, 口腔内装置(OA)の　236, 237
　── 不良者, CPAP 治療の　57
アドレナリン β_2 受容体　44, 47
アドレナリン β_3 受容体　44, 47
アプガー・スコア　121
アプノモニター　26
アペール症候群　246
アポリポ蛋白 E　46
アメリカの SAS 診療の実態　141
アルツハイマー型老人性認知症　97
アルツハイマー病　46
アルドステロン　127, 128
アルファ波　185
アレルギー性鼻炎　223
アンジオテンシン I 変換酵素　46
アンドロゲン　128
愛知県の PSG 検査実施調査　143

い
イギリスの SAS 診療の実態　140
インスリノーマ　52
インスリン　128

インスリン抵抗性
　　63, 72-74, 76, 78
　── 症候群　72
　── と SAS　72
インスリン様成長因子 1　44, 129
いびき　9, 15, 103, 149, 180, 184, 185
　──, 習慣性　31
医療経済と SAS　109
医療費　109
居眠り事件, 山陽新幹線運転士の
　　42, 103
居眠り事故率, AHI 重症度および ESS 重症度と　104
胃液逆流　133
胃潰瘍　135
胃食道逆流症　9, 133
　── , 睡眠関連　3
異常嚥下, 睡眠関連　3
遺伝　31
　── しうる OSAS の危険因子　43
　── の関与, SAS に対する　43
遺伝子多型　46, 47
遺伝性肥満　52
一次性過眠症　8
印象採得　242
咽頭所見　160
咽頭軟部組織　31
飲酒運転　104

う
うっ血性心不全　78
うつ症状と SAS　96
うつ病　9, 98, 149, 155, 180, 193, 214
右心不全　58
運動療法　219

え
エピネフリン　66, 128
エプワース眠気尺度
　　→ Epworth sleeping scale を見よ

エリスロポエチン　75, 80, 124
エンドセリン-1　46, 47, 75, 80, 87
英国の SAS 診療の実態　140
栄養指導　278
疫学, 小児の SAS の　111
疫学調査　138
炎症性サイトカイン　66, 76
炎症反応, 全身性　80
塩基性線維芽細胞成長因子　46

お
オーストラリアの SAS 診療の実態
　　141
オーストラロイド　77
オトガイ筋
　── 筋電図　184, 185
　── 前方牽引固定術　253
オトガイ舌筋　35, 36, 38
オトガイ舌骨筋　35
オレキシン　46, 209
黄体形成ホルモン　127, 128
音響咽頭計測法　171

か
カスタムメイドタイプ, 口腔内装置(OA)の　236
カタプレキシー　297, 299
カテコールアミン　74, 76, 78, 80, 86
カナダの SAS 診療の実態　141
下顎異常　167
下顎後退　158
下顎骨部分切離　253
下顎前方保持固定型 OA　239
下肢筋電図　185
下肢こむらがえり　7
下半身肥満　50
下鼻甲介切除術　252
下部食道括約筋　133
加齢　30
過眠　32, 180, 183, 184, 202
　──, 日中　206

305

索引

―― 症状　97
過眠症　3, 8, 32, 147
　――, 一次性　8
　――, 特発性　154
　――, 特発性中枢神経性　32
　――, 二次性　8
　―― 鑑別　203
　―― の原因疾患　32
　―― の診断ガイドライン　8
解剖学的異常, SAS の発症機序　38
概日リズム　11
概日リズム睡眠障害　3, 10, 11, 202, 203, 212
　―― の診断ガイドライン　11
覚醒指数　270
覚醒反応　189
　―― 回数　195
　―― 指数　195
　―― の判定基準　189
覚醒リズム　11
学習能力　97
顎関節症　241
顎顔面咽頭所見　160
顎顔面形態　31, 44, 94
　―― 異常　241
顎変形症　235
活力　100
合併症
　――, OSAS の　256
　――, UPPP の　249
肝性脳症　215
冠動脈虚血, 睡眠関連性　3
冠動脈疾患　53, 54, 256
換気応答　35
間欠的低酸素　65
間脳腫瘍　52
関節リウマチ　7
簡易モニター
　5, 6, 15, 26, 107, 141, 144, 149, 150, 163, 175, 183, 184, 218, 222, 231, 236
　――, タイプ 2　175, 178
　――, タイプ 3　175, 178, 180
　――, タイプ 4　175, 178, 180
　―― 機器一覧　176, 177
　―― による診療手順　180
　―― の結果に基づく臨床判断　182
　―― の限界　180
　―― の検査件数　144
　―― の適応, SAS 疑い患者（初診時）の　149

―― の適応基準　180
―― の役割　175
―― の有用性　178
眼球運動　184
顔面骨の形態　166
顔面前後径短縮　167

き

気管切開　251, 256
気管挿管　251
気道確保　251
気道閉塞　251
気分障害　3, 193, 214
季節性感情障害　214
既製タイプ, 口腔内装置（OA）の　236
記憶能力　97
機能性胃腸障害　136
機能性消化管障害　133, 135
　―― と睡眠障害　135
機能的異常, SAS の発症機序　39
機能的残気量　39, 122, 174
偽性副甲状腺機能低下症　52
逆説性不眠症　3, 11, 12
急性冠症候群　258
虚血性心疾患　53, 76, 78
鋸歯状　186
狭心症　53
驚愕症, 睡眠時　10
凝固 7 因子活性　79
筋電図活性　36

く

クッシング症候群　→Cushing 症候群を見よ
クライネ-レビン症候群　3, 214
クリニカルパス　197
　――, PSG の　198, 199
クルーゾン症候群　246
クロージングキャパシティ　38, 39, 174, 281
グリシンレセプター　46
グルココルチコイド受容体　44
グルタミン酸レセプター　46
グレリン　44
口テープ　222, 231

け

外科矯正治療　246

経皮酸素飽和度　6, 184
頸囲　30
頸部 CT　170
頸部 MRI　170
血液凝固異常　82
血管内皮機能　81
血小板凝集能　79
月経関連過眠症　3
健康診断　138
　―― で発見される SAS　138
　―― で発見される SDB　138
原発性不眠症　11, 12
減量　275
　―― 療法　217, 219

こ

コーカソイド　77
コルチゾール　74, 76, 79, 127, 128
コレステロール　71
呼気予備量　39, 174
呼吸イベント持続時間　195
呼吸運動　184, 185
呼吸機能検査　174, 279, 290
呼吸気流　184, 185
呼吸筋　35
呼吸困難感　222
呼吸性アルカローシス　94
呼吸努力関連覚醒　16, 17, 268
　―― イベント　14, 270
呼吸不全　235
口蓋垂口蓋咽頭形成術　218
口蓋垂軟口蓋咽頭形成術　169, 249
口蓋垂軟口蓋形成術, レーザーによる　253
口蓋帆張筋　35
口蓋扁桃摘出術　252
口渇　222
口腔内装置　217, 219, 233, 239, 278
　―― が著効した重症 OSAS　272
　―― のアドヒアランス　236, 237
　―― の効果　243
　―― の作製　242
　―― の適応基準　234, 239, 241
　―― の副作用　234
広汎性発達障害　3
甲状腺機能低下症　9, 52, 129, 130, 149, 180, 215, 219, 293, 294
甲状腺刺激ホルモン　127, 128
甲状腺ホルモン　131, 294
　―― 検査　294

交感神経系　80
交代勤務　149, 180, 213
交代勤務睡眠障害　213
交通事故　109
―― と SAS　103, 142, 152
向精神薬　52
抗うつ薬　210, 220
抗ヒスタミン薬　223
抗利尿ホルモン　128
高血圧　53, 72, 76, 78, 256, 258
高炭酸ガス換気応答　122
高度肥満者の呼吸障害　21
高齢者の SAS　119
高齢者の SDB　119
喉頭けいれん，睡眠関連　3
心の健康　100
骨格異常　167
根治療法，SAS の　217

さ

サイトカイン，炎症性　66
左心機能障害　85
左心機能への影響，OSA の　85
作用機序，CPAP の　226
最低 SpO_2 値　195
鰓弓原性先天異常　246
在宅酸素療法　217, 259
錯乱性覚醒　3
薩摩顔　77
山陽新幹線運転士の居眠り事件
　　　　　　　　　　　　42, 103
産業医　150
―― の役割　150
産業事故と SAS　103, 105
酸化ストレス　81
酸素吸入　89
酸素飽和度　13
酸素飽和度低下指数　195
酸素療法　125

し

シータ波　185
シンドローム X　72
ジンクフィンガー蛋白 Krox-20
　　　　　　　　　　　　　46
死の四重奏　72
脂質代謝異常　72, 76, 78
―― と SAS　71
脂肪沈着　22
視床下部性肥満　52

耳鼻咽喉科治療　249
事故リスク，OSAS を有するドライ
　バーの　103
持続陽圧呼吸　217, 221
実行機能　97
社会生活機能　100
手術療法　169, 219, 249
腫瘍壊死因子α　44
周期性脚運動　297
周期性四肢運動障害
　　3, 6, 7, 9, 149, 154, 155, 180, 183,
　　190, 193, 202, 204, 206, 207, 299, 300
終夜睡眠ポリグラフ検査
　　　　　　　　　　　5, 183, 217
習慣性いびき　31, 61, 149, 180
集中力　97
―― 低下　151
十二指腸潰瘍　135
循環器疾患と SAS　53
女性型肥満　50
徐波睡眠　119
小児の SAS　111
―― の疫学　111
―― の症状　113
―― の診断基準　116
―― の特徴　113
小児の呼吸イベントのスコアリング
　基準　116
消化器疾患
―― と SAS　133
―― と睡眠　133
消化性潰瘍　133
―― と睡眠障害　135
症状，SAS の　154
上顎異常　167
上顎前突　250
上気道　29
―― の解剖学的性差　29
―― の機能的性差　29
上気道開大筋　39
上気道狭窄　169
上気道筋群　226
上気道抵抗　35, 38, 40, 226
上気道抵抗症候群　70, 95, 193, 217
上気道内圧　170
上気道内視鏡　170
上気道軟部組織形態　44
上気道閉塞　226
―― の機序　40
上室性不整脈　55
上半身肥満　50

情動脱力発作
　　　3, 8, 9, 209, 210, 215, 297
縄文顔　77
食事療法　219
食習慣　31
食道 pH モニター　133
食道内圧　170, 184, 185, 215, 270
職域の診療所　150
職業ドライバー　105, 106
―― 管理指針　104
―― の就業評価　106
心筋梗塞　181, 256
心血管障害　54, 181, 258, 259
―― と SAS　78
心室性不整脈　55
心電図　184, 185
心不全　18, 19, 53, 55, 235, 259, 284
―― と SAS　85
―― と中枢型無呼吸　57
―― と閉塞型無呼吸　57
心房性ナトリウム利尿ペプチド
　　　　　　　　　　90, 127, 128
心理療法　278
身体機能　100
身体の痛み　100
神経疾患　7
診断，RERA の　270
診断基準
―― 睡眠関連 GER の　134
―― 睡眠不足症候群の　208
―― 特発性過眠症の　211
―― ナルコレプシーの　210
―― むずむず脚症候群の　207
診療連携
―― OA 治療を中心にした　237
―― SAS の　147
―― ネットワーク　151
人種　31
腎不全　7, 215

す

スクリーニング
　　　5, 110, 125, 151, 160, 237
―― 指針，睡眠時無呼吸の可能性
　がある職業ドライバーのための
　　　　　　　　　　　　　105
――，睡眠障害の　2
スプリットナイト　140
―― PSG　141, 231
頭蓋早期骨癒合症　246
頭蓋の形態　166

索引

頭痛, 睡眠関連　3
睡眠　35
　── が呼吸に及ぼす影響　35
　── と COPD　122
　── と消化器疾患　133
　── と内分泌異常　127
　── の呼吸調節系への影響　35
睡眠衛生　203
睡眠関連 GER の診断基準　134
睡眠関連異常嚥下　3
睡眠関連胃食道逆流症　3
睡眠関連運動障害　3
　── の診断ガイドライン　7
睡眠関連下肢こむらがえり　7
睡眠関連喉頭けいれん　3
睡眠関連呼吸障害　3, 6, 215
　── の診断ガイドライン　5, 6
睡眠関連頭痛　3
睡眠関連性冠動脈虚血　3
睡眠関連窒息　3
睡眠関連てんかん　3, 10
睡眠期間　195
睡眠経過図　194, 196
睡眠効率　194, 195
睡眠呼吸障害　6
　── の治療アルゴリズム　217
睡眠時驚愕症　3, 10
睡眠時呼吸障害　217
睡眠時周期性脚運動　190, 206, 299
睡眠時随伴症　3, 10, 11
　── の診断ガイドライン　10, 11
睡眠時低換気症候群　217
睡眠時低酸素血症の影響　123
睡眠時無呼吸
　──, 体位性　266
　── の可能性がある職業ドライバーのためのスクリーニング指針　105
睡眠時無呼吸症候群
　──, 中枢型(性)　→CSAS を見よ
　──, 複合性
　　　　　　→complex SAS を見よ
　──, 閉塞型(性)　→OSAS を見よ
睡眠時遊行症　3, 10, 193
睡眠周期　194, 195
睡眠障害　65, 124
　── と GERD　133
　── と機能性消化管障害　135
　── と消化性潰瘍　135
　── のスクリーニング　2, 4
　── のスクリーニングフローチャート　4
　── の評価　155
　── の分類　2
睡眠障害国際分類第 2 版
　　　　　　　　　2, 190, 206
睡眠潜時　195
　── 反復検査　9, 10
　── 反復測定法　155, 156
睡眠相後退症候群　212
睡眠相後退障害　3
睡眠段階　186, 194
　── 移行数　195
　── 出現時間　195
　── 出現率　195
　── の特徴　187
睡眠低換気症候群　13, 16, 20
睡眠脳波　185
睡眠不足　9, 65
睡眠不足症候群　203, 207
　── の診断基準　208
睡眠紡錘波　186

せ

セファログラム
　　　　　29, 38, 117, 219, 235, 282
　──, OSAS 患者の　166
　── の異常出現率　167
セファロメトリー　29, 44, 164, 169
　── の基準線　164
　── の基準点　164
　── の評価項目　165
セロトニン　47
セロトニン受容体作動薬, Ⅰ・Ⅱ・Ⅲ型　220
背枕　219
　── の効果, OSAS に対する
　　　　　　　　　　　219, 220
　── の効果, 体位性睡眠時無呼吸に対する　267
生活指導　219
成長ホルモン　127, 128, 129
成長ホルモン分泌ホルモン　44
性腺機能低下症　52
精神運動覚醒機能　104
精神神経疾患　206
精神生理機能　97
　── と SAS　96
精神生理性不眠症　3, 11, 12
舌骨筋切離　253
舌骨固定術　253
舌肥大　167
先端巨大症　129

先天異常症候群　52
先天性ミオパチー　301, 303
線維性筋痛症　3
全記録時間　195
全就床時間　195
全身性炎症反応　80
全睡眠時間　195
全体的健康感　100
前脛骨筋筋活動　299
前脛骨筋筋電図　184

そ

双極性障害　214
総合的知能　97
躁うつ病　214
側臥位睡眠　217, 219

た

タイトレーション
　──, APAP　229
　──, bilevel PAP　229
　──, CPAP　226, 234
　──, マニュアル　227
タイプ 2 簡易モニター　175, 178
タイプ 3 簡易モニター
　　　　　　150, 151, 175, 178, 180
タイプ 4 簡易モニター
　　　　　　　151, 175, 178, 180
ダイアモックス　219
多血症　124
代謝障害と SAS　78
体位　184
体位性睡眠時無呼吸　266
　── に対する背枕の効果　267
対症治療, SAS の　217
耐糖能異常　72, 76
大うつ病性障害　214
単純性肥満　275, 279, 281
男性型肥満　50
男性ホルモン　29
断眠
　── の世界記録　255
　── の日本記録　255

ち

チェーン・ストークス呼吸
　　3, 5, 18, 19, 55, 56, 87, 93, 189, 217,
　　　　　　　　　223, 259, 284, 301
　── に対する ASV の効果　225

索引

―― を伴った中枢型睡眠時無呼吸 18
チェーン・ストークス呼吸症候群 13, 18
チンストラップ 222, 227, 231
治療アルゴリズム，睡眠呼吸障害の 217
窒息，睡眠関連 3
中枢型 SDB 55, 56, 57
中枢型(性)睡眠時無呼吸 284
―― ，チェーン・ストークス呼吸を伴った 18
中枢型(性)睡眠時無呼吸症候群 3, 5, 6, 13, 16, 220
中枢型(性)無呼吸 217, 223, 259, 285, 287
中途覚醒 119, 195
注意欠陥・多動性障害 8, 112, 206
昼間眠気 103, 151
長期断眠 205
―― の帰結 205
長州顔 77

て
テオフィリン製剤 89
テストステロン 29, 128
デルタ波 186
てんかん 9
―― ，睡眠関連 3, 10
低換気 122
低呼吸 15, 16, 163
低酸素，間歇的 65
低酸素換気応答 122
低酸素血症 20, 76
低体重胎児出産 121
適応，UPPP の 251
適応基準
―― ，口腔内装置(OA)の 234, 239, 241
適応障害性不眠症 3
鉄欠乏性貧血 7
伝導遅延不整脈 55

と
トリーチャーコリンズ症候群 246
統合失調症 3, 215
糖代謝異常 63, 64, 78
―― と SAS 63
糖代謝障害 259
糖尿病 63, 76, 259

―― と SAS 63
頭頂部鋭波 185
頭部 X 線規格撮影 29, 164
動脈硬化 72, 76
特発性過眠症 8, 9, 10, 154, 183, 202, 210
―― の診断基準 211
特発性中枢神経性過眠症 32
特発性不眠症 3, 11

な
ナルコレプシー 3, 8, 9, 10, 32, 46, 97, 147, 149, 154-155, 156, 180, 183, 193, 202, 203, 208, 209, 211, 215, 296, 297, 299, 300
―― の診断基準 210
内視鏡下鼻内副鼻腔手術 252
内臓脂肪症候群 72
内分泌異常
―― と SAS 127
―― と睡眠 127
内分泌性肥満 52
軟口蓋 160, 166
軟口蓋形成術，ラジオ波による 253
軟口蓋肥大 167
軟部組織異常 167

に
ニアミス 106, 107
ニグロイド 77
二次性過眠症 8
日常役割機能 100
―― (身体) 100
―― (精神) 100
日中過眠 5, 31, 96, 183, 184, 202, 206, 215
―― と SAS 96
―― の評価 155
―― を惹起する薬物 215
日本の SAS 診療の実態 143
入眠時 REM 睡眠 6
入眠潜時 194, 195
妊娠 7
妊娠関連高血圧 121
妊娠中毒症 121
妊婦
―― の SAS 121
―― の SDB 121
認知症 97

―― ，アルツハイマー型老人性 97
―― ，脳血管性 98
―― と SAS 96

ね・の
ネマリンミオパチー 301, 303
ノルエピネフリン 128
脳血管障害 53, 61, 76, 78, 256, 258, 259
―― と SAS 61
脳血管性認知症 98
脳梗塞 258
―― の生命予後 62
脳性ナトリウム利尿ペプチド 287
脳卒中 53, 61, 181
―― 患者の予後 61
脳波 184
脳由来神経栄養因子 46

は
ハプトグロビン 47
バソプレシン 127
バビンスキー反射 207
パーキンソン病 9, 215
パーソナリティ障害 3
パニック障害 3
パルスオキシメーター 5, 6, 26, 125, 176-178
パルスオキシメトリー 151
肺気量分画 174
肺高血圧 58, 124
鼻手術治療 252
反復睡眠潜時検査 204, 296
反復性過眠症 213

ひ
ヒポクレチン 209
ピエールロバン症候群 246
ピッツバーグ睡眠質問票 155
肥厚性鼻炎 252
肥満 30, 43, 50, 72, 219, 256, 275, 281
―― ，SAS の発症機序としての 39
―― ，遺伝性 52
―― ，視床下部性 52
―― ，上半身 50
―― ，女性型 50
―― ，男性型 50

索引

――，内分泌性　52
――，腹部　50
――，薬物による　52
――，洋ナシ型　50
――，リンゴ型　50
――が呼吸機能に及ぼす影響　281
――とSAS　50
――による呼吸機能の変化　40
――の判定　51
――の分類　52
肥満症の診断基準　51
肥満低換気症候群　20, 21, 275, 277, 281
――の診断基準　21
非24時間睡眠覚醒症候群　213
非季節性のうつ病　214
非侵襲的換気量法　303
非侵襲的陽圧換気療法　93, 292
非ステロイド性抗炎症薬　135
鼻腔通気度検査　170, 219
鼻汁　222
鼻中隔矯正術　252
鼻中隔彎曲症　252
鼻閉　222, 235, 241
頻回排尿　119

ふ

フィブリノゲン　82
フルフェイスマスク　223, 227
フローボリューム曲線　174, 291
プライマリケア医　151
プラスミノーゲン活性化阻害因子-1　47
プロオピオメラノコルチン異常症　52
プロゲステロン　28, 220
プロラクチン　127, 128
不安障害　3
不整脈　54, 78, 123
――，上室性　55
――，心室性　55
――，伝導遅延　55
不眠　32
不眠症　3, 11, 12, 32
――，逆説性　3, 11, 12
――，原発性　11, 12
――，精神生理性　3, 11, 12
――，適応障害性　3
――，特発性　3, 11
――の原因疾患　32
――の診断ガイドライン　11, 12
副作用
――，口腔内装置（OA）の　234
――と対策，CPAP療法の　222, 224
副腎皮質刺激ホルモン　127, 128
副腎皮質ステロイド　223
副腎皮質ホルモン　52
副腎不全　215
副鼻腔炎　252
腹囲　30
腹臥位睡眠　217
腹部肥満　50
複合性睡眠時無呼吸症候群　13, 93, 217, 287, 288

へ

ヘムオキシゲナーゼ　75, 80
ヘリコバクター・ピロリ　135
ヘルスケア・プロフェッショナル　151, 155, 158
ベルギーのSAS診療の実態　141
ペモリン　210, 212
平均SpO_2値　195
平成の二.二六事件　42
閉経　27
閉塞型(性)睡眠時無呼吸症候群　3, 5, 6, 13
米国のSAS診療の実態　141
扁桃・アデノイド手術　117
扁桃炎　252
扁桃手術後　112
扁桃摘出術　114, 252
扁桃肥大　111, 160, 235, 241, 252

ほ

ホルモン治療　131
ホルモン補充療法　28
保険適用，CPAP療法の　221

ま

マニュアルタイトレーション　227
慢性心不全　18, 259, 284
――とCSA　86
――におけるCSAの発症機序　86
――に合併するCSAの治療法　88
慢性腎不全　215
慢性肥満低換気症候群　13
慢性副鼻腔炎　252
慢性閉塞性肺疾患　122

み

ミオクローヌス　3
ミオパチー　130, 301, 303

む

ムコ多糖　131
ムコポリサッカロイド　294
ムチン　294
むずむず脚症候群　3, 7, 9, 202, 203, 206, 300
――の診断基準　207
無呼吸　9, 15, 16
無呼吸指数　195
無呼吸・低呼吸指数　5, 195, 217, 231
胸焼け　133

め・も

メタボリックシンドローム　43, 72-74, 78, 219, 259
――とSAS　72
――の診断基準　74
メチルフェニデート　210, 212
メラトニン　127, 128
メラノコルチン3受容体　44
メラノコルチン受容体異常症　52

や

モダフィニル　209, 212
モンゴロイド　77
夜間睡眠障害　3
夜驚症　193
薬剤耐性高血圧症　53
薬物による肥満　52
薬物療法　219
弥生顔　77

ゆ・よ

有効性，UPPPの　250
遊行症，睡眠時　10
予後，SASの　256
洋ナシ型肥満　50
抑うつ症状　98

ら行

ラジオ波による軟口蓋形成術　253
卵胞刺激ホルモン　128
リンゴ型肥満　50

レーザーによる口蓋垂軟口蓋形成術　253
レジスチン　44, 66
レチノイン酸　46
レニン　127, 128

レプチン　44, 46, 47, 66, 74, 75, 78, 79, 128
―― 欠損症　52
―― 受容体　47
―― 受容体異常症　52

欧文索引

数字・ギリシャ文字

%T90（%Time of SpO$_2$＜90%）　195
3%ODI　5, 6, 195
4%ODI　195
α波　185
δ波　186, 188
θ波　185

A

AASM　70, 95
　―― の診断基準　14
ACE　46
ACTH　127, 128
ADH　128
ADHD　8, 112, 206
AHI（apnea hypopnea index）
　5, 6, 13, 54, 96, 195, 217, 222, 235
　―― 別にみた ESS スコア　96
ANP　90, 127, 128
AP-1　76
APAP　227
　―― タイトレーション　229
Apert syndrome　246
apnea index（AI）　195, 244
arousal index　195, 245
ASV（adaptive servoventilation）
　57, 90, 93, 217, 224, 259, 284-286, 301, 302
　―― の効果，チェーン・ストークス呼吸に対する　225
auto CPAP
　140, 141, 150, 163, 181, 222, 227, 235

B

Bardet-Biedl 症候群　52
BDNF　46

bilevel PAP
　90, 106, 222, 224, 235, 292
　―― タイトレーション　229
BMI　39, 50, 51
BNP　287

C

C-ペプチド　79
CAP パラメータの特徴，各種の睡眠障害における　193
central sleep apnea（CSA）
　130, 217, 224
　―― と慢性心不全　86
　―― の治療法，慢性心不全に合併する　88
　―― の発症機序，慢性心不全における　86
central sleep apnea hypopnea syndrome（CSAHS）　13
central sleep apnea syndrome（CSAS）　5, 6, 13, 16, 220
central sleep apnea with Cheyne-Stokes Respiration（CSA-CSR）　18-20
Cheyne Stokes breathing（CSB）　5, 223
Cheyne-Stokes breathing syndrome（CSBS）　13, 18
Cheyne-Stokes respiration（CSR）　217, 224
Chicago criteria　15, 16
circadian rhythm sleep disorders（CRSD）　3, 11, 212
clinical definition　15, 16, 163
complex sleep apnea syndrome（complex SAS）
　13, 90, 93, 217, 223, 287, 288
COPD　122, 123, 290, 292
　―― と OSAS の合併　123
　―― と SAS　122

　―― と SAS の合併　123, 291
　―― と睡眠　122
　―― に対する PSG 検査の必要性　292
CPAP（continuous positive airway pressure）
　54, 57, 71, 82, 89, 93, 94, 105, 117, 131, 134, 141, 144, 149, 170, 217, 219, 221, 226, 233, 237, 245, 246, 259
　―― アドヒアランス不良者　57
　―― 実施件数　144
　―― タイトレーション
　　93, 106, 109, 140, 149, 150, 163, 181, 200, 222, 226, 234
　―― 治療のアドヒアランス
　　54, 64, 97, 106, 200, 239, 241, 252, 253
　―― の効果，OSAS に対する　262
　―― の効果，脳梗塞の生命予後　62
　―― の作用機序　226
　―― の有効性　256
CPAP 療法　217, 219, 221
　―― の副作用と対策　222, 224
　―― の保険適用　221
Crouzon syndrome　246
CRP　80
CSR-CSA　259, 285, 286
Cushing 症候群　52, 129, 130
cyclic alternating pattern（CAP）　192

D・E

D-ダイマーレベル　82
empty sella 症候群　52
Epworth sleepiness scale（ESS）
　5, 8, 96, 103, 154-156, 233, 234, 236
　―― スコア　105

―― スコア，AHI 別にみた 96
ERV 39, 174
excessive daytime sleepiness
 (EDS) 5, 6, 31, 184

F

FD 136
FGD 133, 136
FRC 39, 122, 174
Frolich 症候群 52
FSH 128
FT₃ 128
FT₄ 128

G

GABA_B 受容体-1 47
GER 133, 134
GERD 133
 ―― と SAS 134
 ―― と睡眠障害 133
GH 127, 128
GHRH 44
Guilleminault 70, 95
 ―― の診断基準 14

H

H. pyroli 135
HDL コレステロール 71
HIF-1 67
HOMA-IR 75
HOMA 指数 63, 64
HOT 217

I

ICAM-1 79
ICSD-2 2, 14, 183, 190, 206
idiopathic hypersomnia 210
IGF-1 44, 129
IGF-1 R 44
IL-6 65-67, 74, 80, 81
IL-8 79
IL-18 81
insomnias 3
insufficient sleep syndrome (ISS) 207

K・L

K 複合 186
kleine-levin syndrome 214
L-selectin 79
laser-assisted uvulopalatoplasty
 (LAUP) 253
LDL コレステロール 71
leg movement (LM) 299
LH 127, 128
lower esophageal sphincter (LES) 133
LVMF 186

M

Mackenzie の分類，扁桃肥大 252
Maintenance of wakefulness test
 (MWT) 157
MCP-1 79
Medicare criteria 15, 16
MSLT (multiple sleep latency test)
 9, 10, 155, 156, 204, 209, 296, 297

N

NFκ-B 67, 76
non-REM 睡眠 35, 37, 38, 205, 255
NPPV 93, 292, 303
NSAIDs 135

O

OA (oral appliance)
 219, 233, 239, 278
 ――，カスタムメイドタイプ 236
 ――，既製タイプ 236
 ――，下顎前方保持固定型 239
 ―― が著効した重症 OSAS 272
 ―― 治療を中心にした診療連携 237
 ―― のアドヒアランス 236, 237
 ―― の効果 243
 ―― の作製 242
 ―― の適応基準 234, 239, 241
 ―― の副作用 234
obesity hypoventilation syndrome
 (OHS) 13, 20, 22, 275, 277, 281
OSAS (obstructive sleep apnea
 syndrome) 5, 6, 8, 13, 14, 22, 54
 ―― 患者のセファログラム 166
 ―― 患者の肥満度分布 40
 ―― に重積する危険因子 75
 ―― に対する CPAP の効果 262
 ―― に対する背枕の効果 220
 ―― の合併症 256
 ―― の鑑別疾患 202
 ―― のセファログラムにみられる
 異常所見 167
 ―― の発症危険因子 45
 ―― を有するドライバーの事故リ
 スク 103
OSA 確率計算モデル 158, 159
 ―― に必要な質問項目 159
 ―― の有用性 158, 160
overbite 158, 161, 234
overjet 158, 161, 234
overlap syndrome 13, 123, 290, 292
ovesity-hypoventilation syndrome 20
oxygen desaturation index (ODI) 195

P

PAI-1 47, 75, 79, 82
Parasomnias 3
periodic leg movement in sleep
 (PLMS) 190, 207, 209, 299, 300
periodic limb movement disorder
 (PLMD)
 7, 8, 190, 206, 207, 299, 300
Pickwick 症候群
 21, 51, 278, 281, 283
 ―― の 8 徴候 21
Pierre Robin sequence 246
Pittsburg sleep quality index
 (PSQI) 155, 236
PLM 297
Prader-Willi 症候群 52
PRL 127, 128
PSG (polysomnography)
 5, 8, 133, 134, 140, 141, 144, 149,
 151, 175, 183, 217, 222, 237, 246
 ――，スプリットナイト 231
 ―― 記録，OSAS 患者の 191
 ―― 検査，愛知県の現状 143
 ―― 解析 185
 ―― 解析に役立つ参考図書 194
 ―― マニュアル，米国睡眠医学会
 の 190
 ―― 検査の需要 142

―― 実施症例の最終診断名の分布　148
―― の記録　184
―― のクリニカルパス　198, 199
―― の検査件数　144
―― の適応基準　183
―― の適応基準, 簡易モニターの結果を踏まえた　181
―― 報告書　194
―― 報告書の読み方　194
―― 要否の判断基準, SAS 疑い患者（初診時）の　149

Q・R

QOL と SAS　100
radiofrequency palatoplasty　253
RDI　149, 235
REM sleep behavior disorder（RBD）　6
REM-specific SDB　264
REM 活動　195
REM 関連睡眠呼吸障害　264
REM 睡眠　35, 36, 38, 119, 122, 205, 255
　―― 間隔　195
　―― 行動異常症　6, 300
REM 潜時　195
REM 断眠　205
REM 特異的睡眠呼吸障害　264
REMs　186
research definition　15, 16, 163
respiratory effort related arousals（RERA）　14-16, 17, 70, 170, 189, 192, 268
　―― イベント　14, 270
　―― の診断　270
restless legs syndrome（RLS）　7, 8, 203, 204, 206, 300
RET 癌原遺伝子　46

S

SAS（sleep apnea syndrome）　13
　――, 高齢者の　119
　――, 小児の　111
　――, 妊婦の　121
　―― と COPD　122, 291
　―― と GERD　134
　―― と QOL　100
　―― と医療経済　109
　―― とインスリン抵抗性　72

―― とうつ症状　96
―― と交通事故　103, 142, 152
―― と産業事故　103, 105
―― と脂質代謝異常　71
―― と循環器疾患　53
―― と消化器疾患　133
―― と心血管障害　78
―― と心不全　85
―― と精神生理機能　96
―― と代謝障害　78
―― と糖代謝異常　63
―― と糖尿病　63
―― と内分泌異常　127
―― と日中過眠　96
―― と認知症　96
―― と脳血管障害　61
―― と肥満　50
―― とメタボリックシンドローム　72
―― に対する遺伝の関与　43
―― の疫学　24
―― の鑑別疾患　202
―― の根治療法　217
―― の症状　154
―― の診療連携　143, 147
―― の性差　30
―― の対症治療　217
―― の治療適応　217
―― の治療方法の選択　217
―― の発症機序　35
―― の有病率　24
―― の有病率に影響する因子　27
―― の予後　256
SAS 診療の実態
　――, アメリカの　141
　――, イギリスの　140
　――, オーストラリアの　141
　――, カナダの　141
　――, 日本の　143
　――, ベルギーの　141
SDB（sleep disordered breathing）　6, 13, 54, 217
　――, 高齢者の　119
　――, 妊婦の　121
　―― の疫学　24
　―― の性差　30
　―― の有病率　24
　―― の有病率に影響する因子　27
SEMs　186
SF-36　100
sleep disorders questionnaire（SDQ）　155

sleep efficiency　195
sleep hypoventilation syndrome（SHVS）　5, 6, 13, 16, 20, 217
sleep latency　195
sleep onset REM period（SOREMP）　6, 156, 204, 209, 297
sleep period time（STP）　195
sleep questionnaire and assessment of wakefulness（SQAW）　155
sleep related breathing disorders　3
sleep related leg cramps　7
sleep related movement disorders　3
slow wave sleep（SWS）　119
SNRI　210
split night PSG　231
SpO_2　6, 184
　―― 値, 最低　195
　―― 値, 平均　195
SSRI　210
stage shifts　195
Stein-Leventhal 症候群　52

T

T_3　128
T_4　128
The Berline Quenstionnaire　155, 157
Thyromental angle（TMA）　161
Thyromental distance（TMD）　161
time in bed（TIB）　195
Time of $SpO_2 < 90\%$　195
TNF-α　44, 47, 65-67, 74, 76, 79-81
total recording period（TRP）　195
total sleep time（TST）　195
Treacher Collins syndrome　246
TSH　127, 128

U

upper airway resistance syndrome（UARS）　70, 95, 96, 217
　―― 論争　70
uvutopalatopharyngoplasty（UPPP）　118, 169, 170, 218, 249
　―― の合併症　249
　―― の注意点　251

313

――の適応　251
――の有効性　250

V・W

VCAM-1　79
VEGF　75, 79, 81

von Willebrand factor　79
VP　127
wake time after sleep onset
　（WASO）　195